test
Jahrbuch für 2024

Mehr als 100 Tests und Reports

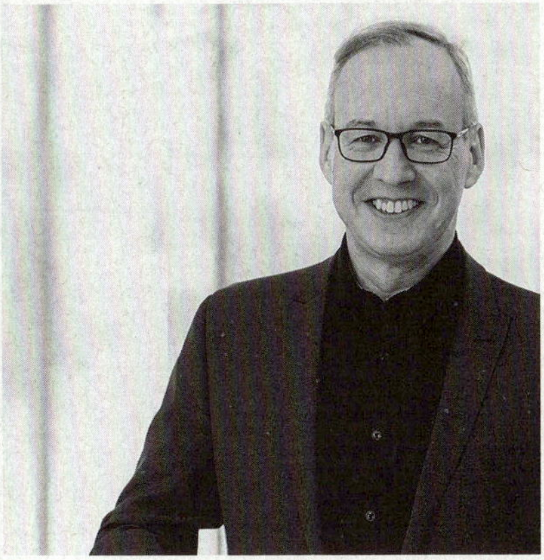

Editorial

Liebe Leserin, lieber Leser,

billig kommt teuer, heißt ein verbreiteter Merksatz. Vergessen Sie ihn! Er verleitet dazu, falsche Entscheidungen zu treffen. Erfreulich oft schafften es in unseren Tests nämlich günstige Produkte auf die vorderen Plätze. Und unerfreulich oft stellen wir fest, dass ein hoher Preis keine Gewähr für hohe Qualität bietet. Eine Auswertung von 48 unserer Lebensmitteltests ergab, dass Handelsmarken im Schnitt sogar hauchdünn besser waren als die Markenprodukte – und zugleich erheblich günstiger (siehe S. 27).

Drei Beispiele aus anderen Bereichen: Ein kostenloses Antivirenprogramm schaffte es unter die Testsieger (siehe S. 77). Im Test von Kinderwagen lagen zum zweiten Mal in Folge die preiswertesten Modelle vorn; die teuren Kultmarken Bugaboo und Uppababy landeten hinten, unter anderem wegen Schadstofffunden (siehe S. 235). Von den getesteten Geschirrspültabs erreichten in unserer jüngsten Untersuchung sogar ausschließlich Eigenmarken des Handels das test-Qualitätsurteil Gut. In Spülmaschinen kann teuer teuer kommen: Höherpreisige Öko-Multitabs der Marke Somat ruinierten im Test Silberbesteck (siehe S. 166).

Oft ist nicht allein der Kaufpreis dafür verantwortlich, wie sehr eine Anschaffung ins Geld geht. Um gut 600 Euro im Jahr unterscheiden sich die Stromkosten der von uns geprüften Wärmepumpen (siehe S. 200). Die laufenden Kosten für Waschmaschinen differieren um 40 Euro im Jahr (siehe S. 204). Teuer wird ein Kauf natürlich auch, wenn Geräte früh schlapp machen. Waschmaschinen von Beko, Miele und Sharp fielen mit Schäden im Dauertest auf.

Ich freue mich, wenn dieses Buch Ihnen hilft, Qualität zu finden – und, wo immer möglich, zugleich zu sparen.

Ihr

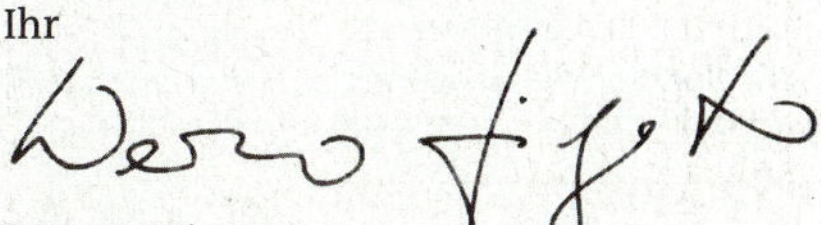

Werner Hinzpeter
Stellvertretender Chefredakteur test

Inhalt 2024

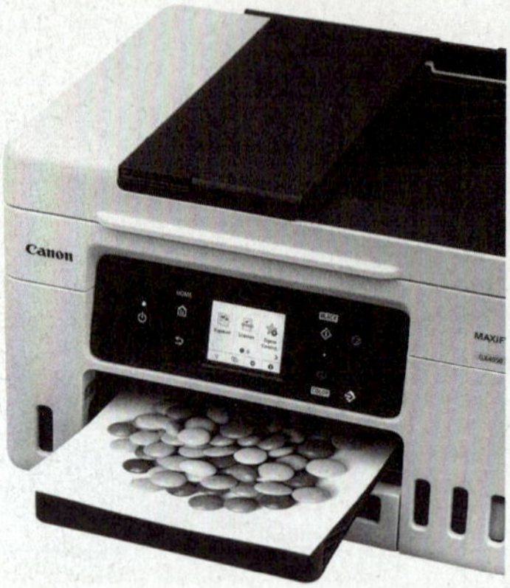

Ernährung + Kosmetik

Multimedia

Haushalt + Garten

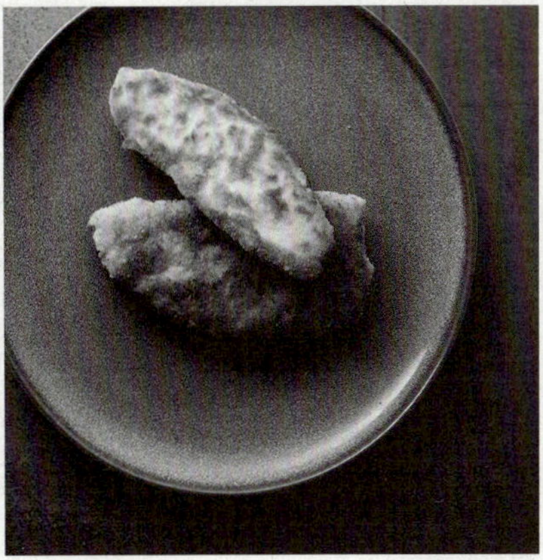

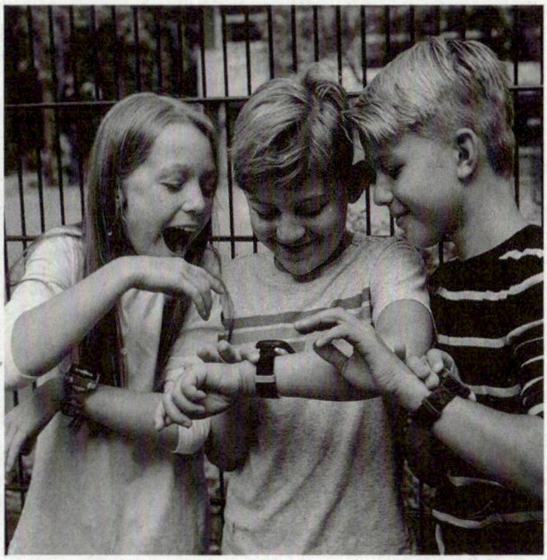

Freizeit + Verkehr

Gesundheit

Adressen und Impressum

Ernährung + Kosmetik

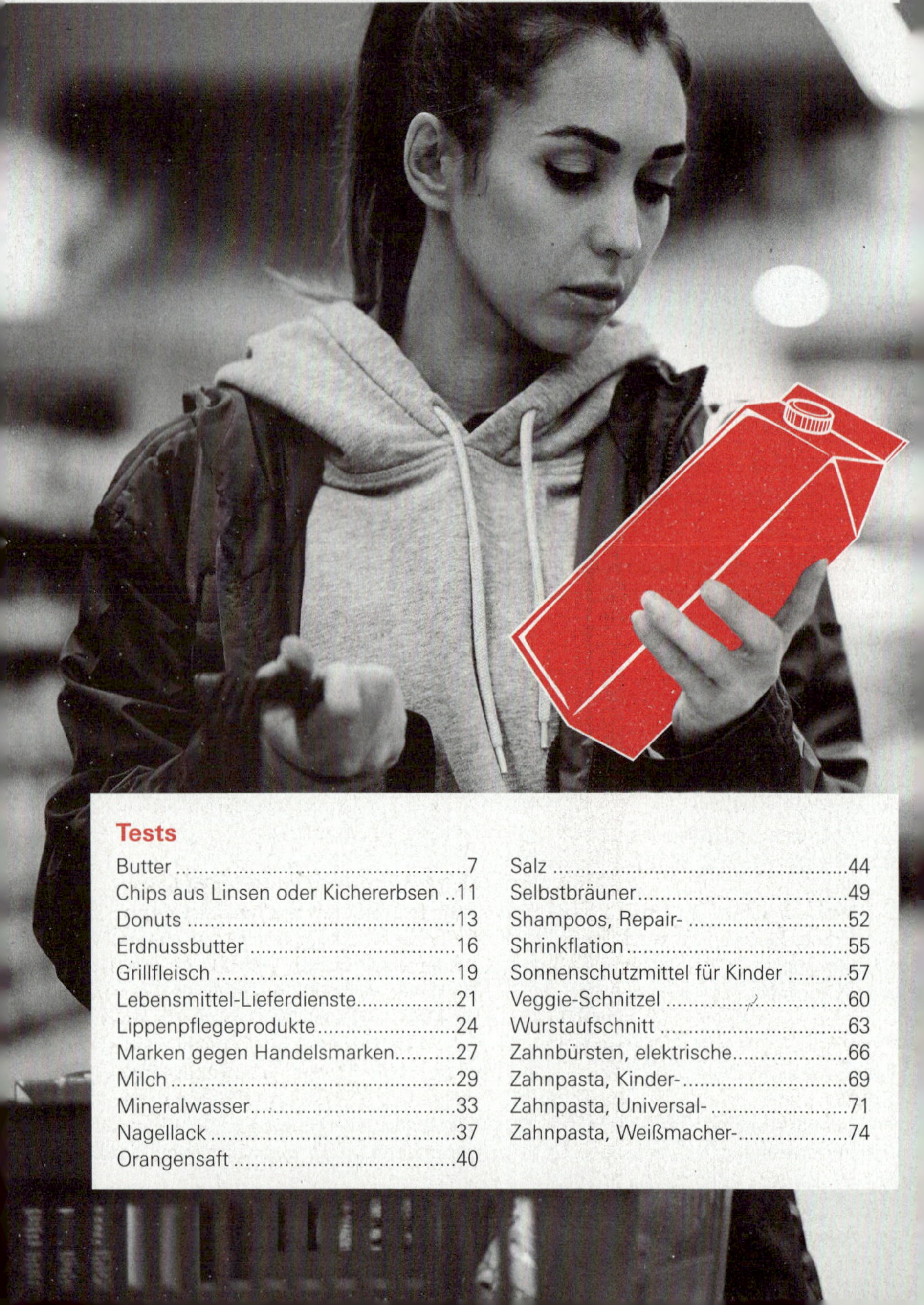

Tests

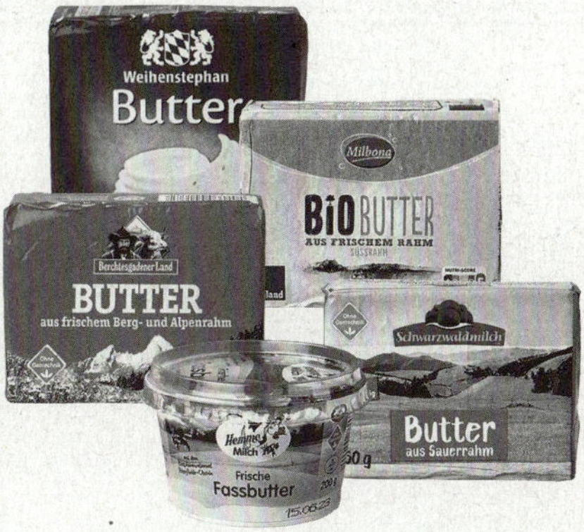

Unser Rat

Testsieger: Am besten schneiden die Butter von Berchtesgadener Land (2,54 Euro je 250 Gramm), Weihenstephan (2,59 Euro), Lidl Milbona Bio (2,59 Euro) sowie Schwarzwaldmilch (2,69 Euro) und Hemme Milch (2,59 Euro für 200 Gramm) ab.
Preistipp: Pennys Mildgesäuerte für 1,39 Euro ist sensorisch spitze.
Umwelttipp: Bio-Butter ist umweltfreundlicher als konventionelle.

Gut gebuttert

12/2023 Viele Produkte können sich zurecht als gutes Stück Butter bezeichnen. Eine irische und eine Bio-Marke enttäuschen.

Ob pur auf Brot, zum Backen oder verfeinern von Speisen: Butter hat einen unvergleichlichen Geschmack. Neben der viel verkauften mildgesäuerten Butter haben wir Butter aus Süß- und Sauerrahm geprüft. Viele der 30 Produkte können wir empfehlen. Die größten Unterschiede zeigten sich in der Verkostung, der Streichfähigkeit und der Keim- und Schadstoffbelastung.

Eisgekühlten Vorrat anlegen

Gerade für konventionelle Butter kann der Preis schwanken. Ist er niedrig, lohnt es, Vorräte einzufrieren. Das verlängert die Haltbarkeit um mehrere Monate. Um Gefrierbrand zu vermeiden, sollte Butter originalverpackt oder im Gefrierbeutel tiefgekühlt werden. Nach dem Auftauen im Kühlschrank aufbewahren, zeitnah verbrauchen, nicht wieder einfrieren.

Von frisch bis alt und ranzig

Während fünf Produkte wegen ihrer Frische besonders mundeten, machten zwei andere nur wenig Appetit. Eine war die Süßrahmbutter von Bio-Anbieter Alnatura, denn sie schmeckte alt. Die irische Butter von Dairygold roch und schmeckte sogar deutlich käsig und schmeckte ranzig. Dazu passte ihr erhöhter Gehalt an Hefen und Schimmelpilzen. Zudem war sie die zweithärteste Butter im Test.

Dairygold stark mit Mineralöl belastet

Zum Testverlierer machte Dairygold auch ihr hoher Gehalt an gesättigten Mineralöl-Kohlenwasserstoffen (Mosh). Als einzige lag sie damit über dem Orientierungswert für Mosh – gesetzliche Grenzwerte gibt es nicht. Mosh und Mosh-ähnliche Kohlenwasserstoffe, von denen sich einige im Körper anreichern können, wiesen wir auch in allen anderen Produkten nach. Sieben davon waren nur sehr gering belastet – sechs davon aus Bio-Rahm. ■ →

Butter I 12/2023

Produkt	Inhalt (g)/Mittlerer Preis ca. (Euro)	Preis pro kg ca. (Euro)	Sensorisches Urteil 40 %	Streichfähigkeit (Härte) 5 %	Schadstoffe 20 %	Mikrobiologische Qualität 15 %	Nutzungsfreundlichkeit der Verpackung 5 %	Deklaration 15 %	test-QUALITÄTSURTEIL 100 %
Mildgesäuerte Butter									
Berchtesgadener Land Butter aus frischem Berg- und Alpenrahm (MHD: 05.07.23)	250/ 2,54	10,15	+	++	○	++	+	+	GUT (1,9)
Weihenstephan Butter[1] (MHD: 28.07.23)	250/ 2,59[2]	10,35	++	+	○	++	++[3]	+	GUT (1,9)
Goldsteig Deutsche Markenbutter (MHD: 24.07.23)	250/ 2,59[2]	10,35	+	+	○	++	+	+	GUT (2,0)
Penny Deutsche Marken-Butter[4] (MHD: 25.06.23)	250/ 1,39	5,55	++	+	○	++	+	+	GUT (2,0)
Aldi Süd Milsani Deutsche Markenbutter[5] (MHD: 07.07.23)	250/ 1,39	5,55	+	+	○	++	+	○	GUT (2,1)
Kaufland K-Classic Deutsche Markenbutter[6] (MHD: 11.08.23)	250/ 1,39	5,55	+	+	○	++	+	+	GUT (2,1)
Norma Landfein Deutsche Markenbutter[7] (MHD: 28.06.23)	250/ 1,39	5,55	+	+	○	++	+	○	GUT (2,1)
Rewe Ja Deutsche Markenbutter[4] (MHD: 10.07.23)	250/ 1,39	5,55	+	○	○	++	+	+	GUT (2,2)
Edeka Gut & Günstig Deutsche Markenbutter[8] (MHD: 19.06.23)	250/ 1,39	5,55	+	○	○	++	+	+	GUT (2,4)

Bewertungsschlüssel der Prüfergebnisse: ++ = Sehr gut (0,5–1,5). + = Gut (1,6–2,5). ○ = Befriedigend (2,6–3,5). ⊖ = Ausreichend (3,6–4,5). — = Mangelhaft (4,6–5,5). **Bei gleichem Qualitätsurteil Reihenfolge nach Alphabet.**

MHD = Mindesthaltbarkeitsdatum laut Deklaration.

1) Laut Anbieter inzwischen Verpackung geändert.
2) Von uns bezahlter Einkaufspreis.
3) Geprüft anhand von Prüfmustern mit überarbeiteter, neuer Verpackung.
4) Hergestellt von Sachsenmilch Leppersdorf.
5) Hergestellt von Hohenloher Molkerei.
6) Hergestellt von Goldsteig Käsereien Bayerwald.
7) Hergestellt von Fude + Serrahn Milchprodukte.
8) Verarbeitet von Fude + Serrahn Milchprodukte – erkennbar am Kennzeichen BE 90003.

Einkauf der Prüfmuster: Mai und Juni 2023.

Butter II

12/2023

Produkt	Inhalt (g)/Mittlerer Preis ca. (Euro)	Preis pro kg ca. (Euro)	Sensorisches Urteil	Streichfähigkeit (Härte)	Schadstoffe	Mikrobiologische Qualität	Nutzungsfreundlichkeit der Verpackung	Deklaration	test-QUALITÄTSURTEIL
			40 %	5 %	20 %	15 %	5 %	15 %	100 %
Mildgesäuerte Butter									
Frankenland Deutsche Markenbutter[1] (MHD: 13.07.23)	250/ 2,35[2]	9,40	+	+	○	++	+	○	**GUT (2,4)**
Frau Antje Beste Butter (MHD: 21.06.23)	250/ 2,88[2]	11,50	+	+	○	++	+	○	**GUT (2,4)**
Hansano Butter (MHD: 10.07.23)	250/ 1,91	7,65	+	++	○	++	+	+	**GUT (2,4)**
Kerrygold Original Irische Butter (MHD: 20.07.23)	250/ 2,99	11,95	○	++	○	++	+	+	**GUT (2,4)**
Landliebe Butter (MHD: 19.06.23)	250/ 2,34[2]	9,35	+	++	○	++	+	○	**GUT (2,4)**
Sachsenmilch Unsere Butter (MHD: 05.07.23)	250/ 2,35[2]	9,40	+	○	○	++	+	○	**GUT (2,5)**
Lidl Milbona Deutsche Markenbutter[1][3] (MHD: 10.06.23)	250/ 1,39	5,55	+	++	○	○	+	+	**BEFRIEDIGEND (2,6)**
Netto Marken-Discount Gutes Land Deutsche …MMMMarkenbutter[4] (MHD: 22.06.23)	250/ 1,39	5,55	+	○	○	○	+	○	**BEFRIEDIGEND (2,7)**
Dairygold Original Irische Butter (MHD: 01.07.23)	250/ 2,99[2]	11,95	⊖	○	⊖*)	⊖[5]	+	○	**AUSREICHEND (4,3)**

Bewertungsschlüssel der Prüfergebnisse: ++ = Sehr gut (0,5–1,5). + = Gut (1,6–2,5). ○ = Befriedigend (2,6–3,5). ⊖ = Ausreichend (3,6–4,5). — = Mangelhaft (4,6–5,5). **Bei gleichem Qualitätsurteil Reihenfolge nach Alphabet.**

***) Führt zur Abwertung.**

MHD = Mindesthaltbarkeitsdatum laut Deklaration.

1) Laut Anbieter inzwischen Deklaration geändert.

2) Von uns bezahlter Einkaufspreis.

3) Hergestellt von Fude + Serrahn Milchprodukte.

4) Verarbeitet von Fude + Serrahn Milchprodukte – erkennbar am Kennzeichen TH 606.

5) Anzahl an Hefen und Schimmelpilzen erhöht.

Einkauf der Prüfmuster: Mai und Juni 2023.

→

Butter III 12/2023

Produkt	Inhalt (g)/Mittlerer Preis ca. (Euro)	Preis pro kg ca. (Euro)	Sensorisches Urteil 40 %	Streichfähigkeit (Härte) 5 %	Schadstoffe 20 %	Mikrobiologische Qualität 15 %	Nutzungsfreundlichkeit der Verpackung 5 %	Deklaration 15 %	test-QUALITÄTSURTEIL 100 %
Süßrahmbutter									
Lidl Milbona Bio Butter aus frischem Rahm[1)2)] (MHD: 23.06.23) Bio	250/ 2,59	10,35	++	++	+	++	+	+	GUT (1,7)
Meggle Feine Butter (MHD: 27.06.23)	250[3)]/ 1,70	6,80	++	+	○	++	+	○	GUT (1,9)
Kerrygold Original Irische Süßrahmbutter (MHD: 13.07.23)	250/ 2,99	11,95	+	++	○	++	+	+	GUT (2,2)
Rewe Beste Wahl Deutsche Markenbutter aus Weidemilch[4)5)] (MHD: 11.06.23)	250/ 1,95	7,80	+	+	○	++	+	○	GUT (2,3)
Aldi Gut Bio Süßrahmbutter[6)] (MHD: 30.06.23) Bio	250/ 2,59	10,35	+	++	○	○	+	○	BEFRIEDIGEND (2,8)
Alnatura Süßrahm Butter[2)7)] (MHD: 16.06.23) Bio	250/ 2,79	11,15	⊖*)	⊖	○	+	+	○	BEFRIEDIGEND (3,5)
Sauerrahmbutter									
Hemme Milch Frische Fassbutter (MHD: 15.06.23)	200/ 2,59	12,95	++	++	○	++	○	○	GUT (2,0)
Schwarzwaldmilch Butter aus Sauerrahm[5)] (MHD: 06.07.23)	250/ 2,69	10,75	+	+	+	++	+	+	GUT (2,0)
Edeka Bio Sauerrahm-Butter[2)8)] (MHD: 09.07.23) Bio	250/ 2,59	10,35	+	++	+	++	+	○	GUT (2,2)
Gläserne Molkerei Fassbutter natur[9)] (MHD: 15.06.23) Bio	250/ 3,40	13,60	○	++	+	++	+	+	GUT (2,2)
Andechser Natur Bio Almbutter[2)10)] (MHD: 07.06.23) Bio	250/ 3,40	13,60	○	++	+	++	+	+	GUT (2,3)
Käse Rebellen Bio Heumilch Butter (MHD: 09.07.23) Bio	200/ 2,95	14,75	○	++	+	++	+	○	BEFRIEDIGEND (2,6)

Bewertungsschlüssel der Prüfergebnisse: ++ = Sehr gut (0,5–1,5). + = Gut (1,6–2,5). ○ = Befriedigend (2,6–3,5). ⊖ = Ausreichend (3,6–4,5). — = Mangelhaft (4,6–5,5). **Bei gleichem Qualitätsurteil Reihenfolge nach Alphabet.**
***) Führt zur Abwertung.** MHD = Mindesthaltbarkeitsdatum laut Deklaration.

1) Hergestellt von Privatmolkerei Bechtel. **2)** Mit Bioland-Logo. **3)** Auch andere Gebindegrößen erhältlich. **4)** Hergestellt von Molkerei Ammerland. **5)** Laut Anbieter inzwischen Deklaration geändert. **6)** In den Verkehr gebracht von Schütten & Lemmerholz. **7)** Verarbeitet von Berliner Milch & Käse Manufaktur „Luisenhof" – erkennbar am Kennzeichen BB 65029. **8)** Verarbeitet von Allgäu Milch Käse – erkennbar am Kennzeichen BY 70534. **9)** Mit Koscher-Siegel (CRC). **10)** Laut Anbieter inzwischen Verpackung geändert. **Einkauf der Prüfmuster:** Mai und Juni 2023.

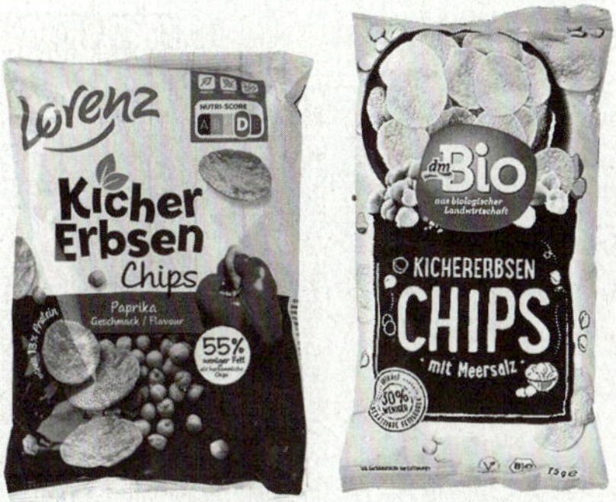

Unser Rat

Testsieger: Gute Chips mit Paprikawürzung kommen von Lorenz für 2,11 Euro pro 100 Gramm, gute mit Salz von dmBio für 2,33 Euro. Plus für die Umwelt: Ihre Tüten sind sehr gut recyclingfähig.
Preistipp: Am günstigsten und befriedigend sind die Paprika-Kichererbsen-Chips von Lidl für 1,64 Euro. Kartoffelchips kosten deutlich weniger: im Schnitt nur rund 1,10 Euro.

Leichte Knabber-Konkurrenz

4/2023 Mit Linsen- und Kichererbsen-Chips lässt sich Fett einsparen, aber kaum etwas an Kalorien. Zwei Produkte sind gut.

Light-Chips aus Kartoffeln knabbern war gestern. Heute wollen uns die Anbieter mit Chips aus Hülsenfrüchten wie Kichererbsen oder Linsen zum bewussten Snacken verführen. Wir haben acht Produkte untersucht. Das Ergebnis ist durchwachsen: Zweimal gibt es ein Gut – für Lorenz und dmBio. Zwei schneiden ausreichend ab. Der Rest ist befriedigend.

Fettärmer, aber kalorienreich

Enthalten Linsen- und Kichererbsen-Chips tatsächlich weniger Fett als Kartoffelchips (siehe test 11/22), so wie oft beworben? Ja, zeigt der Test – im Schnitt 50 Prozent weniger. Die gesamte Kalorienersparnis liegt aber nur bei rund 15 Prozent. Das liegt am höheren Proteingehalt von Hülsenfrüchten – er ist ungefähr dreimal höher als der von Kartoffeln.

Funny-Frisch vergisst Zutat

Die Funny-Frisch-Chips zählen mit der Note Ausreichend zu den Testverlierern. Sie enthalten laut Zutatenliste nur Rapsöl als Fett. Unsere Analyse zeigte aber, dass vor allem Sonnenblumenöl drin war. Anbieter sind verpflichtet, Zutaten korrekt anzugeben.

Auch für die Chips des englischen Anbieters Eat Real heißt das Gesamturteil Ausreichend. Bei ihnen verdarb schon der Geruch die Lust aufs Knabbern: Sie rochen deutlich nach altem Öl und schmeckten leicht danach. Die anderen Chips im Test schnitten in der Verkostung gut oder befriedigend ab. Aussehen, Größe, Geschmack und Mundgefühl waren dabei sehr unterschiedlich.

Aldi-Chips mit Fettschadstoff belastet

In punkto Schadstoffe fielen die Chips von Aldi negativ auf. Sie waren vergleichsweise hoch mit 3-MCPD-Estern belastet. 3-MCPD gilt als möglicherweise krebserregend. Das brachte die Linsen-Chips des Discounters um die Note Gut. ■

→

Chips aus Linsen oder Kichererbsen 4/2023

Produkt	Inhalt (Gramm)/ Mittlerer Preis ca. (Euro)	Preis pro 100 Gramm ca. (Euro)	Sensorisches Urteil 45 %	Fettqualität 15 %	Schadstoffe 10 %	Mikrobiologische Qualität 5 %	Verpackung 10 %	Deklaration 15 %	test-QUALITÄTSURTEIL 100 %
Mit Paprikawürzung									
Lorenz Kichererbsen Chips Paprika Geschmack (MHD: 10.02.23)	85/1,79	2,11	+	+	○	+	+	+	**GUT (2,4)**
Lidl Snack Day Kichererbsen Chips Paprika Geschmack[1)] (MHD: 09.04.2023)	85/1,39	1,64	○	+	○	++	○	⊖*)2)	**BEFRIEDIGEND (3,4)**
Rossmann EnerBio Linsen Chips mit Paprika (MHD: 03.07.2023) Bio	75/1,99	2,65	+	○	+	○	+	⊖*)3)	**BEFRIEDIGEND (3,4)**
Aldi Sun Snacks Linsen Chips Paprika Style[4)] (MHD: 02.07.2023)	90/1,49	1,66	+	+	⊖*)5)	++	+	+	**BEFRIEDIGEND (3,5)**
Funny-Frisch Kichererbsen Chips Paprika Style (MHD: 17.04.2023)	80/1,99	2,49	○	+	○	++	○	—*)6)	**AUSREICHEND (4,3)**
Mit Salz									
dmBio Kichererbsenchips mit Meersalz (MHD: 06.04.2023) Bio	75/1,75	2,33	+	○	+	++	+	○	**GUT (2,4)**
Heimatgut Linsen Chips Meersalz (MHD: 21.06.2023) Bio	75/2,84[7)]	3,80	+	+	+	++	+	⊖*)8)	**BEFRIEDIGEND (2,9)**
Eat Real Lentil Chips Salted (MHD: 07.07.2023)	113/2,29	2,03	⊖	○	○	++	⊖9)	○	**AUSREICHEND (3,6)**

Bewertungsschlüssel der Prüfergebnisse: ++ = Sehr gut (0,5–1,5). + = Gut (1,6–2,5). ○ = Befriedigend (2,6–3,5). ⊖ = Ausreichend (3,6–4,5). — = Mangelhaft (4,6–5,5). **Bei gleichem Qualitätsurteil Reihenfolge nach Alphabet.**
***) Führt zur Abwertung.** MHD = Mindesthaltbarkeitsdatum laut Deklaration.
1) Hergestellt von Snäcky Knabbergebäck. **2)** Auf der Frontseite steht prominent „enthält 14 % Protein". Laut Analyse sind aber nur 11,6 Prozent Protein enthalten. Damit ist die Aussage unzulässig. **3)** Auf der Tüte als „reichhaltige Ballaststoffquelle" beworben. Für einen hohen Ballaststoffgehalt müssen laut EU-Health-Claims-Verordnung mindestens 6 Gramm Ballaststoffe pro 100 Gramm enthalten sein. Es sind aber nur 4 Gramm. Damit ist die Aussage unzulässig. **4)** Hergestellt von IBU. **5)** Vergleichsweise hoher Gehalt an 3-Monochlorpropandiol-Fettsäureestern. **6)** In der Zutatenliste steht Rapsöl. Laut Analyse ist aber eine Mischung aus Sonnenblumen- und Rapsöl nachweisbar. Damit ist das Zutatenverzeichnis unvollständig. Sonnenblumenöl gilt als ernährungsphysiologisch weniger günstig. **7)** Von uns bezahlter Einkaufspreis. **8)** Bei Bio-Chips sind die Aussagen „Bio Zutaten" und „Ohne Konservierungsstoffe" unzulässig, da sie Werbung mit Selbstverständlichkeiten sind. **9)** Die Chipstüte ist aufgrund der Materialzusammensetzung nicht recyclingfähig.

Einkauf der Prüfmuster: November 2022.

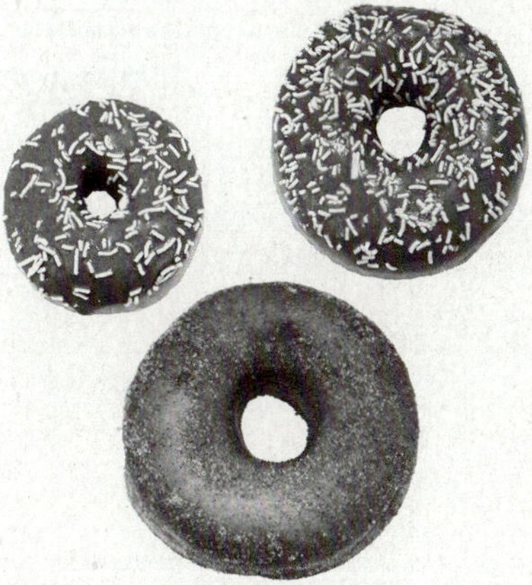

Unser Rat

Testsieger: Vorn liegen der lose verkaufte Donut von Aldi (92 Cent pro 100 Gramm) und die abgepackten mit Streuzucker von Aldi Nord (1,54 Euro) und Edeka (1,35 Euro).
Preistipp: Donuts von der Penny-SB-Theke mit pinkfarbener Fettglasur für 78 Cent pro 100 Gramm.
Umwelttipp: Brammibal's veganer Zimtzucker-Donut (5,25 Euro) enthält als einziger kein tropisches Fett.

Echt fettiger Spaß

2/2023 Viel Fett, kaum Schadstoffe – das ist unsere Testbilanz. Beim Zuckergehalt stehen vor allem abgepackte Donuts gut da.

Jetzt geht's rund: In unserem Donut-Test dreht sich alles um Fett-, Zucker- und Schadstoffe im beliebten Fettgebäck. Hefekringel – klassisch dekoriert mit Streuzucker, Zucker, Fett- oder Schokoladenglasur – von Backwerk, McDonald's oder Ketten wie Dunkin' und Brammibal's Donuts rollen gegen Produkte von Lidl, Rewe, Kaufland oder Netto Marken-Discount an.

Aromatisch bis leicht fade

Wir haben die Donuts von drei Prüfpersonen verkosten lassen. Die Kringel von Royal Donuts und Bofrost sind die Geschmackssieger. Sie riechen und schmecken aromatisch nach gebackenem Hefeteig. Nur der Rainbow Donut von McDonald's fiel negativ auf: leicht trocken im Mund und leicht fade im Geschmack. Alle anderen waren fehlerfrei.

Lecker geht auch günstig

Ergebnis: Wer klassische Donuts mag, muss nicht zu Spezial-Läden wie Royal Donuts gehen. Auch Discounter- oder Supermarkt-Gebäck punktet. Donuts von Aldi und Edeka etwa schneiden mit am besten ab.

Ein fluffiger Snack für zwischendurch sind Donuts aber nicht, vor allem nicht für Kinder. Sie enthalten rund 14 bis 35 Prozent Fett – also sehr viel. Überraschend: Beim Zuckergehalt schneiden 11 der 19 Produkte gut ab, darunter alle abgepackten Kringel.

Kaum Schadstoffe oder Transfette

Wer den Kids – oder sich selbst – die fettige Süßigkeit ab und zu gönnt, muss sich wegen Schadstoffen keine Gedanken machen. Die meisten Produkte sind in diesem Prüfpunkt gut, besorgniserregende Gehalte haben wir nicht ermittelt. Auch bei den Transfettsäuren läuft es rund für die Kringel. Alle Donuts liegen weit unter dem Grenzwert.
Tipp: Wer Donuts isst, sollte bei anderen Mahlzeiten am Tag Fett einsparen. ■ →

Lose verkaufte Donuts 2/2023

Produkt	Sorte/ Angebotsform	Gewicht pro Stück ca. (g)/ Mittlerer Preis ca. (Euro)/	Preis pro 100 Gramm ca. (Euro)	Schadstoffe	Zuckergehalt[2)3)]	Fettgehalt[3)8)] und -qualität[9)]
Aldi Mein Bestes Donut (EKD: 28.07.2022)	Pinkfarbene Fettglasur/SB-Theke	60/0,55	0,92	+	+	○ (2,8)
Netto Marken-Discount Backstube Pinky Donut (EKD: 28.07.2022)	Pinkfarbene Fettglasur/ SB-Theke	64/0,55	0,86	+	○	○ (3,0)
Brammibal's Donuts Classic Donut Cinnamon Sugar[4)] (EKD: 08.08.2022)	Zimtzucker/ Bedientheke	63/3,30	5,25	+	○	○ (3,1)
Kaufland Pinky Donut (EKD: 28.07.2022)	Pinkfarbene Fettglasur/SB-Theke	56/0,55	0,98	+	○	○ (3,1)
Royal Donuts Donut Classic (EKD: 08.08.2022)	Zuckerguss/ Bedientheke	61/2,20[5)]	3,60	+	○	○ (3,1)
Dunkin' Donut Sugar (EKD: 10.08.2022)	Zimtzucker/ Bedientheke	66/2,75[5)]	4,15	○	○	○ (3,2)
Penny Mini Donuts (EKD: 08.08.2022)	Pinkfarbene Fettglasur/SB-Theke	32/0,25	0,78	+	+	○ (3,2)
Backwerk Pinkie Donut[6)] (EKD: 10.08.2022)	Pinkfarbene Fettglasur/SB-Theke	56/1,20[7)]	2,14	+	○	○ (3,3)
McDonald's McCafé Rainbow Donut (EKD:10.08.2022)	Weiße Fettglasur mit Streifen/ Bedientheke	58/1,85	3,20	+	+	○ (3,4)
Donuts Deluxe Klassik Deluxe hell (EKD: 10.08.2022)	Weiße Fettglasur/Bedientheke	66/21,50[1)]	4,05	○	○	○ (3,5)
Rewe Konfetti Donut (EKD: 08.08.2022)	Weiße Fettglasur/SB-Theke	64/0,99	1,55	+	○	○ (3,5)
Lidl Unser Brot Mini Donut Zimt-Zucker[4)6)] (EKD: 08.08.2022)	Zimtzucker/ SB-Theke	19/0,25	1,32	○	+	⊖ (3,8)

Bewertungsschlüssel der Prüfergebnisse: ++ = Sehr gut (0,5–1,5). + = Gut (1,6–2,5). ○ = Befriedigend (2,6–3,5). ⊖ = Ausreichend (3,6–4,5). — = Mangelhaft (4,6–5,5).

Reihenfolge nach Fettgehalt und -qualität, bei gleicher Note nach Alphabet.

EKD = Einkaufsdatum. SB-Theke = Selbstbedienungstheke. **1)** Preis laut Anbieter-Website für 8er-Box inklusive Versandkosten. Donuts im Laden auch einzeln erhältlich. **2)** Berechneter Gesamtzuckergehalt pro 60-Gramm-Portion. Laut Deutscher Gesellschaft für Ernährung soll Zucker maximal zehn Prozent der Gesamtenergiezufuhr ausmachen. Die Bewertung bezieht sich auf Kinder im Alter von 4 bis 13 Jahren. Wir bewerteten, wie viel vom täglichen Limit ausgeschöpft wird. **3)** Eine 60-Gramm-Portion entspricht drei kleinen Donuts (je rund 20 Gramm), zwei mittleren Donuts (je rund 30 Gramm) oder einem großen Donut (je rund 60 Gramm). **4)** Laut Anbieter vegan. Unsere Analyse ergab keine Hinweise auf tierische Bestandteile. **5)** Preis laut Anbieter-Website ohne Versandkosten. **6)** Produkt laut Anbieter inzwischen nicht mehr erhältlich. **7)** Von uns bezahlter Einkaufspreis. **8)** Berechneter Gesamtfettgehalt pro 60-Gramm-Portion. Die Bewertung bezieht sich auf die Empfehlung der Deutschen Gesellschaft für Ernährung für Kinder im Alter von 4 bis 13 Jahren. Wir bewerteten, wie viel vom täglichen Limit ausgeschöpft wird. **9)** Basis sind Parameter, die Auskunft über den Fettverderb geben. Auch der Gehalt an Transfettsäuren gehört zur Fettqualität.

Einkauf der Prüfmuster: Juli und August 2022.

Abgepackte Donuts 2/2023

Produkt	Sorte/ Angebotsform	Inhalt (Stück)/ Gewicht pro Stück ca. (g)	Inhalt (g)/ Mittlerer Preis ca. (Euro)	Preis pro 100 Gramm ca. (Euro)	Schadstoffe	Zuckergehalt[2)3)]	**Fettgehalt[3)4)] und -qualität[11)]**
Aldi Nord Meine Kuchen Welt Mini Donuts mit Zucker bestreut[10)] (EKD: 08.08.2022)[1)]	Streuzucker/ Abgepackt	9/18	162/2,49	1,54	+	+	○ (3,0)
Edeka Gut & Günstig Mini Donut mit Zucker bestreut (EKD: 27.07.2022)[1)]	Streuzucker/ Abgepackt	9/19	162/2,19	1,35	+	+	○ (3,0)
Edeka Gut & Günstig Mini-Donuts 3 Sorten (MHD: 27.11.2023)[1)]	Gemischt[5)]/ Abgepackt (TK)	9/31	255/2,49	0,98	+	+	○ (3,1)
Rewe Beste Wahl Mini Zucker Donuts (EKD: 08.08.2022)[1)]	Streuzucker/ Abgepackt	9/20	162/1,99	1,23	+	+	○ (3,1)
Poppies Trio Mini Donuts (MHD: 14.10.2023)[1)]	Gemischt[5)]/ Abgepackt (TK)	9/34	276/2,49[6)]	0,90	+	+	○ (3,2)
Rewe Beste Wahl Mini-Donuts drei verschiedene Sorten[7)8)] (MHD: 12.2023)[1)]	Gemischt[5)]/ Abgepackt (TK)	9/31	250/2,44	0,98	+	+	○ (3,2)
Bofrost Schokoladen-Donuts Art. Nr. 00919 (EKD: 31.12.2022)[1)]	Schokolade/ Abgepackt (TK)	8/58	424/8,45[9)]	1,99	○	+	○ (3,3)

Bewertungsschlüssel der Prüfergebnisse: ++ = Sehr gut (0,5–1,5). + = Gut (1,6–2,5). ○ = Befriedigend (2,6–3,5). ⊖ = Ausreichend (3,6–4,5). — = Mangelhaft (4,6–5,5).
Reihenfolge nach Fettgehalt und -qualität, bei gleicher Note nach Alphabet.
EKD = Einkaufsdatum. MHD = Mindesthaltbarkeitsdatum. TK = Tiefkühlprodukt.
1) Bei Tiefkühlprodukten ist das Mindesthaltbarkeitsdatum vom Etikett angegeben, für alle anderen das Einkaufsdatum.
2) Berechneter Gesamtzuckergehalt pro 60-Gramm-Portion. Laut Deutscher Gesellschaft für Ernährung soll Zucker maximal zehn Prozent der Gesamtenergiezufuhr ausmachen. Die Bewertung bezieht sich auf Kinder im Alter von 4 bis 13 Jahren. Wir bewerteten, wie viel vom täglichen Limit ausgeschöpft wird. **3)** Eine 60-Gramm-Portion entspricht drei kleinen Donuts (je rund 20 Gramm), zwei mittleren Donuts (je rund 30 Gramm) oder einem großen Donut (je rund 60 Gramm). Eine 60-Gramm-Portion entspricht drei kleinen Donuts (je rund 20 Gramm), zwei mittleren Donuts (je rund 30 Gramm) oder einem großen Donut (je rund 60 Gramm). **4)** Berechneter Gesamtfettgehalt pro 60-Gramm-Portion. Die Bewertung bezieht sich auf die Empfehlung der Deutschen Gesellschaft für Ernährung für Kinder im Alter von 4 bis 13 Jahren. Wir bewerteten, wie viel vom täglichen Limit ausgeschöpft wird. **5)** Mischpackung aus drei verschiedenen Sorten. Verkostet haben wir die mit pinkfarbener Fettglasur, für die Analysen stellten wir Mischproben aus allen Sorten her. **6)** Von uns bezahlter Einkaufspreis. **7)** Produkt laut Anbieter inzwischen geändert. **8)** Hergestellt von Poppies. **9)** Inklusive Lieferkosten. **10)** Hergestellt von Vandemoortele Europe. **11)** Basis sind Parameter, die Auskunft über den Fettverderb geben. Auch der Gehalt an Transfettsäuren gehört zur Fettqualität. **Einkauf der Prüfmuster:** Juli und August 2022.

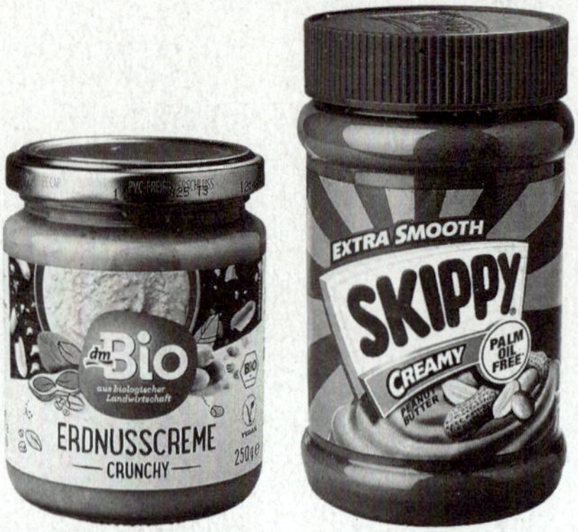

Unser Rat

Testsieger: Platz eins teilen sich die dmBio Crunchy Erdnusscreme (78 Cent pro 100 Gramm) und die Skippy Creamy Peanut Butter (1,54 Euro). Beide schmecken top. Das dm-Produkt wurde laut Anbieter inzwischen geändert.
Preistipp: Gute Produkte gibt es schon für 57 Cent pro 100 Gramm, die besten von ihnen sind die von Aldi und Netto Marken-Discount.

Wenig Zucker, viele Peanuts

9/2023 Zwei Drittel der Erdnusscremes sind gut. Bioprodukte liegen sowohl ganz vorn als auch ganz hinten, eines ist schadstoffbelastet.

In den Niederlanden und USA gehört Erdnussbutter auf jeden Frühstückstisch. Dort sind Pindakaas (holländisch) und Peanutbutter (englisch) auch ein klassischer Schulbrotbelag. Anders als der Name es vermuten lässt, besteht Erdnussbutter nur aus gerösteten Erdnüssen. Teils kommen pflanzliches Öl und meist geringe Mengen Zucker und Salz hinzu – aber keine Butter.

Zu rund 50 Prozent aus Fett

Erdnussbutter hat einen sehr hohen Erdnussanteil von rund 90 Prozent und nur wenig zugesetzten Zucker. Allos und Ültje verzichten ganz auf Zuckerzusatz. Mit rund 50 Prozent Fettanteil ist Erdnussbutter recht kalorienreich. Immerhin: In den getesteten Produkten überwiegt meist der Anteil an ungesättigten Fettsäuren, die als gesünder gelten als gesättigte.

Geschmacklich zweimal sehr gut

Auch hierzulande ist Erdnussbutter in jedem Discounter und Supermarkt erhältlich. Erfreulich: 14 von 21 Erdnusscremes im Test sind gut, viele davon mit 57 Cent pro 100 Gramm zudem ziemlich günstig. Zu unseren Empfehlungen gehören auch zwei der sechs Bioprodukte. Allerdings liegen auch drei Biocremes am Ende der Tabelle, eine davon aufgrund von Schadstoffen.

Vor allem zwei Aufstriche beeindruckten – in der sensorischen Prüfung erzielten sie die Note Sehr gut: Die dmBio Erdnusscreme und die amerikanische Creamy Peanut Butter Skippy, die online bei Kaufland und Amazon sowie in US-Läden erhältlich ist. Beide rochen und schmeckten aromatisch und kräftig nach gerösteten Erdnüssen. Auch die meisten anderen Cremes überzeugten geschmacklich. Schlusslichter der sensorischen Beurteilung sind zwei Biocremes – ausgerechnet die teuersten: Die von Rapunzel schmeckte leicht alt, die von Allos schmeckte alt und roch leicht alt. →

Erdnussbutter I 9/2023

Produkt	Mittlerer Preis ca. (Euro)/ Inhalt (Gramm)	Preis pro 100 g ca. (Euro)	Sensorisches Urteil	Schadstoffe	Mikrobiologische Qualität	Nutzungsfreundlichkeit der Verpackung	Deklaration	Ernährungsphysiologischer Kommentar	test-QUALITÄTSURTEIL
			50 %	25 %	0 %	10 %	15 %	0 %	100 %
dmBio Erdnusscreme Crunchy[1] (MHD: 11.01.2025) Bio	1,95/250	0,78	++	○	Alle waren mikrobiologisch einwandfrei.	○	+	10 bis 15 g am Tag können Bestandteil einer gesunden Ernährung sein.[6]	GUT (1,8)
Skippy Creamy Peanut Butter (MHD: 02.2024)	7,00[2]/454	1,54	++	+		○	○		GUT (1,8)
Aldi American Erdnusscreme Creamy[3] (MHD: 10.2023)	1,99/350	0,57	+	+		++	○		GUT (2,0)
Netto Marken-Discount American Style Erdnusscreme Creamy nach amerikanischer Art (MHD: 02.2024)	1,99/350	0,57	+	+		++	+		GUT (2,0)
Jeff's Peanut Butter Creamy (MHD: 02.12.2023)	1,99[2]/350	0,57	+	+		+	+		GUT (2,1)
PCD Pindakaas (MHD: 29.11.2023)	3,25[2]/350	0,93	+	+		++	○		GUT (2,3)
Zentis Erdnussbutter Creamy[4] (MHD: 25.01.2024)	2,64/350	0,75	+	+		++	+		GUT (2,3)
Kaufland K-Classic American Style Erdnusscreme Creamy[4] (MHD: 10.2023)	1,99/350	0,57	+	+		+	○		GUT (2,4)
Alnatura Erdnuss Creme Crunchy[4] (MHD: 24.11.2024) Bio	2,69/250	1,08	+	○		+	+		GUT (2,5)
Edeka Gut & Günstig Erdnuss-Creme creamy[1] (MHD: 05.2024)	1,99/350	0,57	+	○		++	+		GUT (2,5)
Lidl Mister Choc Smooth Erdnuss Butter (MHD: 24.03.2024)	1,99/350	0,57	+	+		+	○		GUT (2,5)
Penny Mike Mitchell's Peanut Butter Creamy[5] (MHD: 13.12.2023)	1,99/350	0,57	+	+		+	+		GUT (2,5)
Treets The Peanut Company Creamy Peanut Butter (MHD: 19.10.2023)	2,99[2]/340	0,88	+	+		○	+		GUT (2,5)
Ültje Erdnuss Butter Creamy (MHD: 10.2023)	3,25[2]/340	0,96	+	+		○	○		GUT (2,5)

Bewertungsschlüssel der Prüfergebnisse: ++ = Sehr gut (0,5–1,5). + = Gut (1,6–2,5). ○ = Befriedigend (2,6–3,5). ⊖ = Ausreichend (3,6–4,5). — = Mangelhaft (4,6–5,5). **Bei gleichem Qualitätsurteil Reihenfolge nach Alphabet.**
MHD = Mindesthaltbarkeitsdatum laut Deklaration.

1) Produkt laut Anbieter inzwischen geändert. **2)** Von uns bezahlter Einkaufspreis. **3)** Hergestellt von Brouwer NL. **4)** Deklaration laut Anbieter inzwischen geändert. **5)** Hergestellt von Wünsche. **6)** Sie liefern Ballaststoffe, Eiweiß und ungesättigte Fettsäuren, bringen aber auch viel Kalorien mit. 15 Gramm liefern im Test durchschnittlich 93 Kilokalorien.

Einkauf der Prüfmuster: Februar bis April 2023.

Erdnussbutter II 9/2023

Produkt	Mittlerer Preis ca. (Euro)/Inhalt (Gramm)	Preis pro 100 g ca. (Euro)	Sensorisches Urteil	Schadstoffe	Mikrobiologische Qualität	Nutzungsfreundlichkeit der Verpackung	Deklaration	Ernährungsphysiologischer Kommentar	test-QUALITÄTSURTEIL
			50 %	25 %	0 %	10 %	15 %	0 %	100 %
Peanut Revolution Creamy (MHD: 27.09.2024) **Bio**	4,50/375	1,20	+	○	Alle Produkte waren mikrobiologisch einwandfrei.	○	+	10 bis 15 g am Tag können Bestandteil einer gesunden Ernährung sein.[6]	**BEFRIEDIGEND (2,6)**
Bill & John Peanut Butter Creamy[1] (MHD: 26.07.2024)	1,99/350	0,57	+	+		○	○		**BEFRIEDIGEND (2,7)**
GranoVita Erdnuss-Butter Cremig (MHD: 23.06.2024)	5,30/350	1,51	○	+		○	+		**BEFRIEDIGEND (2,7)**
Jif Creamy Peanut Butter (MHD: 24.10.2024)	7,00[2]/454	1,54	+	+		+	○		**BEFRIEDIGEND (2,7)**
Rapunzel Original Peanut Butter Creamy (MHD: 08.12.2024) **Bio**	4,00/250	1,60	○	+		+	+		**BEFRIEDIGEND (3,0)**
Allos Peanut Butter Creamy[3] (MHD: 12.11.2023) **Bio**	5,10[2]/227	2,25	⊖*)	+		○	+		**BEFRIEDIGEND (3,5)**
Rewe Bio Erdnussbutter creamy[1)4)] (MHD: 03.07.2024) **Bio**	1,99/250	0,80	+	⊖*)5)		○	+		**BEFRIEDIGEND (3,5)**

Bewertungsschlüssel der Prüfergebnisse: ++ = Sehr gut (0,5–1,5). + = Gut (1,6–2,5). ○ = Befriedigend (2,6–3,5). ⊖ = Ausreichend (3,6–4,5). — = Mangelhaft (4,6–5,5). **Bei gleichem Qualitätsurteil Reihenfolge nach Alphabet.**
***) Führt zur Abwertung.**
MHD = Mindesthaltbarkeitsdatum laut Deklaration.
1) Deklaration laut Anbieter inzwischen geändert. **2)** Von uns bezahlter Einkaufspreis. **3)** Produkt laut Anbieter inzwischen geändert. **4)** Hergestellt von HMF. **5)** Als einziges Produkt mit aromatischen Mineralölkohlenwasserstoffen (Moah) belastet. Die Werte liegen unterhalb des vom Ausschuss der EU-Kommission vorgeschlagenen Wertes, ab dem die Produkte vom Markt genommen werden sollten. Da Moah im Verdacht stehen, Krebs zu erregen, sind sie aus vorbeugendem Verbraucherschutz in Lebensmitteln unerwünscht. **6)** Sie liefern Ballaststoffe, Eiweiß und ungesättigte Fettsäuren, bringen aber auch viel Kalorien mit. 15 Gramm liefern im Test durchschnittlich 93 Kilokalorien.

Einkauf der Prüfmuster: Februar bis April 2023.

→ Rewe Bio ist schadstoffbelastet

Schadstoffe stellten im Test kaum ein Problem dar, sie waren meist nur in geringen Mengen nachweisbar. Wir haben unter anderem auf Aluminium und Kadmium getestet, auf Schimmelpilzgifte, Weichmacher sowie Mineralölbestandteile. Ein Produkt allerdings fiel negativ auf: In der Rewe Bio Erdnussbutter wiesen wir aromatische Mineralölkohlenwasserstoffe nach. Zwar lag die Menge unterhalb des aktuell vom Ausschuss der EU-Kommission vorgeschlagenen Werts, ab dem Produkte vom Markt genommen werden sollten – daher haben wir noch das Schadstoffurteil Ausreichend vergeben. Doch potenziell krebserregende Stoffe sind unerwünscht. Die anderen Anbieter zeigen: Es geht ohne. ■

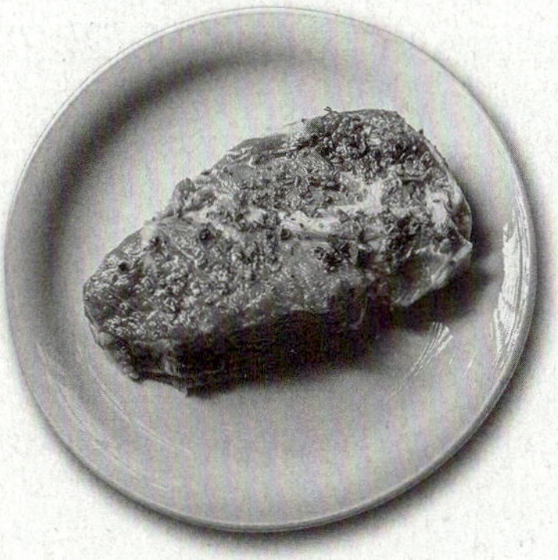

Unser Rat

Testsieger: Die Schweinenackensteaks von Kaufland Purland, Norma und Rewe Bio liegen gleichauf.
Preistipp: Die konventionellen Testsieger-Produkte von Kaufland und Norma gibt es für 8 Euro pro Kilo.
Umwelttipp: Die Testsieger-Bio-Steaks von Rewe kosten 22,90 Euro pro Kilo. Wer Bio-Fleisch kauft, unterstützt Umweltschutz und eine artgerechtere Tierhaltung.

Gutes für den Grill

8/2023 Im Test bieten einige marinierte Schweinenackensteaks Top-Grillgenuss. Wir fanden aber auch Keime wie Salmonellen.

Fertig mariniertes Fleisch ist praktisch, aber auch Vertrauenssache – steht die Marinade doch im Ruf, optisch und geschmacklich Minderwertiges überdecken zu sollen. Ist da etwas dran? Wir haben zwölf marinierte Schweinenackensteaks für 8 bis knapp 23 Euro pro Kilo geprüft . Das erfreuliche Ergebnis: Sieben bekommen das Qualitätsurteil Gut, fünf ein Befriedigend.

Keime auf Abstand halten

Keime vermehren sich bei Wärme rasant. Aber nicht nur im Sommer ist Hygiene ratsam. Waschen Sie alles, was mit rohem Fleisch Kontakt hatte, gründlich ab. Verwenden Sie nie den gleichen Teller für rohes und fertig gegrilltes Fleisch. Erhitzen Sie Grillgut immer gut durch: Die Kerntemperatur sollte für zwei Minuten mindestens 70 Grad erreichen.

Dreimal sehr guter Grillgenuss

Kulinarisch punkten alle Steaks im Test: In der Sensorik, dem wichtigsten Prüfpunkt, erreichen sie alle mindestens die Note Gut. Die Steaks Norma Gut Bartenhof in Schwarzbiermarinade sowie Rewe Bio und Aldi Nord Gut Bio in Paprikamarinade erreichen sogar ein Sehr gut.

Wichtig: immer gut durcherhitzen

Rohes Fleisch ist nie keimfrei. Beruhigend: Die Gehalte an Verderbniskeimen im Test waren bei allen Produkten gering. Aber wir wiesen auch Keime nach, die Krankheiten auslösen können: Salmonellen bei Netto Marken-Discount, Listerien bei Aldi Nord Gut Bio – in je einer von vier Packungen. Beide landen am Ende unserer Tabelle.

Werden Steaks gründlich durcherhitzt, geht von ihnen selbst keine Gefahr mehr aus (siehe Kasten links). Trotzdem möchte niemand diese Keime in der Küche oder am Picknickgeschirr haben. Daher ist rohes Fleisch stets mit Sorgfalt zu behandeln. ■ →

Marinierte Schweinenackensteaks 8/2023

Produkt	Inhalt (g/Stückzahl)	Mittlerer Preis ca./ Preis pro kg ca. (Euro)	Sensorisches Urteil 40 %	Mikrobiologische Qualität 20 %	Chemische Fleischqualität 10 %	Schadstoffe 10 %	Nutzungsfreundlichkeit der Verpackung 5 %	Deklaration 15 %	test-QUALITÄTSURTEIL 100 %
Kaufland Purland Let's BBQ Mexico Style (MHD: 06.05.2023[1)])	750/4	6,00/8,00	+	++	○	+	+	+	GUT (2,1)
Norma Gut Bartenhof[2)] (MHD: 22.04.2023[1)])	600/4	4,80/8,00	++	○	○	+	+	+	GUT (2,1)
Rewe Bio[3)4)] (MHD: 30.04.2023) **Bio**	330[5)]/2	7,50/22,90	++	○	+	+	+	○	GUT (2,1)
Aldi Nord BBQ[6)] (MHD: 13.04.2023)	600/4	4,80/8,00	+	○	+	+	++	○	GUT (2,3)
Penny Grillparty[7)] (MHD: 25.04.2023)	600/4	4,80/8,00	+	+	○	+	○	+	GUT (2,3)
Rewe Ja[7)] (MHD: 22.04.2023)	600[5)]/4	4,80/8,00	+	+	○	+	○	○	GUT (2,3)
Kaufland K-Bio[8)] (MHD: 23.04.2023[1)]) **Bio**	240/2	2,90/12,10	+	+	+	+	++	○	GUT (2,4)
Edeka Gut & Günstig BBQ's Best[9)10)] (MHD: 15.04.2023)	600/4	4,80/8,00	+	+	+	+	○	○	BEFRIEDIGEND (2,6)
Lidl Grillmeister[10)11)] (MHD: 17.04.2023[1)])	600/4	4,80/8,00	+	○	+	+	+	+	BEFRIEDIGEND (2,6)
Rewe Wilhelm Brandenburg[7)12)] (MHD: 15.04.2023)	320/2	3,30/10,30	+	+	○	+	○	○	BEFRIEDIGEND (2,6)
Aldi Nord Gut Bio[7)] (MHD: 09.04.2023) **Bio**	330/2	4,00/12,10	++	⊖*)[13)]	+	+	+	○	BEFRIEDIGEND (3,5)
Netto Marken-Discount Barbeque (MHD: 14.04.2023)	600/4	4,80/8,00	+	⊖*)[14)]	+	+	○	○	BEFRIEDIGEND (3,5)

Bewertungsschlüssel der Prüfergebnisse: ++ = Sehr gut (0,5–1,5). + = Gut (1,6–2,5). ○ = Befriedigend (2,6–3,5). ⊖ = Ausreichend (3,6–4,5). — = Mangelhaft (4,6–5,5). **Bei gleichem Qualitätsurteil Reihenfolge nach Alphabet.**
***) Führt zur Abwertung.**
MHD = Mindesthaltbarkeitsdatum laut Deklaration.
1) Verbrauchsdatum. **2)** Hergestellt von Goldschmaus Natur. **3)** Hergestellt von Well Done. **4)** Mit Naturland-Siegel. **5)** Inhaltsmenge variabel. **6)** Hergestellt von Tillmann's Qualitätsmetzgerei. **7)** Hergestellt von Willms Weißwasser. **8)** Hergestellt von Vion Convenience. **9)** Hergestellt von Bauerngut Fleisch- und Wurstwaren. **10)** Laut Anbieter inzwischen Deklaration geändert. **11)** Hergestellt von Westfalenland Fleischwaren. **12)** Laut Anbieter inzwischen Produkt geändert. **13)** Listeria monocytogenes in einer von vier Packungen nachgewiesen. Die Krankheitserreger werden aber beim Durcherhitzen abgetötet. **14)** Salmonella typhimurium in einer von vier Packungen nachgewiesen. Die Krankheitserreger werden aber beim Durcherhitzen abgetötet.

Einkauf der Prüfmuster: März und April 2023.

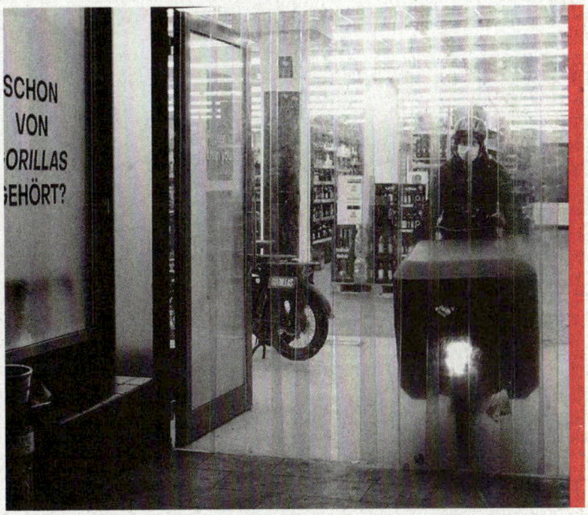

Unser Rat

Testsieger: Bei Bringmeister und Rewe klappte Bestellen und Liefern am besten. Beide überzeugten mit Service und Auswahl. Im Test der Unternehmensverantwortung steht kein Anbieter insgesamt gut da.
Umwelttipp: Flink und Gorillas sind in der Auslieferung engagiert für den Umweltschutz. Sie liefern mit E-Bikes und beziehen überwiegend bis ausschließlich Ökostrom.

Fix sein ist nicht alles

5/2023 Bei Lebensmittel-Lieferdiensten läuft nicht alles reibungslos. Und um die Arbeitsbedingungen der Fahrer steht es nicht zum Besten.

Knapp 4 Milliarden Euro setzte der Online-Lebensmittelhandel 2022 laut Bundesverband E-Commerce und Versandhandel um – über 1 Milliarde mehr als 2020. Firmen wie Flink profitierten vom Boom und haben sich als Alternative zum stationären Supermarkt etabliert. Wir haben die drei Schnelllieferer Flink, Getir und Gorillas getestet. Sie versprechen, bestellte Ware innerhalb von Minuten an die Wohnungstür zu bringen. Dazu drei Dienste, die zumindest in einigen Städten anbieten, Ware am Bestelltag auszuliefern: Bringmeister, Flaschenpost und der Lieferservice von Rewe.

Bis zu 5,90 Euro Lieferkosten

Zusätzlich zum Warenpreis können Lieferkosten und Gebühren für bestimmte Lieferzeitfenster anfallen. Die Zuschläge betragen bis zu 5,90 Euro bei Rewe, sonst maximal 1,95 bis 2,99 Euro. Der Mindestbestellwert rangierte im Test zwischen 10 Euro (Flink und Gorillas) und 50 Euro (Rewe). Um ihn zu erreichen, orderten wir teils mehrere Produkte einer Kategorie.

Probleme mit Kühlware

Wir haben geprüft, wie gut der Service der Lieferdienste funktioniert, und parallel untersucht, welche Rolle der Umweltschutz dort spielt und wie es um die Arbeitsbedingungen bei den Anbietern steht. Für den Test der Service-Qualität stellten wir einen Warenkorb mit insgesamt zwölf Lebensmitteln zusammen – von Fleisch über Mozzarella bis zu Waschmittel und Sekt. Wir orderten alles je Anbieter sechsmal und ließen die Waren an Testhaushalte in Berlin, München und Düsseldorf liefern.

Am besten schneiden Bringmeister und Rewe ab: Beide punkten mit großem Sortiment und nutzerfreundlichen Apps. Auch Flaschenpost ist insgesamt gut. Vor allem in Lieferzeiten und Pünktlichkeit ist der →

Lebensmittel-Lieferdienste 5/2023

Anbieter	Lieferservice 45 %	Bestell- und Zahlungsservice 20 %	Allgemeiner Kundenservice 30 %	Basisschutz persönlicher Daten 5 %	Mängel in den AGB 0 %	test-QUALITÄTSURTEIL 100 %
Angebot: Lieferung innerhalb von Stunden[1]						
Bringmeister	+	++	+	○	keine	GUT (2,1)
Rewe[2]	○	+	++	+	keine	GUT (2,1)
Flaschenpost	+	++	○	○	sehr gering	GUT (2,3)
Angebot: Lieferung innerhalb von Minuten						
Flink	○	+	○	○	sehr gering	BEFRIED. (2,8)
Gorillas[3]	○	○	○	○	keine	BEFRIED. (2,8)
Getir[3]	○	+	○	○	sehr gering	BEFRIED. (2,9)

Bewertungsschlüssel der Prüfergebnisse: ++ = Sehr gut (0,5–1,5). + = Gut (1,6–2,5). ○ = Befriedigend (2,6–3,5). ⊖ = Ausreichend (3,6–4,5). — = Mangelhaft (4,6–5,5). **Bei gleichem Qualitätsurteil Reihenfolge nach Alphabet.**

Mängel in den AGB (allgemeine Geschäftsbedingungen): keine, sehr gering, gering, deutlich, sehr deutlich.

1) Bringmeister, Flaschenpost und Rewe bieten auch Vorausbestellungen an. Diesen Geschäftszweig prüften wir nicht. Im Fokus des Tests stand ausschließlich die Lieferung am selben Tag. Wir wählten Lieferstandorte, wo diese Option laut Anbieter besteht.
2) Es wurde nur der Rewe Lieferservice geprüft. Auf der Website und in der App wird auch ein Abholservice angeboten, der nicht Gegenstand der Prüfung war. Im Erhebungszeitraum hat Rewe zudem die neue App „Rewe Online Supermarkt" auf den Markt gebracht. Die alte App „Rewe" wird nicht mehr unterstützt. Wir lösten alle Bestellungen über die alte App aus. Die Prüfpunkte „Allgemeiner Kundenservice" untersuchten wir weitgehend anhand der neuen App, „Basisschutz persönlicher Daten" haben wir mit der neuen App geprüft.
3) Getir gab im Dezember 2022 die Übernahme des Lieferdienstes Gorillas bekannt. Laut den beiden Anbietern bleiben Getir und Gorillas auf absehbare Zeit als eigene Marken parallel erhalten. Das gilt auch für die Apps.

Erhebungszeitraum: November und Dezember 2022.

→ Lieferdienst besser als die beiden anderen. Er bietet aber weniger Auswahl.

Noch kleiner ist das Sortiment bei Flink, Getir und Gorillas, die tatsächlich innerhalb von Minuten und oft pünktlich lieferten. Doch fix sein ist nicht alles: Kühlware wie Fleisch und Mozzarella brachten die drei teils zu warm ans Ziel. Rund 14 Grad Oberflächentemperatur wiesen etwa eine von Flink gelieferte Kalbssteak-Packung und eine Geflügel-Packung von Getir auf.

Tipp: Bestellen Sie empfindliche Produkte nur für den baldigen Verzehr und stellen Sie sie zügig in den Kühlschrank.

Ohne Nutzerkonto ging im Test nichts

Wer die Dienste nutzen will, lädt sich die entsprechende App aus dem Google-Play- oder Apple-App-Store herunter. In der App wird bestellt und gezahlt. Ärgerlich: Ohne Nutzerkonto ging im Test nichts. Kein Dienst bot eine datensparsame Gastbestellung an. Die Datenschutzerklärungen nannten zum Teil Fristen für die Datenspeicherung nicht konkret genug oder gar nicht.

Kritik an den Arbeitsbedingungen

Vor allem Flink, Getir und Gorillas stehen in der Kritik, ihr Streben nach Gewinn auf

Unternehmensverantwortung (CSR) 5/2023

Anbieter	Soziale und ökologische Unternehmensstrategie 15 %	Arbeitsbedingungen 45 %	Umweltschutz 30 %	Transparenz[1] 10 %	test-URTEIL CSR-ENGAGEMENT 100 %
Angebot: Lieferung innerhalb von Stunden					
Flaschenpost	+	○	○	++	**BEFRIEDIGEND**
Rewe[2]	+	○	○	++	**BEFRIEDIGEND**
Bringmeister	–[3]	–[3]	–[3]	–[3]	**MANGELHAFT[3]**
Angebot: Lieferung innerhalb von Minuten					
Flink	○	⊖	+	++	**BEFRIEDIGEND**
Gorillas[4]	○	⊖	+	++	**BEFRIEDIGEND**
Getir	–[3]	–[3]	–[3]	–[3]	**MANGELHAFT[3]**

Bewertungsschlüssel der Prüfergebnisse: ++ = Sehr gut. + = Gut. ○ = Befriedigend. ⊖ = Ausreichend.
– = Mangelhaft. **Bei gleichen Urteil CSR-Engagement Reihenfolge alphabetisch.**
CSR = Corporate Social Responsibility (Verantwortung von Unternehmen für Soziales und Umwelt).
1) Bewertet haben wir, wie offen und kooperativ die Anbieter uns Einblicke in interne Unternehmensabläufe ermöglichten.
2) Überprüft haben wir ausschließlich den für den Lebensmittel-Lieferservice zuständigen Geschäftsbereich (Rewe Digital Fulfilment).
3) Der Anbieter hat unseren Fragebogen nicht beantwortet und keine Überprüfung vor Ort ermöglicht.
4) Getir gab im Dezember 2022 die Übernahme des Lieferdienstes Gorillas bekannt. Die Bewertung von Gorillas bezieht sich auf Anbieterangaben und Vor-Ort-Überprüfungen vor der Übernahme. Laut den beiden Anbietern bleiben Getir und Gorillas auf absehbare Zeit als eigene Marken parallel erhalten. **Erhebungszeitraum:** Oktober 2022 bis Januar 2023.

dem Rücken von Angestellten auszutragen. Im Test der Unternehmensverantwortung baten wir die Lieferdienste, Fragen zu beantworten. Die Angaben überprüften wir unter anderem vor Ort in den Warenlagern.

Zwei mauern, vier sind sehr offen

Bringmeister und Getir ließen unsere Fragen unbeantwortet und keine Besuche zu. Das bewerten wir mit Mangelhaft. Sehr transparent waren Gorillas – inzwischen von Getir übernommen –, Flink, Flaschenpost und Rewe. Sie zeigten uns je zwei Warenlager, wo wir vertraulich mit Beschäftigten reden durften. Stichprobenhaft sahen wir Verträge und Lohnzettel. Alle vier wiesen nach, dass sie an Verbesserungen für Umwelt und Soziales arbeiten. Ihr Engagement bewerten wir mit Befriedigend.

Zwar sind fast alle Fahrer angestellt, haben Anspruch auf den Mindestlohn und auf Lohnfortzahlung im Krankheitsfall. Doch was die Firmen ihren Beschäftigten bieten, geht oft kaum über gesetzliche Vorgaben hinaus. Es gibt keine Tarifverträge. Gorillas und Flink zahlen als Basis nur den Mindestlohn von 12 Euro pro Stunde für Rider. Der Grundlohn bei Flaschenpost und Rewe liegt etwas höher. Mit Ausnahme von Flink können Fahrer ihr Gehalt durch Bonuszahlungen verbessern.

Die Arbeitsbedingungen für Fahrer von Flink und Gorillas bewerten wir mit Ausreichend. Flaschenpost und Rewe tun hier etwas mehr, hinken aber beim Umweltschutz hinterher. So hatte Rewe zum Testzeitpunkt keine E-Fahrzeuge im Lieferservice, Flaschenpost baute eine E-Flotte auf. ■

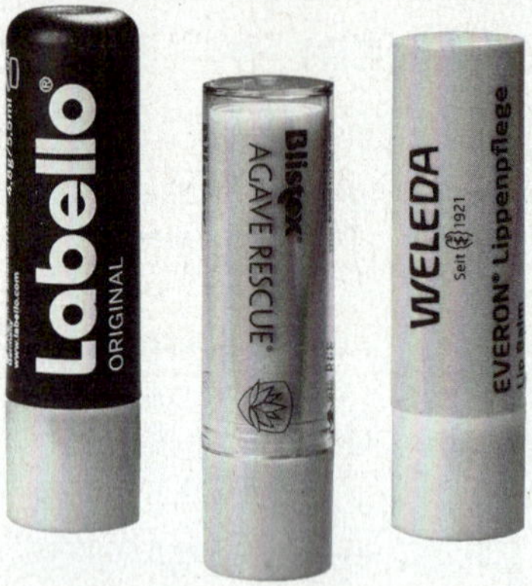

Unser Rat

20 Lippenpflegestifte und -cremes können wir empfehlen, darunter alle mit Naturkosmetiksiegel: Sie enthalten keine kritischen Mineralölbestandteile und kein Titandioxid. **Preistipp:** Unschlagbar günstig sind die Drehstifte Balea Sensitive Lippenpflege von dm und Aveo Lippenpflege Classic von Müller. Es gibt sie jeweils im Doppelpack für nur 95 Cent.

Mit neuen Rezepturen

10/2023 In vielen Lippenpflegestiften und -cremes sind umstrittene Mineralölbestandteile kein Problem. Von zehn aber raten wir ab.

Im Frühjahr 2017 prüften wir 35 Lippenpflegestifte und -cremes und wollten wissen: Enthalten sie Stoffe, die der Gesundheit schaden könnten, wenn sie über den Mund direkt in den Körper gelangen? Unser Fazit damals: „19 der getesteten Pflegemittel können wir nicht empfehlen." Nun haben wir erneut 30 Lippenpflegeprodukte untersucht. Das Ergebnis fällt deutlich positiver aus; offenbar haben sich viele Anbieter die Kritik zu Herzen genommen und ihre Rezepturen geändert. Diesmal können wir zwei Drittel der Produkte empfehlen.

In der Kritik: Mosh und Moah

Einige gesättigte Kohlenwasserstoffe, kurz Mosh genannt, können sich im Körper anreichern. Davon gehen wir auch bei Mosh-ähnlichen Kohlenwasserstoffen aus. Gesundheitliche Folgen sind nicht abschließend geklärt. Kritische aromatische Kohlenwasserstoffe, kurz Moah, stehen im Verdacht, Krebs zu verursachen – im Test waren sie nicht nachweisbar.

Bienenwachs statt Mineralöl

Geprüft haben wir die Stifte und Cremes schwerpunktmäßig auf Mineralölkohlenwasserstoffe. Die lassen sich in drei Gruppen einteilen: Mosh (Mineral oil saturated hydrocarbons), das sind gesättigte Kohlenwasserstoffe, Moah (Mineral oil aromatic hydrocarbons), das sind aromatische Kohlenwasserstoffe, sowie Mosh-ähnliche synthetische Kohlenwasserstoffe.

Laut unseren Analysen kommen 20 der 30 geprüften Produkte ohne Mosh und Mosh-ähnliche Kohlenwasserstoffe aus, darunter alle zertifizierten Naturkosmetika. Kritische Moah enthält gar kein Produkt. Das ist erfreulich und zeigt: Viele Anbieter verzichten inzwischen auf mineralölbasierte Inhaltsstoffe und setzen auf natürliche Alternativen wie etwa Bienenwachs. ■

Empfehlenswerte ohne Mineralöl 10/2023

Diese 20 Lippenpflegemittel enthalten keine kritischen Mineralölbestandteile (Mosh oder Moah) oder Mosh-ähnliche Kohlenwasserstoffe – und zwar sowohl laut ihren Inhaltsstofflisten als auch nach unseren Laboranalysen. Stattdessen setzen die Anbieter etwa auf Bienenwachs oder pflanzenbasierte Inhaltsstoffe wie Candelillawachs oder Carnaubawachs. Bei sieben Produkten handelt es sich um zertifizierte Naturkosmetika.

Produkt	Zertifizierte Naturkosmetik laut Deklaration	Angebotsform	Inhalt in g bzw. ml/ Mittlerer Preis ca. (Euro)	Preis für 10 g bzw. ml ca. (Euro)	Kritischer Stoff: Titandioxid laut Deklaration 1)
Bebe Classic Lippenpflege	❑	Drehstift	4,9 g/1,49	3,05	❑
Bee Natural Beeswax Lip Balm Pomegranate	■ 2)	Drehstift	4,2 g/2,99	7,10	❑
Blistex Agave Rescue	❑	Drehstift	3,7 g/2,99	8,10	❑
Blüte-Zeit Lippenpflege Bio Sanddorn & Bio Jojoba 3)	■ 2)	Drehstift	4,8 g/1,24	2,58	❑
dm Alverde Naturkosmetik Lippenpflege Bio-Calendula 4)	■ 2)	Drehstift	4,8 g/1,25	2,60	❑
dm Balea Sensitive Lippenpflege	❑	Drehstift	2 x 4,8 g/0,95	0,99	❑
Dr. Hauschka Lippengold	■ 2)	Drehstift	4,9 g/9,00	18,40	❑
Eucerin Lip Repair	❑	Tube	10 ml/6,85	6,85	❑
Hipp Babysanft Bio Lippen-Pflegestift Sensitiv	❑	Drehstift	4,8 g/2,99	6,25	❑
Kneipp Lippenpflege Melisse Kamille	❑	Drehstift	4,7 g/5,50	11,70	❑
Labello Original 5)	❑	Drehstift	4,8 g/1,95	4,05	❑
Lavera Basis Sensitiv Lippenbalsam	■ 2)	Drehstift	4,5 g/2,59	5,75	❑
Müller Aveo Lippenpflege Classic 4)6)	❑	Drehstift	2 x 4,8 g/0,95	0,99	❑
Oyess Hallo! Ich bin Honey 4)	■ 7)	Drehstift	4,8 g/2,99	6,25	❑
Rituals Repair Soothing Lipbalm	❑	Drehstift	4,8 g/12,90	26,90	❑
Rossmann Isana Lippenpflege Classic 4)	❑	Drehstift	4,8 g 8)/0,79	1,65	❑
The Body Shop Lip Care Stick Almond Milk	❑	Drehstift	4,2 g/7,00 9)	16,70	◩
Vichy Naturalblend Feuchtigkeitsspendender Lippenbalsam	❑	Drehstift	4,5 g/10,00	22,20	◩
Weleda Everon Lippenpflege	■ 2)	Drehstift	4,8 g/4,45	9,25	❑
Yves Rocher Pflegender Lip Balm à la Noix de Coco 4)	❑	Drehstift	4,8 g/2,50	5,20	❑

■ = Ja. ❑ = Nein. ◩ = Deklariert, aber nicht nachweisbar. Reihenfolge nach Alphabet.
1) Stand Titandioxid in der Liste der Inhaltsstoffe, prüften wir, ob es tatsächlich enthalten war. **2)** Naturkosmetiksiegel: Natrue. **3)** Erhältlich bei Edeka, Budni und Netto Marken-Discount. **4)** Laut Anbieter Aufmachung inzwischen geändert. **5)** Laut Anbieter Produkt inzwischen geändert. **6)** Hergestellt von Lipomaidsan. **7)** Naturkosmetiksiegel: Ecocert. **8)** Auch andere Gebindegrößen erhältlich. **9)** Von uns bezahlter Einkaufspreis. **Einkauf der Prüfmuster:** Februar bis April 2023.

→

Nicht empfehlenswerte mit Mineralöl 10/2023

Diese 10 Lippenpflegemittel enthalten kritische Mineralölbestandteile (Mosh) und/oder Mosh-ähnliche Kohlenwasserstoffe – und zwar sowohl laut ihren Inhaltsstofflisten als auch nach unseren Laboranalysen. Eine Anreicherung dieser Stoffe in den menschlichen Organen und Geweben ist möglich. Welche Langzeiteffekte dies auf die Gesundheit haben könnte, ist bislang nicht abschließend geklärt. Aus Gründen des vorsorgenden Verbraucherschutzes raten wir deshalb von der Verwendung der Produkte ab.

Produkt	Zertifizierte Naturkosmetik laut Deklaration	Angebotsform	Inhalt in g bzw. ml/Mittlerer Preis ca. (Euro)	Preis für 10 g bzw. ml ca. (Euro)	Kritische Stoffe: Titandioxid laut Deklaration[1]	Kritische Stoffe: Mosh[2)3)]	Kritische Stoffe: Mosh-ähnliche Kohlenwasserstoffe[3)4)]
Barbie Lip Balm Bubble Gum	□	Drehstift	3,7 g[5)]/2,24[6)]	6,05	□	■	□
Bepanthol Reichhaltige Lippencreme	□	Tube	7,5 ml/6,30[7)]	8,40	□	□	■
Carmex Classic Feuchtigkeitsspendender Lippenbalsam	□	Tube	10 g/1,95	1,95	□	■	□
La Roche Posay Nutritic Lippen	□	Drehstift	4,7 ml/4,65	9,90	◩	□	■
Lip Smacker Disney Frozen II Lippenpflegestift Stronger Strawberry	□	Drehstift	4 g/1,99[7)]	5,00	◩	■	■
Neutrogena Lippenpflege	□	Drehstift	4,8 g/2,69	5,60	□	■	■
O' Keeffe's Lip Repair Unparfümierter Lippenbalsam[8)]	□	Drehstift	4,2 g/4,95	10,30	□	■	■
Primark PS Mangonificent Lip Balm	□	Tiegel	9 g/1,00[7)]	1,11	◩	■	■
Read my Lips 7 Up Lip Balm	□	Stift	6 g/3,50	5,85	□	■	■
Vaseline Lip Therapy Original Lip Balm	□	Tube	10 g/2,49	2,49	□	■	□

Reihenfolge nach Alphabet. Mosh = Mineral oil saturated hydrocarbons.
■ = Ja. □ = Nein. ◩ = Deklariert, aber nicht nachweisbar.
1) Stand Titandioxid in der Liste der Inhaltsstoffe, prüften wir, ob es tatsächlich enthalten war. **2)** In der Inhaltsstoffliste zu erkennen an: Paraffin, Petrolatum, Paraffinum Liquidum, Cera Microcrystallina, Microcrystalline Wax, Synthetic Wax oder Ozokerite. **3)** Laut Analyse. **4)** In der Inhaltsstoffliste zu erkennen an: Isohexadecane, Polyethylene, Polybutene, Hydrogenated Polyisobutene, Polyisobutene, Hydrogenated Polydecene. **5)** Inhaltsmenge von uns durch Abwiegen ermittelt. **6)** Preis laut Onlinerecherche für Marshmallow Lip Balm. **7)** Von uns bezahlter Einkaufspreis. **8)** Laut Anbieter Verpackung inzwischen geändert. **Einkauf der Prüfmuster:** Februar bis April 2023.

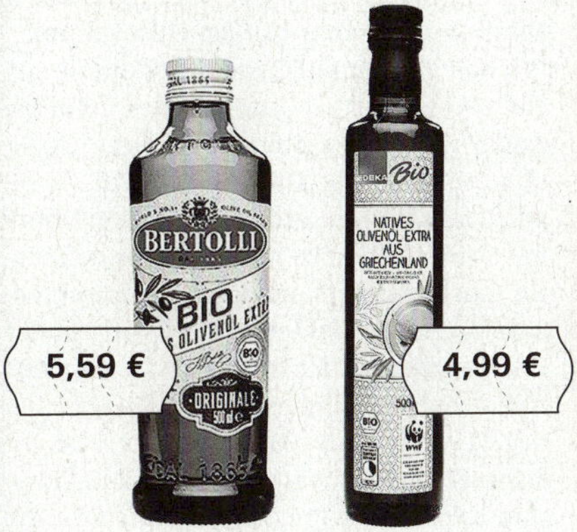

Unser Rat

Die besten Produkte von Marken und Handelsmarken liegen in sehr vielen Tests Kopf an Kopf vorn. Oft sind Handelsmarken billiger, wie beim Olivenöl: Während das beste Marken-Olivenöl aus dem Supermarkt von Bertolli Bio Ende des Jahres 2022 pro halbem Liter 5,59 Euro kostete, gab es das Öl der besten Handelsmarke von Edeka bio für nur 4,99 Euro zu kaufen.

Die Spar-Stars

2/2023 Bertolli oder Edeka? Moser Roth statt Hachez? Unsere Analyse zeigt: Handelsmarken bieten oft gute Qualität für weniger Geld.

Lohnt es sich, beim Einkaufen statt klassischer Marken mehr preiswerte Handelsmarken in den Wagen zu packen? Also den Rotkohl von Edeka statt den von Iglo zu wählen und den günstigen Balsamico der Eigenmarke K-Classic von Kaufland statt den teureren von Rapunzel? Kurz gesagt: ja. Der Griff zur Handelsmarke kann helfen, Geld zu sparen – und zwar oft ohne Qualitätseinbußen. Das zeigt ein Vergleich von Testurteilen für beide Markentypen aus Untersuchungen, die zwischen Juli 2018 und November 2022 in test erschienen.

Zwei Markentypen

Marken. Sie stammen von einem Hersteller, der sie an verschiedene Händler vertreibt. Marken versprechen gleichbleibende Qualität. Hersteller investieren viel in Werbung.
Handelsmarken. Sie stehen exklusiv in Filialen eines Handelsunternehmens, das die Produktion nach seinen Qualitäts- und Preiszielen beauftragt. Werbeausgaben sind gering.

„Drei plus" für beide Gruppen

Bei den zusammenfassenden test-Qualitätsurteilen aus 48 Untersuchungen lautete die Durchschnittsnote für die Marken 2,8 und die für die Handelsmarken 2,7. In Schulsprache ausgedrückt, bekamen beide Gruppen eine „Drei plus". Die Urteile verteilen sich jeweils ähnlich (siehe Grafik S. 28).

Beim Einkauf 34 Prozent sparen

Um das Preis-Leistungs-Verhältnis zu ermitteln, kauften wir aus 25 beispielhaft ausgewählten Tests jeweils das beste, noch erhältliche Marken- und Eigenmarkenprodukt nach. Das Ergebnis: Unser Einkaufskorb mit den besten Handelsmarken war um 34 Prozent günstiger als der mit den besten Markenprodukten. Die Preisabstände waren mal kleiner, mal größer. Die besten →

→ Schnäppchen ließen sich machen mit Handelsmarken von Chips, Baby-Pre-Nahrung, Bitterschokolade, Mineralwasser, Kinderdesserts, Tortelloni, Veggie-Aufstrichen, Apfelmus und Balsamico.

Testsieger aus beiden Lagern
Wer hat bei den Qualitätsurteilen die Nase klar vorn? In 55 Prozent der Fälle stehen Markenprodukte an der Spitze. In 15 Prozent der Tests teilen sich Klassiker und Handelsmarke den Sieg. Bei 29 Prozent der Tests gewann eine Handelsmarke. Fast immer folgte ein Produkt der jeweils anderen Marken-Art mit geringem Notenabstand.

Marken öfter sehr gut im Geschmack
Wir haben nicht nur Qualitätsurteile verglichen, sondern auch Unterurteile – dafür bezogen wir zehn weitere Tests ohne Qualitätsurteil wie Schadstoff-Checks ein. Es fiel auf, dass kaum Unterschiede bei den Noten für Schadstoffe und Keime bestanden, dafür aber bei zwei anderen Prüfpunkten: 23 Prozent der Markenware schnitt bei der Geschmacksprüfung sehr gut ab, aber nur 10 Prozent der Handelsmarken. Sie glänzten dagegen öfter mit übersichtlicher und gut lesbarer Kennzeichnung: Im Urteil Deklaration bekamen 57 Prozent die Note Gut, die nur 34 Prozent der Marken erreichten. ■

test-Qualitätsurteile: Vergleichbares Niveau

In 48 der 58 ausgewerteten Tests vergaben wir test-Qualitätsurteile. Sie fassen die Ergebnisse verschiedener Untersuchungen zusammen. In der Regel sind das die sensorische Prüfung, Schadstoff- und Keimanalysen, Kennzeichnungs-Check.

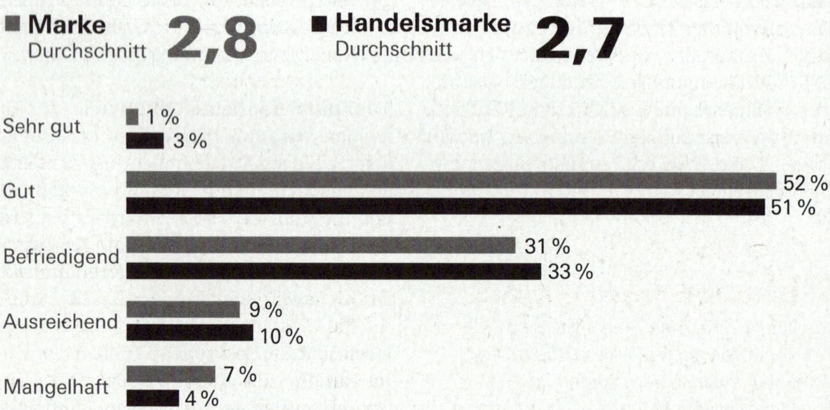

Datenbasis:
Qualitätsurteile von Sehr gut bis Mangelhaft für 1 098 Produkte (579 Marken, 519 Handelsmarken).
Angaben sind gerundet, leichte Abweichungen zu 100 Prozent möglich.

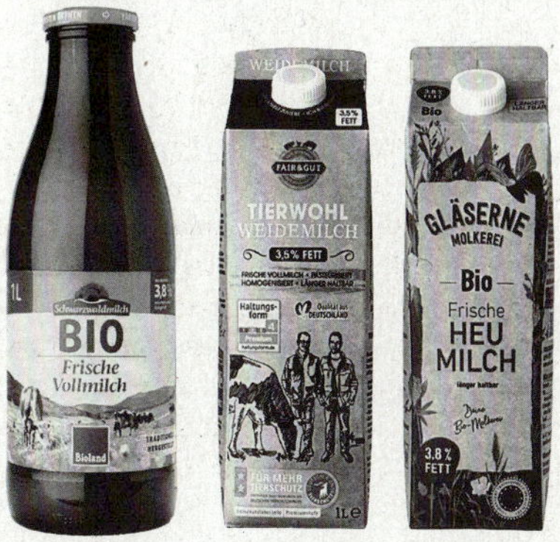

Unser Rat

Testsieger: Die Bio-Vollmilch von Schwarzwaldmilch (1,89 Euro pro Liter) ist die beste traditionell hergestellte Milch. Beste unter den länger Haltbaren sind die Aldi Weidemilch (1,39 Euro) und die Bio-Heumilch der Gläsernen Molkerei (1,89 Euro).
Preistipp: Die beste günstige Vollmilch ist Aldi Milsani für 1,09 Euro.
Umwelttipp: Biomilch ist umweltfreundlicher als konventionelle.

Besser als ihr Image

3/2023 Manche verzichten auf Milch – für Klima oder Gesundheit. Die Qualität stimmt aber: Die große Mehrheit ist gut oder sehr gut.

Die Auswahl an frischer Vollmilch im Handel ist groß. 2021 war fast jede vierte Frischmilch bio, hinzu kommen Heu- und Weidemilch. Heumilch stammt von Kühen, die nur Raufutter wie Gras und Heu fressen, Weidemilch von Tieren, die zumindest zeitweise auf der Wiese stehen. Sie sind meist teurer als herkömmliche Milch. Bieten sie Vorteile?

Karton mit bester Ökobilanz

Milch wird in Kartons, Flaschen und vereinzelt auch in Milchbeuteln verkauft. Welche Verpackung ist aus Umweltsicht die beste? Das hat das Ifeu-Institut bewertet. Fazit: Demnach hat insgesamt Karton die Nase vorn, sowohl gegenüber PET-Einweg als auch Glas-Mehrweg, dessen Ökobilanz oft durch weite Transporte der schweren Flaschen verhagelt wird.

Keine ist schlechter als befriedigend

Der Test zeigt: Ja, vor allem Biomilch konnte überzeugen. Wir haben 28-mal frische Vollmilch getestet – traditionell hergestellte und länger haltbare.

Insgesamt schnitten 18 Produkte gut ab, 6 sogar sehr gut. Das schlechteste Urteil ist Befriedigend – für vier länger haltbare Produkte. Die Landliebe-Milch roch und schmeckte nicht frisch, sondern hatte eine chemisch-plastikartige Fehlnote, die durch Licht entstehen kann. Die anderen drei waren nicht schonend erhitzt: Bei der Milch der Bio-Heumilch-Bauern aus Bayern, der Milch von Kaufland K-Classic und Thüringer Land hat die chemische Qualität gelitten – ebenso bei der Hof-Milch aus dem Allgäu, die insgesamt aber noch gut abschnitt.

Die Besten sind oft bio

Fünf der sechs Besten tragen ein Bio-Siegel: Dennree, die Nordfrische von Edeka und Schwarzwaldmilch, die Heumilch der Gläsernen Molkerei und die Arla-Weidemilch. →

Frische Vollmilch I 3/2023

Produkt	Preis pro Liter ca. (Euro)	Sensorisches Urteil 40 %	Schonende Wärmebehandlung 20 %	Schadstoffe 10 %	Mikrobiologische Qualität 10 %	Nutzungsfreundlichkeit der Verpackung 5 %	Deklaration 15 %	test-QUALITÄTSURTEIL 100 %
Traditionell hergestellte Vollmilch								
Schwarzwaldmilch Bio Frische Vollmilch (MHD: 29.10.2022) Bio	1,89[1)]	++	++	+	++	++	+	SEHR GUT (1,2)
Denn's Biomarkt Demeter Dennree Frische Vollmilch (MHD: 28.10.2022) Bio	1,79	++	++	+	++	++	○	SEHR GUT (1,4)
Edeka Demeter Nordfrische Bauernmilch Unsere Bio Vollmilch[2)3)] (MHD: 24.10.2022) Bio	1,79	++	++	++	++	+	○	SEHR GUT (1,5)
Alnatura Frische Vollmilch[4)] (MHD: 20.10.2022) Bio	1,59	+	++	+	++	+	○	GUT (2,0)
Hemme Milch Tagesfrische Vollmilch[3)5)] (MHD: 25.10.2022)	1,49	+	++	○	++	+	○	GUT (2,0)
Rewe Bio Frische Weidemilch[3)6)] (MHD: 24.10.2022) Bio	1,45	+	++	++	++	+	○	GUT (2,0)
Länger haltbare Vollmilch								
Aldi Fair&Gut Tierwohl Weidemilch[7)] (MHD: 17.10.2022)	1,39	++	++	+	++	++	+	SEHR GUT (1,3)
Gläserne Molkerei Bio Frische Heumilch[8)] (MHD: 19.10.2022) Bio	1,89	++	++	+	++	+	+	SEHR GUT (1,3)
Arla Bio Frische Weidemilch[9)] (MHD: 22.10.2022) Bio	1,79	++	++	++	++	+	○	SEHR GUT (1,5)

Bewertungsschlüssel der Prüfergebnisse: ++ = Sehr gut (0,5–1,5). + = Gut (1,6–2,5). ○ = Befriedigend (2,6–3,5). ⊖ = Ausreichend (3,6–4,5). — = Mangelhaft (4,6–5,5). **Bei gleichem Qualitätsurteil Reihenfolge nach Alphabet.**
MHD = Mindesthaltbarkeitsdatum laut Deklaration.
1) Von uns bezahlter Einkaufspreis. **2)** Abgefüllt von Luisenhof Milchmanufaktur. **3)** Laut Anbieter nicht bundesweit erhältlich. **4)** Hergestellt von Upländer Bauernmolkerei. **5)** Laut Anbieter Layout inzwischen geändert. **6)** Hergestellt von Luisenhof Milchmanufaktur. **7)** Hergestellt von NordseeMilch. **8)** EU-Zeichen „garantiert traditionelle Spezialität" (g.t.S.). Es darf nur verwendet werden, wenn die Vorgaben der EU-Verordnung für Heumilch eingehalten werden, also die Kühe weder Gärfuttermittel noch gentechnisch veränderte Futtermittel erhalten. **9)** Laut Anbieter Verpackungsangaben inzwischen geändert. **Einkauf der Prüfmuster:** Oktober 2022.

→ Aldis Tierwohl-Weidemilch ist die sechste sehr gute. Alle erhielten in der Verkostung die Note 1,0. Sie rochen und schmeckten rein und komplex. Dennree, die Nordfrische von Edeka und Schwarzwaldmilch waren nicht homogenisiert – Rahmflocken sind sicht- und spürbar. Insgesamt erfreulich: In keiner Milch fanden wir Krankheitserreger, Antibiotika-Rückstände oder wesentliche Schadstoffbelastungen. Mikrobiologisch war jede Milch sehr gut – und daher oft länger haltbar als angegeben.

Frische Vollmilch II 3/2023

Produkt	Preis pro Liter ca. (Euro)	Sensorisches Urteil 40 %	Schonende Wärmebehandlung 20 %	Schadstoffe 10 %	Mikrobiologische Qualität 10 %	Nutzungsfreundlichkeit der Verpackung 5 %	Deklaration 15 %	test-QUALITÄTSURTEIL 100 %
Länger haltbare Vollmilch								
Aldi Gut Bio Frische Vollmilch[1] (MHD: 18.10.2022) Bio	1,45	+	++	++	++	++	+	GUT (1,6)
Aldi Milsani Frische Vollmilch[1] (MHD: 19.10.2022)	1,09	+	++	++	++	++	+	GUT (1,6)
Edeka Gut & Günstig Frische Vollmilch[2] (MHD: 22.10.2022)	1,09	+	++	+	++	++	++	GUT (1,7)
Edeka Bio Frische Vollmilch[2] (MHD: 22.10.2022) Bio	1,45	+	++	++	++	+	+	GUT (1,7)
Penny Frische Vollmilch[2][3] (MHD: 22.10.2022)	1,09	+	++	+	++	+	+	GUT (1,7)
Netto Marken-Discount Gutes Land Frische Weidemilch[2] (MHD: 21.10.2022)	1,09	+	++	+	++	++	+	GUT (1,8)
Rewe Ja Frische Vollmilch[2][3] (MHD: 22.10.2022)	1,09	+	++	+	++	+	+	GUT (1,8)
Lidl Milbona Bio Frische Vollmilch[2][4] (MHD: 19.10.2022) Bio	1,45	+	++	+	++	+	○	GUT (1,9)
Norma Landfein Frische Vollmilch[2][5] (MHD: 25.10.2022)	1,09	+	+	+	++	+	+	GUT (1,9)

Bewertungsschlüssel der Prüfergebnisse: 1 = Sehr gut (0,5–1,5). 2 = Gut (1,6–2,5). 3 = Befriedigend (2,6–3,5). ⊖ = Ausreichend (3,6–4,5). — = Mangelhaft (4,6–5,5). **Bei gleichem Qualitätsurteil Reihenfolge nach Alphabet.**
MHD = Mindesthaltbarkeitsdatum laut Deklaration.
1) Hergestellt von NordseeMilch. **2)** Laut Anbieter nicht bundesweit erhältlich. **3)** Hergestellt von AF Deutschland.
4) Hergestellt von Gläserne Molkerei. **5)** Hergestellt von Hohenloher Molkerei. **Einkauf der Prüfmuster:** Oktober 2022.

Heu- und Biomilch im Vorteil

Sowohl Bio- als auch Heumilch schmeckten nicht nur oft top, sie boten auch mehr gesunde Fettsäuren als andere. Günstig ist vor allem Alpha-Linolensäure. Je mehr Grünfutter Kühe fressen, desto mehr dieser Omega-3-Fettsäure enthält die Milch. Die höchsten Gehalte wiesen wir in Heumilch und Biomilch nach. Weidemilch dagegen hat, sofern sie kein Biosiegel trägt, kaum mehr günstige Fettsäuren als konventionelle Milch. Unsere Analysen wiesen auf einen nennenswerten Anteil an Kraftfutter hin. Experten zufolge unterscheidet sich die Fütterung für gängige Weidemilch kaum von der konventionell gehaltener Kühe. Zwar könnten Weidemilch-Kühe mindestens 120 Tage im Jahr auf die Weide, aber einen Großteil der Energie nähmen sie im Stall auf, etwa aus Kraftfutter. ■ →

Frische Vollmilch III 3/2023

Produkt	Preis pro Liter ca. (Euro)	Sensorisches Urteil 40 %	Schonende Wärmebehandlung 20 %	Schadstoffe 10 %	Mikrobiologische Qualität 10 %	Nutzungsfreundlichkeit der Verpackung 5 %	Deklaration 15 %	test-QUALITÄTSURTEIL 100 %
Länger haltbare Vollmilch								
Bärenmarke Frische Milch (MHD: 24.10.2022)	1,79 1)	+	+	+	++	++	+	GUT (2,0)
Berchtesgadener Land Frische Bergbauern Milch Vollmilch 2) (MHD: 04.11.2022)	1,49	+	+	+	++	+	+	GUT (2,0)
Netto Marken-Discount Gutes Land Frische Vollmilch 3) (MHD: 25.10.2022)	1,09	+	+	○	++	++	+	GUT (2,0)
Weihenstephan Frische Milch (MHD: 31.10.2022)	1,79	+	+	+	++	++	+	GUT (2,0)
Lidl Milbona Frische Weide-Vollmilch 3)4) (MHD: 17.10.2022)	1,09	++	++	+	++	+	⊖ *)5)	GUT (2,2)
Hof-Milch aus dem Allgäu Heumilch 6)7) (MHD: 09.11.2022)	1,59	++	⊖ *)8)	+	++	+	+	GUT (2,4)
Die Bio Heumilch-Bauern aus Bayern Bio-Heumilch 6) (MHD: 12.11.2022) Bio	1,99	++	⊖ *)8)	+	++	+	⊖ *)9)	BEFRIEDIGEND (2,8)
Kaufland K-Classic Frische Voll-Milch 3)10) (MHD: 17.10.2022)	1,09 1)	+	⊖ *)8)	+	++	+	+	BEFRIEDIGEND (2,8)
Landliebe Frische Landmilch (MHD: 22.10.2022)	1,69 1)	○ *)	++	+	++	++	○	BEFRIEDIGEND (3,0)
Thüringer Land Frische Landmilch 3) (MHD: 19.10.2022)	1,49	+	⊖ *)8)	+	++	++	⊖ *)11)	BEFRIEDIGEND (3,2)

Bewertungsschlüssel der Prüfergebnisse: ++ = Sehr gut (0,5–1,5). + = Gut (1,6–2,5). ○ = Befriedigend (2,6–3,5). ⊖ = Ausreichend (3,6–4,5). — = Mangelhaft (4,6–5,5). **Bei gleichem Qualitätsurteil Reihenfolge nach Alphabet.**
***) Führt zur Abwertung.** MHD = Mindesthaltbarkeitsdatum laut Deklaration.
1) Von uns bezahlter Einkaufspreis. **2)** Laut Anbieter Verpackungsangaben inzwischen geändert. **3)** Laut Anbieter nicht bundesweit erhältlich. **4)** Hergestellt von Fude + Serrahn Milchprodukte. **5)** Auf der Verpackung wird „Regionalität" ausgelobt und dabei bildlich und textlich eine nord-westliche Region Deutschlands hervorgehoben. Das kann Verbraucher täuschen, denn regional ist nur die Produktion. Vermarktet wird die Milch in mehreren Bundesländern, u.a. auch Brandenburg, Berlin und Sachsen. **6)** EU-Zeichen „garantiert traditionelle Spezialität" (g.t.S.). Es darf nur verwendet werden, wenn die Vorgaben der EU-Verordnung für Heumilch eingehalten werden, also die Kühe weder Gärfuttermittel noch gentechnisch veränderte Futtermittel erhalten. **7)** Laut Anbieter Deklaration inzwischen geändert. **8)** Hitze-Indikatoren wie Laktulose zeigen eine deutliche Beeinträchtigung der chemischen Qualität durch die Wärmezufuhr an. **9)** Auf der Verpackung der Heumilch ist unter der Überschrift „Das kleine Heumilch-Lexikon" Spitzwegerich abgebildet und in einer ausführlichen Beschreibung sind dessen „Heilwirkungen" erklärt. Das erweckt den Eindruck, dass auch der Verzehr der Heumilch zu einer heilenden Wirkung führen kann. Einem Lebensmittel darf keine heilende Wirkung zugeschrieben werden. **10)** Hergestellt von Neuburger Milchwerke. **11)** Unter anderem ist die Auslobung eines schonenden Produktionsverfahrens unzutreffend, da eine deutliche Beeinträchtigung der chemischen Qualität durch die Wärmezufuhr nachgewiesen wurde.

Einkauf der Prüfmuster: Oktober 2022.

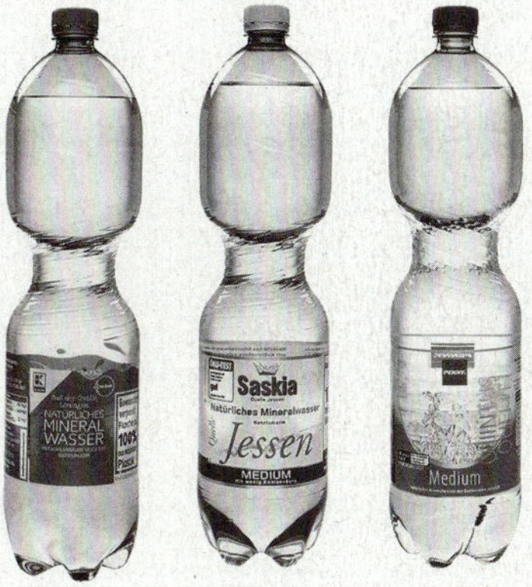

Unser Rat

Testsieger und **Preistipp** in einem sind die sehr guten Medium-Wässer von Kaufland K-Klassic (Quelle Löningen), Lidl Saskia (Quelle Jessen) und Penny (Quintus-Quelle) für je nur 0,18 Euro pro Liter. Teurer, aber gleichauf: das beste Markenwasser Aquintus für 0,40 Euro.
Umwelttipp: Wasser aus der Region, idealerweise in der Mehrwegflasche, spart weite Transportwege.

Hoch die Flaschen

7/2023 Durst löschen alle Mineralwässer im Test. Aber schmecken sie auch? Kommen unerwünschte Stoffe vor? Sind die Teuren die Besten?

Nicht zu viel, nicht zu wenig – ein moderates Maß an Kohlensäure macht „Medium" zur beliebtesten Mineralwasser-Sorte in Deutschland. Sie erzielt gut 40 Prozent des Absatzes und damit mehr als jeweils die Sorten „Classic" und „Still".

Unser Test von 29 Medium-Wässern bestätigt diese Erwartungen weitgehend und führt zu vielen Top-Qualitätsurteilen: 8-mal Sehr gut, 18-mal Gut. Fast Dreiviertel der Wässer schmecken tadellos. In keinem Produkt spielen Keime eine Rolle, ebenso wenig kritische Stoffe aus dem Boden wie Uran. Auch Rückstände aus der Umwelt wie Medikamente fanden wir nicht.

Mit Kalzium und Magnesium

Vier Wässer im Test bieten viel an nützlichen Mineralstoffen: 1 Liter der Wässer von Naturpark Quelle, Gerolsteiner, Rosbacher oder Globus kann den Tagesbedarf an knochenstärkendem Kalzium zu rund 20 bis 50 Prozent decken. 1 Liter Gerolsteiner oder Rosbacher liefert rund ein Drittel des täglichen Bedarfs an Magnesium, das etwa die Muskelarbeit reguliert.

Kritik an drei Wässern

Was den Genuss etwas trübt: Das Wasser von Globus enthielt als einziges einen Spurenstoff aus der Landwirtschaft – was gesundheitlich unkritisch, aber dennoch unerwünscht ist. Das Produkt schneidet mit Befriedigend ab. Zwei weitere Wässer sind nur ausreichend: dm Ivorell, bei dem wir mit Benzol und Acetaldehyd zwei Substanzen beanstanden, die nachweislich aus der PET-Kunststoffflasche ins Getränk geraten sind. Im Wasser von Edeka Gut & Günstig passten die Mineralstoffangaben auf dem Etikett nicht zum Produkt – ärgerlich für alle, die sich darauf verlassen. Es ist aber – wie das Wasser von Globus – mit dieser Quelle laut Anbieter nicht mehr im Handel. ■ →

Natürliche Mineralwässer – Medium I 7/2023

Produkt	Quelle, Quellort[1)]	Inhalt pro Flasche (Liter)/Flaschentyp	Preis pro Liter/pro Flasche ca. (Euro)	Sensorisches Urteil 40 %	Kritische Stoffe 20 %	Mikrobiologische Qualität 5 %	Oberirdische Verunreinigungen 5 %	Verpackung 10 %	Deklaration 20 %	test-QUALITÄTSURTEIL 100 %
Aquintus Medium (MHD: 13.10.23)	Aquintus-Quelle, Dinslaken	1,00/ PET-MW	0,40/ 0,40	++	++	+	++	+	+	**SEHR GUT (1,4)**
Kaufland K-Classic Medium (MHD: 28.06.23)	Quelle Löningen, Löningen	1,50/ PET-EW[3)]	0,18/ 0,27	++	++	++	++	+	+	**SEHR GUT (1,4)**
Lidl Saskia Jessen Medium (MHD: 04.07.23)	Quelle Jessen, Jessen	1,50/ PET-EW[3)]	0,18/ 0,27	++	++	+	++	+	+	**SEHR GUT (1,4)**
Penny Medium Quintus Quelle (MHD: 05.10.23)	Quintus-Quelle, Bruchsal	1,50/ PET-EW	0,18/ 0,27	++	++	++	++	○	+	**SEHR GUT (1,4)**
Aldi Quellbrunn Medium Kurfels[2)] (MHD: 12.07.23)	Quelle Kurfels, Duisburg	1,50/ PET-EW	0,18/ 0,27	++	++	++	++	○	+	**SEHR GUT (1,5)**
Fürst Bismarck Medium (MHD: 31.08.2024)	Fürst Bismarck Quelle, Aumühle/ Reinbek	0,75/ Glas-MW	0,67/ 0,50	++	++	++	++	○	+	**SEHR GUT (1,5)**
Märkisch Kristall Medium (MHD: 04.11.24)	Quelle Märkisch Kristall, Grüneberg	0,75/ Glas-MW	0,51/ 0,38	++	++	++	++	+	+	**SEHR GUT (1,5)**
Rheinfels Quelle Medium (MHD: 13.05.25)	Rheinfels Quelle, Walsum	0,70/ Glas-MW	0,70/ 0,49	++	++	++	++	+	+	**SEHR GUT (1,5)**
Aqua Vitale Medium (MHD: 05.11.23)	Vitale-Quelle, Sersheim	1,00/ PET-MW	0,37/ 0,37	++	+	++	++	+	+	**GUT (1,6)**
Naturpark Quelle Medium (MHD: 02.01.26)	Naturparkquelle, Mainhardt	0,70/ Glas-MW	0,41/ 0,29	++	+	++	++	+	+	**GUT (1,6)**

Bewertungsschlüssel der Prüfergebnisse: ++ = Sehr gut (0,5–1,5). + = Gut (1,6–2,5). ○ = Befriedigend (2,6–3,5). ⊖ = Ausreichend (3,6–4,5). — = Mangelhaft (4,6–5,5). **Bei gleichem Qualitätsurteil Reihenfolge nach Alphabet.**
MHD = Mindesthaltbarkeitsdatum laut Deklaration (MHD-Frist laut Anbieter).
EW = Einweg. MW = Mehrweg. PET = Polyethylenterephthalat.
1) Laut Deklaration. **2)** Laut Anbieter Kennzeichnung geändert. **3)** Rezyklatflasche, die laut Anbieter aus 100 Prozent recyceltem PET besteht, ausgenommen Deckel und Etikett. **Einkauf der Prüfmuster:** November 2022 bis Januar 2023.

Natürliche Mineralwässer – Medium II 7/2023

Produkt	Quelle, Quellort[1]	Inhalt pro Flasche (Liter)/Flaschentyp	Preis pro Liter/pro Flasche ca. (Euro)	Sensorisches Urteil	Kritische Stoffe	Mikrobiologische Qualität	Oberirdische Verunreinigungen	Verpackung	Deklaration	test-QUALITÄTSURTEIL
				40 %	20 %	5 %	5 %	10 %	20 %	100 %
Netto Mecklenburger Quelle Medium (MHD: 27.11.23)	Mecklenburger Quelle, Dargun	1,50/ PET-EW	0,18/ 0,27	++	++	++	++	○	○	**GUT (1,6)**
Rewe Ja Medium (MHD: 12.10.2023)	Bergquelle, Goslar	1,50/ PET-EW	01,18/ 0,27	++	++	++	++	○	○	**GUT (1,6)**
Aldi Nord Quellbrunn Aqua Select Königsbrunnen feinperlig (MHD: 13.06.2023)	Königbrunnen, Wolfhagen abgefüllt in Breuna	1,00/ PET-EW[2]	0,37/ 0,37	++	○	++	++	+	+	**GUT (1,7)**
Vilsa Naturfrisch Medium (MHD: 26.10.23)	Vilsa-Brunnen, Bruchhausen-Vilsen	1,00/ PET-MW	0,54/ 0,54	++	+	++	++	+	○	**GUT (1,7)**
Gerolsteiner Medium (MHD: 28.07.23)	Gerolsteiner, Gerolstein	1,00/ PET-MW	0,56/ 0,56	++	○	++	++	+	+	**GUT (1,8)**
Lichtenauer Mineralquellen Medium (MHD: 30.06.23)	Lichtenauer Quelle, Lichtenau	1,00/ PET-MW	0,61/ 0,61	+	++	++	++	+	+	**GUT (1,8)**
Lidl Schlossblick mit einem Hauch Kohlensäure versetzt (MHD: 02.07.23)	Schlossblick Quelle, Weißenfels OT Leißling	1,00/ PET-EW[2]	0,40/ 0,40	++	○	++	++	+	○	**GUT (1,8)**
Thüringer Waldquell Medium (MHD: 31.07.23)	Thüringer Waldquell, Schmalkalden	1,00/ PET-MW	0,61/ 0,61	++	+	++	++	+	○	**GUT (1,8)**
Biokristall Medium (MHD: 10.2024)	Biokristall-Quelle, Neumarkt	0,75/ Glas-MW	1,45/ 1,09	++	○	++	++	○	○	**GUT (1,9)**
Brandenburger Quell Medium (MHD: 21.05.2024)	Brandenburger Quell, Diedersdorfer Heide	0,75/ Glas-MW	0,51/ 0,38	+	++	++	++	+	○	**GUT (1,9)**

Bewertungsschlüssel der Prüfergebnisse: ++ = Sehr gut (0,5–1,5). + = Gut (1,6–2,5). ○ = Befriedigend (2,6–3,5). ⊖ = Ausreichend (3,6–4,5). — = Mangelhaft (4,6–5,5). **Bei gleichem Qualitätsurteil Reihenfolge nach Alphabet.**
MHD = Mindesthaltbarkeitsdatum laut Deklaration. EW = Einweg. MW = Mehrweg.
PET = Polyethylenterephthalat.
1) Laut Deklaration. **2)** Rezyklatflasche, die laut Anbieter aus 100 Prozent recyceltem PET besteht, ausgenommen Deckel und Etikett. **Einkauf der Prüfmuster:** November 2022 bis Januar 2023.

→

Natürliche Mineralwässer – Medium III 7/2023

Produkt	Quelle, Quellort[1]	Inhalt pro Flasche (Liter)/Flaschentyp	Preis pro Liter/pro Flasche ca. (Euro)	Sensorisches Urteil	Kritische Stoffe	Mikrobiologische Qualität	Oberirdische Verunreinigungen	Verpackung	Deklaration	test-QUALITÄTS-URTEIL
				40 %	20 %	5 %	5 %	10 %	20 %	100 %
Rossmann Genuss Plus Medium (MHD: 13.12.2023)	Euro Eau, Schwollen	1,00/ PET-EW[3]	0,69/ 0,69	++	+	++	++	+	○	**GUT (1,9)**
Adelholzener Alpenquellen sanft (MHD: 09.2024)	Adelholzener AlpenQuell, Bergen	0,75/ Glas-MW	0,72/ 0,54	+	+	++	++	+	+	**GUT (2,0)**
Norma Surf Medium (MHD: 28.06.23)	Quelle Fürstenbrunn, Kloster Lehnin	1,50/ PET-EW	0,18/ 0,27	+	+	++	++	○	+	**GUT (2,0)**
Share Medium (MHD: 27.08.2023)	Erbeskopf-Quelle, Thalfang	0,50/ PET-EW[3]	1,30/ 0,65	+	++	++	++	○	○	**GUT (2,0)**
Rosbacher Medium[4] (MHD: 31.08.23)	Rosbacher Ur-Quelle, Rosbach vor der Höhe	1,00/ PET-MW	0,61/ 0,61	+	+	++	++	+	○	**GUT (2,2)**
Netto Marken-Discount Naturalis Medium (MHD: 06.07.2023)	Teuto-Quelle, Bielefeld	1,50/ PET-EW	0,18/ 0,27	+	+	++	++	○	○	**GUT (2,3)**
Globus Medium[5] (MHD: 25.10.23)	Adello Quelle, Ebersburg	1,50/ PET-EW	0,31/ 0,47	++	++	++	⊖*)[6]	○	+	**BEFRIED. (3,0)**
dm Ivorell Medium (MHD: 24.06.2023)	Quelle Belleau, Schwollen	0,50/ PET-EW[3]	0,90/ 0,45	⊖	+	++	++	–*)[7]	○	**AUSREICH. (4,3)**
Edeka Gut & Günstig Medium[5] (MHD: 15.11.23)	Léa Quelle, Mérignies, Frankreich	1,50/ PET-EW	0,18/ 0,27	++	+	++	++	○	–*)[2]	**AUSREICH. (4,5)**

Bewertungsschlüssel der Prüfergebnisse: ++ = Sehr gut (0,5–1,5). + = Gut (1,6–2,5). ○ = Befriedigend (2,6–3,5). ⊖ = Ausreichend (3,6–4,5). – = Mangelhaft (4,6–5,5). **Bei gleichem Qualitätsurteil Reihenfolge nach Alphabet.**
MHD = Mindesthaltbarkeitsdatum laut Deklaration. *) Führt zur Abwertung.
EW = Einweg. MW = Mehrweg. PET = Polyethylenterephthalat.
MTVO = Mineral- und Tafelwasserverordnung (Min/TafWV). **1)** Laut Deklaration. **2)** Der Analysenauszug auf dem Etikett passt nicht zu den analysierten Mineralstoffgehalten des Wassers und ist damit irreführend. **3)** Rezyklatflasche, die laut Anbieter aus 100 Prozent recyceltem PET besteht, ausgenommen Deckel und Etikett. **4)** Laut Deklaration zertifiziert nach dem Anforderungskatalog für Premiummineralwasser von SGS Institut Fresenius. **5)** Laut Anbieter Produkt mit dieser Mineralwasserquelle nicht mehr im Handel. **6)** Natürliches Mineralwasser hat laut MTVO seinen Ursprung in unterirdischen, vor Verunreinigungen geschütztem Wasservorkommen. Wir haben jedoch ein Pestzidabbauprodukt nachgewiesen, das unserer Meinung nach in natürlichem Mineralwasser nicht enthalten sein sollte. **7)** Das Wasser ist mit Benzol und vergleichsweise hoch mit Acetaldehyd belastet, das den Geschmack beeinträchtigt. Beide Substanzen stammen nachweislich aus der Rezyklatflasche und sind vermeidbar. **Einkauf der Prüfmuster:** November 2022 bis Januar 2023.

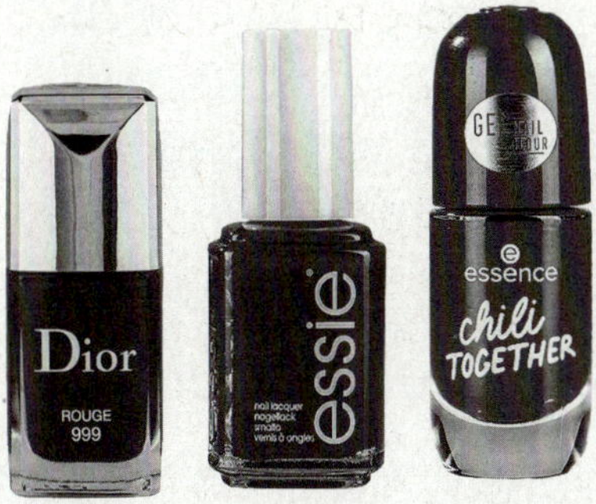

Unser Rat

Testsieger: Den Spitzenplatz teilen sich der Lack von Dior für 15,50 Euro und der von Essie für 3,70 Euro (Preise pro 5 Milliliter).
Preistipp: Der Lack von Essence ist der günstigste gute, er kostet 1,12 Euro pro 5 Milliliter.
Umwelttipp: Nagellackfläschchen, die noch Lackreste enthalten, gehören in die Schadstoffsammelstelle, keinesfalls in die Restmülltonne.

Alles im Lack

5/2023 Sieben von 20 roten Nagellacken erreichen ein Gut. Mehr als 30 Euro kostet der teuerste von ihnen, weniger als 2 der billigste.

Für unseren Test haben wir 20 knallrote Nagellacke eingekauft. Sie sind nicht zu übersehen, sorgen sofort für gute Laune und auch die Testergebnisse bieten wenig Anlass für Trübsal: Sieben Lacke schneiden glänzend ab, sie erhalten die Gesamtnote Gut. Platz eins ist gleich doppelt belegt: Der Lack der Edelmarke Dior bietet tollen Glanz und spitzen Deckkraft zum stolzen Preis von 15,50 Euro pro 5 Milliliter. Genauso gut, aber deutlich günstiger zu haben: der Lack von Essie für 3,70 Euro je 5 Milliliter.

Besonderheit: La Nature

Der wasserbasierte Lack von La Nature soll ohne den Einsatz von Nagellackentferner abziehbar sein. Das haben wir geprüft: Das Abziehen klappte weitgehend gut. Einige Probandinnen benötigten aber Nagellackentferner, um Farbreste loszuwerden. Zugleich blieb die Farbe auf den Nägeln aber nicht lange erhalten. Der Lack landete insgesamt im Mittelfeld.

Viele haben kleine Schwächen

Zwölf Lacke sind insgesamt befriedigend, sie haben allesamt kleinere Schwachstellen. Die Gesamtnote Gut verspielen etwa die Lacke von Kia Charlotta und Yves Rocher: Unter anderem verfärben sie die Nägel stärker als alle anderen, wie sich nach dem Entfernen zeigte. Manhattan verspricht bis zu zehn Tage Haltbarkeit – die Nägel unserer Probandinnen waren nach dieser Zeit aber nicht mehr ansehnlich.

Punktabzug wegen Schadstoffen

Im Labor untersuchten wir, ob die Lacke kritische Stoffe wie Nitrosamine und Lösemittel enthalten, die nicht in der Inhaltsstoffliste stehen. Sieben fielen wegen erhöhter Nitrosamingehalte negativ auf – darunter die besonders preisgünstigen von Catrice und trend it up von dm. ➔

Nagellack I 5/2023

Produkt	Farbe[1]	Inhalt (Milliliter)/ Mittlerer Preis ca. (Euro)	Preis pro 5 Mililiter ca. (Euro)	Kosmetische Eigenschaften	Anwendung	Schadstoffe[2]	Nutzungsfreundlichkeit der Verpackung[3]	Deklaration und Werbeaussagen	test-QUALITÄTSURTEIL
				35 %	35 %	5 %	10 %	15 %	100 %
Dior Dior Vernis	Rouge 999	10,0/31,00	15,50	+	+	○	○	○	GUT (2,2)
Essie Nagellack	60 Really Red	13,5/10,00	3,70	+	+	+	○	+	GUT (2,2)
Alessandro Nagellack	Classic Red	5,0/5,25[4]	5,25	+	+	+	○	○	GUT (2,4)
Anny Nagellack	Only Red 085	15,0/10,10[4]	3,35	+	+	+	+	○	GUT (2,4)
Artdeco Quick Dry Nail Lacquer	Cranberry Sirup 28	10,0/8,95	4,50	+	+	+	○	○	GUT (2,4)
Essence Gel Nail Colour[5]	16 Chili Together	8,0/1,79	1,12	+	+	○	○	○	GUT (2,5)
Maybelline New York Superstay forever strong 7 Days Gel Nail Color	08 Passionate Red	10,0/5,95	2,98	○	+	+	+	+	GUT (2,5)

Bewertungsschlüssel der Prüfergebnisse: ++ = Sehr gut (0,5–1,5). + = Gut (1,6–2,5). ○ = Befriedigend (2,6–3,5). ⊖ = Ausreichend (3,6–4,5). — = Mangelhaft (4,6–5,5). **Bei gleichem Qualitätsurteil Reihenfolge nach Alphabet.**

1) Die individuelle Bezeichnung des Farbtons legt jeder Anbieter selbst fest, die Zahlen entsprechen keinem übergeordneten Farbindex oder -code. **2)** Wir analysierten die Produkte auf Lösemittel und Nitrosamine. **3)** Wir untersuchten unter anderem, wie sich die Verpackungen öffnen und schließen lassen, wie stabil sie stehen oder welcher Anteil der angegebenen Lackmenge sich aus den Fläschchen entnehmen lässt. **4)** Von uns bezahlter Einkaufspreis. **5)** Laut Deklaration vegan.

Einkauf der Prüfmuster: August bis November 2022.

→ Nitrosamine gelten als krebserregend. Die europäische Kosmetikverordnung toleriert allenfalls Spuren, die bei der Herstellung der Produkte technisch nicht vermeidbar sind. Für bestimmte Nitrosamine gibt das Bundesamt für Verbraucherschutz und Lebensmittelsicherheit Orientierungswerte vor, bis zu denen Verunreinigungen akzeptabel sind. Unsere Funde liegen zum Teil darüber. Relevante Gesundheitsgefahren sehen wir bei den von uns ermittelten Gehalten zwar nicht, Anbieter sollten ihre Produkte aus unserer Sicht aber strenger kontrollieren. Nur der Lack von La Nature enthält keine Nitrosamine.

Lücken bei Inhaltsstofflisten

Lösemittel wie Aceton oder Xylol können Augen und Atemwege reizen oder Unwohlsein verursachen. Werden sie in Nagellack eingesetzt, müssen sie in der Inhaltsstoffliste stehen. In fast allen Lacken wiesen wir aber auch Lösemittel nach, die dort nicht gekennzeichnet waren. Die Lösemittel können etwa als Verunreinigungen über Rohstoffe in die Lacke gelangen oder als Abbauprodukte anderer Stoffe entstehen.

Besonders ärgerlich: Auf vielen Fläschchen fehlt die Inhaltsstoffliste ganz und kann nur in den Geschäften eingesehen werden. Das bewerten wir negativ. ■

Nagellack II 5/2023

Produkt	Farbe[1]	Inhalt (Milliliter)/ Mittlerer Preis ca. (Euro)	Preis pro 5 Milliliter ca. (Euro)	Kosmetische Eigenschaften 35 %	Anwendung 35 %	Schadstoffe[2] 5 %	Nutzungsfreundlichkeit der Verpackung[3] 10 %	Deklaration und Werbeaussagen 15 %	test-QUALITÄTSURTEIL 100 %
Chanel Le Vernis	500 Rouge Essentiel	13,0/ 28,00	10,80	+	+	+	○	○	**BEFRIEDIGEND (2,6)**
Kiko Milano Breather Breathable Nail Lacquer	005	10,0/ 6,00	3,00	○	○	⊖*)[4]	+	+	**BEFRIEDIGEND (2,7)**
La Nature Water-based Peel-Off Nail Polish[5]	Red Tulip	10,0/ 9,10[6]	4,55	○	+	+	+	○	**BEFRIEDIGEND (2,7)**
OPI Nail Lacquer	Big Apple Red	15,0/ 14,80	4,95	+	○	⊖[4]	+	+	**BEFRIEDIGEND (2,7)**
Kia Charlotta Vegan Nail Polish[5]	Hustle Berry Red	5,0/ 12,90	12,90	○	○	○	○	+	**BEFRIEDIGEND (2,9)**
Manhattan Last & Shine	630 Be My Baby	8,0/ 3,50	2,19	○	+	+	○	○	**BEFRIEDIGEND (2,9)**
Catrice Iconails Gel Lacquer[5][7]	02 Bloody Mary To Go	10,5/ 2,99	1,42	+	+	⊖*)[4]	○	○	**BEFRIEDIGEND (3,0)**
Gitti Plant-based Vegan Nail Colour[5][8]	102	15,0/ 17,90	5,95	+	+	⊖*)[4]	○	○	**BEFRIEDIGEND (3,0)**
dm trend it up Super Shine & Stay Nail Polish	880	8,0/ 1,75	1,09	+	○	⊖*)[4]	○	+	**BEFRIEDIGEND (3,1)**
Edding LA.Q.U.E Nagellack[7]	Real Red 163	8,0/ 8,00	5,00	+	+	⊖*)[4]	○	○	**BEFRIEDIGEND (3,1)**
Yves Rocher Go Green Nail Polish	23 Rouge Amaryllis	5,0/ 9,90	9,90	○	○	○	+	○	**BEFRIEDIGEND (3,1)**
Max Factor X Miracle Pure[5]	305 Scarlet Poppy	12,0/ 5,00	2,08	+	○	⊖*)[4]	○	○	**BEFRIEDIGEND (3,5)**
Benecos Natural Beauty Happy Nails 20-free[5][9]	Vintage Red	5,0/ 4,00	4,00	+	○	+	○	⊖*)[10]	**AUSREICHEND (3,9)**

Bewertungsschlüssel der Prüfergebnisse: siehe Kompass Nagellack I, Seite 34.
***) Führt zur Abwertung. 1)** Die individuelle Bezeichnung des Farbtons legt jeder Anbieter selbst fest, die Zahlen entsprechen keinem übergeordneten Farbindex oder -code. **2)** Wir analysierten die Produkte auf Lösemittel und Nitrosamine. **3)** Wir untersuchten unter anderem, wie sich die Verpackungen öffnen und schließen lassen, wie stabil sie stehen oder welcher Anteil der angegebenen Lackmenge sich aus den Fläschchen entnehmen lässt. **4)** Bei mindestens einem Nitrosamin lag der analysierte Gehalt über dem Orientierungswert des Bundesamts für Verbraucherschutz und Lebensmittelsicherheit (BVL). Nitrosamine gelten als krebserregend und sollten möglichst nur in geringer Menge aufgenommen werden. **5)** Laut Deklaration vegan. **6)** Von uns bezahlter Einkaufspreis. **7)** Produkt laut Anbieter nicht mehr im Sortiment. **8)** Verpackung laut Anbieter geändert. **9)** Produktname laut Anbieter inzwischen geändert. **10)** Mehrere Kennzeichnungsmängel: Der aufgedruckte QR-Code ließ sich mit dem Smartphone nicht lesen. Die Aussage „20-free" bedeutet laut unserer Recherche, dass die Lösemittel Toluol und Aceton nicht enthalten sein dürfen. Wir wiesen beide im Produkt nach.

Einkauf der Prüfmuster: August bis November 2022.

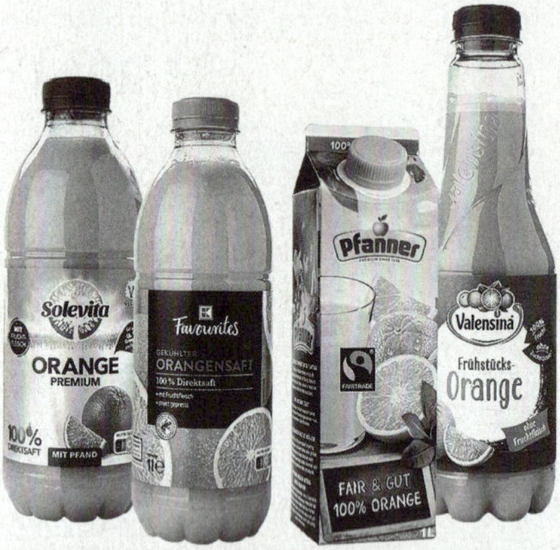

Unser Rat

Testsieger: Vorn liegen die Direktsäfte Kaufland K-Favourites und Lidl Solevita. Beste Konzentratsäfte sind Pfanner und Valensina Frühstücks-Orange (je 1,99 Euro pro Liter).
Preistipp: Günstigster Guter ist der Konzentratsaft Aldi Nord Rio D'Oro für 1,29 Euro.
Umwelttipp: Brasilianischer Saft aus Konzentrat hat eine etwas bessere Ökobilanz als Direktsaft.

Fast wie frisch gepresst

11/2023 Jeder zweite Orangensaft im Test schneidet insgesamt gut ab. Einige Säfte sind geschmackliche Highlights.

Aus Konzentrat oder Direktsaft, mit oder ohne Fruchtfleisch, gekühlt oder ungekühlt, mit Bio- oder Fairtrade-Siegel, Markenprodukt oder Eigenmarke – die Auswahl an Orangensaft ist vielfältig.

Sechsmal Bestnote im Geschmack
Geschmacklich punkten im Test vor allem Direktsäfte. Die besten kommen nah an frisch gepressten Orangensaft heran: Neben den Eigenmarken von Edeka, Kaufland, Lidl und Netto Marken-Discount, alle mit Fruchtfleisch, gehört der von Innocent ohne Fruchtfleisch dazu. Von den Konzentratsäften schafft nur Hohes C Orange mit Fruchtfleisch die Note Sehr gut in der Sensorik.

Missstände im Orangenanbau

Mehr als die Hälfte des Orangensafts weltweit kommt aus Brasilien. Die Arbeitsbedingungen stehen in der Kritik. Wir besuchten Orangenproduzenten, sprachen mit Gewerkschaften und einem Zuständigen für Kontrollen auf Plantagen. Die Gespräche bestätigen, dass vieles im Argen liegt. Wer Kleinbauern unterstützen möchte, kann das etwa mit Fairtrade-Saft tun.

Dennree und Valensina fallen durch
Für Saft aus Konzentrat gilt: Aromastoffe, die beim Konzentrieren entzogen wurden, müssen dem Saft wieder zugesetzt werden. Dennree hält diese Vorgabe nicht ein und ist deshalb mangelhaft.

Die Marke Valensina ist mit zwei Säften aus Konzentrat im Test vertreten: Einen davon, das Produkt „Mildes-Frühstück“, bewerten wir mit Mangelhaft. Grund: Es soll natürliches Orangenblütenaroma enthalten, das vorn auf der Flasche prominent beworben wird. Im Labor war dieses besondere Aroma aber nicht nachweisbar Der Saft schmeckt auch nicht danach – und übrigens auch nicht mild. ■

Orangensaft I 11/2023

Produkt	Mit Fruchtfleisch[1]/ Aus der Kühlung[1]	Inhalt (Liter)/ Verpackungsart	Mittlerer Preis pro Liter/ pro Produkt ca. (Euro)	Sensorisches Urteil[2] 45 %	Aroma 20 %	Chemische Qualität 15 %	Verpackung 5 %	Deklaration 15 %	test - QUALITÄTSURTEIL 100 %
Orangensaft aus Direktsaft									
Kaufland K-Favourites Gekühlter Orangensaft mit Fruchtfleisch[3] (MHD: 01.07.2023)	■/■	1,0/ PET-EW	1,99/ 1,99	++	○	+	○	+	GUT (2,0)
Lidl Solevita Orange Premium mit Fruchtfleisch[4] (MHD: 06.07.2023)	■/■	1,0/ PET-EW	1,99/ 1,99	++	○	+	○	+	GUT (2,0)
Edeka Gut & Günstig Orange mit Fruchtfleisch (MHD: 08.07.2023)	■/■	1,0/ PET-EW	1,99/ 1,99	++	○	++	+	○	GUT (2,1)
Innocent Orange ohne Fruchtfleisch (MHD: 01.07.2023)	❑/■	0,9/ PET-EW	3,30/ 2,99	++	○	++	○	○	GUT (2,1)
Alnatura Orangensaft (MHD: 06.02.2024) Bio	❑/❑	1,0/ Karton	3,30/ 3,30	+	+	+	+	○	GUT (2,2)
Netto Marken-Discount Lieblings Premium Orange mit Fruchtfleisch[5] (MHD: 28.10.2023)	■/❑	1,0/ Karton	1,99/ 1,99	++	○	+	○	+	GUT (2,2)
Rewe Beste Wahl Orange ohne Fruchtfleisch[6] (MHD: 28.06.2023)	❑/■	1,0/ PET-EW	1,99/ 1,99	+	○	+	+	+	GUT (2,4)
Voelkel Demeter Orange (MHD: 22.02.2024)	❑/❑	0,7/ Glas-MW	5,25/ 3,70	+	⊖[7]	+	+	○	BEFRIEDIGEND (2,8)
dmBio Orangensaft (MHD: 17.02.2024) Bio	❑/❑	1,0/ Karton	2,35/ 2,35	+	++	⊖*)[8]	○	○	BEFRIEDIGEND (3,1)

Bewertungsschlüssel der Prüfergebnisse: ++ = Sehr gut (0,5–1,5). + = Gut (1,6–2,5). ○ = Befriedigend (2,6–3,5). ⊖ = Ausreichend (3,6–4,5). — = Mangelhaft (4,6–5,5). **Bei gleichem Qualitätsurteil Reihenfolge nach Alphabet.**
MHD = Mindesthaltbarkeitsdatum laut Deklaration.
***) Führt zur Abwertung.**
■ = Ja. ❑ = Nein. EW = Einweg. MW = Mehrweg. PET = Polyethylenterephthalat.
1) Laut Deklaration.
2) Der Maßstab für sehr gute Orangensäfte war ein frisch gepresster.
3) Hergestellt von Molkerei Gropper, laut Anbieter aber inzwischen von einem anderen Lieferanten produziert.
4) Hergestellt von Molkerei Gropper.
5) Laut Anbieter inzwischen Kennzeichnung geändert.
6) Hergestellt von PL Drinks.
7) Niedrigster Ester-Aromagehalt (Fruchtigkeit) der Direktsäfte im Test.
8) Unterschreitet gemäß Leitsätzen den Mindestgehalt von Vitamin C (20 mg/100 ml) bereits vor Ablauf des Mindesthaltbarkeitsdatums. **Einkauf der Prüfmuster:** April und Mai 2023.

➔

Orangensaft II 11/2023

Produkt	Mit Fruchtfleisch[1]/ Aus der Kühlung[1]	Inhalt (Liter)/Verpackungsart	Mittlerer Preis pro Liter/pro Produkt ca. (Euro)	Sensorisches Urteil[2] 45 %	Aroma 20 %	Chemische Qualität 15 %	Verpackung 5 %	Deklaration 15 %	test-QUALITÄTSURTEIL 100 %
Orangensaft aus Orangensaftkonzentrat									
Pfanner Fair & Gut 100 % Orange (MHD: 16.03.2024)	❑/❑	1,0/ Karton	1,99/ 1,99	+	+	+	O	O	**GUT (2,2)**
Valensina Frühstücks-Orange ohne Fruchtfleisch (MHD: 24.12.2023)	❑/❑	1,0/ PET-EW	1,99/ 1,99	+	+	+	O	O	**GUT (2,2)**
Lidl Fairglobe Orangensaft[3] (MHD: 08.12.2023)	❑/❑	1,0/ Karton	1,79/ 1,79	+	+	+	O	+	**GUT (2,3)**
Aldi Nord Rio D'Oro Orangensaft[4] (MHD: 30.09.2023)	❑/❑	1,0/ PET-EW	1,29/ 1,29	+	+	O	O	+	**GUT (2,5)**
Aldi Süd Fair Orangensaft[5] (MHD: 16.03.2024)	❑/❑	1,0/ Karton	1,79/ 1,79	O	+	+	O	+	**GUT (2,5)**
Hohes C Orange mit Fruchtfleisch mit Acerola[6] (MHD: 02.12.2023)	■/❑	1,0/ PET-EW	1,79/ 1,79	++	++	+	O	⊖*)7)	**GUT (2,5)**
Lidl Solevita 100 % Orange[8] (MHD: 05.01.2024)	❑/❑	1,5/ Karton	1,29/ 1,93	O	+	+	O	+	**BEFRIEDIGEND (2,6)**
Rewe Ja Orangensaft[9] (MHD: 30.09.2023)	❑/❑	1,0/ PET-EW	1,29/ 1,29	O	+	+	O	+	**BEFRIEDIGEND (2,6)**
Aldi Nord Gut Bio 100 % Orangensaft[5] (MHD: 27.01.2024) Bio	❑/❑	1,0/ Karton	1,99/ 1,99	+	++	⊖*)10)	O	+	**BEFRIEDIGEND (3,0)**

Bewertungsschlüssel der Prüfergebnisse: ++ = Sehr gut (0,5–1,5). + = Gut (1,6–2,5). O = Befriedigend (2,6–3,5). ⊖ = Ausreichend (3,6–4,5). — = Mangelhaft (4,6–5,5). **Bei gleichem Qualitätsurteil Reihenfolge nach Alphabet.**
MHD = Mindesthaltbarkeitsdatum laut Deklaration. *) Führt zur Abwertung.
■ = Ja. ❑ = Nein. EW = Einweg. PET = Polyethylenterephthalat.

1) Laut Deklaration.
2) Der Maßstab für sehr gute Orangensäfte war ein frisch gepresster.
3) Hergestellt von Hermann PF Getränke.
4) Hergestellt von Jacobi Scherbening.
5) Herstellt von HPF Getränke.
6) Laut Anbieter inzwischen Kennzeichnung geändert.
7) Es ist nur „ohne Zuckerzusatz laut Gesetz" deklariert, die vorgeschriebene Ergänzung „von Natur aus Zucker enthalten" fehlt. Dass es sich um Konzentratsaft handelt, steht erst auf der Rückseite.
8) Hergestellt von Niederrhein-Gold Tersteegen.
9) Hergestellt von Refresco.
10) Erhöhter Chloratgehalt. Das ist vermeidbar. Chlorat kann auch über andere Lebensmittel aufgenommen werden und langfristig die Jodaufnahme hemmen.

Einkauf der Prüfmuster: April und Mai 2023.

Orangensaft III 11/2023

Produkt	Mit Fruchtfleisch[1]/ Aus der Kühlung[1]	Inhalt (Liter) Verpackungsart	Mittlerer Preis pro Liter/pro Produkt ca. (Euro)	Sensorisches Urteil[2] 45 %	Aroma 20 %	Chemische Qualität 15 %	Verpackung 5 %	Deklaration 15 %	test-QUALITÄTSURTEIL 100 %
Orangensaft aus Orangensaftkonzentrat									
Albi Orange[3] (MHD: 13.12.2023)	❑/❑	1,0/ Karton	1,99/ 1,99	○	⊖[4]	+	○	○	**BEFRIEDIGEND (3,1)**
Hohes C Milde Orange mit Acerola[3] (MHD: 05.12.2023)	❑/❑	1,0/ PET-EW	1,79/ 1,79	+	+	○	○	⊖*)[5]	**BEFRIEDIGEND (3,1)**
Edeka Gut & Günstig Orange (MHD: 23.10.2023)	❑/❑	1,0/ PET-EW	1,29/ 1,29	○	++	⊖*)[6]	○	○	**BEFRIEDIGEND (3,2)**
Netto Marken-Discount Fruchtstern Orangensaft (MHD: 23.10.2023)	❑/❑	1,5/ PET-EW	1,29/ 1,93	○	++	⊖*)[6]	○	○	**BEFRIEDIGEND (3,3)**
Granini 100 % Orange ohne Fruchtfleisch[3] (MHD: 01.11.2023)	❑/❑	1,0/ PET-EW	1,79/ 1,79	+	○	+	○	⊖*)[5]	**BEFRIEDIGEND (3,4)**
Amecke Sanfte Säfte Orange (MHD: 31.12.2023)	❑/❑	1,0/ Karton	1,99/ 1,99	○	⊖[4]	⊖*)[7]	○	⊖[8]	**AUSREICHEND (4,0)**
Dennree Orangensaft[9][10] (MHD: 08.03.2024) Bio	❑/❑	1,0/ Karton	1,99/ 1,99	○	—*)[11]	+	○	—[12]	**MANGELHAFT (5,0)**
Valensina Mildes-Frühstück Orange mit Acerola & natürlichem Orangenblütenaroma (MHD: 08.12.2023)	❑/❑	1,0/ PET-EW	1,99/ 1,99	+	—*)[13]	+	○	⊖[14]	**MANGELHAFT (5,0)**

Bewertungsschlüssel der Prüfergebnisse: ++ = Sehr gut (0,5–1,5). + = Gut (1,6–2,5). ○ = Befriedigend (2,6–3,5). ⊖ = Ausreichend (3,6–4,5). — = Mangelhaft (4,6–5,5). **Bei gleichem Qualitätsurteil Reihenfolge nach Alphabet.**
MHD = Mindesthaltbarkeitsdatum laut Deklaration. *) Führt zur Abwertung.
❑ = Nein. EW = Einweg. PET = Polyethylenterephthalat.
1) Laut Deklaration. **2)** Der Maßstab für sehr gute Orangensäfte war ein frisch gepresster. **3)** Laut Anbieter inzwischen Kennzeichnung geändert. **4)** Dieser Orangensaft enthält nach dem Rückverdünnen aus Konzentrat nur wenig vom gesetzlich vorgeschriebenen Aroma eines durchschnittlichen Direktsaftes. **5)** Es ist nur „ohne Zuckerzusatz laut Gesetz" deklariert, die vorgeschriebene Ergänzung „von Natur aus Zucker enthalten" fehlt. Dass es sich um Konzentratsaft handelt, steht erst auf der Rückseite. **6)** Erhöhter Chloratgehalt. Das ist vermeidbar. Chlorat kann auch über andere Lebensmittel aufgenommen werden und langfristig die Jodaufnahme hemmen. **7)** Unterschreitet gemäß Leitsätzen den Mindestgehalt von Vitamin C (20 mg/100 ml) bereits vor Ablauf des Mindesthaltbarkeitsdatums. **8)** Fruchtfleisch ist nicht gekennzeichnet, aber spürbar enthalten. Dass es sich um einen Fruchtsaft „mit Acerola" handelt, steht erst auf der Seitenfläche.
9) Hergestellt von Voelkel. **10)** Erhältlich bei Denns Biomarkt und beim Biomarkt Verbund. **11)** Das Produkt enthält nicht das gesetzlich vorgeschriebene Aroma eines durchschnittlichen Direktsaftes nach dem Rückverdünnen aus Konzentrat.
12) Aufgrund der fehlenden Aromastoffe und der untypischen Zitronenkonzentratnote in Geruch und Geschmack ist die Bezeichnung Orangensaft unzulässig. **13)** „Natürliches Orangenblütenaroma" ist nicht nachweisbar. Es wird aber auf der Schauseite prominent beworben. **14)** Wird unter anderem als „mild" beworben, schmeckt aber nicht so.
Einkauf der Prüfmuster: April und Mai 2023.

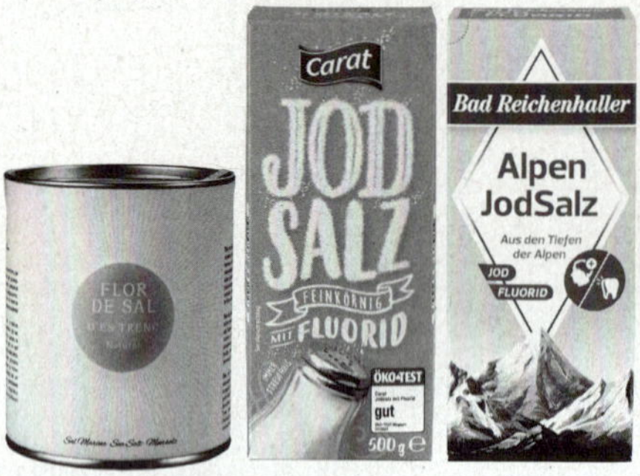

Unser Rat

Testsieger: Wir empfehlen für die Alltagsküche Jodsalz. Fast alle Jodsalze im Test sind gut. Vorn liegen Bad Reichenhaller für 18 Cent und Netto Marken-Discount für 6 Cent (alle Preise je 100 Gramm).
Gourmettipp: Das Flor de Sal d'Es Trenc aus Mallorca für 5,55 Euro.
Preistipp: Das Salz von Netto Marken-Discount besticht mit Qualität plus kleinem Preis von nur 6 Cent.

Weißes Gold für wenig Geld

1/2023 Fleur de Sel, mit und ohne Jod oder natriumreduziert – Salz ist sehr vielfältig. Im Test sind viele gut, einige riechen etwas fremd.

Als „weißes Gold" gehandelt, musste Salz früher mühsam aus Stollen abgebaut, aus Meerwasser oder unterirdischen Solevorkommen gesiedet werden. Salz war ein wertvolles Handelsgut. Heute kommen die meisten Produkte aus industrieller Verarbeitung und sind erschwinglich. Die günstigsten in unserem Test kosten 6 Cent pro 100 Gramm. 41 Salze haben wir eingekauft – teure Spezialitäten wie Fleur de Sel und viele Haushaltssalze, von denen einigen Jod und teils zusätzlich Fluorid und Folsäure zugesetzt wurden. Erstmals prüften wir natriumreduziertes Salz, das den Blutdruck positiv beeinflussen soll.

Mikroplastik in Meersalz?

In allen Meeren treiben heute Kunststoffpartikel. Auch 9 von 14 Meersalzen im Test enthielten auffällige Teilchen. Mit unserer Methode ließen sich die Befunde nicht eindeutig als Mikroplastik zuordnen. Das Bundesinstitut für Risikobewertung geht derzeit davon aus, dass verzehrte Partikel dem Menschen nicht schaden: Er scheide sie überwiegend wieder aus.

Etliche Salze riechen nach Pappe

27 Produkte schneiden gut ab, 13 befriedigend und das Salt Range Himalayasalz von Natur Hurtig nur ausreichend. Während das sensorisch beste Salz von Flor de Sal d'Es Trenc aus Mallorca einen Hauch von Meer verströmt und die Top-Haushaltssalze im Test geruchsneutral sind, kommen fast zwei Drittel mit Fehlern daher. Sie riechen etwa leicht dumpf oder leicht nach Pappe. Beim Kochen verschwinden solche Noten normalerweise; deshalb sind diese Salze im sensorischen Urteil noch knapp gut.

Maximal 6 Gramm Salz pro Tag

Täglich 3,8 Gramm Salz sollte der Mensch verzehren, um Flüssigkeitshaushalt und

Fleur de Sel 1/2023

Produkt	Mittlerer Preis ca. (Euro)/ Inhalt in Gramm	Preis je 100 Gramm ca. (Euro)	Sensorisches Urteil 45 %	Chemische Qualität 25 %	Deckung des Bedarfs an Jod, Fluorid und Folsäure 0 %	Nutzungsfreundlichkeit der Verpackung 10 %	Deklaration 20 %	test-QUALITÄTSURTEIL 100 %
Flor de Sal d'Es Trenc Natural[2] (MHD: 28.02.2027)	10,00/180	5,55	++	+[3]	Nicht bewertet[4]	+	+	GUT (1,7)
Lidl Kania Fleur de Sel[5] (MHD: 05.2027)	1,99/100	1,99	++	+[3]		+	+	GUT (1,8)
Le Guérandais Fleur de Sel de Guérande (MHD: K. A.)	4,65[1]/125	3,70	++	○		+	+	GUT (2,0)
Just Spices Fleur de Sel (MHD: 28.01.2025)	5,00/109	4,60	○	+[3]		+	+	GUT (2,5)
Le Saunier de Camargue Fleur de Sel (MHD: K. A.)	4,75[1]/125	3,80	○	+[3]		+	+	GUT (2,5)
Sal de Ibiza Fleur de Sel (MHD: 31.03.2027)	16,70/150	11,10	○	+[3]		+	+	GUT (2,5)
Naturata Fleur de Sel (MHD: 28.09.2025)	5,20/75	6,95	○	+[3]		+	○	BEFRIED. (2,9)

Bewertungsschlüssel der Prüfergebnisse: ++ = Sehr gut (0,5–1,5). + = Gut (1,6–2,5). ○ = Befriedigend (2,6–3,5). ⊖ = Ausreichend (3,6–4,5). — = Mangelhaft (4,6–5,5). **Bei gleichem Qualitätsurteil Reihenfolge nach Alphabet.**
MHD = Mindesthaltbarkeitsdatum laut Deklaration. K. A. = Keine Angabe.
1) Von uns bezahlter Einkaufspreis. **2)** Laut Anbieter inzwischen mit EU-Bio-Siegel. **3)** Wir fanden unter dem Mikroskop Partikel, die aussehen wie Mikroplastik. Das Bundesinstitut für Risikobewertung geht derzeit davon aus, dass Mikroplastik in Lebensmitteln kein gesundheitliches Risiko für den Menschen darstellt. **4)** Nicht bewertet, da dieses Salz aufgrund seiner besonderen Beschaffenheit oder aufgrund seiner Deklaration nur als Topping verwendet wird und nicht zur Deckung des gesamten Salzkonsums. **5)** Hergestellt von Firma Raimund Hofmann.
Einkauf der Prüfmuster: Juli und August 2022.

Blutdruck zu regulieren. Die empfohlene Höchstmenge liegt bei 6 Gramm am Tag. 70 Prozent der Frauen und 80 Prozent der Männer nehmen jedoch mehr zu sich – in erster Linie aber über Brot, Käse, Wurst. Das Übermaß erhöht bei manchen Menschen das Bluthochdruck-Risiko.

Jod sollte im Salz nicht fehlen

Zwölf Haushaltssalze zum Kochen und zwei natriumreduzierte Salze enthielten keine Jod-Zusätze. Im Prüfpunkt Deckung des Bedarfs an Jod, Fluorid und Folsäure sind die Produkte deshalb nur ausreichend. Der Grund für unser Vorgehen: Das Spurenelement Jod, das in Meerwasser vorkommt, ist in Deutschlands Böden knapp. Die Folge: Landwirtschaftsprodukte wie Getreide sind arm an Jod. Viele Menschen in Deutschland nehmen zu wenig Jod zu sich.

Nur Salz darf jodiert werden

Salz darf als einziges Lebensmittel direkt mit Jod angereichert werden. Die jodierten Salze im Test enthalten 1610 bis 2350 Mikrogramm Jod pro 100 Gramm. →

Salze mit Jodzusatz 1/2023

Produkt	Mittlerer Preis ca. (Euro)/ Inhalt in Gramm	Preis je 100 Gramm ca. (Euro)	Sensorisches Urteil 45 %	Chemische Qualität 25 %	Deckung des Bedarfs an Jod, Fluorid und Folsäure 0 %	Nutzungsfreundlichkeit der Verpackung 10 %	Deklaration 20 %	test-QUALITÄTSURTEIL 100 %
Bad Reichenhaller AlpenJodSalz + Fluorid + Folsäure (MHD: 09.05.25)	0,89[1]/500	0,18	++	++	++[3]	○	+	GUT (1,6)
Netto Marken-Discount Carat Jodsalz mit Fluorid Feinkörnig (MHD: 14.07.25)	0,29/500	0,06	++	++	+	+	+	GUT (1,6)
Aldi Le Gusto Jodiertes Speisesalz mit Zusatz von Fluorid[4] (MHD: 22.06.25)	0,29/500	0,06	+	++	+	+	+	GUT (2,0)
Bad Reichenhaller AlpenJodSalz (MHD: 10.05.25)	0,69[1]/500	0,14	+	++	+	○	+	GUT (2,1)
Bad Reichenhaller AlpenJodSalz + Fluorid (MHD: 03.05.25)	0,85[1]/500	0,17	+	++	+	○	+	GUT (2,1)
Edeka Gut & Günstig Jodsalz mit Fluorid (MHD: 10.06.25)	0,29/500	0,06	+	++	+	○	+	GUT (2,1)
Norma Feine Prise Jodsalz mit Fluorid[2] (MHD: 01.04.25)	0,29/500	0,06	+	++	+	○	+	GUT (2,1)
Penny Jodsalz mit Fluorid[2] (MHD: 03.05.25)	0,29/500	0,06	+	++	+	○	+	GUT (2,1)
Rapunzel Meersalz mit jodhaltigen Algen (MHD: 18.07.24) Bio	2,79/500	0,56	+	+	+	○	+	GUT (2,1)
Rewe Ja Jodsalz mit Fluorid[4] (MHD: 13.07.25)	0,29/500	0,06	+	++	+	○	+	GUT (2,1)
Aquasale Feines Meersalz mit Jod (MHD: 11.05.25)	0,99[1]/500	0,20	+	++	+	+	+	GUT (2,2)
Kaufland K-Classic Jodsalz + Fluorid + Folsäure[4] (MHD: 23.05.25)	0,59/500	0,12	+	++	++[3]	○	+	GUT (2,2)
Kaufland K-Classic Jodsalz mit Fluorid[4] (MHD: 15.06.25)	0,29/500	0,06	+	++	+	○	+	GUT (2,2)
Lidl ChanteSel Jodsalz fein + Fluorid[4] (MHD: 11.07.25)	0,29/500	0,06	+	++	+	○	○	GUT (2,2)
Sonnensalz Jodsalz (MHD: 31.03.25)	0,54/500	0,11	+	++	+	○	○	GUT (2,3)
Sel mit Jod (MHD: 18.01.25)	0,95[1]/500	0,19	+	+[5]	+	○	○	BEFRIED. (2,6)

Bewertungsschlüssel der Prüfergebnisse: ++ = Sehr gut (0,5–1,5). + = Gut (1,6–2,5). ○ = Befriedigend (2,6–3,5). ⊖ = Ausreichend (3,6–4,5). — = Mangelhaft (4,6–5,5). **Bei gleichem Qualitätsurteil Reihenfolge nach Alphabet.**
MHD = Mindesthaltbarkeitsdatum laut Deklaration. **1)** Von uns bezahlter Einkaufspreis. **2)** Hergestellt von K+S Minerals and Agriculture. **3)** Eines von zwei Produkten mit Folsäurezusatz. Die DGE empfiehlt für Menschen ab 13 Jahren täglich 300 Mikrogramm Folsäure. 6 Gramm dieses Salzes enthalten rund 490 Mikrogramm Folsäure, was den Tagesbedarf zu 160 Prozent deckt. Diese Überversorgung ist aber unbedenklich. **4)** Hergestellt von Südwestdeutsche Salzwerke.
5) Wir fanden unter dem Mikroskop Partikel, die aussehen wie Mikroplastik. Das Bundesinstitut für Risikobewertung geht derzeit davon aus, dass Mikroplastik in Lebensmitteln kein gesundheitliches Risiko für den Menschen darstellt.
Einkauf der Prüfmuster: Juli und August 2022.

Natriumreduzierte Salze 1/2023

Produkt	Mittlerer Preis ca. (Euro)/ Inhalt in Gramm	Preis je 100 Gramm ca. (Euro)	Sensorisches Urteil	Chemische Qualität	Deckung des Bedarfs an Jod, Fluorid und Folsäure	Nutzungsfreundlichkeit der Verpackung	Deklaration	test-QUALITÄTSURTEIL
			45 %	25 %	0 %	10 %	20 %	100 %
Disal Leicht Salz jodiert (MHD: 12.05.25)	2,19 1)/ 250	0,88	+	O	O	+	+	**GUT (2,4)**
Pansalz jodiertes Speisesalz mit Kalium und Magnesium (MHD: 28.03.26)	5,50/ 250	2,20	+	+	+	O	O	**GUT (2,5)**
Raab Vitalfood Blutdrucksalz Mineralsalzmischung mit Kalium (MHD: 02.2025)	3,70/ 200	1,85	+	+	⊖ *) 2)	+	O	**BEFRIED. (2,8)**
Dr. Jacob's Blutdrucksalz reich an Kalium (MHD: 31.03.25)	4,20/ 250	1,68	+	+	⊖ *) 2)	+	O	**BEFRIED. (3,1)**

Bewertungsschlüssel der Prüfergebnisse: ++ = Sehr gut (0,5–1,5). + = Gut (1,6–2,5). O = Befriedigend (2,6–3,5). ⊖ = Ausreichend (3,6–4,5). — = Mangelhaft (4,6–5,5). **Bei gleichem Qualitätsurteil Reihenfolge nach Alphabet.**
MHD = Mindesthaltbarkeitsdatum. ***) Führt zur Abwertung.**
1) Von uns bezahlter Einkaufspreis. **2)** Enthält kaum Jod. Mit 6 Gramm Salz wäre der Tagesbedarf zu weniger als 3 Prozent gedeckt.
Einkauf der Prüfmuster: Juli und August 2022

→ Das entspricht der Vorgabe der Zusatzstoff-Zulassungsverordnung. Täglich 6 Gramm davon decken 48 bis 71 Prozent des Tagesbedarfs an Jod. Weitere relevante Jodquellen sind Seefisch und Milchprodukte.

Fluorid hilft gegen Karies

Von 16 Jodsalzen im Test ist 11 Salzen Fluorid zugesetzt. Es mineralisiert Zahnschmelz und mindert das Karies-Risiko. 6 Gramm fluoridiertes Salz decken den Tagesbedarf zu 40 bis 49 Prozent. Experten schätzen, dass die empfohlene Menge an Fluorid, das etwa in Fisch und Schwarztee steckt, hierzulande nicht aufgenommen wird.

Die Jod-Fluorid-Salze von Bad Reichenhaller und Kaufland enthalten darüber hinaus Folsäure. Der Nährstoff unterstützt die Zellteilung und verringert nachweislich Müdigkeit. Der Bedarf lässt sich etwa über grünes Gemüse und Getreide decken, wobei das nicht alle Menschen schaffen. Eine Anreicherung beugt Defiziten vor.

„Blutdrucksalz" hat weniger Natrium

„Blutdrucksalze" sprechen Menschen an, die sich Gedanken um ihren Blutdruck machen. Zwei dieser Salze schneiden gut, zwei befriedigend ab. Sie enthalten nur 45 bis 63 Prozent des Natriums herkömmlicher Salze. Ein Teil ist etwa durch Kaliumchlorid ersetzt. Kalium dämpft den Blutdruck.

Ersetzen Erwachsene herkömmliches Salz durch natriumreduziertes, können sie ihren Blutdruck leicht senken. Das legt eine Studienauswertung nahe, die südafrikanische Forscherinnen kürzlich für das Forschungsnetzwerk Cochrane publizierten. ■ →

Salze ohne Nährstoffzusatz 1/2023

Produkt	Mittlerer Preis ca. (Euro)/Inhalt in Gramm	Preis je 100 Gramm ca. (Euro)	Sensorisches Urteil	Chemische Qualität	Deckung des Bedarfs an Jod, Fluorid und Folsäure	Nutzungsfreundlichkeit der Verpackung	Deklaration	test-QUALITÄTSURTEIL
			45 %	25 %	0 %	10 %	20 %	100 %
Bad Reichenhaller Salzblüten (MHD: K. A.)	5,00[1]/ 100	5,00	++	+[3]	Nicht bewertet[4]	+	○	GUT (2,0)
Erntesegen Ur-Salz (MHD: K. A.)	2,19/ 400	0,55	++	++	⊖*[5]	+	+	GUT (2,1)
Fuchs Persisches Blausalz (MHD: 2026)	5,00/ 100	5,00	+	○	Nicht bewertet[4]	+	+	GUT (2,3)
Byodo Premium Meersalz, feinkörnig (MHD: 12.05.2025)	1,49/ 500	0,30	++	+[3]	⊖*[5]	○	+	GUT (2,4)
Alnatura Meersalz (MHD: K. A.) Bio	0,89/ 500	0,18	+	++	⊖*[5]	○	+	BEFRIED. (2,6)
Bad Reichenhaller Alpen Salz (MHD: K. A.)	0,75[1]/ 500	0,15	+	++	⊖*[5]	○	+	BEFRIED. (2,6)
Edeka Gut & Günstig Tafelsalz feinkörnig (MHD: K. A.)	0,27/ 500	0,05	+	++	⊖*[5]	○	○	BEFRIED. (2,7)
Rewe Feine Welt Rosa Kristallsalz[6] (MHD: K. A.)	2,99/ 300	1,00	++	+	⊖*[5]	⊖[7]	+	BEFRIED. (2,7)
Naturata Atlantik Meersalz Fein (MHD: 02.03.2027)	1,29/ 500	0,26	++	○[3]	⊖*[5]	○	○	BEFRIED. (2,8)
La Baleine Feines Meersalz (MHD: K. A.)	0,89[1]/ 500	0,18	+	+[3]	⊖*[5]	○	+	BEFRIED. (2,9)
Saldoro Ursalz Feine Körnung Ohne Jod (MHD: K. A.)	0,79/ 600	0,13	+	+	⊖*[5]	○	○	BEFRIED. (2,9)
Gewürzmühle Brecht Ur-Steinsalz (MHD: 11.2024)	1,99/ 250	0,80	⊖	++	⊖*[5]	+	+	BEFRIED. (3,3)
Sonnentor Ayurvedisches Zaubersalz (MHD: 30.09.2027)	2,32/ 150	1,55	○	+	⊖*[5]	+	○	BEFRIED. (3,5)
Natur Hurtig Salt Range Himalaya Kristallsalz (MHD: 28.05.2028)	2,29[1]/ 200	1,15	○	+	⊖*[5]	+	⊖[2]	AUSREICH. (3,7)

Bewertungsschlüssel der Prüfergebnisse: ++ = Sehr gut (0,5–1,5). + = Gut (1,6–2,5). ○ = Befriedigend (2,6–3,5). ⊖ = Ausreichend (3,6–4,5). — = Mangelhaft (4,6–5,5). **Bei gleichem Qualitätsurteil Reihenfolge nach Alphabet.** MHD = Mindesthaltbarkeitsdatum laut Deklaration. K. A. = Keine Angabe. ***) Führt zur Abwertung.**

1) Von uns bezahlter Einkaufspreis. **2)** Hervorgehobener Hinweis auf „Himalaya", obwohl das Salz aus vorgelagertem Salzgebirge stammt. **3)** Wir fanden unter dem Mikroskop Partikel, die aussehen wie Mikroplastik. Das Bundesinstitut für Risikobewertung geht derzeit davon aus, dass Mikroplastik in Lebensmitteln kein gesundheitliches Risiko für den Menschen darstellt. **4)** Nicht bewertet, da dieses Salz aufgrund seiner besonderen Beschaffenheit oder aufgrund seiner Deklaration nur als Topping verwendet wird und nicht zur Deckung des gesamten Salzkonsums. **5)** Enthält kaum Jod. Mit 6 Gramm Salz wäre der Tagesbedarf zu weniger als 3 Prozent gedeckt. **6)** Hergestellt von Firma Raimund Hofmann. **7)** Ohne wirksame Originalitätssicherung. **Einkauf der Prüfmuster:** Juli und August 2022.

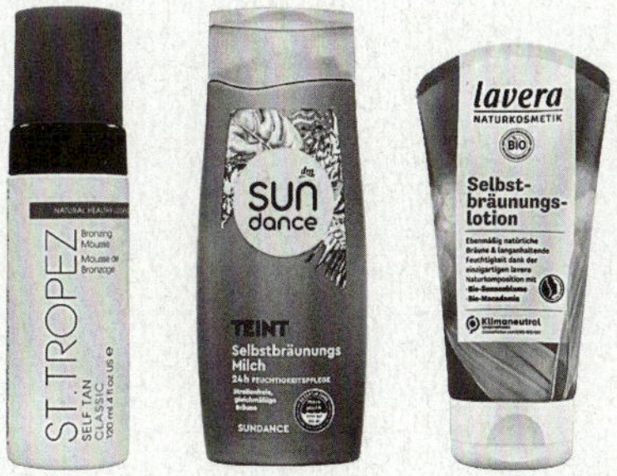

Unser Rat

Testsieger: Die Mousse von St. Tropez bräunt die Haut am besten, ist aber zugleich das teuerste Produkt: 100 Milliliter kosten stolze 23,30 Euro.
Preistipp: Die Sundance Selbstbräunungsmilch von dm gibt es schon für 98 Cent je 100 Milliliter.
Beste Naturkosmetik: Die gute Lotion von Lavera kostet 7,35 Euro je 100 Milliliter.

Gesünder bräunen

4/2023 Braun werden geht auch ohne Sonnenlicht: Im Selbstbräuner-Test siegt ein Luxus-Produkt. Dicht gefolgt von guten Günstigen.

Keine Zeit und kein Geld für Urlaub? Macht nichts. Haut wie von der Sonne geküsst gibt es auch aus der Packung. Wir haben 20 Selbstbräuner mit verschiedenen Applikationsformen getestet: Lotionen, Sprays, Mousses und Tücher. Elfmal lautete das Gesamturteil Gut. Die Mittel verleihen eine natürlich wirkende Bräune – ganz ohne schädigende UV-Strahlung.

Zucker sorgt für Farbe

Damit Selbstbräuner die Haut tönen, müssen sie den Inhaltsstoff Dihydroxyaceton, kurz DHA, enthalten. Manche Anbieter setzen zusätzlich Erythrulose ein. Die Zuckerverbindungen reagieren mit den Eiweißen in der obersten Hautschicht und färben sie bräunlich. Das Ergebnis hält mehrere Tage, bis sich die Hautzellen ablösen. Dann heißt es nachcremen.

Starke und schwache Performer

Die Luxus-Mousse von St. Tropez liegt knapp vorn, ist mit 23,30 Euro pro 100 Milliliter aber teuer. Kaum schlechter, dafür viel günstiger: die Selbstbräuner von St. Moriz Professional, b.tan und Hawaiian Tropic. Die Mousse von St. Moriz erhält als einzige die Note Sehr gut in der Anwendung.

Durchgefallen sind die Lotionen von Rituals und Alterra Naturkosmetik von Rossmann. Sie bräunen im Vergleich schwach.

Formaldehyd – kritisch für Allergiker

Alle Produkte enthalten Dihydroxyaceton. Der Inhaltsstoff spaltet Formaldehyd ab. Auf den Packungen ist das nicht gekennzeichnet – ein Problem für Menschen mit einer Formaldehydallergie. Unserer Meinung nach sollten Selbstbräuner einen Warnhinweis tragen, sofern die Konzentration des Formaldehyds 10 Milligramm pro Kilogramm Produkt überschreitet.

Tipp: Selbstbräuner schützen nicht vor UV-Strahlung. Nutzen Sie Sonnencreme. ■

➔

Selbstbräuner I

4/2023

Produkt	Applikationsform	Inhalt/ Mittlerer Preis ca. (Euro)	Preis pro 100 ml bzw. Tuch ca. (Euro)	Bräunung	Anwendung	Nutzungsfreundlichkeit der Verpackung	Deklaration und Werbeaussagen	test-QUALITÄTSURTEIL
				65 %	20 %	5 %	10 %	100 %
St. Tropez Self Tan Classic Bronzing Mousse[1]	Mousse	120 ml/ 28,00	23,30	+	+	+	○[2]	**GUT (2,0)**
St. Moriz Professional Transparentes Selbstbräunungsmousse[1]	Mousse	200 ml/ 9,95	5,00	+	++	+	○[2]	**GUT (2,1)**
b.tan love at first tan[1]	Mousse	200 ml/ 9,95	5,00	+	+	○	○[2]	**GUT (2,2)**
Hawaiian Tropic Sunless Tan Self-Tanning Foam Light/Medium[1][3]	Mousse	200 ml/ 6,65	3,35	+	+	+	○[2]	**GUT (2,2)**
Comodynes Self-Tanning Selbstbräuner-Tücher	Tuch	8 Tücher/ 12,00[4]	1,50	+	+	+	○[2]	**GUT (2,3)**
Garnier Ambre Solaire Natural Bronzer Selbstbräunungs-Milch	Milch	200 ml/ 9,95	5,00	+	+	+	○[2]	**GUT (2,3)**
dm Sundance Teint Selbstbräunungs Milch[5]	Milch	200 ml/ 1,95	0,98	+	+	○	○[2]	**GUT (2,4)**
Vichy Laboratoires Idéal Soleil Feuchtigkeitsspendende Selbstbräuner-Milch	Milch	100 ml/ 16,30	16,30	+	+	⊖[6]	○[2]	**GUT (2,4)**
Lavera Naturkosmetik Selbstbräunungslotion	Lotion	150 ml/ 11,00	7,35	+	+	○	○[2]	**GUT (2,5)**
Medipharma Cosmetics Hyaluron Sanfte Bräune Express Körper	Gel-Creme	150 ml/ 18,60	12,40	+	+	○	○[2]	**GUT (2,5)**
Rossmann Sunozon Selbstbräunungsmousse[7]	Mousse	200 ml/ 4,00	2,00	+	+	+	○[2]	**GUT (2,5)**

Bewertungsschlüssel der Prüfergebnisse: ++ = Sehr gut (0,5–1,5). + = Gut (1,6–2,5). ○ = Befriedigend (2,6–3,5). ⊖ = Ausreichend (3,6–4,5). — = Mangelhaft (4,6–5,5). **Bei gleichem Qualitätsurteil Reihenfolge nach Alphabet.**
1) Das Produkt wurde der Anwendungsempfehlung entsprechend mit einem Applikatorhandschuh aufgetragen und verteilt. **2)** Wir haben mehr als 10 mg/kg Formaldehyd im Selbstbräuner nachgewiesen. Die Substanz ist ein Abspaltprodukt des bräunenden Inhaltsstoffs Dihydroxyaceton (DHA) und kann zu allergischen Reaktionen der Haut führen. Unserer Meinung nach sollten Selbstbräuner mit DHA deshalb den Hinweis „spaltet Formaldehyd ab" tragen, sofern die Gesamtkonzentration 10 mg/kg überschreitet. Da ein entsprechender Hinweis fehlt, kann das Urteil nicht Gut lauten. **3)** Kennzeichnung laut Anbieter inzwischen geändert. **4)** Von uns bezahlter Einkaufspreis. **5)** Verpackungsmaterial laut Anbieter inzwischen geändert. **6)** Nur rund 87 Prozent des Produkts ließen sich aus der Verpackung entnehmen, ohne diese zu zerstören. **7)** Kennzeichnung und Verpackungsmaterial laut Anbieter inzwischen geändert.

Einkauf der Prüfmuster: April bis August 2022.

Selbstbräuner II

4/2023

Produkt	Applikations-form	Inhalt/ Mittlerer Preis ca. (Euro)	Preis pro 100 ml bzw. Tuch ca. (Euro)	Bräunung	Anwendung	Nutzungsfreundlichkeit der Verpackung	Deklaration und Werbeaussagen	test-QUALITÄTSURTEIL
				65 %	20 %	5 %	10 %	100 %
dm Sundance Teint Transparentes Selbstbräunungs Spray[4]	Aerosol-Spray	150 ml/ 2,45	1,63	○*)	+	+	○[2]	BEFRIEDIGEND (2,6)
dm Sundance Teint Selbstbräunungs Mousse[1]	Mousse	200 ml/ 4,95	2,48	○*)	+	+	○[2]	BEFRIEDIGEND (2,7)
Garnier Ambre Solaire Natural Bronzer Selbstbräunungs-Spray	Aerosol-Spray	150 ml/ 5,95	3,95	○*)	+	○	○[2]	BEFRIEDIGEND (2,7)
Müller Lavozon Pflegende Selbstbräunungsmilch[5]	Milch	200 ml/ 1,95	0,98	○	+	⊖[6]	○[2]	BEFRIEDIGEND (2,7)
Rossmann Sunozon Selbstbräunungs-Spray[7]	Aerosol-Spray	150 ml/ 2,49[3]	1,66	○*)	○	+	○[2]	BEFRIEDIGEND (2,8)
Garnier Ambre Solaire Natural Bronzer Selbstbräunungs-Tuch	Tuch	1 Tuch/ 0,95	0,95	○*)	+	++	○[2]	BEFRIEDIGEND (3,0)
Müller Lavozon Pflegendes Selbstbräunungstuch[8][9]	Tuch	1 Tuch/ 0,35	0,35	○*)	+	+	○[2]	BEFRIEDIGEND (3,0)
Rituals The Ritual Of Karma Self Tanning Body Lotion	Lotion	125 ml/ 17,50	14,00	⊖	+	+	⊖*)[2][10]	AUSREICHEND (3,8)
Rossmann Alterra Naturkosmetik Selbstbräunungslotion	Lotion	200 ml/ 4,00	2,00	⊖*)	+	○	○[2]	AUSREICHEND (3,8)

Bewertungsschlüssel der Prüfergebnisse: ++ = Sehr gut (0,5–1,5). + = Gut (1,6–2,5). ○ = Befriedigend (2,6–3,5). ⊖ = Ausreichend (3,6–4,5). — = Mangelhaft (4,6–5,5). **Bei gleichem Qualitätsurteil Reihenfolge nach Alphabet.**

***) Führt zur Abwertung.**

1) Das Produkt wurde der Anwendungsempfehlung entsprechend mit einem Applikatorhandschuh aufgetragen und verteilt. **2)** Wir haben mehr als 10 mg/kg Formaldehyd im Selbstbräuner nachgewiesen. Die Substanz ist ein Abspaltprodukt des bräunenden Inhaltsstoffs Dihydroxyaceton (DHA) und kann zu allergischen Reaktionen der Haut führen. Unserer Meinung nach sollten Selbstbräuner mit DHA deshalb den Hinweis „spaltet Formaldehyd ab" tragen, sofern die Gesamtkonzentration 10 mg/kg überschreitet. Da ein entsprechender Hinweis fehlt, kann das Urteil nicht Gut lauten. **3)** Von uns bezahlter Einkaufspreis. **4)** Layout laut Anbieter inzwischen geändert. **5)** Hergestellt von Emil Kiessling. **6)** Nur rund 89 Prozent des Produkts ließen sich aus der Verpackung entnehmen, ohne diese zu zerstören. **7)** Layout und Verpackungsgröße laut Anbieter inzwischen geändert. **8)** Hergestellt von Dr. Schumacher. **9)** Das Produkt wurde der Anwendungsempfehlung entsprechend nach Applikation einer Körperlotion angewendet. **10)** Mehrere Deklarationsmängel, z. B. fehlt der Hinweis, dass das Produkt nicht vor Sonnenbrand schützt.

Einkauf der Prüfmuster: April bis August 2022.

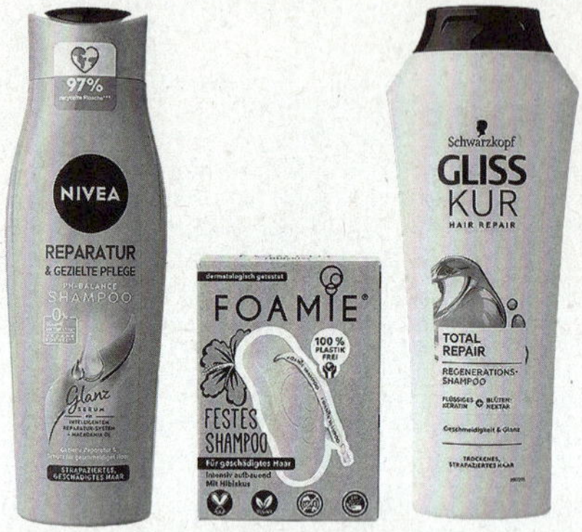

Unser Rat

Testsieger: Fünf flüssige Shampoos liegen gleichauf vorn, das beste feste knapp dahinter: Foamie für 6,20 Euro pro 100 Gramm.
Preistipp: Nivea und Schwarzkopf für je 1,12 Euro pro 100 Milliliter sind die günstigsten unter den Besten.
Umwelttipp: Alle Festen und zwei der besten Flüssigen kommen ohne schwer abbaubare Stoffe aus: Lavera für 2,20 Euro und Nivea.

Helfer für gestresstes Haar

8/2023 Glanz für sprödes Haar und Pflege bis in die Spitzen: Das gelingt gut mit 9 von 17 Repair-Shampoos – flüssigen wie festen.

Wasser, UV-Licht, Färben, Bürsten, Föhnen – all das strapaziert das Haar. Es wird splissig, lässt sich schwer kämmen, fühlt sich spröde an. Repair-Shampoos versprechen Intensiv-Pflege, Geschmeidigkeit und Schutz vor Spliss. Lohnen sie sich? Ja. Auch wenn sie geschädigte Haare nicht dauerhaft reparieren, verbessern die meisten doch zeitweise die Haareigenschaften.

Festes mit kleinem Öko-Plus

Feste Shampoos belasten die Umwelt weniger als flüssige. Der Unterschied schrumpft jedoch zusammen, wenn man das Haarewaschen mit einbezieht. Denn Wassererwärmung und -verbrauch sorgen für die größte Umweltbelastung. Wer sie senken möchte, sollte während des Einschäumens den Hahn zudrehen und das Haar warm statt heiß spülen.

Mehr Glanz, bessere Kämmbarkeit

Wir haben 17 Shampoos getestet, flüssige und feste, die etwa für beanspruchtes oder strapaziertes Haar angeboten werden. Friseurinnen haben sie an je 20 Testpersonen angewendet. Wir prüften auch die Kämmbarkeit an Naturhaarsträhnen im Labor sowie die Verpackungen und Werbeaussagen.

Neun Shampoos sind insgesamt gut, die übrigen befriedigend. Alle erreichen, dass die Haare nach dem Waschen glänzen und wenig fliegen. Dass sie leicht kämmbar und geschmeidig werden, schafft dagegen nicht jeder Testkandidat.

Gute Shampoos für rund 3 bis 30 Euro

Unter den Guten sind bekannte Marken wie Nivea oder Schwarzkopf für rund 3 Euro pro 250-ml-Flasche, aber auch die 30 Euro teure Friseur-Marke Olaplex. Mit Lavera gehört zudem ein Naturkosmetik-Produkt zu den Besten des Tests. Festes Shampoo kann mit flüssigem mithalten: Hier liegen Foamie und Jean& Len vorn.

→

Flüssige Repair-Shampoos 8/2023

Produkt	Zertifizierte Naturkosmetik[1]	Inhalt/ Mittlerer Preis ca. (Euro)	Preis pro 100 ml ca. (Euro)[2]	Pflegeeigenschaften 50 %	Anwendung 20 %	Verpackung 20 %	Deklaration und Werbeaussagen 10 %	test-QUALITÄTSURTEIL 100 %
Lavera Naturkosmetik Pflegeshampoo Expert Repair & Tiefenpflege	■[3]	250 ml/ 5,50	2,20	+	+	+	+	GUT (2,1)
Nivea Reparatur & gezielte Pflege pH-Balance Shampoo	❑	250 ml/ 2,79	1,12	+	+	+	○	GUT (2,1)
Olaplex No. 4 Bond Maintenance Shampoo	❑	250 ml/ 30,00	12,00	+	+	+	○	GUT (2,1)
Pantene Pro-V Repair & Care Shampoo	❑	300 ml/ 3,80	1,27	+	+	+	+	GUT (2,1)
Schwarzkopf Gliss Kur Hair Repair Total Repair Regenerations-Shampoo[4]	❑	250 ml/ 2,79	1,12	+	+	+	+	GUT (2,1)
Dove Intensiv Reparatur Shampoo[5]	❑	250 ml/ 2,51[6]	1,00	+	+	+	○	GUT (2,3)
dm Balea Shampoo Intensiv Pflege[4]	❑	300 ml/ 0,75	0,25	○*)	+	+	+	BEFRIEDIGEND (2,7)
Paul Mitchell Clean Beauty Repair Shampoo	❑	250 ml/ 32,00	12,80	+	⊖*)	+	○	BEFRIEDIGEND (2,9)
Lidl Cien Repair Shampoo Intensive Repair[7][8]	❑	300 ml/ 1,65	0,55	+	+	⊖*)	+	BEFRIEDIGEND (3,0)
Garnier Wahre Schätze Reparierendes Shampoo Honig Schätze[5]	❑	250 ml/ 2,46	0,98	+	+	⊖*)	⊖*)[9]	BEFRIEDIGEND (3,1)
Guhl Tiefenaufbau Reparatur Shampoo[4]	❑	250 ml/ 4,00	1,60	+	+	⊖*)	+	BEFRIEDIGEND (3,1)
Rossmann Isana Shampoo Intensiv Pflege[5]	❑	300 ml/ 0,75	0,25	○*)	+	○	○	BEFRIEDIGEND (3,3)

Bewertungsschlüssel der Prüfergebnisse: ++ = Sehr gut (0,5–1,5). + = Gut (1,6–2,5). ○ = Befriedigend (2,6–3,5). ⊖ = Ausreichend (3,6–4,5). — = Mangelhaft (4,6–5,5). **Bei gleichem Qualitätsurteil Reihenfolge nach Alphabet.**
***) Führt zur Abwertung.**
■ = Ja. ❑=Nein.
1) Laut Deklaration. **2)** Die Preise pro 100 Milliliter für die flüssigen Shampoos sind nicht mit den Preisen pro 100 Gramm für die festen Shampoos vergleichbar, weil flüssige und feste Shampoos unterschiedlich ergiebig sind. **3)** Naturkosmetiksiegel: Ecocert. **4)** Laut Anbieter Kennzeichnung und Aufmachung inzwischen geändert. **5)** Laut Anbieter Produkt inzwischen geändert. **6)** Von uns bezahlter Einkaufspreis. **7)** Laut Anbieter Kennzeichnung und Verpackung inzwischen geändert. **8)** Hergestellt von Win.Kosmetik. **9)** Mehrere Deklarationsmängel, zum Beispiel schlechte Leserlichkeit der Inhaltsstoffliste. Außerdem wirbt der Anbieter damit, dass der Flaschenkörper recycelbar sei. Das stimmt nach unseren Erkenntnissen aber nur für den Flaschenkörper ohne das Etikett.

Einkauf der Prüfmuster: Januar und Februar 2023.

Feste Repair-Shampoos 8/2023

Produkt	Zertifizierte Naturkosmetik[1]	Inhalt/ Mittlerer Preis ca. (Euro)	Preis pro 100 g ca. (Euro)[2]	Pflegeeigenschaften 50 %	Anwendung 20 %	Verpackung 20 %	Deklaration und Werbeaussagen 10 %	test-QUALITÄTSURTEIL 100 %
Foamie Festes Shampoo mit Hibiskus	❑	80 g/ 4,95	6,20	+	+	+	+	GUT (2,2)
Jean&Len Repair Festes Shampoo Kokos & Macadamia[3]	❑	60 g/ 4,90[4]	8,15	+	+	++	○	GUT (2,3)
Sante Naturkosmetik Family Festes Repair Pflege-Shampoo	■[5]	60 g/ 4,60	7,65	+	○	+	○	GUT (2,5)
dm Alverde Naturkosmetik Festes Shampoo Repair[6]	■[5]	60 g/ 3,95	6,60	○*)	+	+	+	BEFRIEDIGEND (3,0)
Nature Box Reparatur Festes Shampoo	■[7]	85 g/ 5,00	5,90	○*)	○	+	+	BEFRIEDIGEND (3,1)

Bewertungsschlüssel der Prüfergebnisse: ++ = Sehr gut (0,5–1,5). + = Gut (1,6–2,5). ○ = Befriedigend (2,6–3,5). ⊖ = Ausreichend (3,6–4,5). — = Mangelhaft (4,6–5,5).
***) Führt zur Abwertung.**
■ = Ja. ❑=Nein.
1) Laut Deklaration. **2)** Die Preise pro 100 Milliliter für die flüssigen Shampoos sind nicht mit den Preisen pro 100 Gramm für die festen Shampoos vergleichbar, weil flüssige und feste Shampoos unterschiedlich ergiebig sind. **3)** Laut Anbieter nicht mehr erhältlich. **4)** Von uns bezahlter Einkaufspreis. **5)** Naturkosmetiksiegel: Natrue. **6)** Laut Anbieter Produkt inzwischen geändert. **7)** Naturkosmetiksiegel: Ecocert.

Einkauf der Prüfmuster: Januar und Februar 2023.

→ Die Billigsten sind nicht die Besten

Günstige Eigenmarken von dm, Rossmann und Lidl können insgesamt nicht überzeugen. Die Drogerieprodukte hinken bei den Pflegeeigenschaften hinterher.

Vom Lidl-Shampoo lässt sich die Flasche nicht recyceln, ebenso wenig wie die von Guhl und Garnier. Alle drei schneiden im Urteil Verpackung nur ausreichend ab.

In der Anwendung fiel das teure Shampoo von Paul Mitchell negativ auf: Es pflegt zwar am besten, ist aber sehr dünnflüssig. Es lässt sich schlecht dosieren und verteilen. Das feste Sante-Shampoo löst sich in nassen Händen und Haaren schlecht auf.

Pflegestoffe mit Vor- und Nachteilen

Repair-Shampoos verdanken ihre Wirkung verschiedenen Pflegestoffen. Einen schlechten Ruf unter den Pflegestoffen haben Silikone. Sie sind schwer biologisch abbaubar. Welche Auswirkungen das für die Umwelt hat, ist unzureichend erforscht. Die Angabe „ohne Silikone“ ist kein Garant für ein umweltfreundliches Shampoo: Auch andere Pflegestoffe sind schwer abbaubar und somit keine guten Alternativen. Alle festen Shampoos kommen ohne biologisch schwer abbaubare Stoffe aus, ebenso die flüssigen von dm, Guhl, Lavera, Nivea und Rossmann. ■

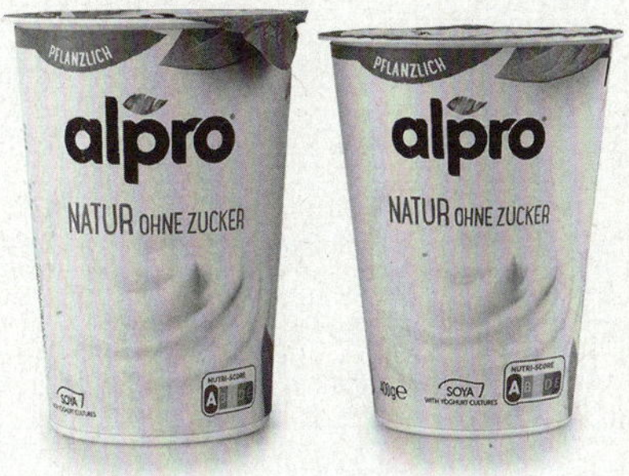

Unser Rat

Checken Sie bei Produkten, die Sie oft kaufen, ob sich die Inhaltsmenge verändert hat – wie bei der Joghurt-Alternative von Alpro (links). Der Inhalt verringerte sich von 500 auf 400 Gramm, was kaum auffiel: Das Design blieb ähnlich, der Preis unverändert bei 1,99 Euro. Anbieter Danone begründete die Produktänderung uns gegenüber mit deutlich gestiegenen Herstellungskosten.

Versteckte Preiserhöhung

9/2023 Zunehmend schrumpfen Anbieter diskret den Inhalt von Packungen, der Preis aber bleibt gleich. Die Masche verteuert Produkte.

Kleine Denksport-Aufgabe: Eine Tüte Chips kostet 1,79 Euro. Der Anbieter verteuert das Produkt um 17 Prozent, aber – ohne den Preis von 1,79 Euro pro Tüte zu ändern. Wie hat er das gemacht? Antwort: Er hat 25 Gramm weniger Chips abgefüllt.

Shrinkflation nennt man diese Art der Preiserhöhung. Der Begriff kombiniert das englische Wort „to shrink" (übersetzt „schrumpfen") mit „Inflation". Die deutsche Variante Schrumpflation meint dasselbe: Anbieter verteuern Produkte, indem sie in weitgehend gewohnter Packung weniger Inhalt verkaufen – oft zum gleichen Preis. Illegal ist das nicht, aber eine Kostenfalle. Beim täglichen Einkauf fällt das kaum auf.

Shrinkflation aufspüren

Grundpreise vergleichen. Händler müssen für Lebensmittel die Preise pro Kilogramm oder pro Liter angeben, was Preisvergleiche erleichtert. Skeptisch bleiben. Preisaktionen und neue Sorten können kaschieren, dass sich Inhaltsmengen geändert haben. Sich beschweren. Melden Sie unserem Leserservice Shrinkflation – auf test@stiftung-warentest.de.

test-Leserinnen melden Shrinkflation

Zum Glück sind einige test-Leserinnen und -Leser sehr aufmerksam. Sie senden uns regelmäßig Shrinkflation-Fälle, die wir unter test.de/verpackungsaerger-mogelpackung veröffentlichen. Auch die Verbraucherzentrale Hamburg publiziert laufend neue Funde. Auf Seite 56 stehen 18 Beispiele für Schrumpfungen. Wir fragten die Anbieter der Produkte nach den Gründen. Fast alle rechtfertigten sich mit gestiegenen Energie- und Rohstoffkosten und teilten uns mit, die neuen Füllmengen zu nennen. Unserer Meinung nach reichen bloße Zahlen nicht. Ein aufklärender Extra-Hinweis etwa würde Transparenz schaffen. ■

→

18 Beispiele für Shrinkflation

Produkt	Vorher	Nachher	Teuerungsrate
Aldi Moser Roth Chocolat Amandes	184 g für 1,59 Euro, **100 g für 0,86 Euro**	150 g für 1,49 Euro, **100 g für 0,99 Euro**	15%
Alpro Natur ohne Zucker	500 g für 1,99 Euro, **100 g für 0,40 Euro**	400 g für 1,99 Euro, **100 g für 0,50 Euro**	25%
Bohlsener Mühle Keksfreunde Schoko	250 g für 2,99 Euro, **100 g für 1,20 Euro**	125 g für 1,99 Euro, **100 g für 1,59 Euro**	33%
Costa Pacific Prawns	250 g für 9,99 Euro, **100 g für 4,00 Euro**	215 g für 9,99 Euro, **100 g für 4,65 Euro**	16%
Costa Wildlachs Filets	250 g für 6,89 Euro, **100 g für 2,76 Euro**	200 g für 6,89 Euro, **100 g für 2,76 Euro**	25%
Duschdas Sport	250 ml für 1,45 Euro, **100 ml für 0,58 Euro**	225 ml für 1,59 Euro, **100 ml für 0,71 Euro**	22%
Funny Frisch Chipsfrisch ungarisch	175 g für 1,79 Euro, **100 g für 1,02 Euro**	150 g für 1,79 Euro, **100 g für 1,19 Euro**	17%
Garnier Wahre Schätze Sanfte Tonerde & Zitrone	300 ml für 2,75 Euro, **100 ml für 0,92 Euro**	250 ml für 2,49 Euro, **100 ml für 1,00 Euro**	8%
Listerine total	600 ml für 4,45 Euro, **100 ml für 0,74 Euro**	500 ml für 4,95 Euro, **100 ml für 0,99 Euro**	33%
Lorenz Erdnuss Locken Jumbos	175 g für 1,99 Euro, **100 g für 1,14 Euro**	150 g für 2,19 Euro, **100 g für 1,46 Euro**	28%
Milka Vanilla & Chocolate Swirl (Stieleis)	4 x 100 ml für 3,99 Euro, **100 ml für 1,00 Euro**	3 x 90 ml für 3,99 Euro, **100 ml für 1,48 Euro**	48%
Nestlé Die Weiße Crisp	100 g für 1,39 Euro, **100 g für 1,39 Euro**	85 g für 1,39 Euro, **100 g für 1,64 Euro**	18%
Oreo Ice Cream (Stieleis)	4 x 110 ml für 3,99 Euro, **100 ml für 0,91 Euro**	3 x 90 ml für 3,99 Euro, **100 ml für 1,48 Euro**	63%
Persil Megaperls Color	1,332 kg für 6,99 Euro, **18 Wäschen à 74 g für 0,39 Euro**	1,120 kg für 6,99 Euro, **16 Wäschen à 70 g für 0,44 Euro**	13%
Suchard Express Meine süße Auszeit	500 g für 2,19 Euro, **100 g für 0,44 Euro**	400 g für 2,19 Euro, **100 g für 0,55 Euro**	25%
Sun Lolly Mango	10 x 65 g für 2,69 Euro, **100 g für 0,41 Euro**	8 x 65 g für 2,69 Euro, **100 g für 0,52 Euro**	25%
Trolli Saure Glühwürmchen	200 g für 1,09 Euro, **100 g für 0,55 Euro**	150 g für 1,09 Euro, **100 g für 0,73 Euro**	33%
Tuc Bake Rolls[1)]	250 g für 1,39 Euro, **100 g für 0,56 Euro**	150 g für 1,89 Euro, **100 g für 1,26 Euro**	127%

Die Beispiele haben Verbraucherinnen und Verbraucher entweder der Verbraucherzentrale Hamburg oder uns gemeldet – oder beiden Stellen. Die meisten Shrinkflation-Beispiele stammen von der Verbraucherzentrale Hamburg, wo sie ebenfalls unter www.vzhh.de/mogelpackungsliste aufgeführt sind.

1) Die Produktmarke aus dem Mondelez-Konzern hieß im Vorher-Beispiel noch 7 Days.

Erfassungszeitraum: November 2022 bis Juni 2023.

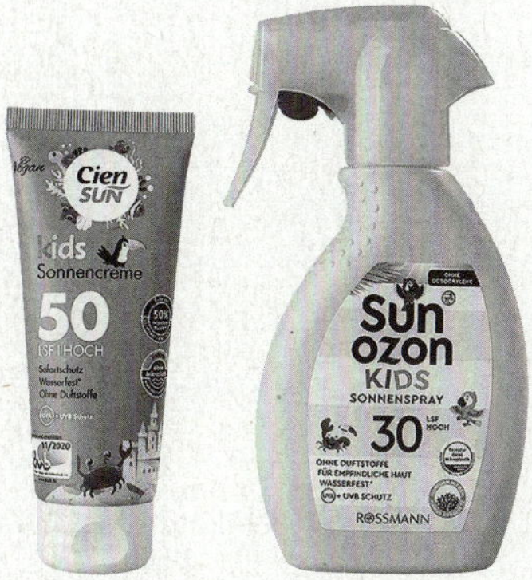

Unser Rat

Testsieger: Platz eins geht an zwei Günstige: die Cien Sun Kids Sonnencreme von Lidl für 2,75 Euro und das Sunozon Kids Sonnenspray von Rossmann für 1,68 Euro – die Preise gelten für je 100 Milliliter.
Umwelttipp: Sonnenschutzmittel für Kinder können auch Erwachsene benutzen. Eine große Packung für alle verursacht dabei weniger Müll als viele kleine.

Gold für zwei Günstige

7/2023 Viele Sonnencremes, Gels und Lotions für Kinder schützen sehr gut. Vier fallen wegen mangelhaftem UV-Schutz durch.

Empfindliche Kinderhaut braucht umfassenden Schutz vor schädigender UV-Strahlung. Wir haben 19 Sonnenschutzmittel für Kinder getestet – Cremes, Lotionen und Sprays mit Sonnenschutzfaktor 30, 50 oder 50+. Die meisten schützen sehr gut. Besonders erfreulich: Zuverlässiger Sonnenschutz für die Kleinen muss nicht viel kosten. Den ersten Platz teilen sich zwei sehr gute und preisgünstige Produkte: Die Cien Sun Kids Sonnencreme von Lidl kostet nur 2,75 Euro pro 100 Milliliter, das Sunozon Kids Sonnenspray von Rossmann sogar nur 1,68 Euro. Die gute Sonnenmilch von Müller ist zwar noch günstiger, wird aber nicht länger hergestellt.

Regelmäßig cremen

Sonnenschutzmittel müssen über den Tag immer wieder auftragen werden, damit ihre Schutzleistung erhalten bleibt. „Wasserfest"-Versprechen sehen wir kritisch: Denn auch Cremes, Lotionen und Sprays, die so beworben werden, waschen sich mit der Zeit ab. Daher gilt: Nach dem Baden, Planschen oder Gesichtwaschen noch mal gründlich nachcremen.

Vier Mittel fallen durch

Der Test bot auch Enttäuschungen: Die beiden teuren Naturkosmetika von Biosolis und Ey für je 24 Euro pro 100 Milliliter schützen nicht ausreichend vor UVA-Strahlen. Und zwei Produkte unterschreiten den angegebenen Sonnenschutzfaktor von 50: die ebenfalls zertifizierte und teure Naturkosmetik von Mabyen (15 Euro je 100 Milliliter) sowie die viel verkaufte und günstige Sonnenmilch von dm Sundance. Dass die Produkte im wichtigsten Prüfpunkt durchfallen, haben wir erstmals als K.-o.-Kriterium gewertet und sie keinen weiteren Prüfungen unterzogen. Alle vier erhalten die Gesamtnote Mangelhaft. ■

→

Sonnenschutzmittel für Kinder I 7/2023

Produkt	Sonnenschutzfaktor laut Anbieter	Inhalt (ml)/Mittlerer Preis ca. (Euro)	Preis für 100 ml ca. (Euro)	Einhalten des ausgelobten UV-Schutzes 55 %	Kritische Inhaltsstoffe[1] 5 %	Anwendung 10 %	Verpackung 10 %	Deklaration 20 %	test-QUALITÄTSURTEIL 100 %
Lidl Cien Sun Kids Sonnencreme[2)3)4)]	50	100/ 2,75	2,75	++	++	+	+	○[5)]	SEHR GUT (1,5)
Rossmann Sunozon Kids Sonnenspray[2)3)]	30	250/ 4,20	1,68	++	++	+	++	○[5)]	SEHR GUT (1,5)
Bübchen Sonnenlotion Sensitiv[2)6)]	50+	100/ 6,95	6,95	++	++	+	+	○[5)]	GUT (1,6)
Eucerin Kids Dry Touch Sun Gel-Creme Ultraleicht[6)]	50+	200/ 23,00	11,50	++	++	++	+	○[5)]	GUT (1,6)
Garnier Ambre Solaire Kids Sensitive Expert+[6)]	50+	150/ 9,95	6,65	++	++	+	+	○[5)]	GUT (1,6)
Hipp Babysanft Sonnenmilch Ultra Sensitiv[6)7)]	50+	200/ 13,00	6,50	++	++	+	++	○[5)]	GUT (1,6)
Müller Lavozon Kids Sonnenmilch[2)6)8)9)]	30	200/ 2,95	1,48	++	++	+	+	○[5)]	GUT (1,6)
Cetaphil Sun Kids Liposomale Lotion[3)]	50+	150/ 18,50[10)]	12,30	++	++	+	○	○[5)]	GUT (1,7)
Nivea Sun Babies & Kids Sensitiv Schutz[6)]	50+	200/ 16,00	8,00	++	++	++	+	○[5)]	GUT (1,7)
La Roche-Posay Anthelios Dermo-Pediatrics Lait Hydratant[3)]	50+	250/ 24,90	9,95	++	++	++	○	○[5)]	GUT (1,8)
Ladival Für Kinder Sonnenschutz Milch[6)]	50+	200/ 24,90	12,50	++	++	○*)	○	○[5)]	GUT (2,1)

Bewertungsschlüssel der Prüfergebnisse: ++ = Sehr gut (0,5–1,5). + = Gut (1,6–2,5). ○ = Befriedigend (2,6–3,5). ⊖ = Ausreichend (3,6–4,5). — = Mangelhaft (4,6–5,5). **Bei gleichem Qualitätsurteil Reihenfolge nach Alphabet.**

***) Führt zur Abwertung.**

1) Wir überprüften unter anderem die Inhaltsstofflisten auf Stoffe, die der wissenschaftliche Ausschuss für Verbrauchersicherheit der Europäischen Union (SCCS) als kritisch bewertet hat; gegebenenfalls bestimmten wir ihre Konzentration.
2) Laut Anbieter veganes Produkt.
3) Laut Anbieter ohne Duftstoffe.
4) Hergestellt von Win Cosmetic.
5) Das Produkt wird als „wasserfest" oder „wasserresistent" beworben. Wir sehen dieses Versprechen kritisch, weil es Anwenderinnen und Anwender zu sehr in Sicherheit wiegen kann. Denn Anbieter dürfen ein Sonnenschutzmittel schon dann als wasserfest bezeichnen, wenn es nach zweimal 20 Minuten Baden noch die Hälfte des ursprünglich gemessenen Schutzes bietet.
6) Laut Anbieter ohne Parfum.
7) Laut Anbieter Aufmachung inzwischen geändert.
8) Laut Anbieter nur noch Restbestände im Handel.
9) Hergestellt von Emil Kiessling.
10) Von uns bezahlter Einkaufspreis.

Einkauf der Prüfmuster: Januar bis März 2023.

Sonnenschutzmittel für Kinder II 7/2023

Produkt	Sonnenschutzfaktor laut Anbieter	Inhalt (ml)/Mittlerer Preis ca. (Euro)	Preis für 100 ml ca. (Euro)	Einhalten des ausgelobten UV-Schutzes 55 %	Kritische Inhaltsstoffe[1] 5 %	Anwendung 10 %	Verpackung 10 %	Deklaration 20 %	test-QUALITÄTSURTEIL 100 %
Dado Sens Sun Kids Sonnencreme[2]	30	125/ 23,00	18,40	++	++	+	○	–*) 3)4)	BEFRIED. (2,6)
dm Alverde Naturkosmetik Kids Sensitiv Sonnenbalsam[2)5)]	50	150/ 6,95	4,65	++	++	⊖*)6)	+	○3)	BEFRIED. (2,7)
Lavera Kids Sensitiv Sonnenlotion[2)7)]	50	100/ 18,20	18,20	++	++	–*)8)	⊖9)	○3)	AUSREICH. (3,6)
Paediprotect Meeressonnencreme[2)7)]	50+	75/ 9,95	13,30	++	++	–*)10)	○	○3)	AUSREICH. (3,6)
Biosolis Sonnenmilch Kids[2]	50+	100/ 24,00	24,00	–11)	Nicht geprüft, weil die Sonnenschutzmittel den ausgelobten Sonnenschutzfaktor (UVB) nicht einhalten oder keinen ausreichenden UVA-Schutz bieten. Die Produkte sind im Urteil „Einhalten des ausgelobten UV-Schutzes" und somit auch im test-Qualitätsurteil mangelhaft.				MANGELH. (5,0)
dm Sundance Kids Sonnenmilch[2)7)]	50	200/ 4,25	2,13	–11)					MANGELH. (5,0)
Ey Kids Sun-Fluid[2]	50+	100/ 24,00	24,00	–11)					MANGELH. (5,0)
Mabyen Baby & Kids Sonnencreme[2)7)]	50	100/ 15,00	15,00	–11)					MANGELH. (5,0)

Bewertungsschlüssel der Prüfergebnisse: ++ = Sehr gut (0,5–1,5). + = Gut (1,6–2,5). ○ = Befriedigend (2,6–3,5). ⊖ = Ausreichend (3,6–4,5). – = Mangelhaft (4,6–5,5). **Bei gleichem Qualitätsurteil Reihenfolge nach Alphabet.**

***) Führt zur Abwertung.**

1) Wir überprüften unter anderem die Inhaltsstofflisten auf Stoffe, die der wissenschaftliche Ausschuss für Verbrauchersicherheit der Europäischen Union (SCCS) als kritisch bewertet hat; gegebenenfalls bestimmten wir ihre Konzentration. **2)** Laut Anbieter veganes Produkt. **3)** Das Produkt wird als „wasserfest" oder „wasserresistent" beworben. Wir sehen dieses Versprechen kritisch, weil es Anwenderinnen und Anwender zu sehr in Sicherheit wiegen kann. Denn Anbieter dürfen ein Sonnenschutzmittel schon dann als wasserfest bezeichnen, wenn es nach zweimal 20 Minuten Baden noch die Hälfte des ursprünglich gemessenen Schutzes bietet. **4)** Die Anwendungshinweise auf dem Produkt entsprechen nicht der Empfehlung für Sonnenschutzmittel der EU-Kommission. So fehlt etwa der Hinweis, dass das Produkt nach dem Abtrocknen und Schwitzen erneut aufgetragen werden sollte. **5)** Laut Anbieter ohne Duftstoffe. **6)** Das Produkt hinterlässt auf der Haut einen weißen Film und deutlich wahrnehmbare Rückstände. Der Anbieter weist auf der Verpackung zwar auf einen „Weißel-Effekt" hin. Alle fünf Testpersonen bewerteten diese Produkteigenschaften aber als störend und beeinträchtigend. **7)** Laut Anbieter ohne Parfüm. **8)** Die Lotion ließ sich aus dem Sprühkopf des Pumpsprays nicht problemlos entnehmen. Um das Produkt anwenden zu können, musste der Sprühkopf abgeschraubt werden. Außerdem weißelt das Produkt stark. **9)** Die Verpackung ist für das Produkt nicht geeignet: Die Lotion ließ sich aus dem Sprühkopf des Pumpsprays nicht problemlos entnehmen, daher konnten wir die nutzbare Inhaltsmenge nicht bestimmen. **10)** Bei mehreren Packungen setzten sich bei Raumtemperatur ölige und wässrige Bestandteile voneinander ab. **11)** Hielt ein Produkt den ausgelobten Sonnenschutzfaktor nicht ein oder bot keinen ausreichenden UVA-Schutz, verwendeten wir ein K.-o.-Kriterium: Das Urteil Einhalten des ausgelobten UV-Schutzes sowie das test-Qualitätsurteil lauteten Mangelhaft, weitere Prüfungen entfielen.

Einkauf der Prüfmuster: Januar bis März 2023.

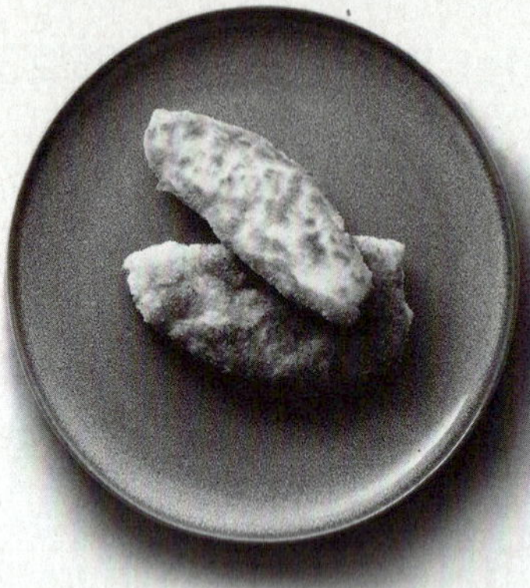

Unser Rat

Testsieger: Rügenwalder gewinnt mit dem Mühlen Schnitzel (1,83 Euro je 100 Gramm) und dem Mühlen Cordon Bleu (1,65 Euro).
Preistipp: Das Schnitzel von Aldi Mein veggie Tag ist gut und kostet nur 1,20 Euro pro 100 Gramm.
Umwelttipp: Braten Sie Veggie-Schnitzel in der Pfanne, das ist bei kleineren Portionen energiesparender als die Zubereitung im Ofen.

Knusprig wie der Klassiker

4/2023 Schnitzel müssen nicht aus Fleisch sein: Mehrere Veggie-Varianten sind gute Alternativen. Nur Kalorien sparen sie nicht.

Wie'n Schnitzel", „better than Schnitzel", „vom freundlichen Pflanzenhuhn" – die Werbung für Veggie-Schnitzel spricht alle an, die wenig oder kein Fleisch essen, den Geschmack aber nicht missen möchten. Wir kauften gekühlte und tiefgekühlte Produkte ein, darunter zwei Cordon bleus. Die meisten Veggie-Schnitzel überzeugten geschmacklich und schnitten in der sensorischen Prüfung gut ab, drei sogar sehr gut. Dass am Ende nicht mehr als 7 der 18 Schnitzel das Gesamturteil Gut erzielten, lag unter anderem an Schadstoffbelastungen: Vier Produkte fielen mit hohen Gehalten an 3-MCPD-Estern, Mineralölkohlenwasserstoffen vom Typ Mosh oder Aluminium auf.

Veggies sparen Ressourcen

Eine Studie des Umweltbundesamts zeigt: Die Hühnerfleischproduktion setzt zwei Drittel mehr klimaschädliche Treibhausgase frei als die von Soja-Fleischersatz. Hauptgrund: Pflanzen für Fleischersatz landen direkt auf dem Tisch. Tiere müssen dagegen ein Vielfaches an Pflanzen fressen, um Fleisch anzusetzen. Der Pflanzenanbau braucht Wasser, Land, Dünger.

Jedes zweite besteht aus viel Panade

Jedes dritte Veggie-Schnitzel kommt seinem Vorbild sehr nahe – allen voran Testsieger Rügenwalder: Knusprig und mit saftigem Innenleben erinnern die veganen Mühlen Schnitzel und Cordon Bleus deutlich an paniertes Hähnchenschnitzel.

Kalorienarm sind die Veggies nicht. Das liegt auch an der Panade, die etwa beim Vorfrittieren Fett aufsaugt. Gut jedes zweite Produkt besteht zu mehr als 35 Prozent aus Panade. Das ist das Maximum, das die Leitsätze für panierte Fleischschnitzel nennen. Bei Veganz und Planted macht die Hülle gar rund die Hälfte aus. ■

Veggie-Schnitzel I 4/2023

Produkt	Stück pro Packung/ Inhalt (g)	Mittlerer Preis / Preis pro 100 g ca. (Euro)	Sensorisches Urteil 40 %	Ernährungsphysiologische Qualität 15 %	Schadstoffe 20 %	Mikrobiologische Qualität 5 %	Nutzungsfreundlichkeit der Verpackung 5 %	Deklaration 15 %	test-QUALITÄTSURTEIL 100 %
Gekühlte Veggie-Schnitzel									
Rügenwalder Vegane Mühlen Schnitzel (MHD: 28.11.22)	2/180	3,30/ 1,83	++	+	○	++	+	+	GUT (2,0)
Aldi Mein veggie Tag Vegane Schnitzel Klassik[2] (MHD: 18.12.22)	2/200	2,39/ 1,20	+	○	○	++	+	+	GUT (2,3)
Garden Gourmet Vegane Schnitzel, Hähnchen-Art (MHD: 24.12.22)[3]	2/180	3,20/ 1,78	++	+	○	++	+	○[4]	GUT (2,3)
The Vegetarian Butcher Vegane Wie'n Schnitzel[5] (MHD: 30.12.223)	2/180	3,20/ 1,78	+	○	○	++	+	+	GUT (2,4)
Denn's Biomarkt dennree Vegetarische Schnitzel[6] (MHD: 21.12.22) Bio	2/200	2,49/ 1,25	+	○	+	++	○	+	GUT (2,5)
Netto Marken-Discount BioBio Vegane Schnitzel (MHD : 07.02.23) Bio	2/175	2,49/ 1,42	+	○	+	++	+	○	GUT (2,5)
endori Veggie Schnitzel[1] (MHD: 10.12.22)	2/180	2,99/ 1,66	+	+	○	++	○	○	BEFRIEDGEND (2,6)
Kaufland Take it veggie Vegane Schnitzel[6] (MHD: 17.12.22)	2/200	2,19/ 1,10	+	○	○	++	+	+	BEFRIEDGEND (2,6)
Veganz Veganes Schnitzel Klassik[5] (MHD: 29.12.22)	2/200	2,99/ 1,50	+	○	⊖*)[7)8)]	++	+	○	BEFRIEDGEND (3,4)
Like Meat Like Schnitzel (MHD: 13.12.22)	2/180	3,15/ 1,75	+	○	⊖*)[7)]	++	○	○	BEFRIEDGEND (3,5)

Bewertungsschlüssel der Prüfergebnisse: ++ = Sehr gut (0,5–1,5). + = Gut (1,6–2,5). ○ = Befriedigend (2,6–3,5). ⊖ = Ausreichend (3,6–4,5). — = Mangelhaft (4,6–5,5). **Bei gleichem Qualitätsurteil Reihenfolge nach Alphabet.**
***) Führt zur Abwertung.** MHD = Mindesthaltbarkeitsdatum laut Deklaration.
1) Laut Anbieter inzwischen Deklaration geändert. **2)** Hergestellt von Ponnath. **3)** Verbrauchsdatum. **4)** Gentechnisch verändertes Soja der Sorten Roundup Ready Yield 2 und Liberty Link nachgewiesen. Der Anteil liegt mit 0,8 Prozent knapp unter der Schwelle zur Deklarationspflicht. **5)** Laut Anbieter inzwischen Produkt geändert. **6)** Hergestellt von Vegafit. **7)** Gehalt an 3-MCPD-Estern im Fettanteil überschreitet den für Raps-, Sonnenblumen- und Maiskeimöl zulässigen Wert. Auch wenn dieser nicht für verarbeitete Produkte gilt, orientieren wir uns daran. **8)** Höchster Aluminiumgehalt im Test. Bei täglichem Verzehr von 100 Gramm würde ein 60 kg schwerer Mensch die tolerierbare wöchentliche Aufnahmemenge der Europäischen Behörde für Lebensmittelsicherheit zu 38 Prozent ausschöpfen.

Einkauf der Prüfmuster: Oktober und November 2022.

→

Veggie-Schnitzel II 4/2023

Produkt	Stück pro Packung/ Inhalt (g)	Mittlerer Preis/ Preis pro 100 g ca. (Euro)	Sensorisches Urteil 40 %	Ernährungsphysiologische Qualität 15 %	Schadstoffe 20 %	Mikrobiologische Qualität 5 %	Nutzungsfreundlichkeit der Verpackung 5 %	Deklaration 15 %	test-QUALITÄTSURTEIL 100 %
Gekühlte Veggie-Schnitzel									
Planted Schnitzel Wiener Art (MHD: 12.12.22)[2]	2/220	4,00/ 1,82	+	+	○	++	⊖[3]	⊖*)[4]	**BEFRIEDIGEND (3,5)**
Viana Chickin Fillets[5] (MHD: 20.07.2023) **Bio**	2/200	4,20[6]/ 2,10	⊖	○	⊖*)[7]	++	⊖[8]	⊖[9]	**AUSREICHEND (3,8)**
Gekühlte Veggie-Cordon-bleu									
Rügenwalder Vegane Mühlen Cordon Bleu (MHD: 19.12.22)	2/200	3,30/ 1,65	++	+	+	++	+	+	**GUT (1,9)**
Globus Fresh'N'Go Cordon Bleu Vegan (MHD: 15.12.22)	2/200	2,59/ 1,30	○	○	+	++	+	○	**BEFRIEDIGEND (2,8)**
Tiefgekühlte Veggie-Schnitzel									
Iglo Green Cuisine vegane „Chicken" Schnitzel[10] (MHD: 06.2023)	2/200	3,30/ 1,65	+	○	○	++	++	○	**BEFRIEDIGEND (2,7)**
Rewe Beste Wahl Vegane Schnitzel[11] (MHD: 17.10.23)	2/500	3,80/ 0,76	+	○	○	+	○	○	**BEFRIEDIGEND (2,8)**
Lidl Vemondo Vegane Mini-Schnitzel Classic[5][12] (MHD: 13.10.23)	5/300	1,69/ 0,56	○	+	+	++	+	○	**BEFRIEDIGEND (3,0)**
Vantastic Foods Vantastic Schnitzel Classic (MHD: 04.11.23)	2/200	2,99[6]/ 1,50	⊖	○	⊖*)[1]	++	○	○	**AUSREICHEND (3,9)**

Bewertungsschlüssel der Prüfergebnisse: ++ = Sehr gut (0,5–1,5). + = Gut (1,6–2,5). ○ = Befriedigend (2,6–3,5). ⊖ = Ausreichend (3,6–4,5). — = Mangelhaft (4,6–5,5).
***) Führt zur Abwertung.** MHD = Mindesthaltbarkeitsdatum laut Deklaration.
1) Gehalt an 3-MCPD-Estern im Fettanteil überschreitet den für Raps-, Sonnenblumen- und Maiskeimöl zulässigen Wert. Auch wenn dieser nicht für verarbeitete Produkte gilt, orientieren wir uns daran. **2)** Das Produkt trägt sowohl ein MHD als auch ein Verbrauchsdatum. So wird nicht klar, ob das Produkt nach Ablauf des Datums noch verzehrt werden kann. **3)** 7 von 27 Packungen waren beschädigt: Sie weisen seitliche Brüche unter dem Rand auf. **4)** Viele kleine Mängel: keine „vegan"-Angabe auf der Schauseite, gleichzeitige Angabe von MHD und Verbrauchsdatum, unklarer Auftauhinweis. **5)** Laut Anbieter inzwischen nicht mehr hergestellt. **6)** Von uns bezahlter Einkaufspreis. **7)** Gehalt an gesättigten Mineralölkohlenwasserstoffen liegt über dem Orientierungswert für vegetarische und vegane Pfannenprodukte von 11 mg/kg. **8)** Trotz Aufreiß-Ecke ließ sich Verpackung praktisch kaum von Hand öffnen. **9)** Bezeichnung „Chickin Fillets" entspricht nicht den Leitsätzen für vegane und vegetarische Lebensmittel. Danach sollen Veggie-Produkte nicht wie Geflügelteilstücke heißen. **10)** Laut Anbieter inzwischen Produkt geändert. **11)** Hergestellt von Anhaltinische Geflügelspezialitäten. **12)** Hergestellt von Vefo. **Einkauf der Prüfmuster:** Oktober und November 2022.

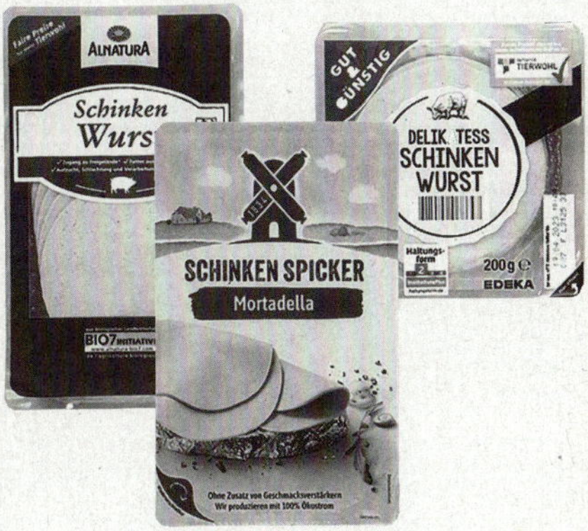

Unser Rat

Testsieger: Am besten ist Schinken Spicker Mortadella von Rügenwalder Mühle (1,68 Euro pro 100 Gramm).
Preistipp: Preis-Leistungs-Meister sind die guten Schinkenwürste der Handelsmarken Edeka Gut & Günstig und Netto Marken-Discount (0,50 Euro pro 100 Gramm).
Umwelttipp: Essen Sie Wurst in Maßen. Die Fleischproduktion belastet Böden, Gewässer, Klima.

Aromatisch bis keimbelastet

10/2023 Lyoner, Fleischwurst, Scheiben für Kinder: Im Test fanden wir gute Ware, aber auch Keime sowie Knochen- und Knorpelbestandteile.

Diese Wurst fürs Brot trägt in Deutschland mehrere Namen: Im Süden heißt sie Lyoner, im Norden Schinkenwurst oder Mortadella. Manche nennen sie auch Kinderwurst, weil Kinder den milden Geschmack, die feine und leicht elastische Konsistenz besonders mögen. Die Wurstsorte gehört zur Familie der Brühwürste, genau wie die eng verwandte Fleischwurst.

Zutaten von Brühwurst

Hauptzutat für Mortadella, Fleischwurst und Co ist Schweine-, Rind- oder Geflügelfleisch – es kann fettreich sein. Bei der Herstellung kommt das Fleisch zusammen mit Eis, Gewürzen und Zusatzstoffen in ein Schneide- und Mischgerät, den Kutter, und wird zu einer glatten Masse vermengt. Sie wird in Kunst- und Naturdärme gefüllt und gebrüht.

Wir haben 19 marktbedeutende Produkte untersucht, darunter klassischen Wurstaufschnitt, Fleischwurst und Produkte für Kinder wie die Bärchenwurst und Mini-Fleischwurst-Scheiben von Ferdi Fuchs. Die Noten reichen von 2,0 bis 4,0.

Rügenwalder schmeckt am besten

Von den neun empfehlenswerten Produkten schneidet nur Rügenwalder Schinken Spicker in der Geschmacksprüfung sehr gut ab. Der Testsieger schmeckt aromatisch und würzig nach Muskat, Nelke und Piment.

Leider sind auch Keime ein Thema. In Proben von Bio Lust, den Kinderprodukten Ferdi Fuchs und Unser Sandmännchen waren die Gesamtkeimzahl und die Anzahl an Milchsäurebakterien erhöht. Das stellt kein akutes Gesundheitsrisiko dar, zeigt aber beginnenden Verderb an. Nur bei Bio Lust machte er sich in der sensorischen Prüfung mit milchsäuerlicher Fehlnote bemerkbar. Die Wurst bekommt als einzige nur das test-Qualitätsurteil Ausreichend. →

Wurstaufschnitt I 10/2023

Produkt[1)]	Inhalt (Gramm)/ Scheiben (Anzahl)	Mittlerer Preis/ Preis pro 100 g ca. (Euro)	Sensorisches Urteil	Fleischqualität	Schadstoffe	Mikrobiologische Qualität	Ernährungsphysiologische Qualität	Nutzungsfreundlichkeit der Verpackung	Deklaration	test-QUALITÄTSURTEIL
			40%	15%	5%	10%	10%	5%	15%	100%
Lyoner, Mortadella, Schinkenwurst										
Rügenwalder Schinken Spicker Mortadella (MHD: 19.04.2023)	80/8	1,34/ 1,68	++	+	+	+	○	+	○	GUT (2,0)
Alnatura Schinken Wurst (MHD: 30.04.2023) Bio	80/8	1,69/ 2,11	+	+	+	++	○	○	+	GUT (2,3)
Edeka Gut & Günstig Delikatess Schinkenwurst (MHD: 19.04.2023)	200/11	0,99/ 0,50	+	+	+	++	○	+	+	GUT (2,3)
Netto Marken-Discount Hofmaier Schinkenwurst Spitzenqualität (MHD: 24.04.2023)	200/11	0,99/ 0,50	+	+	+	++	○	+	+	GUT (2,3)
Lidl Dulano Delikatess Lyoner Spitzenqualität[2)] (MHD: 11.05.2023)	200/11	0,99/ 0,50	+	○	+	++	○	+	○	GUT (2,4)
Aldi Gut Drei Eichen Schinken-Lyoner Spitzenqualität[3)] (MHD: 18.04.2023)	200/10	0,99/ 0,50	+	○	○	++	○	+	+	GUT (2,5)
Penny Schinkenwurst Spitzenqualität[4)] (MHD: 21.04.2023)	200/10	0,99/ 0,50	+	○	+	+	○	+	○	GUT (2,5)
Rewe Wilhelm Brandenburg Lyoner[5)] (MHD: 28.04.2023)	100/6	1,49/ 1,49	+	+	○	+	○	+	+	GUT (2,5)
Gutfried Buffet Hähnchen-Lyoner über Buchenholz geräuchert (MHD: 26.04.2023)	80/10	1,59/ 1,99	○	○	○	+	○	+	○	BEFRIED. (2,9)
Wiltmann Bio Geflügel Lyoner[5)] (MHD: 13.05.2023) Bio	80/14	2,19/ 2,74	○	○	+	++	○	+	+	BEFRIED. (2,9)
Wiesenhof Geflügel Mortadella[6)] (MHD: 23.04.2023)	100/20	1,49/ 1,49	○	⊖*)[7)]	○	+	○	+	○	BEFRIED. (3,5)
Bio Lust Bio Schinkenwurst (MHD: 08.05.2023) Bio	80/6	1,89/ 2,36	⊖	+	+	⊖*)[8)]	○	+	⊖[1)]	AUSREICH. (4,0)

Bewertungsschlüssel der Prüfergebnisse: ++ = Sehr gut (0,5–1,5). + = Gut (1,6–2,5). ○ = Befriedigend (2,6–3,5). ⊖ = Ausreichend (3,6–4,5). — = Mangelhaft (4,6–5,5). **Bei gleichem Qualitätsurteil Reihenfolge nach Alphabet.**
***) Führt zur Abwertung.** MHD = Mindesthaltbarkeitsdatum.
1) Mehrere Mängel, darunter die Angabe eines zu geringen Salzgehalts. **2)** Hergestellt von The Family Butchers Germany. **3)** Hergestellt von Könecke Fleischwarenfabrik. **4)** Hergestellt von OVO. **5)** Produkt laut Anbieter inzwischen geändert. **6)** Halal (geschlachtet in Übereinstimmung mit islamischen Regeln). **7)** In der histologischen Prüfung stellten wir mit einem Mikroskop mehr Knorpel- und Knochenpartikel als bei den anderen Produkten fest. **8)** Gesamtkeimzahl und Milchsäurebakterien in allen drei von uns genommenen Proben oberhalb des Richtwerts der Deutschen Gesellschaft für Hygiene und Mikrobiologie nachgewiesen. **Einkauf der Prüfmuster:** April und Mai 2023.

Wurstaufschnitt II 10/2023

Produkt[1]	Inhalt (Gramm)/ Scheiben (Anzahl)	Mittlerer Preis/Preis pro 100 g ca. (Euro)	Sensorisches Urteil 40%	Fleischqualität 15%	Schadstoffe 5%	Mikrobiologische Qualität 10%	Ernährungsphysiologische Qualität 10%	Nutzungsfreundlichkeit der Verpackung 5%	Deklaration 15%	test-QUALITÄTSURTEIL 100%
Aufschnitt für Kinder										
Sauels Kinderwurst Mosaikpastete (MHD: 09.05.2023)	150/7	1,59[2]/ 1,06	+	+	+	++	+	○	○	GUT (2,1)
Reinert Bärchen Wurst[3] (MHD: 23.04.2023)	115/10	2,39/ 2,08	○	○	+	++	○	+	○	BEFRIED. (3,1)
Ferdi Fuchs Mini Fleischwurst aufs Brot Spitzenqualität (MHD: 20.05.2023)	100/20	1,59/ 1,59	+	+	+	⊖*)[4]	+	+	○	BEFRIED. (3,5)
Unser Sandmännchen Feine Lyonerpastete aus Schweinefleisch (MHD: 08.05.2023)	80/5	1,19/ 1,49	○	○	+	⊖*)[4]	○	○	⊖[5]	BEFRIED. (3,5)
Fleischwurst am Stück										
Aldi Güldenhof Geflügel-Fleischwurst Spitzenqualität[3][6] (MHD: 23.05.2023)	500/0	2,49/ 0,50	+	○	+	○	○	+	○	BEFRIED. (2,8)
Alnatura Fleischwurst (MHD: 02.05.2023) Bio	200/0	3,20/ 1,60	○	+	+	++	○	○	○	BEFRIED. (2,8)
Gutfried Geflügel-Fleischwurst (MHD: 18.06.2023)	400/0	3,50/ 0,87	○	⊖*)[1]	+	++	○	+	○	BEFRIED. (3,5)

Bewertungsschlüssel der Prüfergebnisse: ++ = Sehr gut (0,5–1,5). + = Gut (1,6–2,5). ○ = Befriedigend (2,6–3,5). ⊖ = Ausreichend (3,6–4,5). — = Mangelhaft (4,6–5,5). **Bei gleichem Qualitätsurteil Reihenfolge nach Alphabet.**
***) Führt zur Abwertung.** MHD = Mindesthaltbarkeitsdatum.
1) In der histologischen Prüfung stellten wir mit einem Mikroskop mehr Knorpel- und Knochenpartikel als bei den anderen Produkten fest. **2)** Von uns bezahlter Einkaufspreis. **3)** Produkt laut Anbieter inzwischen geändert. **4)** Gesamtkeimzahl und Milchsäurebakterien in zwei von drei Proben oberhalb des Richtwerts der Deutschen Gesellschaft für Hygiene und Mikrobiologie nachgewiesen. **5)** Mehrere Mängel, darunter die unzulässige nicht spezifische gesundheitsbezogene Angabe „bekömmlich". **6)** Hergestellt von Geka frisch+frost. **Einkauf der Prüfmuster:** April und Mai 2023.

→ Unterschiede in der Fleischqualität

Seit je ist das Wurstmachen eine Methode, die weniger feinen Teile von Schlachttieren zu verwerten. Je frischer und sorgfältiger sie verarbeitet werden und je mehr Muskelfleisch sie enthalten, desto besser. Neun Produkten bescheinigen wir eine gute Fleischqualität. Bei zehn fanden wir Hinweise, dass knorpelreiches Fleisch enthalten ist. In der Wiesenhof Geflügel Mortadella und Gutfried Geflügel-Fleischwurst fielen bei der Untersuchung mit dem Mikroskop jedoch mehr Knochen- und Knorpelbestandteile als bei den anderen Wurstwaren auf. Die Fleischqualität dieser beiden Produkte bewerteten wir daher nur mit Ausreichend. ■

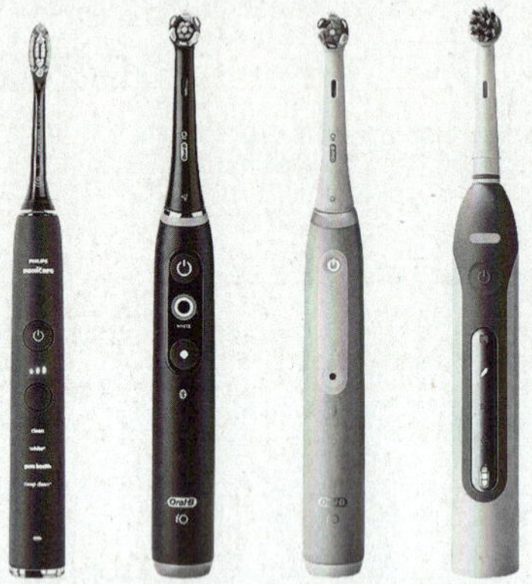

Unser Rat

Testsieger: Von den 2023 getesteten Zahnbürsten ist die Philips Sonicare 9400 für 185 Euro die beste. Knapp dahinter liegen zwei Oral-B-Geräte gleichauf: iO 10 für 320 Euro und iO 4N für 100 Euro.
Preistipp: Beste Günstige ist die Budni Diadent für 20 Euro.
Umwelttipp: Oral-B bietet einen Akkuwechsel durch den Kundendienst an. Das kann Elektromüll vermeiden.

Von Luxus bis Schnäppchen

2+12/2023 Manche putzen sehr gut, eine gar nicht. Auch die Preise unterscheiden sich kolossal – selbst unter den besten Elektrobürsten.

Das haben wir in den fast 50 Jahren, die wir elektrische Zahnbürsten testen, noch nie erlebt: Die Sunstar Gum Powercare verweigerte sich total. Mehrere Exemplare sprangen im Prüflabor nicht an, der Akku ließ sich nicht laden. Ein Test war somit nicht möglich – die Bürste erhielt die Note Mangelhaft. Zum Glück ein Einzelfall, die meisten elektrischen Bürsten überzeugten.

Griffe im Schadstoff-Check

Für die Dezemberausgabe test 12/23 prüften wir die weichen Kunststoffe der Bürstengriffe auf Schadstoffe. Wir fanden nur in einzelnen Materialien sehr geringe Gehalte an polyzyklischen aromatischen Kohlenwasserstoffen. In diesen Mengen sind sie kein Grund zur Sorge. Phthalat-Weichmacher und kurzkettige Chlorparaffine waren nicht nachweisbar.

Eine überstand den Falltest nicht

22 neue Modelle haben wir im Jahr 2023 getestet. Wir prüften, wie gut sie putzen, wie einfach sie sich bedienen lassen und wie lange sie halten. 13 schnitten insgesamt gut ab. Erfreuliche Nachricht: Gleich fünf der Guten kosten maximal 30 Euro. Negativ fiel neben der Sunstar Gum Powercare noch die Dentacare Pearlmaster auf: Sie war kaputt nach der Fallprüfung. Dabei lassen wir die Bürsten fünfmal aus 70 Zentimeter Höhe auf Fliesen fallen.

Zwei reinigen Zähne sehr gut

An der Spitze liegen Geräte von Philips und Oral-B: Die Schallzahnbürste Philips Sonicare 9400 für 185 Euro, die Luxus-Rundkopfbürste Oral-B iO 10 für 320 Euro sowie die günstigere Oral-B iO 4N für 100 Euro. Ersatzbürsten kosten 10,90 Euro für die Philips und je 8,50 Euro für die Oral-B-Bürsten.

Im Prüfpunkt Zahnreinigung toppen aber zwei Modelle die Testsieger: Boombrush für 89 Euro und Playbrush Smart One X für

Elektrische Zahnbürsten I 2/2023

Produkt	Mittlerer Preis ca. (Euro)	Mittlerer Preis für einen Ersatz-Bürstenaufsatz ca. (Euro)	Zahnreinigung	Handhabung	Haltbarkeit, Umwelteigenschaften	test-QUALITÄTSURTEIL
			60 %	30 %	10 %	100 %
Philips Sonicare 9400[1]	185,00	10,90	+	+	+[2]	GUT (1,9)
Playbrush Smart One X Smarte Schallzahnbürste[3]	100,00[4]	7,50	++	O*)	+[2]	GUT (2,1)
Silk'n SonicYou Sonic Toothbrush[5]	89,00	5,00	+	O*)	+[2]	GUT (2,1)
Oral-B Pro 3 3000[6]	55,00	3,30	+	O*)	+[2]	GUT (2,2)
Boombrush	89,00[7]	6,00	++	O*)	+[2]	GUT (2,3)
Yunchi Sonic Toothbrush Model Y7	25,00	2,60	+	O	+[2]	GUT (2,3)
dm Dontodent Akku-Zahnbürste Active Professional[8][9]	20,00	1,49	+	O	+[2]	GUT (2,5)
Tristan Auron Perfectdent Business Class	40,00	3,25	O*)	O	+[2]	BEFRIED. (2,6)
Rossmann Prokudent Sonic[10][11]	26,70	2,39	O*)	+	O	BEFRIED. (3,0)
Olybo Rechargeable Sonic Toothbrush	36,50[12]	3,75[12]	O*)	O	+[2]	BEFRIED. (3,1)
Phylian Sonic Electric Toothbrush	24,90[12]	2,50[12]	O*)	O	+[2]	BEFRIED. (3,2)
Sunstar Gum Powercare[13]	50,00[12]	4,00[12]	Entfällt[14]	Entfällt[14]	—[15]	MANGELH. (5,5)

Bewertungsschlüssel der Prüfergebnisse: ++ = Sehr gut (0,5–1,5). + = Gut (1,6–2,5). O = Befriedigend (2,6–3,5). ⊖ = Ausreichend (3,6–4,5). — = Mangelhaft (4,6–5,5). **Bei gleichem Qualitätsurteil Reihenfolge nach Alphabet.**
***) Führt zur Abwertung.**
1) Getesteter Bürstenaufsatz: G3 Premium Gum Care Bürstenkopf. **2)** Das Urteil kann nicht sehr gut lauten, da der Akku nicht durch den Anwender auswechselbar ist. **3)** Laut Anbieter ist die Wandhalterung für das Smartphone inzwischen nicht mehr Teil der Ausstattung. **4)** Preis für Zahnbürste im Einzelkauf ohne Ersatzbürsten-Abo. **5)** Getesteter Bürstenaufsatz: SonicYou Medium Weiß. **6)** Getesteter Bürstenaufsatz: Oral-B CrossAction. **7)** Preis laut Anbieter-Website für Zahnbürste im Einzelkauf ohne Ersatzbürsten-Abo. **8)** Laut Anbieter Verpackung und Bedienungsanleitung inzwischen geändert. **9)** Getesteter Bürstenaufsatz: Dontodent Active Cross. **10)** Laut Anbieter Produkt inzwischen geändert. **11)** Getesteter Bürstenaufsatz: Prokudent Universal Aufsteckbürste Sonic. **12)** Von uns bezahlter Einkaufspreis. **13)** Produkt wird laut Anbieter inzwischen nicht mehr auf dem deutschen Markt vertrieben. **14)** Nicht geprüft, weil sich die Mehrzahl der Geräte zu Beginn der Prüfungen weder anschalten noch aufladen ließ. **15)** Die Mehrzahl der Geräte ließ sich zu Beginn der Prüfungen weder anschalten noch aufladen. **Einkauf der Prüfmuster:** März bis Mai 2022.

100 Euro. Beide reinigten die Zähne im Test sehr gut und sind insgesamt gut.

Andruckkontrolle schützt die Zähne

Eine sinnvolle Funktion elektrischer Zahnbürsten ist die Andruckkontrolle: Wird beim Putzen zu stark aufgedrückt, gibt es eine Warnung – etwa per LED-Leuchte oder veränderter Vibration. Seit test 12/2023 bewerten wir diese Funktion. Sie kann helfen, Putzschäden an Zähnen und Zahnfleisch zu vermeiden. Vier Bürsten aus dem Test →

Elektrische Zahnbürsten II 12/2023

Wir haben unser Prüfprogramm mit der Untersuchung für test 12/2023 aktualisiert: Wir bewerten nun auch die Andruckkontrolle. Haltbarkeit und Umwelteigenschaften gehen mit je fünf Prozent ins test-Qualitätsurteil ein. Fehlt die Möglichkeit, den Akku zu tauschen, bewerten wir dies strenger als zuvor.

Produkt	Mittlerer Preis ca. (Euro)	Mittlerer Preis für einen Ersatz-Bürstenaufsatz ca. (Euro)	Zahnreinigung	Handhabung	Haltbarkeit	Umwelteigenschaften	test-QUALITÄTSURTEIL
			60 %	30 %	5 %	5 %	100 %
Oral-B iO Series 10 Cosmic Black[1]	320	8,50	+	+	++	+	**GUT (2,0)**
Oral-B iO Series 4N[1)2)]	100	8,50	+	+	++	+	**GUT (2,0)**
Budni Diadent Total Clean Pro[3]	20	1,55	+	○*)	++	○	**GUT (2,1)**
Philips Sonicare 9000 DiamondClean[4]	180	15,00	+	+	++	○	**GUT (2,1)**
Müller Sensident Sonic Professional[5)6)]	30	10,00	+	○	++	○	**GUT (2,3)**
Rossmann Prokudent Motion[7]	12	1,48	+	○*)	++	○	**GUT (2,4)**
Philips Sonicare 2100[8]	33	6,50	○*)	○	++	○	**BEFRIED. (2,7)**
Xiaomi T700	100	10,00	○*)	○	++	○	**BEFRIED. (3,1)**
Mate Schallzahnbürste[9]	129	5,65	○*)	○	++	+	**BEFRIED. (3,5)**
Dentacare Pearlmaster Sonic Toothbrush Pro[10]	70	4,95	⊖	○	–*)11)	○	**AUSREICH. (4,0)**

Bewertungsschlüssel der Prüfergebnisse: ++ = Sehr gut (0,5–1,5). + = Gut (1,6–2,5). ○ = Befriedigend (2,6–3,5). ⊖ = Ausreichend (3,6–4,5). — = Mangelhaft (4,6–5,5). **Bei gleichem Qualitätsurteil Reihenfolge nach Alphabet.**
***) Führt zur Abwertung.**
1) Getesteter Bürstenaufsatz: Ultimative Reinigung. **2)** Laut Anbieter nur noch eingeschränkt im Handel verfügbar.
3) Getesteter Bürstenaufsatz: Diadent Total Clean X-Cross. **4)** Getesteter Bürstenaufsatz: C3 Premium Plaque Defence.
5) Getesteter Bürstenaufsatz: Sensident Professional Sonic Daily. **6)** Laut Anbieter neues Verpackungsdesign und -material. **7)** Getesteter Bürstenaufsatz: Prokudent Universal Classic. **8)** Getesteter Bürstenaufsatz: C1 ProResults. **9)** Getesteter Bürstenaufsatz: Wechselkopf Mittelhart. **10)** Getesteter Bürstenaufsatz: Optimal Clean.
11) Die Zahnbürste funktionierte nach der Fallprüfung nicht mehr. **Einkauf der Prüfmuster:** Februar und März 2023.

→ für Heft 12/23 fehlt die Funktion: Dentacare, Mate, Philips Sonicare 2100 und Rossmann Prokudent Motion. Die Müller Sensident warnt kaum sichtbar und nur in einem ihrer vier Putzmodi.

Kein Akkutausch zu Hause möglich

Bei keiner Zahnbürste im Test können Nutzende den Akku selbst wechseln. Die Anbieter argumentieren, dass dies etwa die Wasserdichtigkeit gefährden könnte. Zudem sei der Akku selten der Grund für die Anschaffung einer neuen Bürste. Von Leserinnen und Lesern erreichen uns allerdings Fragen zum Thema Akkutausch. Wir finden: Er sollte möglich sein, um unnötigen Elektroschrott zu vermeiden. Daher bewerten wir die Umwelteigenschaften seit test 12/2023 maximal mit Befriedigend, wenn sich der Akku gar nicht wechseln lässt. Bei Oral-B und Mate kann immerhin der Kundenservice den Tausch vornehmen. ■

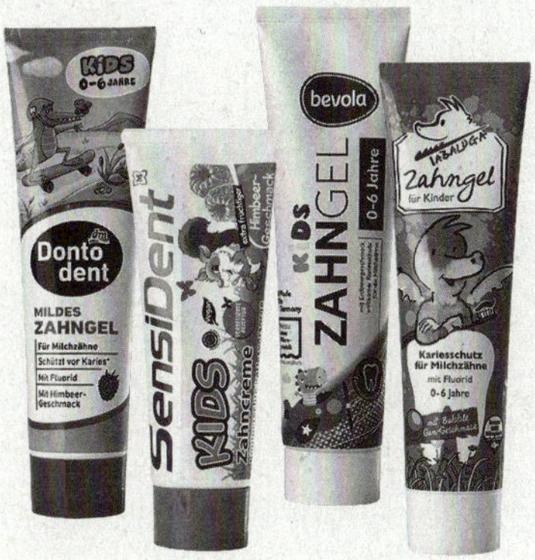

Unser Rat

Testsieger und Preistipp: Alle Kinderzahncremes im Test überzeugen. Die günstigsten Pasten von dm, Edeka, Kaufland und Müller gibt es schon ab 60 Cent je 100 Milliliter.
Umwelttipp: Viele kleine Verpackungen verursachen mehr Abfall als wenige große. Mit den 100 Milliliter-Tuben von Edeka, dm und Kaufland lässt sich nicht nur Geld, sondern auch Müll einsparen.

Glänzendes Ergebnis

12/2023 Es hat sich was getan: Endlich ist die Auswahl an prima Zahnpasten für die Milchzähne groß.

Dieses knappe Dutzend ist spitze! Wir haben elf Kinderzahnpasten unter die Lupe genommen und können jede einzelne empfehlen. Und das Beste: Die Pasten von Edeka, Müller, dm und Kaufland kosten nur 60 bis 62 Cent pro 100 Milliliter. Warum uns dieses Ergebnis besonders freut? Weil die Auswahl an optimal zusammengesetzten Kinderzahnpasten nicht immer so groß war.

Titandioxid lieber meiden

Die Europäische Behörde für Lebensmittelsicherheit (Efsa) stuft Titandioxid „nicht mehr als sicher" ein. Es sei nicht auszuschließen, dass es das Erbgut schädigen kann. In Lebensmitteln ist es als Zusatzstoff seit August 2022 deshalb verboten. Für Kosmetikprodukte – zu ihnen gehören auch Zahnpasten – wird die Sicherheit zurzeit neu bewertet.

2022 enttäuschten viele Produkte

Zahncremes für Kinder bis sechs Jahre haben wir zuletzt 2022 geprüft. Trauriger Titel unseres Testberichts: „Viel Murks für Milchzähne" (test 8/22). Nur zwei eher teure Produkte schnitten sehr gut ab. 9 von 21 Cremes waren mangelhaft: Sie enthielten gar kein oder zu wenig Fluorid zum Schutz vor Karies. In elf Pasten kritisierten wir den Einsatz des Farbstoffs Titandioxid, in der Liste der Inhaltsstoffe häufig als CI 77891 aufgeführt. Aus vorsorgendem Verbraucherschutz raten wir davon ab, titandioxidhaltige Zahnpasten zu verwenden (siehe Kasten links).

Diesmal überzeugen alle Pasten

Für Familien mit kleinen Kindern war unser Vortest eine Enttäuschung. Darum haben wir im Frühjahr 2023 noch einmal gezielt nach Alternativen gesucht, die laut Deklaration kein Titandioxid enthalten. Elf Produkte landeten in unserem Einkaufswagen – darunter altbekannte Pasten, aus deren Rezepturen Titandioxid seit unserem →

Kinderzahnpasten 12/2023

Produkt	Inhalt in ml/ Mittlerer Preis ca. (Euro)	Preis pro 100 ml ca. (Euro)	Karies-prophylaxe durch Fluorid	Verpa-ckung	Deklaration und Werbe-aussagen	test-QUALITÄTS-URTEIL
			60 %	15 %	25 %	100 %
Edeka Tabaluga Zahngel für Kinder Bubble Gum-Geschmack[1)2)]	100/0,62	0,62	++	++	++	SEHR GUT (1,1)
Edeka Tabaluga Zahngel für Kinder Erdbeer-Geschmack[1)2)]	100/0,61	0,61	++	++	++	SEHR GUT (1,1)
Müller SensiDent Kids Zahncreme[1)3)]	75/0,45	0,60	++	++	++	SEHR GUT (1,1)
Dental Putzi[4)]	50/0,89	1,78	++	+	++	SEHR GUT (1,2)
Dental Putzi Erdbeere[4)]	50/0,89	1,78	++	+	++	SEHR GUT (1,2)
dm Dontodent Kids Mildes Zahngel[1)]	100/0,60	0,60	++	+	++	SEHR GUT (1,2)
Kaufland Bevola Kids Zahngel[2)5)]	100/0,60	0,60	++	+	++	SEHR GUT (1,2)
Kaufland Bevola Naturals Kids Zahngel[1)2)6)]	75/2,59	3,45	++	+	++	SEHR GUT (1,2)
One Drop Only Kinder Zahnpasta	50/1,99	4,00	++	+	++	SEHR GUT (1,2)
Rossmann Prokudent Kids Zahngel	75/0,59	0,79	++	+	++	SEHR GUT (1,2)
Curaden Curaprox Kids ab 2 Jahren	60/6,50	10,80	⊖[*)7)]	++	++	GUT (2,0)

Bewertungsschlüssel der Prüfergebnisse: ++ = Sehr gut (0,5–1,5). + = Gut (1,6–2,5). ○ = Befriedigend (2,6–3,5). ⊖ = Ausreichend (3,6–4,5). — = Mangelhaft (4,6–5,5). **Bei gleichem Qualitätsurteil Reihenfolge nach Alphabet.**
***) Führt zur Abwertung.**
1) Laut Deklaration vegan.
2) Hergestellt von Maxim Markenprodukte.
3) Hergestellt von Premium Cosmetics.
4) Hergestellt von Dental-Kosmetik.
5) Laut Anbieter Aufmachung geändert.
6) Naturkosmetiksiegel: Natrue.
7) Unter anderem lässt sich die Tube nur zu rund 80 Prozent entleeren. **Einkauf der Prüfmuster:** März und April 2023.

→ Vortest entfernt wurde, sowie einige Neulinge. Erfreulicherweise stimmen diesmal auch die Fluoridkonzentrationen – laut den Anbieterangaben auf den Tuben wie auch nach unseren Analysen. Fachleute empfehlen für Kinder von null bis sechs Jahren 1000 ppm (parts per million, Englisch für Teile pro Million).

Ergebnis: Zehn von elf Kinderzahnpasten sind sehr gut, ausgerechnet die mit Abstand teuerste ist „nur" gut. 100 Milliliter Curaprox kosten satte 10,80 Euro, rund 18-mal so viel wie die günstigsten Testsieger. Und auch Curapox hätte noch besser abgeschnitten, wenn sich die Tube besser ausdrücken ließe. ■

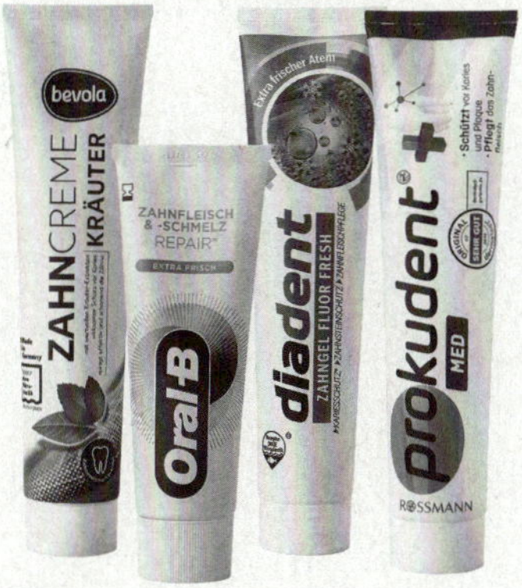

Unser Rat

Testsieger: Am besten schneidet Rossmann Prokudent Med ab. Dichtauf folgen punktgleich Kaufland Bevola, Oral-B Zahnfleisch & -schmelz Repair und Netto Marken-Discount Diadent Zahngel.
Preistipp: Die drei sehr guten Zahncremes von Kaufland, Netto Marken-Discount und Rossmann gehören mit 65 bis 69 Cent pro Tube zu den günstigsten im Test.

Alleskönner für die Zähne

6/2023 Vier der Titanoxid-freien Universal-Zahnpasten sind sehr gut. Drei von ihnen zählen zu den günstigsten im Test.

Universalpasten gelten als „Rundum-Versorger" für die Zähne. Sie sind für Erwachsene meistens die passende Wahl und sollen das Gebiss säubern, vor Karies schützen und pflegen. Das gelingt vielen der 20 Universalpasten in unserem Test – auch ohne Titandioxid.

Dieser Stoff ist ein Farbpigment mit weißen, leuchtenden Effekten. Das machte ihn in der Industrie beliebt. Allerdings ist er seit 2022 EU-weit in Lebensmitteln verboten, da er möglicherweise nach dem Verzehr das Erbgut schädigt. Ob entsprechende gesetzliche Einschränkungen für Kosmetika und damit auch Zahnpasten kommen, war zum Zeitpunkt unseres Tests noch unklar.

Doch haben viele Hersteller bereits vorsorglich begonnen, den Farbstoff aus ihren Rezepturen zu entfernen. Das befürworten wir und haben für den Test nur Pasten ohne Titandioxid ausgewählt.

Viele sind gut oder sehr gut

Die Ergebnisse bestätigen: Optimale Zahnpflege ist auch ohne Titandioxid möglich. 15 der 20 geprüften Pasten sind gut, vier sogar sehr gut: Netto Marken-Discount Diadent Zahngel, Kaufland Bevola, Rossmann Prokudent sowie Oral-B Zahnfleisch & -schmelz Repair. Die Oral-B kostet rund 3 Euro. Die anderen sind schon für 65 bis 69 Cent zu haben. Damit zählen sie zu den günstigsten im Test. →

Fast alle sehr gut recycelbar

Beim Test haben wir auch die Recyclingfähigkeit der Zahnpasta-Tuben überprüft. Erfreulich: Fast alle Tuben bestehen aus Kunststoffen wie Polyethylen, die sich uneingeschränkt wiederverwerten lassen. Nur jene von Elmex und Lacalut enthalten zusätzlich Aluminium. So ein Materialmix ist problematisch: Es lässt sich daraus kaum Rohstoff zurückgewinnen.

Universal-Zahnpasten I 6/2023

Produkt	Inhalt (ml)/ Mittlerer Preis ca. (Euro)	Preis pro 100 ml ca. (Euro)	Kariesprophylaxe durch Fluorid 45 %	Entfernung von Verfärbungen[1] 30 %	Verpackung 10 %	Deklaration und Werbeaussagen 15 %	test-QUALITÄTSURTEIL 100 %
Sehr niedriger Abrieb							
Sunstar Gum ActiVital	75/3,95	5,30	++	○	○	+	GUT (2,1)
Niedriger Abrieb							
Netto Marken-Discount Diadent Zahngel Fluor Fresh[2)3)4)]	125/0,65	0,52	++	+	+	++	SEHR GUT (1,5)
Aldi Nord Eurodont Kräuter[3)4)5)]	125/0,65	0,52	++	○	++	++	GUT (1,6)
Lidl Dentalux Frische Gel[4)6)]	125/0,65	0,52	++	○	++	++	GUT (1,6)
Signal Sport Gel Fresh	75/0,99	1,30	++	○	+	++	GUT (1,6)
Aldi Süd Eurodont Coolfresh[3)7)]	125/0,65	0,52	++	○	++	++	GUT (1,7)
Colgate Total Original	75/2,47[8)]	3,30	++	+	○	+	GUT (1,7)
Edeka Elkos Dentamax Kräuter Zahncreme[3)4)9)]	125/0,65	0,52	++	○	+	++	GUT (1,7)
Edeka Elkos Dentamax Multicare Zahngel[3)4)10)]	125/0,82	0,66	++	○	+	++	GUT (1,7)
Netto Marken-Discount Diadent Zahncreme Kräuter[3)4)11)]	125/0,65	0,52	++	○	++	++	GUT (1,7)
Odol-med3 Naturals Fresh Mint	75/2,45	3,30	++	+	○	+	GUT (1,7)

Bewertungsschlüssel der Prüfergebnisse: ++ = Sehr gut (0,5–1,5). + = Gut (1,6–2,5). ○ = Befriedigend (2,6–3,5). ⊖ = Ausreichend (3,6–4,5). — = Mangelhaft (4,6–5,5). **Bei gleichem Qualitätsurteil Reihenfolge nach Alphabet.**

1) Verfärbungen entstehen durch bestimmte Nahrungs- und Genussmittel wie Rotwein, Schwarztee, Rauchen.
2) Laut Anbieter gleich mit Edeka Elkos Dentamax Zahngel Fluor Fresh, wir haben das auf Plausibilität geprüft.
3) Hergestellt von Maxim Markenprodukte. 4) Laut Deklaration vegan. 5) Laut Anbieter gleich mit Aldi Süd Eurodont Kräuter, wir haben das auf Plausibilität geprüft. 6) Hergestellt von Dental-Kosmetik. 7) Laut Anbieter gleich mit Aldi Nord Eurodont Coolfresh, wir haben das auf Plausibilität geprüft. 8) Von uns bezahlter Einkaufspreis. 9) Laut Anbieter gleich mit Netto Marken-Discount Diadent Zahncreme Kräuter, bis auf die Entsorgungshinweise. 10) Laut Anbieter gleich mit Netto Marken-Discount Diadent Multicare Zahngel, wir haben das auf Plausibilität geprüft. 11) Laut Anbieter gleich mit Edeka Elkos Dentamax Kräuter Zahncreme, bis auf die Entsorgungshinweise.

Einkauf der Prüfmuster: November und Dezember 2022.

→ Das Schlusslicht ist befriedigend

Die schlechteste Zahncreme im Test, Pearls & Dents, schneidet mit Befriedigend ab. Sie reinigt laut Anbieter durch Pflegeperlen bis in die „verstecktesten Winkel“. Allerdings enttäuschte sie in unserer Prüfung: Im Urteil Entfernung von Verfärbungen erhält sie nur die Note Ausreichend.

Alle schützen sehr gut vor Karies

In einem wichtigen Prüfpunkt, der Kariesprophylaxe, sind sämtliche getesteten Pasten sehr gut. Denn alle enthalten Fluorid – und dieser Stoff härtet den Zahnschmelz und schützt ihn auf diese Weise nachweislich vor Karies. Dieser positive Effekt ist durch viele Studien belegt.

Universal-Zahnpasten II 6/2023

Produkt	Inhalt (ml)/ Mittlerer Preis ca. (Euro)	Preis pro 100 ml ca. (Euro)	Kariesprophylaxe durch Fluorid	Entfernung von Verfärbungen[1]	Verpackung	Deklaration und Werbeaussagen	test - QUALITÄTSURTEIL
			45 %	30 %	10 %	15 %	100 %
Niedriger Abrieb							
Colgate Total Active Fresh	75/2,45[2]	3,30	++	+	○	+	GUT (1,8)
dm Dontodent Clear Fresh[3][4]	125/0,85	0,68	++	○	+	++	GUT (1,8)
Signal 24h Kariesschutz für gestärkte Zähne	75/0,99	1,30	++	○	+	++	GUT (1,8)
Elmex Kariesschutz Professional	75/4,15[2]	5,55	++	+	⊖*)	++	GUT (2,2)
Lacalut Aktiv Zahnfleischschutz & Gesunder Zahnschmelz	75/4,00	5,35	++	+	⊖*)	+	GUT (2,4)
Pearls & Dents Medizinische Exklusiv-Zahncreme mit Natur-Perl-System	100/5,25[2]	5,25	++	⊖*)	○	+	BEFRIEDIGEND (2,6)
Mittlerer Abrieb							
Rossmann Prokudent Med[3][4]	125/0,69	0,55	++	+	+	++	SEHR GUT (1,4)
Kaufland Bevola Zahncreme Kräuter[5]	125/0,65	0,52	++	+	+	++	SEHR GUT (1,5)
Oral-B Zahnfleisch & -schmelz Repair Extra Frisch[6]	75/3,05	4,05	++	+	+	++	SEHR GUT (1,5)

Bewertungsschlüssel der Prüfergebnisse: ++ = Sehr gut (0,5–1,5). + = Gut (1,6–2,5). ○ = Befriedigend (2,6–3,5). ⊖ = Ausreichend (3,6–4,5). — = Mangelhaft (4,6–5,5). **Bei gleichem Qualitätsurteil Reihenfolge nach Alphabet.**
***) Führt zur Abwertung.**
1) Verfärbungen entstehen durch bestimmte Nahrungs- und Genussmittel wie Rotwein, Schwarztee, Rauchen. **2)** Von uns bezahlter Einkaufspreis. **3)** Laut Deklaration vegan. **4)** Laut Anbieter Rezeptur geändert. **5)** Hergestellt von Maxim Markenprodukte. **6)** Laut Anbieter Produktbezeichnung geändert in Oral-B Pro-Science Zahnfleisch & -schmelz Repair Extra Frisch.
Einkauf der Prüfmuster: November und Dezember 2022.

Bei einem weiteren wichtigen Prüfpunkt, dem Entfernen von Verfärbungen, sind die besten Pasten gut. Verfärbungen können beispielsweise durch Rotwein, Schwarztee oder Rauchen entstehen. Beseitigt eine Paste sie gründlich, säubert das die Zähne und lässt sie heller aussehen. Ob spezielle Weißmacher-Zahncremes ihr Versprechen erfüllen und noch mehr bewirken als Universalpasten, haben wir in einem eigenen Test geprüft (siehe Seite 74).

Auch der Abrieb ist wichtig

Um die Zähne zu säubern, mischen viele Hersteller den Pasten Putzkörper bei. Die erzeugen Abrieb, den wir bei unseren Tests im Labor ermitteln. Gesunden Zähnen schadet mittlerer bis hoher Abrieb nicht. Für empfindliche Zähne oder freiliegende Zahnhälse empfiehlt sich ein niedriger Abrieb – wie bei Netto-Marken-Discount Diadent Zahngel. Die Paste ist insgesamt sehr gut und entfernt Verfärbungen gut. ■

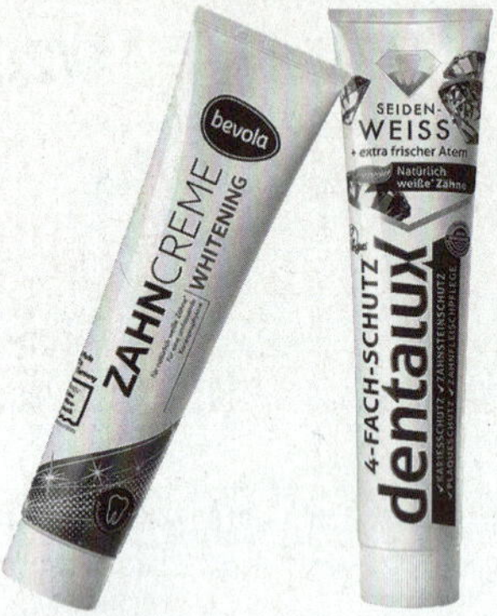

Unser Rat

Testsieger und Preistipp: Die sehr guten Pasten von Bevola (Kaufland) und Dentalux (Lidl) kosten nur 68 Cent pro 100 Milliliter.
Umwelttipp: Zahnpasta-Tuben, so gut es geht, ausdrücken und über die gelbe Tonne entsorgen. Bei Perl Weiss, der teuersten Paste im Test (8,90 Euro pro 100 Milliliter), bleibt unnötig viel Creme in der Packung zurück und landet so im Müll.

Kaufland und Lidl siegen

11/2023 Fast alle Weißmacher-Pasten im Test entfernen Verfärbungen zuverlässig. Die beiden Besten gibt es bereits für wenig Geld.

Elf Weißmacher-Zahncremes hat die Stiftung Warentest geprüft. Wir wollten wissen, ob es ihnen gelingt, unschöne Verfärbungen wegzuschrubben – und zugleich vor Karies zu schützen. Erfreuliches Fazit: Zehn überzeugen, zwei sogar mit Bestnote. Nur eine Paste schwächelt.

Alle Zahncremes enthalten genug Fluorid, um zuverlässig vor Karies zu schützen.

Finger weg von Hausmitteln

Backpulver, Natron, frischer Zitronensaft – auch sie sollen die Zähne weiß schmirgeln und Verfärbungen wegätzen. Ausprobieren sollte das aber niemand. Denn die Säure aus dem Saft und die Pulver, die wie Schleifmittel wirken, können den Zahnschmelz schädigen. Das macht die Zähne schmerzempfindlicher und anfälliger für Karies.

Zwei Pasten rücken Verfärbungen besonders gründlich zu Leibe: Bevola Whitening von Kaufland und Dentalux Seidenweiss von Lidl schneiden insgesamt sehr gut ab. Mit je 85 Cent pro 125-Milliliter-Tube überzeugen sie auch preislich. Alle anderen entfernen Verfärbungen gut – bis auf das Schlusslicht Signal White Now.

Natürliche Zahnfarbe wird freigelegt

Whitening-Pasten können bestenfalls das natürliche Zahnweiß wieder zum Vorschein bringen. Eine bleichende Wirkung haben sie nicht. Beläge und Verfärbungen entfernen die Zahncremes mithilfe feinster Putzkörperchen und spezieller Reinigungssubstanzen. Wie genau diese zusammenspielen, behalten die Anbieter für sich.

Oft ist es aber so: Je besser die Reinigungsleistung, desto höher der Abrieb. Ihn können wir messen. Bei den meisten Pasten im aktuellen Test liegt er im mittleren Bereich. Für empfindliche Zähne mit freiliegenden Zahnhälsen kann die Colgate Max White

Weißmacher-Zahnpasten 11/2023

Produkt	Inhalt (ml)/Mittlerer Preis ca. (Euro)	Preis pro 100 ml ca. (Euro)	Kariesprophylaxe durch Fluorid 45 %	Entfernung von Verfärbungen[1] 30 %	Verpackung 10 %	Deklaration und Werbeaussagen 15 %	test-QUALITÄTSURTEIL 100 %
Mittlerer Abrieb							
Kaufland Bevola Zahncreme Whitening[2]	125/0,85	0,68	++	++	++	++	**SEHR GUT (1,2)**
Lidl Dentalux Seidenweiss 4-fach-Schutz[3)4)]	125/0,85	0,68	++	++	+	++	**SEHR GUT (1,3)**
dm Dontodent Brilliant Weiß[4]	125/0,85	0,68	++	+*)	+	++	**GUT (1,7)**
Edeka Elkos Dentamax Zahnweiss Zahncreme[2)4)]	125/0,84	0,67	++	+*)	+	++	**GUT (1,8)**
Netto Marken-Discount Diadent Zahncreme Zahnweiss[2)4)5)]	125/0,82	0,66	++	+*)	+	++	**GUT (1,8)**
Happybrush Super White[4)6)]	75/2,95	3,93	++	+*)	+	++	**GUT (2,1)**
Aldi Eurodont Spezialzahncreme Whitening[2)10)]	125/0,85	0,68	++	+*)	++	++	**GUT (2,2)**
Perl Weiss Expert Weiss	50/4,45	8,90	+	+*)	○	++	**GUT (2,3)**
Rossmann Prokudent Brilliantweiss[4]	125/0,89	0,71	++	+*)	+	++	**GUT (2,3)**
Niedriger Abrieb							
Colgate Max White Expert Original[4]	75/4,95	6,60	++	+*)	○	++	**GUT (2,4)**
Signal White Now[7]	75/1,93[8]	2,57	++	○	+	–*)9)	**AUSREICHEND (4,0)**

Bewertungsschlüssel der Prüfergebnisse: ++ = Sehr gut (0,5–1,5). + = Gut (1,6–2,5). ○ = Befriedigend (2,6–3,5). ⊖ = Ausreichend (3,6–4,5). – = Mangelhaft (4,6–5,5). **Bei gleichem Qualitätsurteil Reihenfolge nach Alphabet.**
***) Führt zur Abwertung.**
1) Verfärbungen entstehen durch bestimmte Nahrungs- und Genussmittel wie Rotwein, Schwarztee, Rauchen. **2)** Hergestellt von Maxim Markenprodukte. **3)** Hergestellt von Dental-Kosmetik. **4)** Laut Deklaration vegan. **5)** Laut Anbieter gleich mit Edeka Elkos Dentamax Zahnweiss Zahncreme. Wir haben die Gleichheit auf Plausibilität überprüft. **6)** Laut Anbieter Produktbezeichnung und Verpackungsdesign geändert. **7)** Laut Anbieter Produkt und Verpackungsaufmachung inzwischen geändert. **8)** Von uns bezahlter Einkaufspreis. **9)** Der Anbieter wirbt auf der Faltschachtel des aktuell getesteten Produkts mit einem test-Logo aus dem Jahr 2020. Das aktuell geprüfte Produkt ist aber anders zusammengesetzt als die Vorgängerversion und entfernt Verfärbungen schlechter. Die Werbung mit unserem test-Logo ist damit unzulässig. **10)** Produkt erhältlich bei Aldi Nord und Aldi Süd.
Einkauf der Prüfmuster: März und April 2022.

Expert Original eine Option sein: Mit ihrem niedrigen Abrieb strapaziert sie die Zähne weniger und entfernt Verfärbungen dennoch gut. Jedoch ist sie im Vergleich teuer.

Die Pasten von Perl Weiss und Signal enthalten den bläulichen Farbstoff Blue Covarine. Er lässt die Zähne sofort, wenn auch nur vorübergehend, weniger gelb erscheinen. Die Paste von Signal zeigt sich aber weniger kraftvoll, wenn es darum geht, unschöne Verfärbungen von der Zahnoberfläche wegzuschrubben. ■

Multimedia

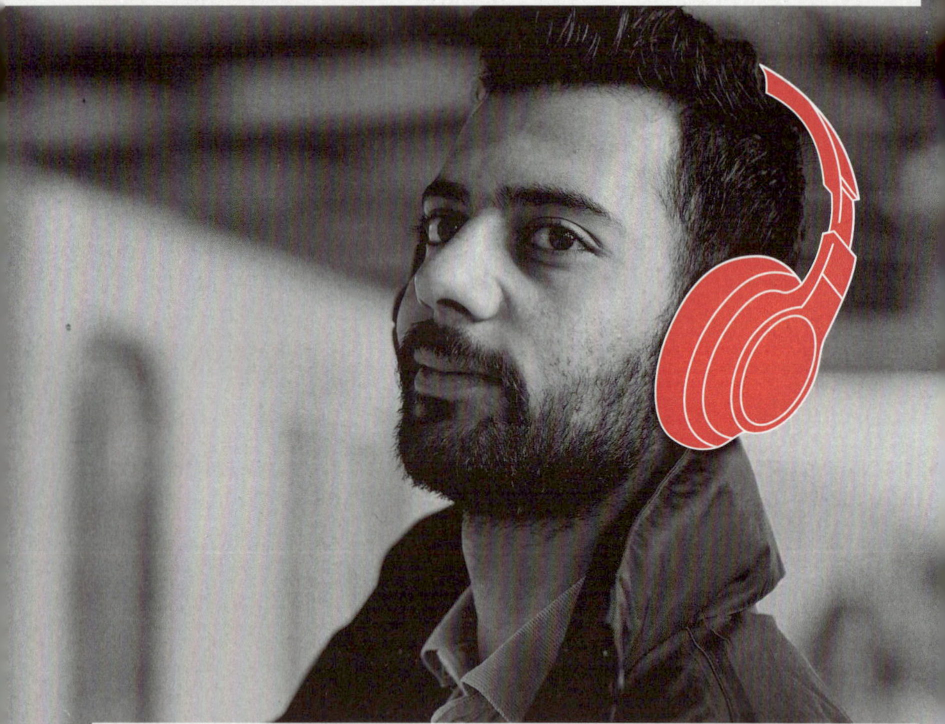

Tests

Unser Rat

Testsieger: Beste Schutzsoftwares für Windows-Rechner sind Avast One Individual, Bitdefender und F-Secure. Für MacOS-Geräte liegen Bitdefender und F-Secure vorn.
Preistipp: Vier gute Programme bieten sehr guten Gratisschutz für Windows-Rechner, zwei schützen Mac-Anwender kostenlos und gut.
Tipp: Jedes Jahr die Software zu wechseln, ist fehlerträchtig.

Lautlos und sicher

3/2023 Antivirensoftwares sind ein Muss für Windows-Rechner und auch gut für MacOS. Viele schützen sehr gut, mehrere sogar gratis.

Ein gutes Antivirenprogramm arbeitet unauffällig und sicher. Im Hintergrund. Es gehört auf jeden Windows-Rechner. Auch MacOS wird damit sicherer. Ohne zu surfen ist gefährlich. Datenklau und Identitätsdiebstahl können die Folge sein. Wer etwa Kreditkartendaten und Onlinezugänge an Angreifer verliert, riskiert seine Zahlungsfähigkeit und seinen guten Leumund.

Kaspersky ohne Gesamturteil

Vor dem Hintergrund des Krieges in der Ukraine vergibt die Stiftung Warentest keine Qualitätsurteile für die geprüften Antivirenprogramme des russischen Anbieters Kaspersky. Es ist nicht auszuschließen, dass die russische Regierung Druck ausübt, um Änderungen der Software zu erreichen, die sich negativ auf die Sicherheit der Anwender auswirkt.

Auch kostenlose Software überzeugt

Achtsamkeit und ein gutes Antivirenprogramm schützen vor Angriffen und Datenverlust. Die besten der 19 Antivirenprogramme für Windows sind Avast One Individual, Bitdefender (Gratis- und Bezahlversion) und F-Secure. Mit dem test-Qualitätsurteil Gut (1,6) verfehlen sie ein Sehr gut nur knapp. Elf weitere Windows-Programme sind insgesamt gut (siehe Tabelle S. 79). Vier gute sind gratis: von Avast, AVG, Avira und Bitdefender.

Fünf Gute für MacOS

Für Apple-Nutzer stehen fünf gute Programme zur Wahl (siehe Tabelle 78), allen voran die kostenpflichtigen Bitdefender Antivirus for Mac und F-Secure Safe. Gratis und gut für den Mac sind Avast One Essential und AVG AntiVirus. Bedroht sind Apple-Nutzer vor allem durch sogenanntes Phishing: Über gefälschte E-Mails oder Messenger-Nachrichten locken Angreifer auf fingierte Webseiten und versuchen, →

Antivirenprogramme für MacOS 3/2023

Produkt	Preis pro Jahr für eine Einzelplatz-Lizenz ca. (Euro)	Schutzwirkung 65 %	Handhabung 25 %	Rechnerbelastung 10 %	Datenschutzerklärung 0 %	test-QUALITÄTSURTEIL 100 %
Bitdefender Antivirus for Mac	20,00[1)]	+	+	++	**deutliche Mängel*)**	**GUT (1,9)**
F-Secure Safe (Mac)	29,90[1)]	+	+	++	**geringe Mängel**	**GUT (1,9)**
Avast One Essential (Mac)	Kostenlos	+	+	++	**deutliche Mängel*)**	**GUT (2,1)**
AVG AntiVirus für Mac	Kostenlos	+	+	++	**deutliche Mängel*)**	**GUT (2,1)**
ESET Cyber Security Pro (Mac)	25,00	+	+	++	**deutliche Mängel*)**	**GUT (2,4)**
Avira Free Security für Mac	Kostenlos	○	+	++	**deutliche Mängel*)**	**BEFRIED. (2,8)**
Norton 360 Deluxe (Mac)	35,00[2)]	○	+	+	**deutliche Mängel*)**	**BEFRIED. (3,0)**
G Data Antivirus für Mac	40,00	○	+	++	**deutliche Mängel*)**	**BEFRIED. (3,2)**
Kaspersky Internet Security for Mac[3)]	Entfällt[3)]	+	+	+	**geringe Mängel**	**Nicht vergeben[4)]**

Bewertungsschlüssel der Prüfergebnisse: ++ = Sehr gut (0,5–1,5). + = Gut (1,6–2,5). ○ = Befriedigend (2,6–3,5). ⊖ = Ausreichend (3,6–4,5). — = Mangelhaft (4,6–5,5). **Bei gleichem Qualitätsurteil Reihenfolge nach Alphabet.**
***) Führt zur Abwertung.**
Datenschutzerklärung: keine Mängel, sehr geringe Mängel, geringe Mängel, deutliche Mängel.
1) Sonderpreis im ersten Jahr. **2)** Sonderpreis im ersten Jahr. Gilt für fünf Geräte. **3)** Der Vertrieb von Internet Security wurde inzwischen eingestellt. Bestandskunden können laut Anbieter vor Ende der Abonnement-Laufzeit ohne Mehrkosten zum Nachfolgeprodukt Kaspersky Standard wechseln. **4)** Wir haben kein test-Qualitätsurteil vergeben, da die am 15. März 2022 ausgesprochene Warnung des Bundesamts für Sicherheit in der Informationstechnik vor dem Einsatz von Virenschutzsoftware des russischen Anbieters Kaspersky bisher nicht aufgehoben wurde. **Einkauf der Prüfmuster:** April 2022.

→ dort sensible Daten wie Passwörter oder Kreditkartendaten abzugreifen. Das verfängt auch bei Apple-Nutzern; andere Angriffe müssen sie kaum fürchten.

30 000 Windows-Viren im Test

Wir setzen für unsere Tests stets neue Angreifer ein. Ein Team von IT-Experten fischt sie im Internet ab. In drei „Angriffswellen" haben wir die Antivirenprogramme mit insgesamt 30 000 Schadprogrammen für Windows, 300 für Android und 15 Mac-Angreifern konfrontiert. Erfreuliches Ergebnis: Alle Antivirenprogramme erfüllten ihre Pflicht. Neue Schadprogramme wurden sofort oder sehr bald erkannt.

Windows Defender nur befriedigend

Der windows-eigene Defender verpasst das Qualitätsurteil Gut. Etwas häufiger als andere Schutzprogramme meckert er unbescholtene Dateien als vermeintliche Gefahren an. Erstmals haben wir den Defender auch für das neue Betriebssystem Windows 11 getestet. Die Schutzwirkung ist die gleiche wie unter Windows 10. Einen Phishing-Schutz integriert der Defender nur im „hauseigenen" Browser Microsoft Edge, nicht aber in Google Chrome. Deshalb schneidet er nur befriedigend ab.

Tipp: Gut geschützt sind Sie mit Defender plus Microsoft Edge und mit dem Firefox-Browser mit eigenem Phishing-Schutz. ■

Antivirenprogramme für Windows 3/2023

Produkt	Preis pro Jahr für eine Einzelplatz-Lizenz ca. (Euro)	Schutzwirkung	Handhabung	Rechnerbelastung	Datenschutzerklärung	test-QUALITÄTSURTEIL
		65 %	25 %	10 %	0 %	100 %
Avast One Individual	54,00[1]	++	++	++	deutliche Mängel*)	GUT (1,6)
Bitdefender Antivirus Free for Windows	Kostenlos	++	+	++	deutliche Mängel*)	GUT (1,6)
Bitdefender Internet Security	20,00[2]	++	++	+	deutliche Mängel*)	GUT (1,6)
F-Secure Safe	29,90[2]	++	+	++	geringe Mängel	GUT (1,6)
Avast One Essential	Kostenlos	++	+	+	deutliche Mängel*)	GUT (1,7)
ESET Internet Security	25,00	++	++	++	deutliche Mängel*)	GUT (1,7)
G Data Internet Security	40,00[2]	++	++	++	deutliche Mängel*)	GUT (1,7)
Norton 360 Deluxe	35,00[1]	+	++	++	deutliche Mängel*)	GUT (1,8)
AVG AntiVirus Free	Kostenlos	++	+	+	deutliche Mängel*)	GUT (1,9)
AVG Internet Security	35,50[2]	++	+	+	deutliche Mängel*)	GUT (1,9)
Avira Antivirus Pro	21,00[2]	++	+	++	deutliche Mängel*)	GUT (1,9)
Avira Free Security	Kostenlos	++	+	++	deutliche Mängel*)	GUT (1,9)
McAfee Total Protection	30,00[3]	+	+	++	deutliche Mängel*)	GUT (1,9)
Sophos Home (Premium)	25,00[2]	++	+	+	deutliche Mängel*)[4]	GUT (1,9)
Trend Micro Internet Security	9,95	+	+	++	deutliche Mängel*)	GUT (2,1)
Microsoft Windows 10 - Defender	Kostenlos	○	+	++	deutliche Mängel*)	BEFRIEDIGEND (2,6)
Microsoft Windows 11 - Defender	Kostenlos	○	+	++	deutliche Mängel*)	BEFRIEDIGEND (2,6)
Kaspersky Internet Security[5]	Entfällt[5]	++	++	++	geringe Mängel	Nicht vergeben[6]
Kaspersky Security Cloud – Free[7]	Kostenlos	++	+	++	geringe Mängel	Nicht vergeben[6]

Bewertungsschlüssel der Prüfergebnisse: ++ = Sehr gut (0,5–1,5). + = Gut (1,6–2,5). ○ = Befriedigend (2,6–3,5). ⊖ = Ausreichend (3,6–4,5). — = Mangelhaft (4,6–5,5). **Bei gleichem Qualitätsurteil Reihenfolge nach Alphabet.**

***) Führt zur Abwertung. Datenschutzerklärung:** keine Mängel, sehr geringe Mängel, geringe Mängel, deutliche Mängel.

1) Sonderpreis im ersten Jahr. Gilt für fünf Geräte.

2) Sonderpreis im ersten Jahr.

3) Preis laut Anbieter-Website.

4) Keine deutschsprachige Datenschutzerklärung vorhanden.

5) Der Vertrieb von Internet Security wurde inzwischen eingestellt. Bestandskunden können laut Anbieter vor Ende der Abonnement-Laufzeit ohne Mehrkosten zum Nachfolgeprodukt Kaspersky Standard wechseln.

6) Wir haben kein test-Qualitätsurteil vergeben, da die am 15. März 2022 ausgesprochene Warnung des Bundesamts für Sicherheit in der Informationstechnik vor dem Einsatz von Virenschutzsoftware des russischen Anbieters Kaspersky bisher nicht aufgehoben wurde.

7) Nicht mehr verfügbar. Laut Anbieter werden die Nutzer automatisch auf das neue kostenlose Programm Kaspersky Free umgestellt.

Einkauf der Prüfmuster: April 2022.

Unser Rat

Die beste App im Test ist erfreulicherweise auch noch gratis: Sophos Intercept X schützt sehr gut vor Schadsoftware und Phishing. Sie können Ihre IT-Sicherheit noch steigern, indem Sie Updates für Apps und Betriebssystem stets zeitnah installieren, Android-Apps nur aus Googles Play Store herunterladen und für Ihre Konten den Zwei-Faktor-Schutz einrichten (siehe test.de/2fa).

Gratis gut geschützt

7/2023 Die Apps im Test bieten deutlich mehr Sicherheit als die Systemfunktionen von Android – einige sogar kostenlos.

Banking, Shopping, Fotos, Nachrichten, wichtige Dokumente: Smartphones hantieren heutzutage mit allerlei sensiblen Aufgaben und persönlichen Daten. Deshalb ist es wichtig, die Geräte vor Schadsoftware und Phishing – dem gezielten Diebstahl von Anmeldedaten durch Kriminelle – zu schützen. Genau diese Aufgabe übernehmen Sicherheits-Apps.

Mängel im Kleingedruckten

Bis auf F-Secure haben alle Anbieter deutliche Mängel in ihren Datenschutzerklärungen. Die Texte sind oft intransparent, weil zu lang und juristisch sowie technisch komplex. Zudem informieren sie häufig nicht ausreichend über Rechtsgrundlagen und Zwecke der Datenerfassung. Das Gleiche gilt für die Angaben zur Speicherdauer und zu Nutzerrechten.

Im aktuellen Test haben wir uns auf Android-Apps konzentriert, da iOS-Geräte – also iPhones – weniger Gefahren ausgesetzt sind. Die elf geprüften Programme schützen allesamt sehr gut oder gut.

Gratis-Apps reichen vollkommen aus
Die Apps von Sophos, Avast und AVG sind kostenlos. Die kostenpflichtigen Apps im Test schützen nicht besser, sie bieten aber mitunter mehr Zusatzfunktionen.

Sich allein auf die Bordmittel des Betriebssystems zu verlassen, ist keine gute Idee. Die vorinstallierte Systemfunktion Google Play Protect schneidet im Zusammenspiel mit Chrome nur ausreichend ab: Die Kombi erkannte im Test rund ein Drittel der Phishing-Angriffe – die Apps hingegen kamen meist auf Werte zwischen 75 und 86 Prozent. Zudem haben die Apps oft noch weitere nützliche Sicherheitsfunktionen wie einen Passwortmanager, einen Datenleck-Check oder ein virtuelles privates Netzwerk VPN (siehe test.de/vpn). ■

Sicherheits-Apps für Android 7/2023

Produkt	Preis pro Jahr für eine Einzelplatz-Lizenz ca. (Euro)[1]	Schutzwirkung	Handhabung	Akkubelastung	Datensendeverhalten	Datenschutzerklärung	test - QUALITÄTSURTEIL
		70 %	20 %	5 %	5 %	0 %	100 %
Apps							
Sophos Intercept X for Mobile	Kostenlos	++	++	++	++	deutliche Mängel*)	SEHR GUT (1,5)
G Data Mobile Security	16[2]	++	+	+	++	deutliche Mängel*)	GUT (1,6)
Trend Micro Mobile Security for Android	20	++	++	+	+	deutliche Mängel*)	GUT (1,6)
Eset Mobile Security	10	+	++	++	++	deutliche Mängel*)	GUT (1,7)
Bitdefender Mobile Security for Android	10	++	+	++	○	deutliche Mängel*)	GUT (1,8)
Avast Mobile Security für Android	Kostenlos	+	++	++	○	deutliche Mängel*)	GUT (1,9)
AVG Free Antivirus für Android	Kostenlos	+	++	++	○	deutliche Mängel*)	GUT (1,9)
McAfee Mobile Security	25[3]	++	+	+	+	deutliche Mängel*)	GUT (1,9)
Avira Antivirus Security Pro	35	++	○	++	+	deutliche Mängel*)	GUT (2,0)
Norton Mobile Security für Android	30	+	+	++	○	deutliche Mängel*)	GUT (2,0)
F-Secure Mobile Security	40	+	+	++	++	sehr geringe Mängel	GUT (2,2)
Systemfunktion							
Google Play Protect/Chrome	Kostenlos	⊖*)	+	++	Nicht bewertet[4]	deutliche Mängel	AUSREICH. (4,3)

Bewertungsschlüssel der Prüfergebnisse: ++ = Sehr gut (0,5–1,5). + = Gut (1,6–2,5). ○ = Befriedigend (2,6–3,5). ⊖ = Ausreichend (3,6–4,5). — = Mangelhaft (4,6–5,5). **Bei gleichem Qualitätsurteil Reihenfolge nach Alphabet.**

***) Führt zur Abwertung.**

Datenschutzerklärung: keine Mängel, sehr geringe Mängel, geringe Mängel, deutliche Mängel.

1) Lizenzen über eine längere Laufzeit oder für mehrere Geräte sind häufig günstiger als der Kauf entsprechend vieler Einjahres- oder Einzelplatzlizenzen. Bei Abo-Lizenzen lässt sich oft einstellen, ob sie sich zum Ende der Laufzeit automatisch wieder verlängern. Prüfen Sie den Preis für Folgejahre. Achten Sie auf zeitlich befristete Sonderangebote.

2) Preis laut Anbieter für eine Jahreslizenz für beliebig viele Mobilgeräte.

3) Preis laut Anbieter-Website.

4) Nicht bewertet, da sich einzelne Daten nicht den geprüften Google-Sicherheitsfunktionen zuordnen lassen.

Prüfzeitraum: Februar bis April 2023.

Unser Rat

Testsieger: Google schlägt die Konkurrenz – hat aber deutliche Mängel in der Datenschutzerklärung. Wer das nicht tolerieren will, findet in Strato und Telekom gute Alternativen mit Servern in Deutschland.
Preistipp: 15 Gigabyte Gratisspeicher bietet nur Google. Unter den europäischen Anbietern ist Strato mit 7,50 Euro für ein Terabyte pro Monat am günstigsten.

Einmal Himmel und zurück

11/2023 Nię wieder Backup-Sorgen? Ab sieben Euro pro Monat gibt es Cloud-Speicherplatz satt. Doch manche Leitung tröpfelt nur.

Früher musste man daran denken, regelmäßig Backups auf eine USB-Festplatte zu ziehen – heute kann man dafür Speicherplatz im Internet buchen und das Kopieren einer Software überlassen, die im Hintergrund arbeitet. Alles, was sich auf Computer, Handy oder Tablet ändert, überträgt sie als Kopie in den Online-Speicher. Unser Fazit nach dem Test von neun Cloud-Diensten: Perfekt ist keiner, aber es gibt gute Lösungen. Google gewinnt, weil sein Speicherdienst schnell und vielseitig ist. Wer europäischen Datenschutz wünscht, findet mit Strato und Telekom gute Anbieter. GMX ist sehr langsam, Livedrive versagte in einem der Geschwindigkeitstests. Dropbox hat wie Apple und pCloud deutliche Mängel in der Datenschutzerklärung – und sehr deutliche in den AGB.

Zusätzlich verschlüsseln

GMX und Telekom bieten in den geprüften Tarifen die Möglichkeit, Dateien bereits auf dem eigenen Computer oder Handy zu verschlüsseln. Dann kann auch der Clouddienst sie nicht lesen. Bei GMX klappte das gut. Bei der Telekom nicht: Die Daten konnten zuverlässig nur auf dem Gerät entschlüsselt werden, auf dem sie auch verschlüsselt wurden.

Erstes Hochladen dauert lang

Wer mit der Nutzung einer Cloud-Speicher-Software beginnt, legt zuerst fest, welche Ordner er sichern will. Die Software muss diese Daten dann vom PC einmal komplett hochladen – und das gern möglichst schnell. Für unseren Testordner mit 2,5 Gigabyte Inhalt brauchte Dropbox nur etwas mehr als eine Minute, Strato nahm sich über 13 Minuten Zeit, und GMX benötigte mehr als 1,5 Stunden. Livedrive synchronisierte unsere Dateien beim Test nicht vollständig und fiel durch.

Cloud-Dienste 11/2023

Produkt	Hauptsitz des Anbieters in	Monatlicher Preis für getesteten Tarif mit 1 TB	Handhabung	Geschwindigkeit	Basisschutz persönlicher Daten	Vielseitigkeit	Mängel in den AGB	test-QUALITÄTSURTEIL
			40 %	30 %	20 %	10 %	0 %	100 %
Google One Premium	USA	10,00 1)	+	+	○	++	sehr gering	**GUT (2,1)**
Microsoft One Drive	USA	7,00 2)	+	+	○	++	sehr gering	**GUT (2,3)**
Strato HiDrive Basic	Deutschland	7,50	+	+	+	○	keine	**GUT (2,3)**
Telekom Magenta Cloud XL	Deutschland	9,95	+	+	○	+	keine	**GUT (2,3)**
GMX GMX 1 TB	Deutschland	10,00 3)	+	⊖	+	+	sehr gering	**BEFRIEDIGEND (2,8)**
Dropbox Plus	USA	12,00 1)	+	++	○	++	sehr deutlich *)	**BEFRIEDIGEND (3,0)**
pCloud Premium Plus 2 TB	Luxemburg	8,35 4)	+	++	○	○	sehr deutlich *)	**BEFRIEDIGEND (3,3)**
Apple iCloud Plus	USA	10,00 1)	+	○	○	+	sehr deutlich *)	**AUSREICHEND (3,6)**
Livedrive Briefcase	UK	11,00 1)	○	– *)	○	○	sehr gering	**MANGELHAFT (4,9)**

Bewertungsschlüssel der Prüfergebnisse: ++ = Sehr gut (0,5–1,5). + = Gut (1,6–2,5). ○ = Befriedigend (2,6–3,5). ⊖ = Ausreichend (3,6–4,5). — = Mangelhaft (4,6–5,5). **Bei gleichem Qualitätsurteil Reihenfolge nach Alphabet.**
***) Führt zur Abwertung.**
Mängel in den AGB (allgemeine Geschäftsbedingungen): keine, sehr gering, gering, deutlich, sehr deutlich.
1) Preis für 2 TB.
2) In Verbindung mit einem Microsoft 365 Single Paket.
3) Der Preis gilt für Free-Mail-Nutzer.
4) Preis für 2 TB. Bei einer jährlichen Abrechnung werden 99,99 € pro Jahr berechnet.
Download der Programme: Juli 2023.

Die Sache mit dem Datenschutz

Was auf dem Computer geht, funktioniert natürlich auch auf dem Smartphone: Jedes mit dem Handy gemachte Foto wandert umgehend als Kopie in die Cloud. Die dafür notwendigen Apps sind meistens einfach zu bedienen. Doch manche App sendet mehr Informationen als für den Betrieb nötig. Die von pCloud gibt sowohl in der iOS- als auch in der Android-Version verschlüsselte Daten unter anderem an Facebook. Auch beim Thema Speicherort ist das Sichern in der Cloud komplexer als mit der Festplatte im Schrank: Nicht jeder Nutzer will seine Daten einem amerikanischen Unternehmen anvertrauen. Die Server von GMX, Strato und Telekom stehen nach eigenen Angaben ausschließlich in Deutschland und unterliegen damit europäischem Datenschutzrecht. ■

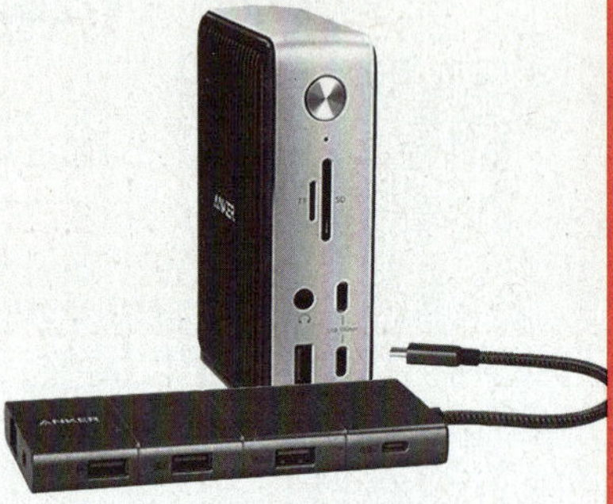

Unser Rat

Testsieger: Nur der Anker 577 Thunderbolt für 320 Euro ist sehr gut. Das Gerät überträgt Daten über Thunderbolt viel schneller als andere. So eine Hochleistungsschnittstelle reicht selbst für Power-User.
Preis- und Umwelttipp: Anker 565 USB-C Hub für 90 Euro ermöglicht als einziges Gerät ohne Netzteil eine flotte Datenübertragung. Es verbraucht zudem wenig Strom.

Kleine Kiste, großer Nutzen

4/2023 Mehr Anschlüsse fürs Laptop, weniger Umstöpseln: Etliche Dockingstationen erleichtern das Homeoffice.

Laptops werden immer dünner und bieten wenig Platz für genügend Buchsen, über die sich Festplatte, Maus, Webcam, externer Monitor und Co verbinden lassen. Eine Dockingstation löst das Problem. Sie enthält diverse Anschlüsse und wird per USB-Kabel an den Rechner angeschlossen.

Wir haben 13 Dockingstationen geprüft, 7 erhalten über ein eigenes Netzteil Strom aus der Steckdose, 6 versorgen sich über das Laptop. Alle lassen sich universell einsetzen und sind nicht an den Computer eines bestimmten Anbieters gebunden.

Für unterwegs: ohne Netzteil

Dockingstationen mit eigenem Netzteil eignen sich eher für einen festen Arbeitsplatz. Inklusive Netzteil und Verbindungskabel sind sie recht schwer. Fürs mobile Arbeiten empfehlen wir die leichteren Geräte ohne eigenes Netzteil. Unterwegs funktioniert es dann auch ohne Steckdose, der Akku des Rechners versorgt Rechner und Dockingstation.

Je vielseitiger, desto teurer

Dockingstationen gibt es schon für unter 30 Euro. Die von uns geprüften Geräte kosten mit rund 89 bis 320 Euro mehr, weil wir eine Mindestausstattung festgelegt haben: je zwei USB-C- und USB-A-Anschlüsse, eine HDMI-Buchse für einen weiteren Monitor, einen Lan-Anschluss für Internet via Kabel und einen Kopfhöreranschluss. Günstigere Modelle besitzen oft weniger Anschlüsse und sind nicht so vielseitig einsetzbar.

Testsieger Anker bringt Hochleistung

Unter den Dockingstationen mit Netzteil siegt Anker 577 Thunderbolt für 320 Euro. Das Gerät schneidet als einziges sehr gut ab, es überträgt Daten dreimal so schnell wie andere. Das zahlt sich aber erst bei großen Datenmengen aus – etwa wenn man seine

Dockingstationen 4/2023

Produkt	Mittlerer Online-preis ca. (Euro)	Datenübertragung und Laden 55 %	Handhabung 30 %	Umwelteigenschaften 10 %	Sicherheit 5 %	test-QUALITÄTSURTEIL 100 %
Stromversorgung über eigenes Netzteil						
Anker 577 Thunderbolt Docking Station	320,00[1)]	++	+	○	++	SEHR GUT (1,5)
Icy Box 12 in 1 USB Type-C Dock IB-DK2408-C	187,00	++	+	++	+	GUT (1,6)
Kensington SD4849P USB-C Triple 4K	197,00	+	++	○	+	GUT (1,7)
Conrad Renkforce RF-4499452 USB-C	100,00	+	+	++	++	GUT (1,9)
Club 3D USB Typ C 3.2 Gen1 Triple Display Dynamic PD	129,00	+	++	++	○	GUT (2,1)
Delock USB Type-C DP 1.4 Dockingstation Triple 4K	181,00	⊖*)	+	++	+	BEFRIEDIGEND (3,2)
Lindy DST-Pro 5K XT, USB C	154,00	⊖*)	○	++	+	AUSREICHEND (3,6)
Stromversorgung über das Laptop						
Anker 565 USB-C Hub	90,00[1)]	+	+	++	++	GUT (1,7)
Satechi USB-C Multiport MX Adapter	170,00	+	+	○	++	GUT (2,2)
Digitus 14" Universal Docking Station USB Type-C DA-70868	150,00	○	++	○	+	GUT (2,3)
Hama USB-C-Hub Connect2QiCharge Wireless Charging	90,50	○	++	++	○	GUT (2,3)
i-tec USB-C Metal Nano 3x Display Docking Station	88,50	○	+	○	+	GUT (2,5)
Hyper Hyperdrive Dual HDMI 10-in-1 USB-C Hub	193,00	+	○	○	+	BEFRIEDIGEND (2,6)

Bewertungsschlüssel der Prüfergebnisse: ++ = Sehr gut (0,5–1,5). + = Gut (1,6–2,5). ○ = Befriedigend (2,6–3,5). ⊖ = Ausreichend (3,6–4,5). — = Mangelhaft (4,6–5,5). **Bei gleichem Qualitätsurteil Reihenfolge nach Alphabet.**
***) Führt zur Abwertung.**
1) Preis laut Anbieter-Website.
Einkauf der Prüfmuster: November und Dezember 2022.

Videosammlung regelmäßig auf einer externen Festplatte sichert. Wir empfehlen den Testsieger eher anspruchsvollen Nutzerinnen und Nutzern.

Wer normale Büroarbeit an seinem Rechner erledigen will, kann getrost unseren Preis-Leistungs-Sieger für 90 Euro wählen. Anker 565 USB-C Hub überträgt Daten per USB schnell, bestand unseren Stresstest und zieht wenig Strom. Die leichte Dockingstation ohne eigenes Netzteil ist ideal für mobiles Arbeiten.

Im Stresstest haben wir alle Anschlüsse gleichzeitig genutzt. Nur die Geräte von Delock und Lindy patzten: Sie erkannten externe Festplatten nicht zuverlässig. ■

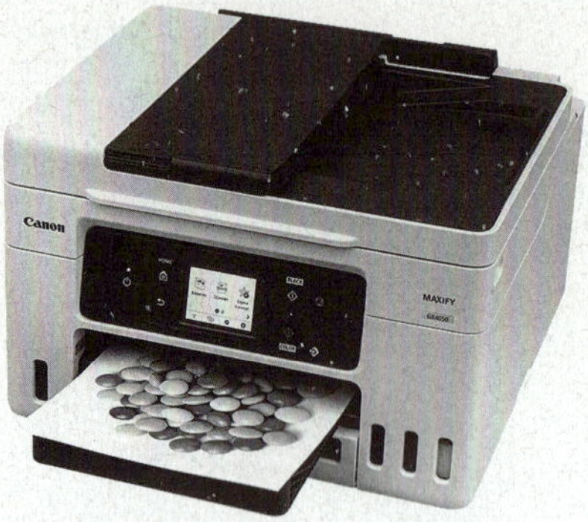

Unser Rat

Testsieger: Bester Tinten-Kombi des Jahres ist Canon Maxify GX4050 (485 Euro), bester Schwarzweiß-Laser-Kombi Canon i-Sensys MF267dw II (410 Euro), bester reiner Laserdrucker Ricoh P 311 (315 Euro). **Preistipp:** Der Epson Workforce WF-2960DWF für nur 120 Euro druckt gut, aber teuer. Viel günstiger arbeiten Flaschendrucker wie der Tinten-Testsieger Canon GX4050.

Fürs Büro oder für Fotos

4+10/2023 Die Farbtinten- und Schwarzweiß-Laserdrucker zeigen im Test großer Unterschiede bei Druckqualität und -kosten.

In den April- und Oktoberausgaben von test haben wir insgesamt 25 neue Drucker präsentiert: 13 Farbtinten-Kombigeräte mit Scan- und Kopierfunktion, 7 Schwarzweiß-Laser-Kombidrucker und 5 reine Schwarzweiß-Laserdrucker. Neben der Druckqualität zeigte der Test besonders bei der Qualität von Kopien große Unterschiede – und bei den Druckkosten.

Drucken im Netzwerk

Alle geprüften Drucker lassen sich entweder per Lan-Kabel oder per WLan-Funk ins heimische Netzwerk integrieren und so mit mehreren PCs, Smartphones und Tablets nutzen. Viele unterstützen beide Techniken. Vorteil Lan: Kabelverbindungen sind schneller, stabiler und sicherer. Vorteil WLan: Es müssen keine Kabel verlegt werden, das ist bequemer.

Bei der Wahl des passenden Druckers sind zunächst zwei Grundfragen zu klären: Reicht ein reiner Drucker, oder soll es ein Kombigerät sein, das auch scannen und kopieren kann? Und: Soll es ein Tinten- oder ein Laserdrucker sein? Beide Systeme zeigten im Prüflabor ihre gewohnten Stärken – aber es gab auch eine Überraschung.

Gestochen scharfes Textbild

Laserdrucker sind besonders bei Büroarbeitern beliebt, denn im Textdruck sind sie schwer zu schlagen. Tatsächlich drucken auch im Testfeld von 2023 ausnahmslos alle Laserdrucker Texte sehr schnell und gestochen scharf. Mit Tinte gedruckte Texte wirken verglichen damit in aller Regel deutlich unschärfer. Eine Ausnahme ist der Epson Workforce Pro WF-C5890DWF: Als einziger Tintendrucker schafft auch dieses Gerät sehr guten Textdruck – wenn auch nicht so schnell wie die schnellsten Laser.

Brillanter Fotodruck bleibt demgegenüber klar die Domäne von Tintendruckern.

Schwarzweiß-Laserdrucker 10/2023

Produkt	Mittlerer Online-preis ca. (Euro)	Netzwerk: Lan/WLan	Drucken	Tonerkosten[1]	Handhabung	Vielseitigkeit	Umwelteigen-schaften	test - QUALITÄTSURTEIL
			50 %	10 %	15 %	5 %	20 %	100 %
Ricoh P 311	315	■/◨[2]	+	++	+	+	○	GUT (2,2)
Kyocera Ecosys PA4500x	370	■/◨[3]	+	++	+	+	○	GUT (2,3)
Canon i-Sensys LBP236dw	270	■/■	+	+	○	+	○	GUT (2,5)
HP Laserjet Pro 3002dw	236	■/■	+	+	○	+	○	GUT (2,5)
HP Laserjet Tank 2504dw	320	■/■	○*)	++	○	+	+	BEFRIEDIGEND (2,9)

Bewertungsschlüssel der Prüfergebnisse: ++ = Sehr gut (0,5–1,5). + = Gut (1,6–2,5). ○ = Befriedigend (2,6–3,5). ⊖ = Ausreichend (3,6–4,5). — = Mangelhaft (4,6–5,5). **Bei gleichem Qualitätsurteil Reihenfolge nach Alphabet.**
***) Führt zur Abwertung.** ■ = Ja. ◨ = Optional.
1) Sind für einen Drucker Patronen in mehreren Größen erhältlich, nutzen wir die jeweils kleinsten verfügbaren Patronen.
2) Per USB-Dongle (IEEE 802.11 Interface Unit Type P16) nachrüstbar. Preis laut Anbieter 77,50 Euro.
3) Per Einbaukarte (IB-37) nachrüstbar. Preis laut Anbieter 220 Euro. **Einkauf der Prüfmuster:** April 2023.

Immerhin sieben der geprüften Modelle drucken Fotos gut, zwei sogar sehr gut: der insgesamt beste Drucker im Test, Canon Maxify GX4050 für stolze 485 Euro, sowie der Epson Workforce WF-2960DWF für nur 120 Euro. Da können Laserdrucker nicht mithalten – die Schwarzweiß-Geräte des Jahres 2023 ohnehin nicht. Sie sind klar auf Büroanwendungen ausgerichtet.

Gute Kopien, schwache Kopien

Im Büro wird natürlich auch fotokopiert – und hier zeigten die Prüfungen deutliche Unterschiede. Nur zwei Tintenkombis von Epson, der Workforce Pro WF-C5890DWF und der Workforce WF-2960DWF, kopieren Text, Grafikseiten und Fotos durchweg gut. Sehr gute Textkopien lieferte nur der beste unter den Laser-Kombidruckern, Canon i-Sensys MF267dw II.

Viele andere zeigen beim Kopieren Schwächen. Bei Fotovorlagen stimmen oft Farbwiedergabe oder Kontrastumfang nicht, Textkopien wirken oft zu fett oder ausgefranst. Eine seltsame Macke zeigt der Laserjet Pro MFP 3102: Textvorlagen kopiert er zwar recht scharf, er schneidet beim Kopieren aber gelegentlich ein wenig an den Rändern ab.

Wer viel druckt, sollte besonders auf die Folgekosten für Tinte beziehungsweise Toner achten. Sie fallen extrem unterschiedlich aus: Die Tinten- und Tonerkosten liegen im diesjährigen Testfeld zwischen 0,5 und 25 Cent für eine Iso-Standardseite mit Text und Grafiken.

Am günstigsten drucken Modelle, die ihren Tinte aus Nachfüllflaschen oder ihren Toner aus Nachfüllbeuteln beziehen. Im aktuellen Testfeld sind das bei Canon die Maxify-Modelle, bei Epson die Ecotank-Drucker und bei HP die Geräte der Smart-Tank-Serie. Solche Drucker kosten zwar oft in der Anschaffung ein bisschen mehr. Dafür bringen sie aber auch schon Tinte oder Toner für viele Tausend Seiten mit, und auch die Nachfüllflaschen und -beutel sind nicht teuer. ■ →

Multifunktionsdrucker 4+10/2023

Produkt	Mittlerer Online-preis ca. (Euro)	Fax	Netzwerk: Lan/WLan	Drucken 30%	Scannen 10%	Kopieren 10%	Tinten- oder Tonerkosten[1] 10%	Handhabung 15%	Vielseitigkeit 5%	Umwelteigen-schaften 20%	test-QUALITÄTS-URTEIL 100%
Farbtinten-Multifunktionsdrucker											
Canon Maxify GX4050	485	■	■/■	+	+	○	++	○	+	+	**GUT (2,0)**
Epson Workforce Pro WF-C5890DWF	470	■	■/■	+	○	+	+	+	+	+	**GUT (2,2)**
Epson Ecotank ET-2820	229	❑	❑/■	+	○	○	++	○	○	+	**GUT (2,4)**
Epson Workforce WF-2960DWF	120	■	■/■	+	○	+	⊖*)	+	+	○	**BEFRIED. (2,6)**
Epson Expression Home XP-4200	103	❑	❑/■	+	○	○	⊖*)	+	○	○	**BEFRIED. (3,0)**
HP Envy Inspire 7920e[2]	159	❑	❑/■	+	+	○	⊖*)	○	○	○	**BEFRIED. (3,1)**
Brother MFC-J4335DW	216	■	❑/■	+	+	⊖*)	+	+	+	○	**BEFRIED. (3,3)**
HP Smart Tank 7605	425	■	■/■	○	+	○	++	⊖*)	+	+	**BEFRIED. (3,3)**
Brother MFC-J5345DW	254	■	■/■	○	+	⊖*)	○	+	++	○	**BEFRIED. (3,4)**
Brother MFC-J6940DW	415	■	■/■	○	+	⊖*)	○	+	++	○	**BEFRIED. (3,4)**
HP Deskjet 2720e[2]	72	❑	❑/■	○	○	⊖*)	⊖	○	⊖	○	**AUSREICH. (4,0)**
Canon Pixma TR4750i	85[3]	■	❑/■	⊖	+	⊖*)	⊖	○	+	○	**AUSREICH. (4,2)**
Canon Pixma TS3550i	75	❑	❑/■	⊖	+	⊖*)	⊖	○	⊖	○	**AUSREICH. (4,5)**
Schwarzweiß-Laser-Multifunktionsdrucker											
Canon i-Sensys MF267dw II	410	■	■/■	+	+	+	+	○	+	○	**GUT (2,2)**
Xerox B315	495	■	■/■	○	○	○	+	+	+	○	**BEFRIED. (2,6)**
HP Laserjet Pro MFP 4102fdw	485	■	■/■	○	○	○	+	+	+	○	**BEFRIED. (2,7)**
Brother DCP-L2550DN	278	❑	■/❑	○*)	○	○	○	+	○	○	**BEFRIED. (3,1)**
Brother MFC-L2750DW	415	■	■/■	○*)	○	○	○	+	+	○	**BEFRIED. (3,1)**
HP Laserjet Pro MFP 3102fdw	410	■	■/■	+	○	⊖*)	+	+	+	○	**BEFRIED. (3,4)**
HP Laserjet Tank MFP 2604sdw	415	❑	■/■	○	+	⊖*)	++	⊖	○	○	**AUSREICH. (3,6)**

Bewertungsschlüssel der Prüfergebnisse: ++ = Sehr gut (0,5–1,5). + = Gut (1,6–2,5). ○ = Befriedigend (2,6–3,5). ⊖ = Ausreichend (3,6–4,5). — = Mangelhaft (4,6–5,5). **Bei gleichem Qualitätsurteil Reihenfolge nach Alphabet.**

***) Führt zur Abwertung.** ■ = Ja. ❑ = Nein.

1) Sind für einen Drucker Patronen in mehreren Größen erhältlich, nutzen wir die jeweils kleinsten verfügbaren Patronen.

2) Für die Untersuchung aktivierten wir HP+. Das Ergebnis ohne HP+ kann abweichen. Für die Benutzung von HP+-Geräten ist ein Benutzeraccount und eine Internetverbindung erforderlich.

3) Preis laut Anbieter-Webseite.

Einkauf der Prüfmuster: November 2022 bis April 2023.

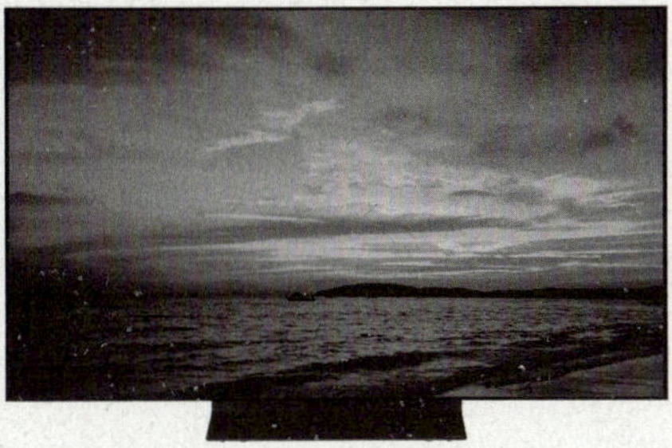

Unser Rat

Testsieger: Von den seit Sommer geprüften Fernsehern liegen zwei 65-Zoll-Modelle und eins mit 55 Zoll gleichauf: LG OLED65C37LA für 2 130 Euro, Samsung GQ65S90CAT für 2 300 Euro und LG OLED55C37LA für 1 550 Euro. Alle haben sehr gutes Bild und sehr guten Ton.
Preistipp: Der günstigste Gute ist kleiner: Sony KD-43X80L für 750 Euro (43 Zoll, 109 Zentimeter).

Großes Kino

2023 Die besten Fernseher des Jahrgangs 2023: Sehr gutes Bild und sehr guter Ton sind erst ab sehr stolzen Preisen zu haben.

Man nehme einen Zollstock, greife von 0 Zentimeter bis 165 Zentimeter – falls die Arme lang genug sind – und halte ihn diagonal an die Wand: So groß ist das Bild eines 65-Zoll-Fernsehers.

Immer mehr Nutzer wollen sich TV-Geräte in derart riesigen Dimensionen in ihr Wohnzimmer stellen. Schon die sehr beliebten 55-Zoll-Modelle mit ihren Diagonalen von 140 Zentimeter sind ziemlich groß und werden schnell zum bestimmenden Element im Wohnzimmer. Wir helfen bei der Auswahl.

Neues Prüfprogramm

Wir zeigen eine Auswahl empfehlenswerter Geräte aus allen Tests des Jahres 2023. Im Sommer haben wir das Prüfprogramm für Fernseher verändert; unter anderem haben Bildqualität und Handhabung mehr Gewicht bekommen. Deshalb lassen sich die Noten der neueren Geräte nicht mit denen der anderen vergleichen – und sie stehen in getrennten Tabellen.

Tabellen mit insgesamt 50 TV-Geräten

Auf den folgenden Seiten zeigen wir die besten Fernseher des Jahres 2023. Die Tabellen I und II enthalten besonders gute Fernseher von LG, Samsung und Sony, die wir nach dem neuen, seit Sommer gültigen Prüfprogramm bewertet haben. Die neuen Modelle der anderen Anbieter waren zu spät im Handel erhältlich und können daher erst in kommenden Veröffentlichungen berücksichtigt werden. Tabelle III listet gute Fernseher auf, die wir nach dem alten Prüfprogramm bewertet haben.

Wer einen aktuellen, sehr großen 65-Zoll-Fernseher mit ausgezeichnetem Bild und Ton kaufen will, zahlt entweder 2130 Euro für den LG OLED65C37LA oder 2300 Euro für den Samsung GQ65S90CAT. Unter den 55-Zollern bietet der LG OLED55C37LA →

Fernseher I 2023

Diese Fernseher haben wir seit August 2023 geprüft. In die Auswahl kamen die jeweils drei besten Modelle eines Anbieters. Bei gleichem Qualitätsurteil wählten wir das günstigere Modell aus, ausreichende wurden nicht aufgenommen.

Produkt	Mittlerer Onlinepreis ca. (Euro)	Bilddiagonale ca. (cm)/(Zoll)	Bild 45 %	Ton 20 %	Handhabung 25 %	Stromverbrauch 10 %	test-QUALITÄTSURTEIL 100 %
65 Zoll Bilddiagonale							
LG OLED65C37LA	2130	165/65	++	++	+	○	GUT (1,7)
Samsung GQ65S90CAT	2300	165/65	++	++	+	○	GUT (1,7)
LG OLED65B39LA	1840	165/65	++	+	+	+	GUT (1,8)
LG OLED65G39LA	2460	165/65	++	+	+	+	GUT (1,8)
Samsung GQ65QN90CAT	2050	165/65	+	++	+	+	GUT (1,9)
Samsung GQ65QN85CAT	1830	165/65	+	++	+	+	GUT (2,0)
Sony XR-65A80L	2400	165/65	+	+	+	○	GUT (2,1)
Sony XR-65X95L	2210	165/65	+	+	○	○	GUT (2,1)
Sony KD-65X85L	1300	165/65	+	+	○	○	GUT (2,4)
55 Zoll Bilddiagonale							
LG OLED55C37LA	1550	140/55	++	++	+	○	GUT (1,7)
LG OLED55B39LA	1450	140/55	++	+	+	○	GUT (1,8)
LG OLED55G39LA	1880	140/55	++	+	+	○	GUT (1,8)
Samsung GQ55QN90CAT	1600	140/55	+	+	+	+	GUT (1,9)
Samsung GQ55S90CAT	1650	140/55	++	+	+	○	GUT (1,9)
Samsung GQ55QN85CAT	1340	140/55	+	+	+	○	GUT (2,1)
Sony XR-55A80L	1910	140/55	+	+	+	○	GUT (2,2)
Sony KD-55X85L	1120	140/55	+	+	○	○	GUT (2,4)
Sony XR-55X90L	1300	140/55	+	○	○	○	GUT (2,4)

Bewertungsschlüssel der Prüfergebnisse: ++ = Sehr gut (0,5–1,5). + = Gut (1,6–2,5). ○ = Befriedigend (2,6–3,5). ⊖ = Ausreichend (3,6–4,5). — = Mangelhaft (4,6–5,5). **Bei gleichem Qualitätsurteil Reihenfolge nach Alphabet.** **Einkauf der Prüfmuster:** April bis Juli 2023.

→ diese Qualität für 1550 Euro. Die günstigste gute Neuheit hat eine Bilddiagonale von 43 Zoll: Sony KD-43X80L für 750 Euro. Das Gerät bietet gutes Bild, aber nur befriedigenden Ton.

Viele Modelle, die wir vorher nach dem alten Prüfprogramm getestet haben, sind seither zwar im Preis gefallen, aber noch immer nicht unbedingt Schnäppchen. Unter ihnen kostet das Gerät mit dem besten Bild in 65-Zoll-Größe immer noch fast 2800 Euro: der Panasonic TX-65LZW2004, sein Schwestermodell mit 55 Zoll kostet 2220 Euro: der Panasonic TX-55LZW2004.

Fernseher II 2023

Diese Fernseher haben wir seit August 2023 geprüft. In die Auswahl kamen die jeweils drei besten Modelle eines Anbieters. Bei gleichem Qualitätsurteil wählten wir das günstigere Modell aus, ausreichende wurden nicht aufgenommen.

Produkt	Mittlerer Onlinepreis ca. (Euro)	Bilddiagonale ca. (cm)/(Zoll)	Bild 45 %	Ton 20 %	Handhabung 25 %	Stromverbrauch 10 %	test-QUALITÄTSURTEIL 100 %
48 bis 50 Zoll Bilddiagonale							
LG OLED48C37LA	1210	122/48	++	+	+	○	GUT (1,9)
Samsung GQ50LS03BGU	1250	127/50	+	+	+	○	GUT (2,3)
Samsung GQ50QN90CAT	1300	127/50	+	+	+	○	GUT (2,3)
Sony KD-50X80L	880	127/50	+	○	+	○	BEFRIED. (2,6)
LG 50UR78006LK	490	127/50	○	+	○	○	BEFRIED. (2,7)
Samsung GQ50Q60CAU	750	127/50	+	⊖*)	+	○	BEFRIED. (3,0)
LG 50QNED816RE	720	127/50	+	–*)	+	○	BEFRIED. (3,3)
42 und 43 Zoll Bilddiagonale							
LG OLED42C37LA	1190	107/42	++	+	+	○	GUT (1,8)
LG 42LX3Q9LA	2890	107/42	++	+	+	○	GUT (1,9)
Samsung GQ43LS03BGU	980	109/43	+	○	+	⊖*)	GUT (2,5)
Sony KD-43X80L	750	109/43	+	○	+	○	GUT (2,5)
Samsung GQ43QN90CAT	1150	109/43	+	○*)	+	○	BEFRIED. (2,6)
LG 43UR78006LK	410	109/43	+	+	○	⊖*)	BEFRIED. (2,8)
Samsung GQ43Q60CAU	640	109/43	+	⊖*)	+	○	BEFRIED. (2,8)
32 Zoll Bilddiagonale							
Samsung GQ32Q50AEU	440	81/32	○	○*)	+	○	BEFRIED. (3,0)

Bewertungsschlüssel der Prüfergebnisse: ++ = Sehr gut (0,5–1,5). + = Gut (1,6–2,5). ○ = Befriedigend (2,6–3,5). ⊖ = Ausreichend (3,6–4,5). – = Mangelhaft (4,6–5,5). **Bei gleichem Qualitätsurteil Reihenfolge nach Alphabet.**
***) Führt zur Abwertung.** **Einkauf der Prüfmuster:** April bis Juli 2023.

OLED führt die Tabellen an

Für gute bis sehr gute Noten in der Bildqualität müssen unter anderem Farbe und Kontrast eines Fernsehers ausgewogen sein, es sollte keine Farbverschiebungen geben, das Bild darf auch bei schnellen Bewegungen nicht ruckeln oder Artefakte bilden. Unter den aktuellen Modellen führen in den Größenklassen 42 Zoll bis 65 Zoll meist OLED-Fernseher das Feld an. Jeder Pixel ist hier eine eigene Lichtquelle, weshalb er im ausgeschalteten Zustand schwarz ist – darum werden hier dunkle Bildbereiche besonders gut dargestellt. Die ältere und →

Fernseher III 2023

Diese guten Fernseher aus den Tests bis Juli 2023 sind noch erhältlich. Die Ergebnisse sind aufgrund eines geänderten Prüfprogramms nicht direkt mit denen in den Tabellen I und II vergleichbar.

Produkt	Mittlerer Online-preis ca. (Euro)	Bilddiago-nale ca. (cm)/(Zoll)	Bild 40 %	Ton 20 %	Hand-habung 20 %	Vielsei-tigkeit[1] 10 %	Umwelt-eigen-schaften[1] 10 %	test-QUALITÄTS-URTEIL 100 %
65 Zoll Bilddiagonale								
Sony XR-65A75K	1840	165/65	+	++	+	++	○	GUT (1,8)
Panasonic TX-65LZW2004	2790	165/65	++	+	+	++	○	GUT (1,9)
Grundig 65 GOB 9280	1670	165/65	+	+	+	+	○	GUT (2,1)
Philips 65OLED707	1690	165/65	+	+	○	++	○	GUT (2,1)
Philips 65OLED807	2640	165/65	+	+	○	++	○	GUT (2,1)
Hisense 65U87HQ	1350	165/65	+	+	+	++	+	GUT (2,2)
Grundig 65 GUB 7240	700	165/65	+	+	○	+	+	GUT (2,4)
55 Zoll Bilddiagnonae								
Panasonic TX-55LZW2004	2220	140/55	++	+	+	++	○	GUT (1,9)
Grundig 55 GOB 9280	1100	140/55	+	++	+	+	○	GUT (2,0)
Philips 55OLED707	1160	140/55	+	+	○	++	○	GUT (2,1)
Hisense 55A85H	1190	140/55	+	○	+	++	○	GUT (2,2)
Hisense 55U87HQ	905	140/55	+	+	+	++	+	GUT (2,2)
We by Loewe We See 55	1500	140/55	+	+	○	++	○	GUT (2,4)
48 und 49 Zoll Bilddiagonale								
Philips 48OLED807	1310	122/48	+	+	○	++	○	GUT (2,1)
Hisense 48A85H	1090	122/48	+	○	+	++	○	GUT (2,2)
Philips 48OLED707	1060	122/48	+	+	○	++	○	GUT (2,2)
Panasonic TX-49LXW944	1000	124/49	+	○	+	++	○	GUT (2,3)

Bewertungsschlüssel der Prüfergebnisse: ++ = Sehr gut (0,5–1,5). + = Gut (1,6–2,5). ○ = Befriedigend (2,6–3,5). ⊖ = Ausreichend (3,6–4,5). — = Mangelhaft (4,6–5,5). **Bei gleichem Qualitätsurteil Reihenfolge nach Alphabet.**
1) Dieses Urteil wurde bis Juli 2023 verwendet.
Einkauf der Prüfmuster: September bis Dezember 2022.

→ oft günstigere LCD-Technik arbeitet im Unterschied dazu mit Hintergrundbeleuchtung. Ihr Vorteil: Große weiße Flächen wie Schneelandschaften stellt sie oft besser dar.

Wer für seinen Fernseher nicht zu viel Geld ausgeben kann oder möchte, muss häufig mit Nachteilen leben. Kleinere und günstigere Modelle schwächeln zum Beispiel beim Ton. Dünner Ton und schwache Bässe lassen sich aber mit externen Lautsprechern ausgleichen. Die günstigste gute Soundbar aus unserem Test des Jahres 2023 kostet 535 Euro: Die JBL Bar 500 mit separater Bassbox (siehe S. 128). ■

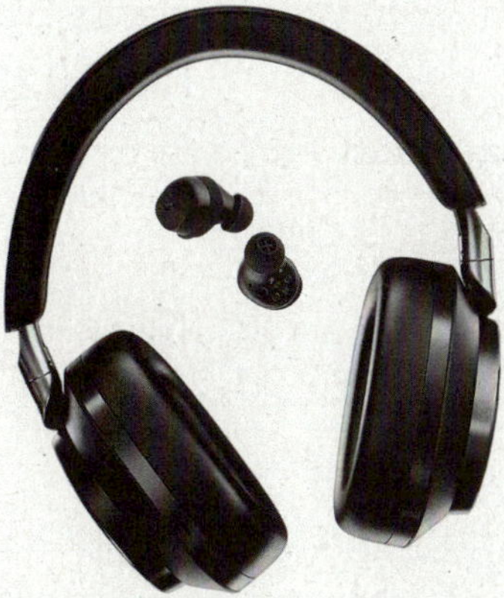

Unser Rat

Testsieger: Beste der Auswahl sind die Bügelmodelle Bowers & Wilkins PX8 (640 Euro) und Sennheiser Momentum 4 Wireless (299 Euro). Am besten klingen die Apple In-Ears AirPods Pro (2. Generation) für 289 Euro.
Preistipp: Der günstigste gute In-Ear ist Hama Spirit Pure für 49 Euro.
Umwelttipp: Geben Sie ausgediente Kopfhörer gratis bei großen Elektrogerätehändlern ab.

Eine Party für die Ohren

5+7+11/2023 Klangspezialisten, Nervenschoner und Akkumonster – in unserer Auswahl findet jeder einen geeigneten Kopfhörer.

Die wenigsten Kopfhörer sind Tausendsassas. Der eine klingt spitze, der andere hält beim Joggen besser im Ohr. Manche glänzen mit langer Laufzeit, andere blenden tipptopp Umgebungsgeräusche aus. Die folgenden Tabellen mit allen Kopfhörern aus den Veröffentlichungen der Zeitschrift test des Jahres 2023 helfen, den ganz persönlichen Testsieger zu finden. Sie zeigen kleine In-Ears, die im Gehörgang sitzen, und große Bügelkopfhörer, deren Polster auf den Ohren aufliegen oder sie umschließen. Alle sind kabellose Bluetooth-Kopfhörer.

Wissenswert: Wir passen unsere Tests regelmäßig technischen Entwicklungen an. Weil wir seit test 11/2023 das Prüfprogramm und die Auswertung verändert haben, sind die Ergebnisse in den Tabellen aus test 11/2023 nicht 1:1 mit den Ergebnissen in den anderen Tabellen vergleichbar.

Lärm einfach ausblenden

Aktive Geräuschunterdrückung (ANC) funktioniert so: Mikrofone an den Ohrhörern messen Umgebungsgeräusche. In den Hörern wird elektronisch Gegenschall erzeugt, der die Geräusche aufhebt. Ein lauter Sitznachbar im Zug ist trotzdem noch zu hören – nur leiser. Hintergrundgemurmel im Großraumwagen blenden Geräte mit gutem ANC dagegen aus.

Spitzenklang ist selten

Die meisten der Kopfhörer klingen gut, aber nur einer sehr gut: Apples AirPods Pro (2. Generation) haben einen angenehmen, ausgewogenen und präzisen Ton. Die winzigen In-Ears beweisen, dass nicht nur große Bügelkopfhörer grandios klingen können.

Auch in einem weiteren Prüfpunkt ragen die Airpods heraus: der aktiven Geräuschreduzierung (siehe auch Kasten links). Sie blenden Umgebungsgeräusche tadellos aus, das gelingt nicht vielen Kopfhörern. →

In-Ear-Kopfhörer I 11/2023

Produkt	Mittlerer Onlinepreis ca. (Euro)	Laufzeit ca. (h:min)	Ton	Aktive Geräuschreduzierung	Tragekomfort und Handhabung	Akku	Haltbarkeit	Schadstoffe	test-QUALITÄTSURTEIL
			50%	10%	20%	15%	5%	0%	100%
Yamaha TW-E3C	97,50	8:30	+	Entfällt	+	+	++	++	GUT (1,9)
JBL Tour Pro 2	240	8:15	+	+	+	++	++	++	GUT (2,0)
OnePlus Buds Pro 2	165	6:00	+	++	○	○	++	++	GUT (2,1)
Sony WF-C700N	99	8:30	+	+	+	○	++	++	GUT (2,1)
Jabra Elite 4	81	5:45	+	+	+	○	++	++	GUT (2,2)
JBL Tune Beam	89	11:45	+	○	+	++	+	++	GUT (2,2)
Huawei FreeBuds 5i	95,50	6:15	+	+	○	○	++	++	GUT (2,3)
OnePlus Nord Buds 2	69	5:45	+	○	○	○	++	++	GUT (2,5)
Teufel Airy TWS	100[1)]	6:30	○	Entfällt	+	○	+	++	BEFRIED. (2,7)
Bowers & Wilkins Pi7 S2	315	3:45	+	++	+	⊖*)	++	++	BEFRIED. (2,8)
Bowers & Wilkins Pi5 S2	238	4:00	+	+	+	⊖*)	++	++	BEFRIED. (2,9)
Fresh 'n Rebel Twins 3+	70	6:15	⊖*)	Entfällt	+	+	++	2)	BEFRIED. (3,1)
Huawei FreeBuds 5	155	3:15	+	⊖*)	○	○	++	++	BEFRIED. (3,3)
JBL Live Flex	150	6:00	○	–*)	○	○	⊖	2)	AUSREICH. (4,3)

Bewertungsschlüssel der Prüfergebnisse: ++ = Sehr gut (0,5–1,5). + = Gut (1,6–2,5). ○ = Befriedigend (2,6–3,5). ⊖ = Ausreichend (3,6–4,5). – = Mangelhaft (4,6–5,5). **Bei gleichem Qualitätsurteil Reihenfolge nach Alphabet.**
***) Führt zur Abwertung.** **1)** Preis laut Anbieter-Webseite. **2)** Nicht geprüft. Hautberührende Teile sind aus Hartplastik; polyzyklische aromatische Kohlenwasserstoffe (PAK) kommen aber vorwiegend über Weichmacher in Kunststoffe.
Einkauf der Prüfmuster: März bis Mai 2023.

Fußnoten für Tabelle Bügelkopfhörer I (S. 96): **1)** Wenig hilfreiche Ansage des Akkustands und mittelmäßige Laufzeit. **2)** Nach den Falltests zeigte sich bei einem von drei Prüfmustern ein Totalschaden, zwei waren nur noch sehr eingeschränkt nutzbar. **3)** Entfällt. **Einkauf der Prüfmuster:** März bis Mai 2023.

Fußnoten für Tabelle Bügelkopfhörer II (S. 96): **1)** Preis laut Anbieter-Webseite. **2)** Ohne Berücksichtigung der zusätzlichen Ladefunktion über Solarzelle im Bügel. **3)** Entfällt. **Einkauf der Prüfmuster:** April 2022 bis Januar 2023.

→ Sehr gut schneiden dabei nur vier weitere Modelle ab, ausnahmslos In-Ears: Bose QuietComfort Earbuds II, Bowers & Wilkins Pi7 S2, OnePlus Buds Pro 2 und Sennheiser Momentum True Wireless 3.

Eine effiziente Geräuschreduzierung und einen tollen Klang bieten die Winzlinge aber nur, wenn sie perfekt im Ohr sitzen und den Gehörgang abdichten. Dann eignen sie sich in der Regel auch besser für den Sport als große Bügelkopfhörer, die bei stärkeren Bewegungen schnell verrutschen. In-Ears haben allerdings auch Nachteile: Nicht jeder mag den dauerhaften Druck im Ohr und die Akkulaufzeit ist im Vergleich zu Bügelkopfhörern teils deutlich kürzer.

In-Ear-Kopfhörer II 5/2023

Produkt	Mittlerer Onlinepreis ca. (Euro)	Laufzeit ca. (h:min)	Ton	Aktive Geräuschreduzierung	Tragekomfort und Handhabung	Akku	Haltbarkeit	Schadstoffe	test-QUALITÄTSURTEIL
			50 %	10 %	20 %	15 %	5 %	0 %	100 %
Apple AirPods Pro (2. Generation)	289	6:45	++	++	+	+	++	++	GUT (1,8)
Bose QuietComfort Earbuds II	256	7:30	+	++	+	+	++	++	GUT (1,8)
Sennheiser Momentum True Wireless 3	209	7:15	+	++	+	+	++	++	GUT (1,8)
Sennheiser Sport True Wireless	112	7:15	+	Entfällt	+	+	++	++	GUT (1,9)
Beyerdynamic Free Byrd	214	11:00	+	+	○	++	++	++	GUT (2,0)
Jabra Elite 5	130	6:45	+	+	+	+	++	++	GUT (2,0)
OnePlus Buds Pro	149	6:00	+	+	○	+	++	++	GUT (2,0)
Oppo Enco X2	217	7:45	+	+	○	+	++	++	GUT (2,0)
Sony LinkBuds S	145	6:45	+	+	+	+	++	++	GUT (2,0)
Google Pixel Buds Pro	183	7:15	+	+	+	+	++	++	GUT (2,1)
Hama Spirit Pure	49	5:30	+	Entfällt	+	○	++	++	GUT (2,1)
Jabra Elite 4 Active	102	8:30	+	+	+	+	++	++	GUT (2,1)
JBL Live Pro 2 TWS	134	9:45	+	+	○	++	++	++	GUT (2,1)
JVC HA-A30T	80	7:15	+	+	○	○	++	++	GUT (2,1)
Libratone Track+ (2. Generation)	138[1)]	12:30	+	+	○	++	++	++	GUT (2,1)
Samsung Galaxy Buds2 Pro	191	8:30	+	+	○	++	++	++	GUT (2,1)
Skullcandy Mod	60	8:00	+	Entfällt	+	++	+	++	GUT (2,1)

Bewertungsschlüssel der Prüfergebnisse: ++ = Sehr gut (0,5–1,5). + = Gut (1,6–2,5). ○ = Befriedigend (2,6–3,5). ⊖ = Ausreichend (3,6–4,5). — = Mangelhaft (4,6–5,5). **Bei gleichem Qualitätsurteil Reihenfolge nach Alphabet.** **Einkauf der Prüfmuster:** bis Oktober 2022.

Einer läuft und läuft und läuft

Der Akku des Bügelmodells JBL Tune 720BT hält stolze 94 Stunden und 30 Minuten durch. Das ist die längste von uns je bei einem Kopfhörer gemessene Laufzeit. Manche In-Ears der aktuellen Auswahl machen schon nach etwas über drei Stunden schlapp, die besten schaffen zwölfeinhalb Stunden. Weiteres Plus der Bügelkopfhörer: Ist der Akku leer, kann man sie am mitgelieferten Audiokabel weiternutzen.

Keine Schadstoffe im Polster

Für einige Kopfhörer war unser Falltest zu hart. Dabei lassen wir sie zehnmal aus 1,80 Meter Höhe auf Steinboden fallen, die Ergebnisse finden Sie in der Tabelle unter „Haltbarkeit". Besonders empfindlich war der Bügelkopfhörer JBL Tune 520BT.

Eine gute Nachricht zum Schluss: Schadstoffe in bedenklichen Mengen haben wir in keinem Gerät gefunden, wir prüfen Ohr- und Kopfpolster aufwendig darauf. ■ →

Bügelkopfhörer I 11/2023

Produkt	Mittlerer Onlinepreis ca. (Euro)	Bauart: Over-Ear/ On-Ear	Laufzeit ca. (h:min)	Ton 50%	Aktive Geräusch-reduzierung 10%	Tragekomfort u. Handhabung 20%	Akku 15%	Haltbarkeit 5%	Schadstoffe 0%	test-QUALITÄTSURTEIL 100%
JBL Tune 720BT	75	■/❑	94:30	+	3)	○	++	++	++	GUT (2,0)
Fresh 'n Rebel Clam 2	65	■/❑	76:15	+	3)	○	++	++	++	GUT (2,1)
Sony WH-CH520	52	❑/■	58:45	○	3)	○	++	++	++	GUT (2,2)
Sony WH-CH720N	105	■/❑	46:15	+	○	○	++	++	++	GUT (2,2)
JBL Tour One M2	280	■/❑	47:00	+	+	○	++	○	++	GUT (2,3)
Fresh 'n Rebel Clam 2 ANC	96	■/❑	38:15	○	○	○	+	++	++	GUT (2,5)
Valco VMK25	199	■/❑	51:30	+	+	○	+	⊖*)	++	BEFRIED. (2,6)
Yamaha YH-E700B	293	■/❑	25:00	○	○	○	⊖*)1)	++	+	BEFRIED. (2,8)
JBL Tune 520BT	55	❑/■	58:45	+	3)	○	++	–*)2)	++	BEFRIED. (3,5)

Bewertungsschlüssel und Fußnoten siehe Tabelle Seite 94 „In-Ear-Kopfhörer I". ■ =Ja. ❑ = Nein.

Bügelkopfhörer II 7/2023

Produkt	Mittlerer Onlinepreis ca. (Euro)	Bauart: Over-/On-Ear	Laufzeit ca. (h:min)	Ton 50%	Aktive Geräusch-reduzierung 10%	Tragekomfort u. Handhabung 20%	Akku 15%	Haltbarkeit 5%	Schadstoffe 0%	test-QUALITÄTSURTEIL 100%
Bowers & Wilkins PX8	640	■/❑	40:00	+	+	+	++	++	++	GUT (1,7)
Sennheiser Momentum 4 Wireless	299	■/❑	51:15	+	+	+	++	++	+	GUT (1,7)
Bowers & Wilkins PX7 S2	360	■/❑	42:45	+	○	+	++	++	++	GUT (1,8)
Teufel Real Blue (2021)	119 1)	■/❑	49:15	+	3)	+	++	○	++	GUT (1,9)
Shure Aonic 40	269	■/❑	35:00	+	+	+	+	+	+	GUT (2,0)
Sony WH-1000XM5	350	■/❑	29:45	+	+	○	+	++	++	GUT (2,0)
Technics EAH-A800	350	■/❑	66:15	+	+	○	++	++	++	GUT (2,0)
Philips TAH8506	120	■/❑	49:45	+	○	+	++	++	++	GUT (2,1)
Kef Mu7	400	■/❑	69:00	+	+	+	++	⊖*)	+	GUT (2,2)
Soundcore Space Q45	148	■/❑	41:30	+	+	○	++	+	++	GUT (2,2)
Adidas RPT-02 Sol	199	❑/■	65:30 2)	○	3)	○	++ 2)	++	++	GUT (2,4)
Audio-Technica ATH-M20xBT	89	■/❑	61:00	○	3)	+	++	+	++	GUT (2,4)

Bewertungsschlüssel und Fußnoten siehe Tabelle Seite 94 „In-Ear-Kopfhörer I". ■ =Ja. ❑ = Nein.

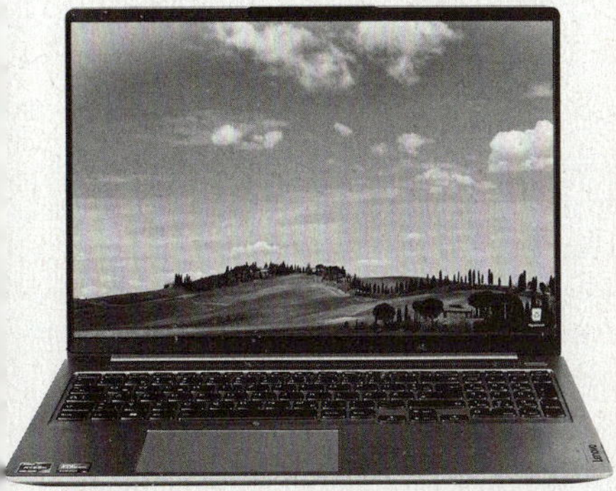

Unser Rat

Testsieger: Top-Notebook ist Apples MacBook Pro 16" M2 (2 780 Euro). Die Top-Ultrabooks sind MacBooks, darunter das Pro 13" M2 (1 450 Euro). Samsungs Galaxy Book2 Pro 360 13 ist der beste Hybrid-PC (1 220 Euro).
Preistipp: Ein Schnäppchen-Notebook ist Acer Aspire 3 (530 Euro), günstigste gute Ultrabooks sind Lenovo Yoga Slim 7 Pro und Huawei MateBook 14 für je 750 Euro.

Typfrage

1 + 3 + 9/2023 Welcher Laptop-Typ die richtige Wahl ist, hängt vom Einsatz-Zweck ab. Gute Modelle gibt es in allen Bauformen.

Insgesamt 38 gute Laptops stehen auf den folgenden Seiten zur Auswahl. Wie soll man sich da für ein bestimmtes Gerät entscheiden? Am besten, indem man sich eine grundlegende Frage stellt: Wozu soll der Rechner in erster Linie dienen?

Der hauptsächliche Einsatz-Zweck entscheidet darüber, welcher Laptop-Typ die beste Wahl ist. Wir haben vier verschiedene Arten mobiler Computer geprüft, von denen jede Stärken und Schwächen hat, wie unser Überblickt zeigt.

Mehr Anschlüsse gefällig?

Anschlüsse sind bei modernen Laptops mitunter Mangelware: Buchsen für Lan-Netzwerkkabel und Slots für Speicherkarten fehlen oft komplett, die ein oder zwei USB-C-Anschlüsse sind schnell belegt. Falls Ihnen im Alltag bestimmte Anschlüsse fehlen, kann eine Dockingstation Abhilfe schaffen: Gute Modelle gibt es ab knapp 90 Euro (siehe S. 84).

Notebooks: Arbeitstiere für zu Hause

Notebooks (siehe S. 98 und 99) eignen sich besonders für Menschen, die ihren Computer primär zu Hause verwenden und keine Abstriche bei der Ausstattung machen möchten. Die Geräte bringen oft recht kräftige Prozessoren, große Bildschirme und relativ viele Anschlüsse mit. Sie sind dadurch aber auch vergleichsweise klobig und schwer – also nicht ideal für unterwegs.

Apples MacBook Pro 16" M2 Pro ist das beste, mit 2780 Euro aber auch das teuerste Notebook im Test. Wer kein High-End-Gerät braucht, kann locker sparen: In unseren Tabellen stehen neun Notebooks, die gut abschneiden und weniger als 1000 Euro kosten. Zu den besten unter ihnen zählt Huaweis MateBook D 16 für 800 Euro. Ein echtes Schnäppchen ist das Acer Aspire 3 für gerade mal 530 Euro. →

Notebooks I 9/2023

Neues Prüfprogramm

Wir haben unser Prüfprogramm zum Testbericht in test 9/2023 aktualisiert. Die Ergebnisse in den Tabellen aus test 9/2023 sind daher nicht direkt mit den Ergebnissen der anderen Tabellen vergleichbar. **Die wichtigsten Änderungen:** Wir stellen in vielen Punkten strengere Anforderungen als zuvor, die Akkulaufzeiten beim Surfen und Videoabspielen prüfen wir nun beide mit mittlerer Display-Helligkeit (beim Surfen haben wir vorher maximale Helligkeit verwendet), die oft als Webcam eingesetzte Frontkamera bewerten wir jetzt per Videochat statt über die Bildqualität von mit ihr erstellen Aufnahmen.

Produkt	Mittlerer Onlinepreis ca. (Euro)[1]	Geprüft mit Betriebssystem	Funktionen	Bildschirm	Akku	Handhabung	Vielseitigkeit	test-QUALITÄTSURTEIL
			30 %	20 %	20 %	20 %	10 %	100 %
Notebooks mit etwa 40 Zentimeter Bilddiagonale (etwa 15 oder 16 Zoll)								
Lenovo IdeaPad 5 Pro 16ARH7 (82SN007TGE)	1 230	Windows 11 Home 22H2	+	++	++	+	+	GUT (1,8)
Acer Aspire 5 A515-58M-78DX	1 070	Windows 11 Home 22H2	+	+	++	+	+	GUT (2,1)
Samsung Galaxy Book3 (NP750XFG-KA7DE)	1 120	Windows 11 Home 22H2	+	+	++	+	+	GUT (2,1)
Asus Vivobook 15 OLED X1505VA-L1067W	1 280	Windows 11 Home 22H2	+	+	+	○	+	GUT (2,2)
Dell Inspiron 16 5635 (cn56302sc)	850[2]	Windows 11 Home 22H2	+	+	++	○	+	GUT (2,2)
Huawei MateBook D 16 (53013DCX)	800	Windows 11 Home 22H2	+	+	+	+	+	GUT (2,2)
HP Pavilion 15-eh3077ng	805	Windows 11 Home 22H2	+	+	+	+	+	GUT (2,3)
Acer Aspire 3 A315-24P-R1UP	530	Windows 11 Home 22H2	○	+	+	+	+	GUT (2,4)
Asus Vivobook 16 M1605YA-MB055W	795	Windows 11 Home 22H2	+	+	+	○	+	GUT (2,4)
HP Pavilion 15-eh3056ng	720	Windows 11 Home 22H2	+	+	+	+	+	GUT (2,4)
Dell Inspiron 15 3520 (cn32010)	630[2]	Windows 11 Home 22H2	○	+	○	○	+	GUT (2,5)
Lenovo V15 G4 AMN (82YU00JYGE)	620	Windows 11 Pro 22H2	○	○	+	+	+	BEFRIEDIGEND (2,7)

Bewertungsschlüssel der Prüfergebnisse: ++ = Sehr gut (0,5–1,5). + = Gut (1,6–2,5). ○ = Befriedigend (2,6–3,5). ⊖ = Ausreichend (3,6–4,5). — = Mangelhaft (4,6–5,5). **Bei gleichem Qualitätsurteil Reihenfolge nach Alphabet.**

1) Stand: August 2023.

2) Preis laut Anbieter-Website (Stand: Juli 2023). **Einkauf der Prüfmuster:** April bis Mai 2023.

Notebooks II 9/2023

Produkt	Mittlerer Online-preis ca. (Euro)[1]	Geprüft mit Betriebs-system	Funk-tionen 30 %	Bild-schirm 20 %	Akku 20 %	Hand-ha-bung 20 %	Viel-seitig-keit 10 %	test-QUALITÄTS-URTEIL 100 %
Notebooks mit etwa 44 Zentimeter Bilddiagonale (etwa 17 Zoll)								
HP Envy 17-cr0075ng	1 280	Windows 11 Home 22H2	+	+	+	+	+	**GUT (2,1)**
Acer Aspire 5 A517-53G-78VR	1 100	Windows 11 Home 22H2	+	+	○	○	+	**GUT (2,3)**
Asus Vivobook S17X S1703ZA-AU135W	885	Windows 11 Home 22H2	+	+	○	+	+	**GUT (2,3)**
Lenovo IdeaPad 3 17IAU7 (82RL0062GE)	895	Windows 11 Home 22H2	+	+	○	○	+	**GUT (2,5)**

Bewertungsschlüssel der Prüfergebnisse: ++ = Sehr gut (0,5–1,5). + = Gut (1,6–2,5). ○ = Befriedigend (2,6–3,5). ⊖ = Ausreichend (3,6–4,5). — = Mangelhaft (4,6–5,5). **Bei gleichem Qualitätsurteil Reihenfolge nach Alphabet.**
1) Stand: August 2023. **Einkauf der Prüfmuster:** April bis Mai 2023.

Notebooks III 3/2023

Produkt	Mittlerer Online-preis ca. (Euro)[1]	Geprüft mit Betriebs-system	Funk-tionen 30 %	Bild-schirm 20 %	Akku 20 %	Hand-ha-bung 20 %	Viel-seitig-keit 10 %	test-QUALITÄTS-URTEIL 100 %
Notebooks mit etwa 40 Zentimeter Bilddiagonale (etwa 16 Zoll)								
Apple MacBook Pro 16" M2 Pro (MNW83D/A)[2]	2 780	MacOS 13.2	++	++	++	+	+	**SEHR GUT (1,5)**
Samsung Galaxy Book3 Ultra (NP960XFH-XA1DE)[3]	2 270	Windows 11 Home 22H2	+	++	++	+	+	**GUT (1,7)**

Bewertungsschlüssel der Prüfergebnisse: ++ = Sehr gut (0,5–1,5). + = Gut (1,6–2,5). ○ = Befriedigend (2,6–3,5). ⊖ = Ausreichend (3,6–4,5). — = Mangelhaft (4,6–5,5).
1) Stand: August 2023. **2)** Veröffentlicht auf test.de im März 2023. **3)** Veröffentlicht auf test.de im Mai 2023.
Einkauf der Prüfmuster: Januar bis März 2023.

→ Ultrabooks: Kompakte für unterwegs

Ultrabooks (siehe S. 100) sind besonders flach und leicht, zudem punkten sie häufig mit sehr ausdauernden Akkus – das macht sie zu idealen Reisebegleitern. Die kompakte Bauweise bringt allerdings auch ein paar Nachteile mit sich: So haben Ultrabooks im Vergleich zu Notebooks meist weniger Anschlüsse und kleinere Displaydiagonalen – üblich sind rund 34 oder 36 Zentimeter.

Die zwei besten Ultrabooks stammen von Apple: Es handelt sich um MacBooks mit Apples hauseigenen M2-Prozessoren und anbietertypischem Preisniveau – das güns- →

Ultrabooks 1/2023

Produkt	Mittlerer Online-preis ca. (Euro)[1]	Geprüft mit Betriebs-system	Funk-tionen	Bild-schirm	Akku	Hand-ha-bung	Viel-seitig-keit	test-QUALITÄTS-URTEIL
			30 %	20 %	20 %	20 %	10 %	100 %
Apple MacBook Pro 13" M2 (MNEP3DA)	1450	MacOS 12.6	++	+	++	+	+	**GUT (1,6)**
Apple MacBook Pro 14" M2 Pro (MPHE3D/A)[2]	2250	MacOS 13.2	++	++	+	+	+	**GUT (1,6)**
Apple MacBook Air M2 (MLXY3D/A)	1240	MacOS 12.6	++	+	+	+	+	**GUT (1,7)**
LG Gram 14Z90Q-G.AA54G	1100[4]	Windows 11 Home 21H2	+	+	++	+	+	**GUT (1,7)**
Samsung Galaxy Book2 Pro 13 (NP930XED-KA1DE)	1030	Windows 11 Home 21H2	+	++	++	+	+	**GUT (1,8)**
Microsoft Surface Laptop 5 13,5" (QZI-00005)[3]	1100	Windows 11 Home 22H2	+	+	+	+	○	**GUT (1,9)**
Acer Swift 3 SF314-512-50F6	915	Windows 11 Home 21H2	+	+	++	+	+	**GUT (2,0)**
Asus Vivobook Pro 14 OLED K3400PA-KM162W	1010[4]	Windows 11 Home 21H2	+	++	+	+	+	**GUT (2,0)**
Dell Inspiron 14 5420 (cn54614sc)	1000[4]	Windows 11 Home 21H2	+	+	+	+	+	**GUT (2,0)**
Lenovo Yoga Slim 7 Pro 14IHU5 (82NC00F8GE)	750	Windows 11 Home 21H2	+	+	++	○	○	**GUT (2,0)**
Huawei MateBook 14 53012PEY (KLVD-WFH9)	750[4]	Windows 11 Home 21H2	+	+	+	+	+	**GUT (2,1)**
HP ProBook 440 G9 (5Y3Z3EA#ABD)	1230	Windows 11 Pro 21H2	+	+	+	+	+	**GUT (2,2)**
Microsoft Surface Laptop Go 2 (8QF-00027)	840	Windows 11 Home 21H2	+	+	+	+	○	**GUT (2,2)**

Bewertungsschlüssel der Prüfergebnisse: ++ = Sehr gut (0,5–1,5). + = Gut (1,6–2,5). ○ = Befriedigend (2,6–3,5). ⊖ = Ausreichend (3,6–4,5). — = Mangelhaft (4,6–5,5). **Bei gleichem Qualitätsurteil Reihenfolge nach Alphabet.**
1) Stand: August 2023. **2)** Veröffentlicht auf test.de im März 2023. **3)** Veröffentlicht auf test.de im Februar 2023.
4) Stand: November 2022. **Einkauf der Prüfmuster:** August 2022 bis Januar 2023.

→ tigere Modell kostet 1450 Euro. Die geprüften Windows-Geräte sind allesamt preiswerter. Das größte Schnäppchen ist Lenovos Yoga Slim 7 Pro für 750 Euro.

Hybride: Flexibilität für alle Fälle
Die hybriden Computer im Test (siehe S. 101) lassen sich dank eines Touchscreens wahlweise wie ein Ultrabook oder wie ein Tablet nutzen. Das macht sie besonders flexibel. Um die Geräte als Tablet zu verwenden, klappt man die Tastatur bei Convertibles nach hinten, bei Detachables kann man sie ganz vom Bildschirm trennen – dadurch sind Detachables im Tablet-Modus handlicher und leichter als Convertibles.

Convertibles und Detachables 1/2023

Produkt	Mittlerer Online-preis ca. (Euro)[1]	Geprüft mit Betriebssystem	Funktionen 30 %	Bildschirm 20 %	Akku 20 %	Handhabung 20 %	Vielseitigkeit 10 %	test-QUALITÄTSURTEIL 100 %
Convertibles								
Samsung Galaxy Book2 Pro 360 13 (NP930QED-KA1DE)	1220[7]	Windows 11 Home 21H2	+	++	++	+	+	GUT (1,7)
Lenovo Yoga 7 14ARB7 (82QF0046GE)	1370	Windows 11 Home 21H2	+	++	+	+	+	GUT (1,8)
Microsoft Surface Laptop Studio (THR-00005)[2]	1610	Windows 11 Home 21H2	+	+	++	+	+	GUT (1,8)
Acer Spin 3 SP313-51N-55CS	1100[7]	Windows 11 Home 21H2	+	+	++	+	+	GUT (1,9)
Asus ExpertBook B5 Flip B5402FEA-HY0197X	950	Windows 11 Pro 21H2	+	+	++	+	+	GUT (1,9)
Dell Inspiron 14 7420 2-in-1 (cn74208sc)[3]	1130[7]	Windows 11 Home 21H2	+	+	+	+	+	GUT (2,1)
HP Pro x360 435 G9 (6A261EA#ABD)[4]	1190	Windows 11 Pro 21H2	+	+	+	+	+	GUT (2,2)
Detachables (Tablets mit Tastatur)								
Microsoft Surface Pro 9 (i5, 256 GB, 8 GB)[5][6]	1490	Windows 11 Home 22H2	+	+	+	+	○	GUT (1,9)
Microsoft Surface Pro 9 (SQ 3, 256 GB, 8 GB)[5][6]	1770	Windows 11 Home für ARM 22H2	+	+	++	+	+	GUT (1,9)

Bewertungsschlüssel der Prüfergebnisse: ++ = Sehr gut (0,5–1,5). + = Gut (1,6–2,5). ○ = Befriedigend (2,6–3,5). ⊖ = Ausreichend (3,6–4,5). — = Mangelhaft (4,6–5,5). **Bei gleichem Qualitätsurteil Reihenfolge nach Alphabet.**

1) Stand: August 2023.
2) Geprüft mit optional erhältlichem Stift Slim Pen 2.
3) Geprüft mit optional erhältlichem Stift Active Pen PN5122W.
4) Geprüft mit optional erhältlichem Stift Slim Pen 630W7AA#AC3 und Slim Pen Ladegerät.
5) Veröffentlicht auf test.de im Februar 2023.
6) Geprüft mit optional erhältlicher Tastatur und Stift Surface Pro Signature Keyboard mit Slim Pen 2.
7) Stand: November 2022.

Einkauf der Prüfmuster: August bis Dezember 2022.

Beide Bauformen haben Ultrabook-ähnliche Displaydiagonalen – meist sind es zwischen 33 und 36 Zentimeter. Auch sonst ähneln die Hybridrechner in einigen Punkten den Ultrabooks: Sie lassen sich recht gut transportieren, da sie kompakt gebaut sind – aber sie bringen häufig nur relativ wenige Anschlüsse mit.

Das beste Convertible ist das Samsung Galaxy Book2 Pro 360 13 für 1220 Euro. Wer sparen will, greift stattdessen zum Asus ExpertBook B5 Flip, das 950 Euro kostet.

Beide Detachables im Test kamen auf die Note 1,9. Die Variante mit Intels i5-Prozessor ist aber deutlich günstiger als das Modell mit Microsofts SQ-3-Prozessor. ■

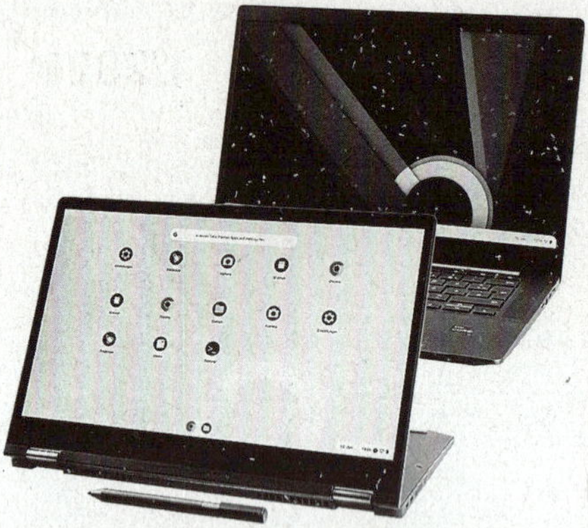

Unser Rat

Testsieger: Am besten schneidet das HP Chromebook 14b für 370 Euro ab. Unter den ChromeOS-Convertibles liegen Asus Chromebook Flip für 810 Euro und Lenovo IdeaPad Flex 5 für 660 Euro vorn. Die Preise der Convertibles enthalten auch den optionalen Eingabestift.
Preistipp: Das günstigste Gute im Test ist das Asus Chromebook C425TA für nur 300 Euro.

Günstiger mit Google

3/2023 Gute Notebooks mit ChromeOS gibts schon ab 300, Convertibles ab 600 Euro. Das Betriebssystem dürfte aber nicht allen zusagen.

Ein gutes Notebook für nur 300 Euro? Her damit! Ein Notebook, für das man ein Google-Konto braucht? Auf keinen Fall! An Chromebooks scheiden sich die Geister. Wir haben zehn dieser Google-Laptops geprüft: fünf im klassischen Notebook-Format und fünf Convertibles, die sich mit zurückgeklappter Tastatur auch wie ein Tablet nutzen lassen. Ergebnis: Sieben schaffen das Qualitätsurteil Gut. Damit platzieren sie sich als ernst zu nehmende Alternative zu weit teureren Windows-Notebooks. Allerdings nur, wenn man sich mit einigen Eigenheiten anfreunden kann.

Online per Mobilfunk

Beide Samsung-Geräte und das Acer-Convertible verfügen jeweils über ein Mobilfunkmodem. Damit können sie sich über Mobilfunknetze mit dem Internet verbinden, falls mal kein WLan verfügbar ist. Das ist hilfreich für Rechner, die immer online sein sollen. Alle drei unterstützen aber nur LTE-Netze und nicht die neueste und schnellste Funktechnik 5G.

Gratis-System mit Kontozwang

Ein Grund, warum Chromebooks günstig sind: Anders als bei Windows fallen keine Kosten für ihr Betriebssystem ChromeOS an. Google stellt es gratis zur Verfügung. Dafür verlangt es zur Anmeldung ein Google-Konto. Vielen, die etwa für ihr Android-Handy schon eins verwenden, wird das egal sein. Anderen ist es Grund genug, um Chromebooks einen Bogen zu machen.

Außerdem ist ChromeOS stark auf Online-Dienste optimiert, die im Internet-Browser Chrome laufen – wie etwa Gmail und Google Docs oder auch Microsoft 365. Zusätzlich können Chromebooks Android-Apps laden. Wer aufwendigere Spezialsoftware braucht, fährt mit einem Windows-Notebook oder MacBook besser. ■

Chromebooks

3/2023

Produkt	Mittlerer Onlinepreis ca. (Euro)	Display-Diagonale (cm/Zoll)	LTE-Mobilfunkmodem	Funktionen 30 %	Display 20 %	Akku 20 %	Handhabung 20 %	Vielseitigkeit 10 %	test-QUALITÄTSURTEIL 100 %
Chromebook-Notebooks									
HP Chromebook 14b-nb0335ng	370[1]	35,6/14,0	❑	+	+	+	○	+	GUT (2,2)
Lenovo IdeaPad 5 Chromebook 14ITL6 (82M8002BGE)	460	35,6/14,0	❑	+	+	+	○	○	GUT (2,3)
Asus Chromebook C425TA-AJ0293	300	35,6/14,0	❑	○	+	+	○	○	GUT (2,5)
Acer Chromebook 314 CB314-2HT-K4FZ	305	35,6/14,0	❑	○	+	+	○	○	BEFRIEDIGEND (2,6)
Samsung Galaxy Chromebook Go LTE 14" (XE345XDA-KA1DE)	229	35,6/14,0	■	○	○	++	○	○	BEFRIEDIGEND (2,6)
Chromebook-Convertibles									
Asus Chromebook Flip CX3400FMA-E10026[2]	810[3]	35,6/14,0	❑	+	+	+	○	+	GUT (2,3)
Lenovo IdeaPad Flex 5 Chromebook 13ITL6 (82M70027GE)[4]	660[5]	33,8/13,3	❑	+	+	+	○	+	GUT (2,3)
HP Chromebook x360 14c-cc0355ng[6]	795[5]	35,6/14,0	❑	+	+	+	○	+	GUT (2,4)
Samsung Galaxy Chromebook 2 360 LTE (XE525QEA-KF1DE)	600	31,2/12,3	■	○	+	+	○	○	GUT (2,5)
Acer Chromebook Spin 513 CP513-1HL-S6MY[7]	705[5]	33,8/13,3	■	○	+	○	○	+	BEFRIEDIGEND (2,6)

Bewertungsschlüssel der Prüfergebnisse: ++ = Sehr gut (0,5–1,5). + = Gut (1,6–2,5). ○ = Befriedigend (2,6–3,5). ⊖ = Ausreichend (3,6–4,5). — = Mangelhaft (4,6–5,5). **Bei gleichem Qualitätsurteil Reihenfolge nach Alphabet.**
■ = Ja. ❑ = Nein.

1) Von uns bezahlter Einkaufspreis.
2) Geprüft mit optional erhältlichem Stift Asus Pen SA300 Active Stylus für ca. 63 Euro.
3) Von uns bezahlter Einkaufspreis inklusive Stift.
4) Geprüft mit optional erhältlichem Stift Lenovo USI Pen 4X80Z49662 für ca. 48,50 Euro.
5) Preis inklusive Stift.
6) Geprüft mit optional erhältlichem Stift HP Rechargeable USI Pen 8NN78AA#ABB für ca. 115 Euro.
7) Geprüft mit optional erhältlichem Stift Acer USI Active Stylus (GP STY11.00D) für ca. 48 Euro.

Einkauf der Prüfmuster: Oktober 2022.

Unser Rat

Von den geprüften Reparaturdiensten der Notebook-Hersteller sind nur Acer und Apple gut – relevant auch, wenn der Kauf eines neuen Laptops ansteht. Ist das Notebook von einer anderen Marke und geht kaputt, bietet sich Comsmile an. Dieser markenunabhängige Reparaturdienst schneidet ebenfalls gut ab. Vor der Auftragserteilung sollten Kunden eine Kosteneinschätzung erfragen.

Hunderte Euro Ersparnis

6/2023 Geht der Laptop kaputt, dauert eine Reparatur oft lange und wird teuer. Das zeigt unser Test von Laptop-Reparaturdiensten.

Wer viel Geld für ein Notebook ausgibt, möchte lange etwas davon haben. Das kommt auch der Umwelt zugute, denn die Herstellung der Geräte ist CO_2-intensiv. Gibt der Rechner nach wenigen Jahren den Geist auf, ist eine Reparatur also die beste Option für Geldbeutel und Klima – könnte man meinen. Um herauszufinden, ob das wirklich so ist, haben wir sieben Reparaturdienste getestet: vier von Laptop-Herstellern und drei markenunabhängige. Drei Anbieter schneiden gut ab, drei sind befriedigend, einer mangelhaft.

Drei Fehler pro Laptop

Von jedem Dienstleister ließen wir jeweils drei Laptops reparieren. Bei jedem Gerät bauten wir drei Fehler ein: eine defekte Ladebuchse, eine fehlende Taste in der Tastatur und eine kaputte Isolierung des Netzkabels. Die ersten beiden Fehler meldeten wir, den dritten nicht. So wollten wir erheben, wie sorgfältig die Techniker die Geräte prüfen.

21 präparierte Laptops am Start

Jeden der sieben Anbieter beauftragten wir drei Mal. Dafür präparierten wir 21 identische Laptops, bei denen die Gewährleistung bereits abgelaufen war. Wir versahen sie jeweils mit den gleichen drei Fehlern, bei denen wir davon ausgingen, dass sie sich relativ einfach und kostengünstig beheben lassen (siehe Kasten links).

Erste Hürde: Wir wollten das Problem am Telefon beschreiben. Aber die Nummer der Kunden-Hotline ist manchmal gar nicht so leicht zu finden. Nur bei Comsmile ist die Nummer groß auf der Startseite abgebildet.

Fehleranalyse in der Werkstatt

Bei den meisten Anbietern muss das Gerät eingeschickt werden. Anders lief es bei Apple und MediaMarkt/Saturn ab. Sie lots-

Notebook-Reparaturdienste 6/2023

Anbieter	Reparatur 60 %	Servicequalität 40 %	Mängel in den AGB 0 %	test-QUALITÄTSURTEIL 100 %
Reparaturdienste der Notebook-Hersteller				
Acer	+	+	sehr gering	**GUT (2,1)**
Apple	+	+	deutlich*) 1)	**GUT (2,4)**
HP	○	++	keine	**BEFRIED. (2,6)**
Lenovo	⊖	○	keine	**BEFRIED. (3,4)**
Markenunabhängige Reparaturdienste				
Comsmile	○	+	gering	**GUT (2,5)**
Notebook-Doktor.de	○	○	keine	**BEFRIED. (3,1)**
MediaMarkt/Saturn 2)	–*)	○	sehr gering	**MANGELH. (4,9)**

Bewertungsschlüssel der Prüfergebnisse: ++ = Sehr gut (0,5–1,5). + = Gut (1,6–2,5). ○ = Befriedigend (2,6–3,5). ⊖ = Ausreichend (3,6–4,5). — = Mangelhaft (4,6–5,5). ***) Führt zur Abwertung.**
Mängel in den allgemeinen Geschäftsbedingungen (AGB): keine, sehr gering, gering, deutlich, sehr deutlich.
1) Apple schreibt in seinen Geschäftsbedingungen, ausgetauschte Teile gingen automatisch in das Eigentum des Unternehmens über, was gegen deutsches Recht verstößt. Auch weitere Klauseln benachteiligen die Kunden, etwa weil sie intransparent sind. Die AGB der Partnerwerkstatt wurden besser bewertet.
2) Getestet wurden MediaMarkt-Filialen. **Erhebungszeitraum:** Dezember 2022 bis April 2023.

ten uns telefonisch in ein Geschäft. Nach der Prüfung des Geräts erstellen die Anbieter einen Kostenvoranschlag. Nehmen Kunden ihn nicht an, müssen sie teils Diagnosekosten zahlen.

Dauer und Kosten variieren stark

Wie lange die Reparatur dauert, variiert je nach Anbieter und Fall (siehe Grafik S. 106). Apple reparierte am schnellsten, die Laptops konnten wir nach spätestens fünf Arbeitstagen abholen. Lenovo, MediaMarkt/Saturn und Notebook-Doktor brauchten am längsten für die Reparatur. Notebook-Doktor brauchte einmal acht Arbeitstage, ein andermal ganze 42 – weil zunächst ein falsches Bauteil geliefert worden sei.

Auch bei den Kosten gab es riesige Unterschiede (siehe Grafik S. 106): Der günstigste Anbieter Acer verlangte zwischen rund 100 und 210 Euro, der teuerste Dienst Media Markt/Saturn rief ein Vielfaches davon auf: 410 und 860 Euro. Auch bei HP wurden stets mehr als 400 Euro fällig.

MediaMarkt/Saturn patzte

Anschließend prüften wir, ob alle Fehler repariert worden waren. Das Ergebnis: Fast immer funktionierten Taste und Ladebuchse wieder. Eine besonders ärgerliche Abwicklung leistete sich MediaMarkt/Saturn: Unser Tester erhielt nach wochenlangem Warten die Nachricht, das Gerät sei repariert. Als er es abholte, war es immer noch defekt – und das ebenfalls abgegebene Netzteil fehlte. Apropos Netzteil: Die unerwähnt gelassene Beschädigung des Kabels behoben die Werkstätten nur in rund einem Viertel der Fälle. Das zeugt nicht von besonders ausgeprägter Sorgfalt. ■ →

Acer ist am günstigsten, Apple am schnellsten

Drei Laptops sollte jeder Dienstleister für uns reparieren, jeweils mit den gleichen Fehlern präpariert. Im Hinblick auf Kosten und Dauer gibt es große Unterschiede, selbst bei ein und demselben Anbieter. Die Balken zeigen, was wir fürs Reparieren bezahlt haben – und wie lange die Werkstatt jeweils gebraucht hat.

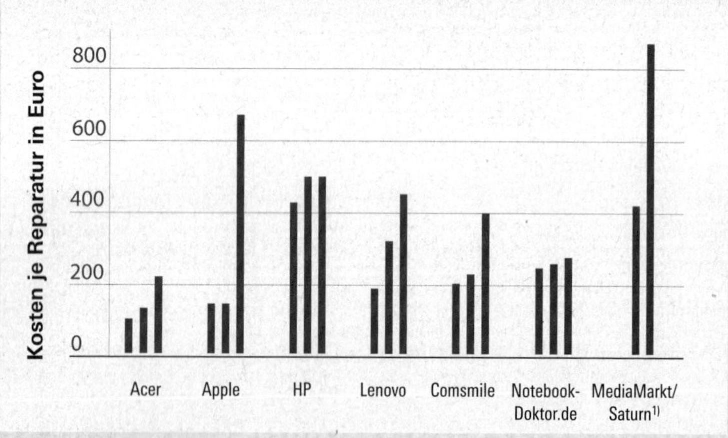

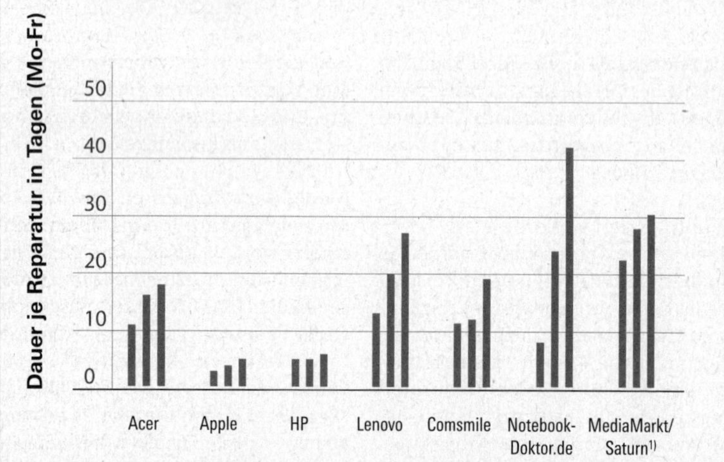

Kosten auf volle 10 Euro gerundet. Sortierung der Anbieter nach Tabelle. Sortierung der Balken aufsteigend.
1) MediaMarkt gab ein Gerät unrepariert zurück. Dafür fielen keine Kosten an.
Quelle: Stiftung Warentest.

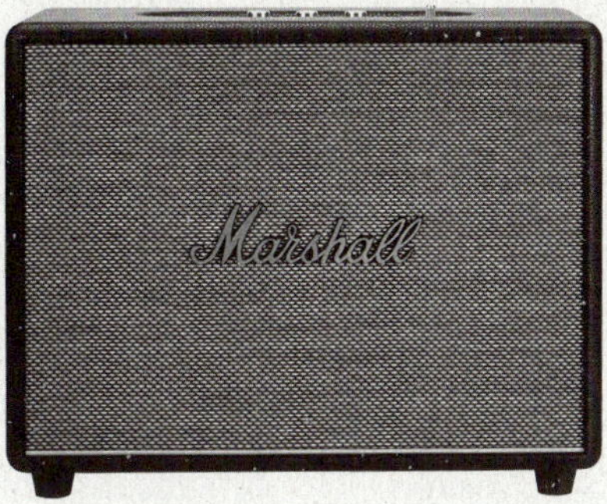

Unser Rat

Testsieger: Am besten ist Marshall Woburn III mit Kabel (550 Euro). Sehr guten Ton bietet auch die JBL Boombox 3 mit Akku (480 Euro).
Preistipp: Günstigste Gute ist die LG Xboom Go DXG7Q (140 Euro).
Umwelttipp: Wenn der Lautsprecher nur zu Hause steht, ist ein kabelgebundenes Modell die beste Wahl. Es braucht wenig Strom; kein Akku muss hergestellt werden.

Marshall gibt den Ton an

5/2023 Drei Boxen mit Kabel bieten Vorteile gegenüber der akkubetriebenen Konkurrenz. Guten Sound schaffen nur schwere Modelle.

Kräftiger Bass, gut hörbare Details und ein ausgewogener, lebendiger Sound – so sollte die perfekte Box klingen. Im Test von 17 Bluetooth-Lautsprechern schafften das nur Modelle, die über drei Kilogramm wiegen. Mit Leichtgewichten verschwinden teils Details und tiefe Frequenzen, Höhen klirren manchmal verzerrt, laute Geräusche schaffen Kleine oft gar nicht.

Wumms und Weite

Manche Lautsprecher erreichen fast 96 Dezibel Schalldruck in einem Meter Abstand. Auf Dauer kann so viel Wumms zu Hörschäden führen. Andere können sich gestört fühlen. Im Freien sinkt der Schalldruck mit jeder Verdopplung des Abstands um sechs Dezibel. Voll aufgedrehte Boxen sind nachts sogar in mehr als einem Kilometer Entfernung noch hörbar.

Kabellos zum Lautsprecher funken
Bluetooth-Lautsprecher sind mögliche Begleiter für Rad- und Wandertouren oder Ausflüge zum See. Smartphones und Tablets können Musik oder Podcasts kabellos an sie funken: Einfach in den Einstellungen unter Bluetooth nach dem Empfänger suchen, verbinden, starten. Die meisten Geräte funktionieren dank integriertem Akku fernab von Steckdosen. Erstmals hat die Stiftung Warentest drei Bluetooth-Lautsprecher von Marshall ohne Akku geprüft. Sie brauchen eine Steckdose in der Nähe, erzielen aber meist bessere Noten als gleichschwere oder gar schwerere Akkugeräte.

Kraftvoller Testsieger ohne Akku
Testsieger ist der Marshall Woburn III. Er sieht aus wie ein klassischer Gitarrenverstärker. Mit ihm sind selbst feine Details hörbar, Bässe ertönen kräftig und sauber. Laute Klänge produziert er ohne hörbare Verzerrungen. Die fünf eingebauten Verstärker sorgen sogar für Stereoklang. →

Bluetooth-Lautsprecher 5/2023

Produkt	Mittlerer Onlinepreis ca. (Euro)	Ton 70 %	Handhabung 20 %	Akku/ Stromverbrauch 10 %	test-QUALITÄTSURTEIL 100 %
Mit Akku					
JBL Boombox 3	480	++	○	++	GUT (1,7)
Sony SRS-XG300 1)	208	+	○	+	GUT (2,3)
LG Xboom Go DXG7Q	140	○	+	+	GUT (2,5)
Nubert nuGo! One 1)2)	285 3)	○	+	++	BEFRIEDIGEND (2,6)
Sony SRS-XE300 1)	144	○	+	++	BEFRIEDIGEND (2,7)
Marshall Emberton II	165	○	+	+	BEFRIEDIGEND (3,0)
Sony SRS-XE200 1)	128	⊖	+	++	BEFRIEDIGEND (3,2)
LG Xboom Go DXG5Q	110	⊖	+	+	BEFRIEDIGEND (3,3)
Ultimate Ears Wonderboom 3	99	⊖	○	+	BEFRIEDIGEND (3,3)
Yamaha WS-B1A	119	⊖	○	+	BEFRIEDIGEND (3,3)
JBL Flip Essential 2	99	⊖	+	⊖ *)	BEFRIEDIGEND (3,4)
JBL Pulse 5	245	⊖	○	+	BEFRIEDIGEND (3,5)
Marshall Willen	88	⊖	+	+	AUSREICHEND (3,6)
JBL Go Essential	33	−	○	+	AUSREICHEND (4,1)
Mit Stromkabel					
Marshall Woburn III	550	++	++	++	SEHR GUT (1,4)
Marshall Stanmore III	320	+	++	++	GUT (1,6)
Marshall Acton III	250	+	++	++	GUT (1,7)

Bewertungsschlüssel der Prüfergebnisse: ++ = Sehr gut (0,5–1,5). + = Gut (1,6–2,5). ○ = Befriedigend (2,6–3,5). ⊖ = Ausreichend (3,6–4,5). − = Mangelhaft (4,6–5,5). **Bei gleichem Qualitätsurteil Reihenfolge nach Alphabet.**
***) Führt zur Abwertung.**
1) Laut Anbieter Firmware inzwischen geändert.
2) DAB+- und UKW-Empfang integriert.
3) Preis laut Anbieter-Website.
Einkauf der Prüfmuster: bis Dezember 2022.

→ Zudem lässt er sich per HDMI-Anschluss mit dem Fernseher verbinden. So kann der Woburn III eine Soundbar ersetzen – sofern in der Nähe des TV-Geräts Platz für den wasserkastengroßen Lautsprecher ist. Nachteil: Die 7,4 Kilo schwere Box ist nicht leicht transportabel. Für sie muss andererseits auch kein Akku produziert werden. Der Stromspeicher kann nicht kaputtgehen und nicht leer sein.

Radio hören am Baggersee

Auch wenn die leichteren Geräte des Testfelds akustisch nicht mit großen Boxen mithalten können, bieten einige passablen Klang, zum Beispiel LG Xboom Go DXG7Q oder Nubert nuGo! One. Letzterer enthält einen Radioempfänger und kann Nachrichten oder Fußballspiele an den Baggersee übertragen. Besser als der Lautsprecher des Smartphones tönen die Kleinen allemal. ■

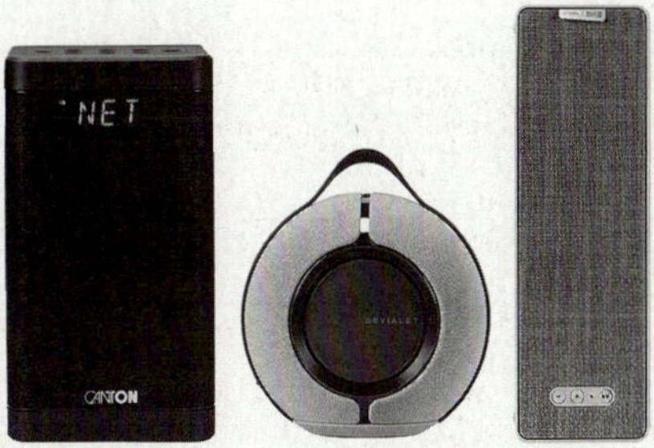

Unser Rat

Testsieger: Am besten schneidet die Canton Smart Soundbox für 375 Euro ab. Sie unterstützt sowohl Chromecast als auch Airplay. Den besten Klang bietet Devialet Mania für 790 Euro. Der verbaute Akku hält allerdings nicht sehr lange durch. **Preistipp:** Die Regal-Box von Ikea bietet guten Klang für nur 100 Euro und nutzt Technik von Sonos, dem Pionier der smarten WLan-Boxen.

100 Euro? Klingt gut!

5/2023 WLan-Boxen mit Akku oder als Lampe, Preise von rund 60 bis 800 Euro: Die Bandbreite ist groß. Guten Klang gibts schon für wenig Geld.

Lautsprecher vom Smartphone-Pionier, vom Online-Buchhändler und aus dem Möbelhaus; WLan-Boxen, mit denen man sich unterhalten kann, und solche mit eingebautem Akku: Wir haben eine bunte Auswahl von Geräten zwischen 60 und fast 800 Euro geprüft. Das Gesamturteil Gut schafft nur eins, die meisten punkten aber im Hörtest – schon zu Preisen ab 100 Euro.

Multiroom-Betrieb

Alle Boxen im Test lassen sich per App mit anderen zusammenschalten, etwa um das ganze Haus zu beschallen. Dafür müssen die Geräte untereinander und zum Handy kompatibel sein. Das Airplay-System funktioniert nur mit Apple-Hardware, Chromecast auch mit Android-Geräten. Bluesound und Sonos haben eigene Systeme, Ikea nutzt das von Sonos.

Per Netzwerkverbindung spielen WLan-Boxen Musik aus dem Internet – etwa von Streaming-Diensten oder Internetradiosendern. Über die zugehörige App fürs Handy oder Tablet lassen sie sich im Heimnetz fernbedienen und mit anderen kompatiblen Boxen zusammenschalten.

Apple spricht nur mit Apple

Gut für iPhone- und iPad-Fans: Fast alle geprüften Lautsprecher unterstützen Apples Airplay-System. Apples HomePod-Box arbeitet nur mit Apple-Geräten zusammen. Alle anderen funktionieren auch mit Android-Smartphones und -Tablets, weil sie auch Googles Chromecast-System unterstützen oder Steuerungs-Apps für beide Betriebssysteme verfügbar sind. So nutzen die Ikea-Lautsprecher die App von Sonos.

Sonos ist diesmal nur mit einem eher untypischen Produkt dabei: Der 400 Gramm leichte Roam SL ist eine von zwei WLan-Boxen mit eingebautem Akku. Die andere ist die teuerste im Test: Mania vom franzö- →

WLan-Lautsprecher 5/2023

Produkt	Mittlerer Onlinepreis ca. (Euro)	Akku	Airplay/Chromecast	Sprachassistent integriert	Ton	Handhabung	Stromverbrauch/ Akku	test - QUALITÄTSURTEIL
					70 %	20 %	10 %	100 %
Canton Smart Soundbox 3 Gen 2	375	❑	■/■	❑	+	○	++	**GUT (2,4)**
Harman Kardon Citation One MK III	226	❑	■/■	Google Assistant	○	○	++	**BEFRIEDIGEND (2,7)**
Ikea Symfonisk Regal-WiFi-Speaker Generation 2	100 1)	❑	■/❑	❑	○	○	+	**BEFRIEDIGEND (2,7)**
Apple HomePod (2. Generation)	350	❑	■/❑	Siri	○	○	++	**BEFRIEDIGEND (2,8)**
Bluesound Pulse M	550	❑	■/❑	❑	○	○	++	**BEFRIEDIGEND (2,8)**
Loewe Klang mr 3	545	❑	■/■	❑	○	○	++	**BEFRIEDIGEND (2,8)**
Amazon Echo Studio 2022	230	❑	❑/❑	Alexa	○	⊖	○	**BEFRIEDIGEND (2,9)**
Devialet Mania	790 1)	■	■/❑	Alexa	+	○	⊖*)	**BEFRIEDIGEND (2,9)**
Ikea Symfonisk Tischleuchte WiFi-Speaker	169 1)	❑	■/❑	❑	○	○	+	**BEFRIEDIGEND (2,9)**
Ikea Symfonisk Standleuchte mit WiFi-Speaker	219 1)	❑	■/❑	❑	○	⊖	+	**BEFRIEDIGEND (3,0)**
Sonos Roam SL	167	■	■/❑	❑	○	+	⊖*)	**BEFRIEDIGEND (3,4)**
Amazon Echo Dot (5. Generation)	62	❑	❑/❑	Alexa	⊖	○	++	**AUSREICHEND (3,9)**

Bewertungsschlüssel der Prüfergebnisse: ++ = Sehr gut (0,5–1,5). + = Gut (1,6–2,5). ○ = Befriedigend (2,6–3,5). ⊖ = Ausreichend (3,6–4,5). — = Mangelhaft (4,6–5,5). **Bei gleichem Qualitätsurteil Reihenfolge nach Alphabet.**
***) Führt zur Abwertung.** ■ = Ja. ❑=Nein.
1) Preis laut Anbieter-Website. **Einkauf der Prüfmuster:** bis Dezember 2022.

→ sischen Nobelanbieter Devialet für 790 Euro. Dank Akku lassen sich diese Geräte nicht nur im heimischen WLan betreiben, sondern auch unterwegs. Ihre Musik erhalten sie dann per Bluetooth-Funk direkt vom Handy. Ihre Akkulaufzeiten sind mit rund fünf Stunden aber eher kurz.

Fast 800 Euro ist viel für einen kompakten Lautsprecher. Dafür schneidet Devialet beim Ton am besten ab – gefolgt vom Canton-Testsieger für 375 Euro. Im Hörtest bei Zimmerlautstärke liefern auch die meisten anderen mehr oder minder guten Klang. Schwächen zeigen sie eher bei den technischen Ton-Messungen bei höheren Lautstärken. Wirklich mau klingt nur der Amazon Echo Dot. Preislich ist die Regalbox von Ikea besonders interessant: Sie liefert guten Klang für nur 100 Euro. Die beiden anderen Ikea-Geräte fallen eher durch ihre Bauform auf: Ihr Lautsprecher ist in einen Lampenfuß integriert. ■

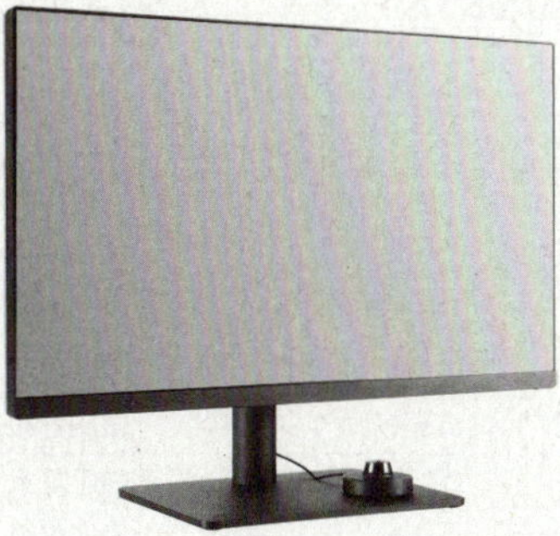

Unser Rat

Testsieger: Der 27-Zoll-Monitor BenQ PD2705U liegt auf dem ersten Platz und kostet 545 Euro.
Preistipp: Mit 163 Euro ist der Samsung S24A400UJU am günstigsten, aber auch am wenigsten vielseitig.
Umwelttipp: Der HP E24m G4 verbraucht am wenigsten Strom. Einen vorhandenen Monitor viele Jahre zu nutzen begrenzt den Ressourcenverbrauch.

Monitore als Büro-Zentralen

4/2023 Ein gutes Bild zeigen alle getesteten Monitore. Sie können noch mehr: Alle bieten Laptop-Ladefunktion und USB-Buchsen.

Fotos sortieren, Texte schreiben, Tabellen ausfüllen: Mit einem externen Monitor lässt sich das viel angenehmer erledigen als am kleinen Laptop-Bildschirm.

15 Monitore haben wir getestet: sieben mit 24 Zoll Bilddiagonale und acht 27-Zoll-Modelle. Sie kosten zwischen 163 und 545 Euro. Erfreulich: Alle erreichen die Gesamtnote Gut und liefern eine gute Bildqualität.

Lautsprecher eher Gimmick

Alle bis auf den 24-Zoll-Samsung und den 27-Zoll-Dell haben eingebaute Lautsprecher. Hochwertigen Klang liefert keiner. Die HPs klingen mit Befriedigend am besten, die anderen ausreichend oder mangelhaft. Da die meisten Menschen ohnehin Kopfhörer oder externe Lautsprecher verwenden, werten wir für schlechte Noten in diesem Prüfpunkt nicht ab.

Monitore mit Docking-Funktion

Für unseren Test haben wir Modelle mit mindestens einem USB-C-Anschluss ausgewählt. Alle Geräte besitzen zudem mindestens zwei USB-A-Buchsen, um etwa Tastatur, Maus oder externe Festplatten anzuschließen. Der Clou: Die getesteten Modelle haben über die USB-C-Schnittstelle einen weitaus größeren Funktionsumfang, als man bisher von Monitoren gewohnt war. Ein einziges Kabel zwischen Computer und Monitor reicht, um das Bild zu übertragen, die Daten der angeschlossenen Geräte durchzuleiten und den Laptop mit Strom zu versorgen, sofern der Rechner das unterstützt. Die Anschlussvielfalt der Monitore kann einigen Nutzern sogar eine Dockingstation ersetzen. Wo diese dennoch überlegen ist, steht im Test ab S. 84.

Groß hat beim Bild die Nase vorn

Kerndisziplin eines Monitors ist die Bildqualität, und die ist bei allen gut. Die größeren 27-Zoll-Monitore sind in den meisten →

Monitore mit USB-C-Anschluss 4/2023

Produkt	Mittlerer Onlinepreis ca. (Euro)	Bildqualität 50 %	Handhabung 30 %	Vielseitigkeit und Zusatzfunktionen 10 %	Stromverbrauch 10 %	test-QUALITÄTSURTEIL 100 %
60 bis 61 cm Bilddiagonale (24 Zoll)						
Fujitsu P2410 WE CAM	420	+	+	+	++	GUT (2,0)
HP E24m G4	325	+	+	++	++	GUT (2,0)
Lenovo ThinkVision T24m-29	291	+	+	○	++	GUT (2,0)
Acer Vero CB243Y	261	+	○	++	++	GUT (2,1)
AOC 24V5C/BK	229	+	○	+	+	GUT (2,2)
Dell S2422HZ	315	+	+	○	++	GUT (2,2)
Samsung S24A400UJU	163	+	+	○	+	GUT (2,3)
68 bis 69 cm Bilddiagonale (27 Zoll)						
BenQ PD2705U	545	+	+	++	○	GUT (1,9)
Acer Vero CB273U	340	+	+	++	+	GUT (2,0)
Dell P2723QE	530	+	○	+	○	GUT (2,0)
HP E27m G4	385	+	+	++	+	GUT (2,0)
AOC Q27P2CA	310	+	○	+	+	GUT (2,1)
Iiyama ProLite XUB2792QSN-B1	287	+	+	+	+	GUT (2,1)
Philips 27E1N5600HE/00	360	+	○	+	+	GUT (2,1)
Samsung S27A800UNU	370	+	○	+	○	GUT (2,2)

Bewertungsschlüssel der Prüfergebnisse: ++ = Sehr gut (0,5–1,5). + = Gut (1,6–2,5). ○ = Befriedigend (2,6–3,5). ⊖ = Ausreichend (3,6–4,5). — = Mangelhaft (4,6–5,5). **Bei gleichem Qualitätsurteil Reihenfolge nach Alphabet. Einkauf der Prüfmuster:** Oktober 2022.

→ Fällen noch etwas besser als die 24-Zoller. Das liegt auch daran, dass die Qualität von Standbildern sich im Test fast immer als sehr gut erwies. Wie scharf Grafiken und Schrift dargestellt werden, hängt unter anderem von der Bildauflösung ab. Die ist bei den 27-Zoll-Monitoren höher als bei den 24-Zoll-Modellen. Störend wirken bei allen geprüften Monitoren Lichtreflexionen: Sie schnitten in diesem Punkt nur ausreichend ab. Nutzerinnen und Nutzer sollten die Bildschirme so positionieren, dass sich kein Licht auf ihnen spiegelt.

Höhe und Neigung anpassbar

Damit das Arbeiten am Computer nicht zu Verspannungen des Körpers führt, sollten Monitor, Schreibtisch und Stuhl nach ergonomischen Kriterien aufeinander abgestimmt werden. Die geprüften Monitore bieten dazu gute Voraussetzungen, denn alle sind höhenverstellbar und können nach hinten geneigt werden. Zudem können alle Monitore um 90 Grad in den Porträtmodus gedreht werden (auch Pivotfunktion genannt). Auch diese Funktion kann zur Arbeitserleichterung beitragen. ■

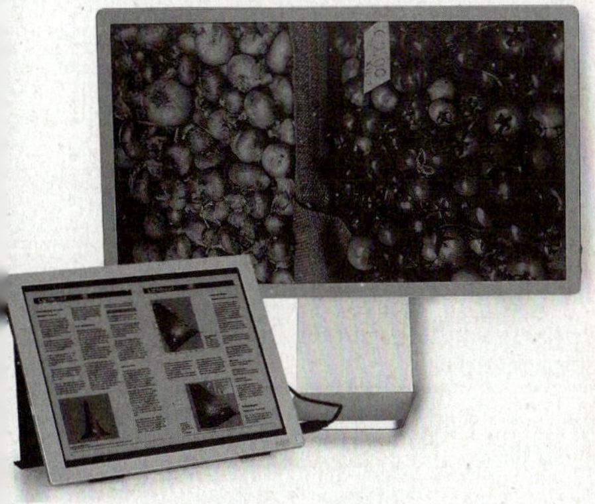

Unser Rat

Trotz hohen Lesekomforts können E-Ink-Monitore gängige PC-Monitore nicht ersetzen. Schlechte Bildqualität und unpraktische Bedienung verderben den Spaß. LCD-Monitore sind die bessere Wahl. In derem Test (siehe S. 111) schneidet das 27-Zoll-Modell BenQ PD2705U für 545 Euro am besten ab. Besonders günstig und gut: Samsung S24A400UJU (24 Zoll) für 163 Euro.

Farblos, teuer, umständlich

6/2023 Lesen wie auf Papier: E-Ink-Monitore sollen die Augen entlasten. Das tun sie auch. Sonst zeigten sie aber gravierende Nachteile.

Bei eBook-Readern sind sie Standard, bei Computer-Monitoren Exoten: Displays mit elektronischer Tinte – kurz und englisch: „E-Ink". Wir haben zwei E-Ink-Monitore des Anbieters Onyx Boox geprüft: das 25-Zoll-Modell Mira Pro für 1750 Euro und das 13-Zoll-Gerät Mira mit Touchscreen für 800 Euro. Per USB-C- oder HDMI-Kabel lassen sie sich an den Rechner anschließen.

Das steckt hinter E-Ink

Die Bildschirmtechnik E-Ink imitiert bedrucktes Papier und stellt vor allem Schrift in der Regel gestochen scharf dar. Displays mit elektronischer Tinte zeigen typischerweise keine Farbe, es gibt keine Hintergrundbeleuchtung und damit auch kein blaues Licht, das zu einer Ermüdung der Augen führen kann. E-Ink-Geräte verbrauchen oft weniger Strom.

Geisterbilder und ruckelnde Videos

Um es klar zu sagen: Die Bildqualität ist schlecht. Vor allem Fotos und Videos leiden unter dem geringen Kontrast und der farblosen Darstellung. Details verschwimmen. Noch störender ist der langsame Bildaufbau. Im Gegensatz zu klassischen LCD-Displays wird das Bild nicht ständig aktualisiert. Die viel geringere Bildwiederholrate lässt unter anderem Videos ruckeln.

Jede Bewegung auf dem Monitor erzeugt zudem sogenannte Geisterbilder: Der vorherige Inhalt ist im Hintergrund noch schwach zu sehen und verschwindet erst, wenn das Bild aktualisiert wird. Das geht über eine Taste am Bildschirmrand, die effektiv ist, aber auch gewöhnungsbedürftig.

Bedienen ist aufwendig

Für eine halbwegs brauchbare Darstellung lassen sich – manuell und umständlich – an den Monitoren vier Modi einstellen: Normal-, Text-, Lese- und Videomodus. Kontrast und Aktualisierungsrate werden →

E-Ink-Monitore 6/2023

Produkt	Onyx Boox Mira	Onyx Boox Mira Pro
Preis ca. (Euro)[1]	**800**	**1 750**
Bilddiagonale ca. (cm)	34	64
Bildqualität	**Schlecht**	**Schlecht**
Farbwiedergabe	Monochrom. Alles wird in Graustufen dargestellt, darunter leidet vor allem die optische Qualität von Fotos und Videos.	
Hintergrundbeleuchtung	Keine. Stattdessen eine mäßig hilfreiche Frontbeleuchtung, die aus zwei LED-Streifen besteht.	Keine. Auch keine Frontbeleuchtung. Lässt sich in dunkler Umgebung nur mit zusätzlicher Lichtquelle nutzen.
Geisterbild-Effekt	Stark. Stört sehr, die Ansicht muss deshalb ständig aktualisiert werden.	
Kontrast	Schwach. Etwa hundertmal geringer als der von gängigen LCD-Monitoren.	
Bildaufbau	Langsam. Videos ruckeln, Nachzieheffekte sind zu sehen.	
Lesekomfort	**Hoch**	**Hoch**
Augenfreundlichkeit	Beachtlich. Elektronische Tinte (E-Ink) ermöglicht Lesen wie auf Papier. Das entlastet die Augen – sie ermüden nicht so schnell.	
Handhabung	**Umständlich**	**Umständlich**
Gebrauchsanleitung	Knapp. Es existiert nur eine Kurzanleitung mit wenigen Informationen.	
Steuerung per Maus	Verzögert. Wegen des langsamen Bildaufbaus lässt sich die Maus schlecht kontrollieren, reagiert verzögert und verfehlt oft ihr Ziel.	
Bedienen	Mühsam. Je nach Anwendung (Lesen, Schreiben, Videoschauen) muss man permanent aufwendig den Modus wechseln.	

1) Von uns bezahlter Einkaufspreis.

→ auf die Anwendung abgestimmt. Lästig ist das trotzdem. Mails schreiben, im Netz recherchieren, ein Video schauen – jedes Mal muss man den Modus wechseln.

Beim Bedienen sorgt die geringe Bildwiederholrate für ein weiteres Problem: Die Maus reagiert verzögert. Bewegt man sie schnell, verfehlt sie das Ziel. Anwenderinnen und Anwender müssen langsamer als gewohnt damit über den Bildschirm fahren – eine permanente Geduldsprobe.

Angenehm für die Augen

Ob E-Ink-Geräte die Augen entlasten, prüften unsere Testpersonen, indem sie längere Zeit Texte auf ihnen lasen – und zum Vergleich auch auf einem LCD-Monitor. Die E-Ink-Displays schnitten deutlich besser ab. Auf ihnen wirken die Buchstaben schärfer, eine Pixelstruktur ist nicht erkennbar – das alles erinnert sehr an Lesen auf Papier.

Fazit: Maximal zweite Wahl

E-Ink-Monitore können keinen gängigen PC-Monitor ersetzen. Sie taugen höchstens als sündhaft teurer Zweitmonitor für alle, die viel am Bildschirm lesen und ihre Augen schonen wollen. Ihre schlechte Bildqualität und die unkomfortable Bedienung machen diesen Vorteil aber zunichte. ■

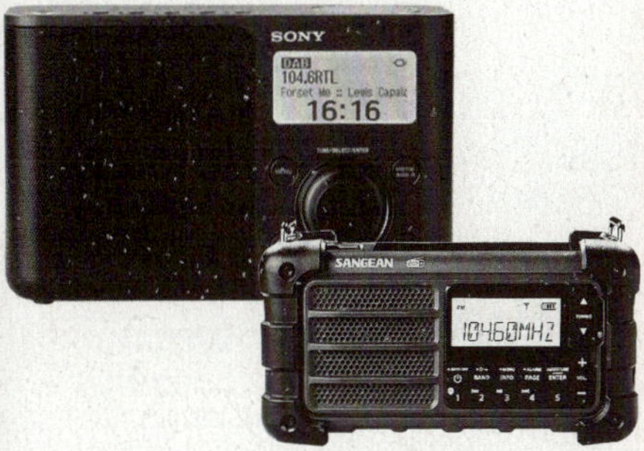

Unser Rat

Testsieger: Guten Ton bietet nur das Batterieradio Sony XDR-S61D für 126 Euro. Bestes Gerät mit Akku und Kurbel ist das Sangean MMR-99 DAB für 155 Euro.
Preistipp: Günstige mobile Radios sind die guten Nordmende Transita 30 und MediaMarktSaturn OK ORD 220 für jeweils 40 Euro. Das OK empfängt sowohl UKW als auch Digitalradio per DAB+ gut.

Kofferradio 3.0

10/2023 Sie funktionieren ohne Steckdose, empfangen DAB+ und können als Bluetooth-Box dienen. Günstige Gute kosten nur 40 Euro.

Wer braucht heute noch ein Batterieradio? Jeder! Experten empfehlen allen Haushalten ein Notfallradio, das auch dann noch über die aktuelle Lage informiert, wenn der Strom ausfällt. Und auch sonst gibt es viele Situationen, in denen ein solches Radio praktisch ist: beim Picknick, beim Angeln oder Campen, im Badezimmer oder ganz hinten rechts im Garten – überall dort, wo die nächste Steckdose weit weg ist. Wir haben 16 Radios geprüft, die mobil mit Akku oder Batterie funktionieren. Darunter auch sieben Modelle, die sich per Kurbeldynamo nachladen lassen.

Immerhin fünf sind gut, die meisten allerdings nur knapp. Guten Ton hörten wir nur beim Testsieger Sony XDR-S61D. Erfreulich: Wer ein günstiges mobiles Radio sucht, bekommt mit den geprüften Batterieradios von Nordmende und MediaMarktSaturn schon für 40 Euro gute Geräte.

Sonderfunktionen

Alle Modelle mit Kurbeldynamo sind mit Zusatzfunktionen für Notfälle ausgerüstet. Das Noxon Dynamo etwa hat ein kleines Solarmodul zur Entlastung des Akkus, dient als Ladestation fürs Handy und als Taschenlampe, Scheinwerfer, Thermometer oder Bluetooth-Lautsprecher. Auf Knopfdruck verwandelt es sich in eine jaulende Notfall-Sirene.

DAB+ und UKW

Das Testfeld unterteilt sich klar in zwei Gruppen: Digitalradios mit Batterie – und Kurbelradios mit integriertem Akku, die besonders für den Outdoor-Einsatz und für Notfälle geeignet sind.

Alle getesteten Modelle empfangen sowohl digitale Sender per DAB+ als auch analoge via UKW. Aber nicht alle können das gut, das Albrecht sogar nur ausreichend. Den besten Empfang im gesamten Test- →

Digitalradios 10/2023

Produkt	Mittlerer Online-preis ca. (Euro)	Ton 30 %	Radio-empfang 35 %	Hand-habung 20 %	Verarbei-tung 5 %	Strom-verbrauch, Batterie, Akku 10 %	test-QUALITÄTS-URTEIL 100 %
Ohne Kurbelgenerator							
Sony XDR-S61D	126,00	+	+	+	++	+	GUT (2,2)
Sangean DPR-76BT	118,00	○	+	○	++	++	GUT (2,4)
MediaMarktSaturn OK ORD 220	40,00 1)	○	+	○	+	++	GUT (2,5)
Nordmende Transita 30	40,00	○	+	○	++	+	GUT (2,5)
Soundmaster DAB280	48,50	○	+	○	+	+	BEFRIED. (2,8)
Grundig Music 6500	51,50	⊖*)	+	○	+	○	BEFRIED. (3,0)
Denver DAB-60DW/LW	48,00	⊖*)	+	○	+	○	BEFRIED. (3,1)
Technisat Techniradio 200	44,00	⊖*)	+	○	+	+	BEFRIED. (3,2)
Imperial DABMan 16	45,50	–*)	○	○	+	○	AUSREICH. (4,1)
Mit Kurbelgenerator							
Sangean MMR-99 DAB	155,00	○	+	○	++	○	GUT (2,5)
Noxon Dynamo Solar 411	80,00	○	○	○	+	○	BEFRIED. (2,9)
Imperial DABMan OR 2	63,50	⊖*)	+	○	++	○	BEFRIED. (3,1)
Reflexion TRA562DAB 2)	59,00	⊖*)	+	○	++	○	BEFRIED. (3,1)
Albrecht DR 114 DAB+	100,00	○	⊖*)	+	○	○	BEFRIED. (3,2)
Soundmaster DAB112OR	65,00	⊖	○	○	++	⊖*)	BEFRIED. (3,4)
Pearl Infactory SOL-1545	87,00 1)	–*)	+	○	++	○	AUSREICH. (4,2)

Bewertungsschlüssel der Prüfergebnisse: ++ = Sehr gut (0,5–1,5). + = Gut (1,6–2,5). ○ = Befriedigend (2,6–3,5). ⊖ = Ausreichend (3,6–4,5). — = Mangelhaft (4,6–5,5). **Bei gleichem Qualitätsurteil Reihenfolge nach Alphabet.**
*)Führt zur Abwertung. **1)** Preis laut Anbieter-Website. **2)** Während der Prüfungen wurde eine Ähnlichkeit zum geprüften Imperial DABMan OR 2 festgestellt. Die Gebrauchsanleitung wurde separat geprüft, alle anderen Prüfergebnisse wurden übernommen. **Einkauf der Prüfmuster:** April und Mai 2023.

→ feld hat das Grundig, unter den insgesamt guten Geräten liegt das Sangean MMR-99 DAB knapp vorn.

Energie erkurbeln

Alle geprüften Radios funktionieren auch am Stromnetz, das nötige USB-Steckernetzteil muss man sich bei einigen Modellen selber kaufen. Die Geräte ohne Kurbel haben ein Fach für drei oder vier Batterien. Wer die Umwelt schonen will, bestückt es mit Akkus. Doch die verlieren mit der Zeit an Leistung – für den Notfall also immer ein paar Batterien lagern. Auch die eingebauten Akkus der Kurbelradios verlieren mit den Jahren an Leistung. Geladen werden sie am Stromnetz – oder mit schweißtreibender Arbeit: Eine Minute am Kurbeldynamo ermöglicht zwei Minuten Radiohören, melden unsere Tester. ■

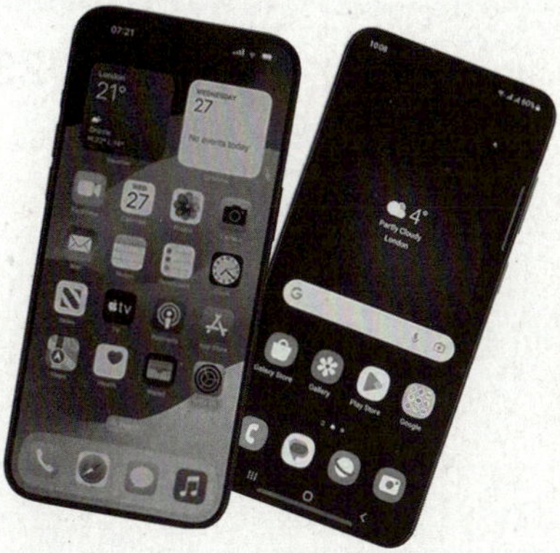

Unser Rat

Testsieger: Bestes Smartphone des Jahres 2023 war das Apple iPhone 15 Pro Max für 1 450 Euro, beste Android-Handys waren Samsung Galaxy S23 Ultra für 1 180 Euro und S23+ für 1 100 Euro. **Umwelttipp:** Das Fairphone 5 für 700 Euro schnitt als erstes Fairphone-Modell gut ab. Es verspricht nachhaltige Produktion, leichte Reparatur und Updates bis 2031.

Sieger aller Klassen

7+12/2023 Das beste Smartphone 2023 kostet 1 450 Euro, das günstigste gute nur 171. Dazwischen liegen viele interessante Neuheiten.

Was war teurer, Ihr Smartphone oder Ihr Laptop? Die Chancen steigen, dass die Antwort lautet: Smartphone. 1900 Euro kostete 2023 das teuerste Gerät im Test: das Pixel Fold von Google, ein Falthandy (siehe Kasten unten). Auch der Jahressieger iPhone 15 Pro Max sprengt mit 1450 Euro für die geprüfte Ausstattungsvariante so manches Notebook-Budget. Die Tests zeigen auch: Schon für deutlich weniger Geld bekommt man gute Smartphones.

Das iPhone 15 Pro Max erhielt als erstes Smartphone das test-Qualitätsurteil Sehr Gut. Vor allem mit seiner Kamera übertrumpfte Apples Flaggschiff die Galaxy-S23-Serie von Samsung. Das 1180-Euro-Luxus-Modell Galaxy S23 Ultra punktete dafür mit sehr gutem Akku. Mit seinem Schwestermodell S23+ für 1100 Euro teilt es sich den ersten Platz der Android-Handys.

Faltbare Smartphones

Sechs Telefone mit faltbaren Displays hatten wir 2023 im Test (siehe Tabelle S. 120). Die Fold-Modelle von Google und Samsung werden vertikal aufgeschlagen wie ein Buch und bieten so extra viel Bildfläche. Das Samsung Flip und die Razr von Motorola lassen sich horizontal zusammenklappen wie ein klassisches Klapphandy und sparen dann Platz in der Handtasche.

Design-Handy mit Lightshow

Ein Hingucker ist das Phone (2) des jungen britischen Anbieters Nothing: Seine transparente Rückseite zieht mit einer LED-Lightshow die Blicke auf sich. Im Test schnitt das 700-Euro-Design-Handy rundum gut ab. Auch die teuren Falthandys (ab 870 Euro) machen optisch einiges her, müssen aber gut behandelt werden: Die flexiblen Bildschirme zerkratzen sehr leicht.

Die Latte für günstige gute Smartphones legte 2023 vor allem der chinesische →

Smartphones I 7+12/2023

Produkt	Mittlerer Onlinepreis ca. (Euro)	5G	Grundfunktionen 30 %	Kamera 20 %	Display 15 %	Handhabung 15 %	Akku 15 %	Stabilität 5 %	test-QUALITÄTSURTEIL 100 %
Apple iPhone 15 Pro Max (256 GB)	1450	■	+	++	++	++	+	++	SEHR GUT (1,5)
Apple iPhone 15 (128 GB)	955	■	+	+	++	++	+	+	GUT (1,6)
Apple iPhone 15 Plus (128 GB)	1100	■	+	+	++	++	+	+	GUT (1,6)
Apple iPhone 15 Pro (128 GB)	1200	■	+	++	++	++	+	++	GUT (1,6)
Samsung Galaxy S23 Ultra (256 GB)	1180	■	+	+	++	++	++	+	GUT (1,6)
Samsung Galaxy S23+ (256 GB)	1100	■	+	+	++	+	+	+	GUT (1,6)
Samsung Galaxy S23 (128 GB)	765	■	+	+	++	+	+	+	GUT (1,7)
Motorola Edge 40 Pro	825	■	+	+	+	+	+	+	GUT (1,8)
Nothing Phone (2) (256 GB)	700	■	+	+	+	+	++	+	GUT (1,8)
Xiaomi 13 Pro 5G	1210	■	+	+	++	○	++	+	GUT (1,9)
Google Pixel 7 (128 GB)1)	575	■	+	+	+	+	○	+	GUT (2,0)
Google Pixel 7 Pro (128 GB)1)	835	■	+	+	++	+	○	+	GUT (2,0)
Samsung Galaxy A54 5G (128 GB)	425	■	+	+	++	+	++	+	GUT (2,0)
Sony Xperia 1 V	1380	■	○	+	++	++	+	+	GUT (2,0)
Google Pixel 7a	500	■	+	+	+	+	○	+	GUT (2,1)
Oppo Reno8 Pro 5G	485	■	+	+	++	○	+	+	GUT (2,1)
Samsung Galaxy A34 5G (128 GB)	325	■	+	○	++	+	+	+	GUT (2,1)
Xiaomi 12T Pro 5G	680	■	+	+	++	○	+	+	GUT (2,1)
Samsung Galaxy M53 5G	425	■	+	+	+	+	+	+	GUT (2,2)
Xiaomi Redmi Note 12 Pro 5G (6 GB Ram)	279	■	+	+	++	○	++	+	GUT (2,2)

Bewertungsschlüssel der Prüfergebnisse: ++ = Sehr gut (0,5–1,5). + = Gut (1,6–2,5). ○ = Befriedigend (2,6–3,5). ⊖ = Ausreichend (3,6–4,5). — = Mangelhaft (4,6–5,5). ■ = Ja.

Bei gleichem Qualitätsurteil Reihenfolge nach Alphabet.

1) Laut Anbieter Software inzwischen geändert.

Einkauf der Prüfmuster: September 2022 bis September 2023.

→ Anbieter Xiaomi tiefer. Bestes unter 300 Euro war das Xiaomi Redmi Note 12 Pro 5G für 279 Euro mit 5G-Mobilfunkempfang und dem aktuellen WLan-Standard Wifi6 – für diesen Preis nicht selbstverständlich.

Wer Wert auf 5G legt und sparen muss, sollte sich das Samsung Galaxy A14 5G ansehen. Für 205 Euro ist es das günstigste gute mit dieser Ausstattung. Unter 200 Euro wird es dann eng mit guten Telefonen: Das Xiaomi Redmi Note 12 (186 Euro) und das nicht ganz so gute Motorola G23 (171 Euro) sind die einzigen Optionen.

Enttäuschungen gab es 2023 auch. Dass ein Billigmodell wie das Xiaomi Redmi A2 für 88 Euro kaum Leistung bietet und man-

Smartphones II 7 +12/2023

Produkt	Mittlerer Onlinepreis ca. (Euro)	5G	Grundfunktionen 30 %	Kamera 20 %	Display 15 %	Handhabung 15 %	Akku 15 %	Stabilität 5 %	test-QUALITÄTSURTEIL 100 %
Xiaomi Redmi Note 12 Pro+ 5G	400	■	+	+	++	○	++	+	GUT (2,2)
Honor 70 (128 GB)	485	■	+	+	+	+	○	+	GUT (2,3)
Motorola Edge 30 Ultra	700	■	+	+	+	+	○	⊖*)	GUT (2,3)
Motorola Moto G72	237	❑	○	○	+	+	++	+	GUT (2,3)
Samsung Galaxy Xcover 6 Pro	495	■	+	○	+	+	○	+	GUT (2,3)
Xiaomi Poco X5 Pro 5G (128 GB)	300	■	+	+	++	○	++	+	GUT (2,3)
Fairphone 5	700	■	○	+	++	○	○	+	GUT (2,4)
Motorola Edge 30 Neo	292	■	○	○	+	+	+	+	GUT (2,4)
Nokia XR21	570	■	+	○	○	+	+	+	GUT (2,4)
Oppo Reno8 5G	345	■	+	○	+	○	+	○	GUT (2,4)
Samsung Galaxy A23 5G	240	■	○	○	○	+	+	+	GUT (2,4)
Xiaomi Redmi Note 12 (128 GB)	186	❑	+	○	++	○	++	+	GUT (2,4)
Motorola Moto G23	171	❑	○	○	○	+	++	+	GUT (2,5)
Motorola Moto G73 5G	284	■	○	○	○	+	+	+	GUT (2,5)
Nokia X30 5G (128 GB)	485	■	○	○	+	+	○	+	GUT (2,5)
Samsung Galaxy A14 5G	205	■	○	○	+	+	+	+	GUT (2,5)
Xiaomi 12 Lite 5G (128 GB, 8 GB Ram)	296	■	+	+	++	○	○	+	GUT (2,5)
Xiaomi 13 Lite 5G	425	■	+	○	++	○	○	+	GUT (2,5)
Xiaomi Poco X5 5G (128 GB)	240	■	○	○	++	○	++	+	GUT (2,5)
Xiaomi Redmi Note 12 5G	225	■	○	○	++	○	++	+	GUT (2,5)

Bewertungsschlüssel der Prüfergebnisse: ++ = Sehr gut (0,5–1,5). + = Gut (1,6–2,5). ○ = Befriedigend (2,6–3,5). ⊖ = Ausreichend (3,6–4,5). — = Mangelhaft (4,6–5,5). **Bei gleichem Qualitätsurteil Reihenfolge nach Alphabet.**
***) Führt zur Abwertung.** ■ = Ja. ❑ = Nein.

Einkauf der Prüfmuster: September 2022 bis September 2023.

gelhaften WLan-Empfang hat, überrascht nicht – dass wir auch das 440 Euro teure Sony Xperia 10 V für mangelhaften WLan-Empfang abwerten mussten, schon eher. Bei mehreren Telefonen konnten wir die Gesichtserkennung überlisten: Sie ließen sich entsperren, indem wir ihnen ein Foto vor die Kamera hielten. Betroffen waren unter anderem das insgesamt gute Fairphone 5 (700 Euro) und die nur befriedigenden Telekom-Smartphones (ab 215 Euro).

Besonders enttäuschte das Motorola Edge für 400 Euro: Als erstes Smartphone scheiterte es sowohl im Falltest als auch im Tauchtest, den Handys bestehen müssen, die der Anbieter als wasserfest bewirbt. ■ →

Smartphones III 7+12/2023

Produkt	Mittlerer Onlinepreis ca. (Euro)	5G	Grundfunktionen 30 %	Kamera 20 %	Display 15 %	Handhabung 15 %	Akku 15 %	Stabilität 5 %	test-QUALITÄTSURTEIL 100 %
Cat S53	510	■	+	⊖*)	+	+	++	+	BEFRIED. (2,6)
Nokia G42 5G	240	■	○	○	○	+	+	+	BEFRIED. (2,6)
Nokia G60 5G (4 GB Ram)	350	■	○	○	+	+	+	+	BEFRIED. (2,6)
Sony Xperia 10 V	440	■	⊖*)	+	++	+	++	+	BEFRIED. (2,6)
Motorola Edge 30 Fusion	440	■	+	○	++	+	○	⊖*)	BEFRIED. (2,7)
Motorola Moto G53 5G	211	■	○	○	○	+	+	+	BEFRIED. (2,7)
Xiaomi 12T 5G (128 GB)	510	■	+	+	++	○	+	⊖*)	BEFRIED. (2,7)
Motorola Moto G13	133	❑	○	○	○	+	+	+	BEFRIED. (2,8)
Telekom T Phone[1]	215	■	○	○	○	+	○	+	BEFRIED. (2,8)
Telekom T Phone Pro	300	■	○	○	○	+	+	+	BEFRIED. (2,8)
Nokia G22	195	❑	○	⊖*)	○	+	+	+	BEFRIED. (2,9)
Samsung Galaxy A04s	137	❑	○	○	○	+	+	+	BEFRIED. (2,9)
Xiaomi 13 5G	890	■	+	+	++	○	++	⊖*)	BEFRIED. (2,9)
Xiaomi Redmi 12C (32 GB)	102	❑	○	○	+	○	+	+	BEFRIED. (2,9)
Motorola Moto E13	93	❑	⊖*)	⊖	○	+	+	+	BEFRIED. (3,2)
Motorola Moto E22 (32 GB, 3 GB Ram)	96	❑	○	⊖*)	○	○	○	+	BEFRIED. (3,2)
Motorola Moto G14	150	❑	⊖*)	○	○	○	○	+	BEFRIED. (3,4)
Xiaomi Redmi A1	99	❑	⊖	⊖*)	○	⊖	+	+	BEFRIED. (3,5)
Xiaomi Redmi A2	88	❑	⊖*)	⊖	○	⊖	+	+	AUSREICH. (3,6)
Motorola Edge 40	400	■	+	+	+	+	○	–*)	AUSREICH. (3,8)
Realme C33 (64 GB)	174	❑	⊖*)	○	○	○	+	+	AUSREICH. (3,8)
Faltbare Smartphones									
Samsung Galaxy Z Fold5 (256 GB)	1560	■	+	+	++	++	+	○2)	GUT (1,9)
Samsung Galaxy Z Flip5 (256 GB)	905	■	+	+	+	+	○	○2)	GUT (2,0)
Motorola Razr 40	870	■	+	+	+	+	○	⊖*)2)	GUT (2,4)
Motorola Razr 40 Ultra	1200	■	+	+	+	+	○	⊖*)2)	GUT (2,4)
Google Pixel Fold (256 GB)	1900	■	+	+	++	++	○	⊖*)2)	BEFRIED. (2,6)
Motorola Razr 2022	870	■	+	+	+	+	○	⊖*)2)	BEFRIED. (3,0)

Bewertungsschlüssel der Prüfergebnisse: ++ = Sehr gut (0,5–1,5). + = Gut (1,6–2,5). ○ = Befriedigend (2,6–3,5). ⊖ = Ausreichend (3,6–4,5). – = Mangelhaft (4,6–5,5). **Bei gleichem Qualitätsurteil Reihenfolge nach Alphabet.**
***) Führt zur Abwertung.** ■ = Ja. ❑ = Nein.
1) Bei dem getesteten Gerät handelt es sich um die ältere Variante mit 64 GB Speicher.
2) Alle Tests führten wir mit der vorinstallierten Schutzfolie durch, da der Anbieter davon abrät, diese zu entfernen.
Einkauf der Prüfmuster: September 2022 bis September 2023.

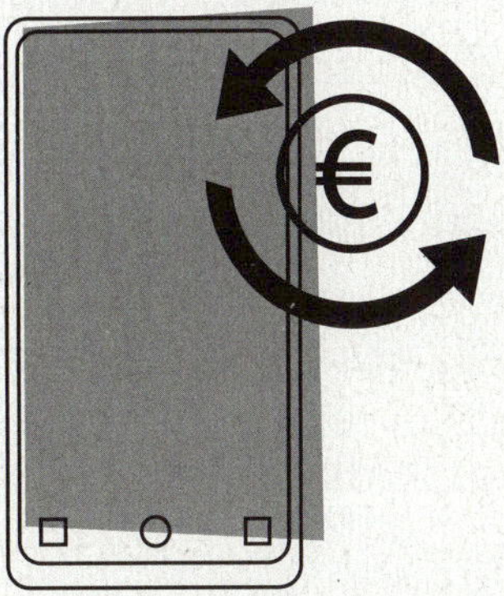

Unser Rat

Testsieger: Back Market (Verkaufsplattform) und Rebuy (Händler) liegen vorn. Die Qualität der Handys überzeugte bei ihnen am meisten.
Preistipp: Die durchschnittliche Preisersparnis war bei Clevertronic mit rund 50 Prozent am höchsten.
Umwelttipp: Handys möglichst lange zu nutzen, schont die Umwelt, da durch die Herstellung am meisten CO_2 ausgestoßen wird.

Nachhaltig und günstig

3/2023 Wer Smartphones gebraucht kauft statt neu, spart Geld und Ressourcen. Sechs von neun Online-Anbietern sind gut.

Gebraucht zu kaufen liegt im Trend. Dafür sorgen nicht nur die gestiegenen Preise, sondern auch das gestiegene Umweltbewusstsein: Wer nicht ständig neu kauft, schont Natur und Klima. Zum Gebrauchtmarkt gehören sogenannte Refurbished-Angebote für Elektronikgeräte. Refurbished heißt: generalüberholt. Professionelle Anbieter prüfen und reinigen die Geräte vor dem Verkauf und reparieren sie bei Bedarf, so ihr Versprechen.

Neun Onlineshops für refurbished Smartphones haben wir getestet – vier Händler und fünf Verkaufsplattformen, auf denen verschiedene Händler ihre Ware anbieten. Pro Shop kauften wir fünf Geräte: je zwei von Apple und drei von Samsung. Insgesamt am besten sind Back Market, Ebay Refurbished und Rebuy. Bei ihnen war auch die Qualität der Handys am höchsten.

Apple als Gebrauchthändler

Refurbished iPhones verkauft Apple auch selbst. Die Geräte sind laut Apple immer mit neuem Gehäuse und neuem Akku ausgestattet. Wir bestellten zwei iPhones 11. Ergebnis: Ihr Zustand war ausgezeichnet. Dafür ließ sich wenig sparen. Mitunter sind ältere Modelle in manch anderem Shop neu sogar günstiger erhältlich als refurbished bei Apple.

50 Prozent Ersparnis möglich

Die Refurbished-Shops unterteilen die Geräte in Güteklassen, die sich überwiegend auf den äußeren Zustand der angebotenen Modelle beziehen. Um herauszufinden, wie sehr man mit einem generalüberholten Smartphone sparen kann, bestellten wir die Geräte in der untersten Qualitätsstufe, in der sie laut Beschreibung des jeweiligen Anbieters noch voll funktionstüchtig sein sollen. Kratzer und andere Gebrauchsspuren muss man in dieser Kategorie in Kauf →

Onlineshops für refurbished Smartphones 3/2023

Anbieter	Internetadresse	Einkauf 35 %	Qualität der Smartphones 65 %	Preisersparnis bei den gekauften Smartphones 0 %	Mängel in den allgemeinen Geschäftsbedingungen 0 %	test-QUALITÄTSURTEIL 100 %
Online-Händler						
Rebuy	rebuy.de	O	+	mittel	keine	**GUT (2,2)**
Asgoodasnew	asgoodasnew.de	+	+	mittel	keine	**GUT (2,3)**
Clevertronic	clevertronic.de	O	+	hoch	keine	**GUT (2,5)**
BuyZoxs	buyzoxs.de	O	O	mittel	keine	**BEFRIED. (3,1)**
Online-Verkaufsplattformen						
Back Market[1)]	backmarket.de	+	+	mittel	keine	**GUT (1,8)**
Ebay Refurbished[2)]	ebay.de/refurbished	+	+	mittel	sehr gering	**GUT (2,1)**
Refurbishedstore[3)4)]	refurbishedstore.de	+	+	gering	keine	**GUT (2,3)**
Refurbed[5)]	refurbed.de	+	O	mittel	sehr gering	**BEFRIED. (2,6)**
Amazon Renewed[6)]	amazon.de/renewed	O	+	mittel	deutlich*)	**BEFRIED. (2,8)**

Bewertungsschlüssel der Prüfergebnisse: ++ = Sehr gut (0,5–1,5). **+** = Gut (1,6–2,5). **O** = Befriedigend (2,6–3,5). ⊖ = Ausreichend (3,6–4,5). **—** = Mangelhaft (4,6–5,5). ***) Führt zur Abwertung.**
Mängel in den allgemeinen Geschäftsbedingungen: keine, sehr gering, gering, deutlich, sehr deutlich.
Preisersparnis bei den gekauften Smartphones: sehr gering, gering, mittel, hoch, sehr hoch.
1) Gekauft bei Händlern: Alloccaz (3 x), Reswipe (1 x), SmartFoneStore (1 x). **2)** Gekauft bei Händlern: Alloccaz (1 x), Kontra (2 x), MySwooop (1 x), SecondLife4Future (1 x). **3)** Gekauft bei Händlern: Forza-Refurbished (2 x), QX Systems (1 x), Ringy (1 x), SK-Phone (1 x). **4)** Laut Anbieter Verkaufsplattform überarbeitet. **5)** Gekauft bei Händlern: Clevertronic (1 x), Lombardo Shop (1 x), Mobilon (1 x), Phonebox Ihr Mobilfunkhändler (1 x), Regalec (1 x). **6)** Gekauft bei Händlern: Alloccaz (3 x), Tecno Electronics Ireland (2 x).
Erhebungszeitraum: Oktober 2022 bis Januar 2023.

→ nehmen. Durchschnittlich sparten wir so rund ein Drittel gegenüber dem Neupreis. Am geringsten war die Ersparnis bei Refurbishedstore (rund 20 Prozent). Clevertronic glänzte mit der höchsten Preisersparnis von rund 50 Prozent.

Handyqualität: Licht und Schatten

Nach dem Auspacken folgte der Realitätsabgleich mit der Beschreibung auf der Website. Wie angekündigt, hatten die Smartphones teilweise deutliche Gebrauchsspuren. In sieben Fällen waren die Geräte aber in einem bemerkenswert guten Zustand, also sogar deutlich besser als vom Anbieter angegeben. Insgesamt ergab der Funktionscheck von Kamera, Display, Lautsprecher und anderen Komponenten ein überwiegend positives Bild. Negativ fielen neun der 45 Handys auf. Von verzerrenden Lautsprechern über ein nicht löschbares Fernzugriffsprofil einer Firma bis zu einem defekten Kamera-Autofokus: Solche Mängel sollten Kundinnen und Kunden bei als funktionsfähig angepriesenen Geräten nicht akzeptieren.

Tipp: Unter test.de/faq-kaufrecht steht, was bei der Reklamation zu beachten ist. ■

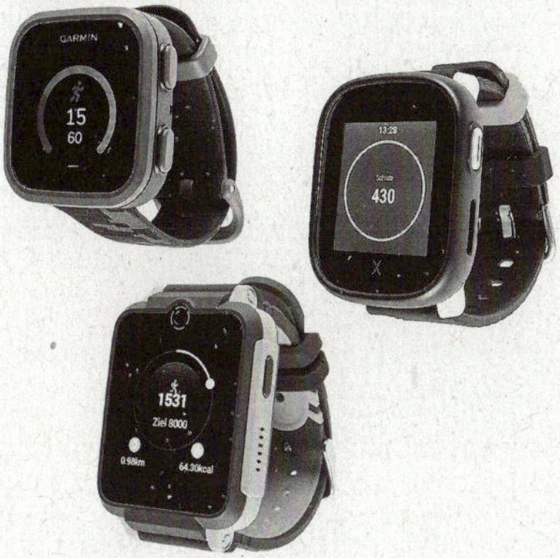

Unser Rat

Testsieger: Die besten Kinderuhren sind Xplora X6Play mit Telefonfunktion und Garmin Bounce mit bester Ortung, aber ohne Telefon. Mit Kosten von 189 und 180 Euro sind sie die teuersten Kinder-Smartwatches im Test.
Preistipp: Für 147 Euro bietet die gute TCL Movetime Family Watch MT42X gute Ortungs- und Sicherheitsfunktionen.

Peilsender am Handgelenk

10/2023 Sie versprechen Sicherheit und einen direkten Draht zum Kind – ohne Handy. Doch nur drei Smartwatches überzeugten im Test.

Kinder-Smartwatches sollen Kinder für ihre Eltern erreichbar machen – ohne Smartphone. Wir haben acht Smartwatches für Kinder getestet. Alle mit Mobilfunk und GPS-Empfänger, davon sieben mit Telefonfunktion und eine ohne. Die preisgünstigste gute Uhr von TCL kostet 147 Euro. Die Testsieger sind teurer: 189 Euro kostet die Xplora X6Play, 180 Euro die Garmin Bounce ohne Telefonfunktion. Zum Kaufpreis kommen monatliche Kosten für die Mobilfunkverbindung von im Schnitt etwa 10 Euro. Etwas billiger sind Prepaid-Tarife: rund 5 Euro für 4 Wochen.

Gute, aber teure Alternative

Die Apple Watch für Erwachsene lässt sich mithilfe von Apples „Familienkonfiguration" zu einer hochwertigen Smartwatch für Kinder machen. Wir haben Apples Kinderfunktionen ausprobiert. Fazit: Die Apple Watch SE eignet sich gut bis sehr gut für Kinder. Mit 370 Euro ist sie aber etwa doppelt so teuer wie die Testsieger in unserer Tabelle auf Seite 124.

Nur zwei mit guter Ortungsfunktion

Wichtigste Funktion für besorgte Eltern ist wohl die Ortung ihres Kindes – und die Möglichkeit, im Notfall schnell Hilfe zu rufen. Alle Kinder-Smartwatches im Test haben GPS zur Standortbestimmung. Gut funktionierte sie aber nur bei den Uhren von Garmin und TCL. Per SOS-Funktion kann das Kind eine Nachricht an gespeicherte Notfallkontakte absetzen.

Für Kinder zählen eher Spaßfunktionen, etwa Schrittzähler und Belohnungsprogramme für neue Ziffernblätter und Klingeltöne, Spiele, Selfies, Sprachnachrichten. Aktiviert man den Schulmodus, bleiben die Gadgets stumm. Trotzdem verbieten einige Schulen solche Uhren ganz, auch Medienpädagogen sehen sie kritisch. →

Kinder-Smartwatches 10/2023

Produkt	Mittlerer Onlinepreis ca. (Euro)	Kommunikation 30 %	Ortungs- und Sicherheitsfunktionen 20 %	Kinderfunktionen 10 %	Handhabung 15 %	Akku 5 %	Stabilität und Verarbeitung 10 %	Schadstoffe 0 %	Basisschutz persönlicher Daten 10 %	test-QUALITÄTSURTEIL 100 %
Mit Telefonfunktion										
Xplora X6Play	189	+	○	+	+	+	++	++	○	**GUT (2,3)**
TCL Movetime Family Watch MT42X	147	○	+	+	+	○	+	++	○	**GUT (2,5)**
Anio 5	159	○	○	○	+	+	++	++	○	**BEFRIEDIGEND (2,7)**
Imoo Watch Phone Z1	129 1)	+	⊖ *)	+	+	+	++	++	○	**BEFRIEDIGEND (3,0)**
Bea-fon 4G SOS Kids Smartwatch SW1	123	+	○	– *)2)	+	+	+	++	○	**AUSREICHEND (4,0)**
Soymomo Space 2.0	120 1)	+	○	○	+	⊖	⊖	– *)3)	⊖	**MANGELHAFT (5,5)**
Technaxx Bibi & Tina 4G Kids-Watch	130	○	⊖	○	○	○	+	– *)4)	○	**MANGELHAFT (5,5)**
Ohne Telefonfunktion (nur Text- und Sprachnachrichten)										
Garmin Bounce	180 1)	+	+	+	+	○	++	++	○	**GUT (2,2)**

Bewertungsschlüssel der Prüfergebnisse: ++ = Sehr gut (0,5–1,5). + = Gut (1,6–2,5). ○ = Befriedigend (2,6–3,5). ⊖ = Ausreichend (3,6–4,5). – = Mangelhaft (4,6–5,5). **Bei gleichem Qualitätsurteil Reihenfolge nach Alphabet.**

***) Führt zur Abwertung.**

1) Preis laut Anbieter-Webseite. **2)** Die Uhr ermöglicht die Aufnahme von Fotos, ausgelöst über die Eltern-App, ohne Hinweis an der Uhr. **3)** Freisetzung von Nickel aus der Schließe des Armbands oberhalb des gesetzlichen Grenzwertes. Nickel kann allergische Hautreaktionen verursachen. **4)** Freisetzung von Nickel aus den Ladekontakten oberhalb des gesetzlichen Grenzwertes. Nickel kann allergische Hautreaktionen verursachen. **Einkauf der Prüfmuster:** Mai und Juni 2023.

→ Kein WhatsApp, kein TikTok

Eigene Textnachrichten können Kinder nicht schreiben. Wenn überhaupt, lassen sich vorgefertigte Texte verschicken. Auch Apps wie WhatsApp, TikTok und YouTube gibt es nicht. Das gehört zum Konzept: so wenig digitale Ablenkung wie möglich.

Drei Uhren zeigten deutliche Mängel: Bei der Bea-fon können Eltern per App heimlich die Kamera auslösen – ein Signal gibt die Uhr dabei nicht. Wir halten das für bedenklich. Auch die GPS-Ortung sollten Eltern nicht heimlich verwenden, sondern mit ihrem Kind absprechen.

In hautberührenden Teilen der Soymomo und der Technaxx fanden wir Nickel oberhalb des Grenzwertes. Nickel kann allergische Hautreaktionen verursachen. ■

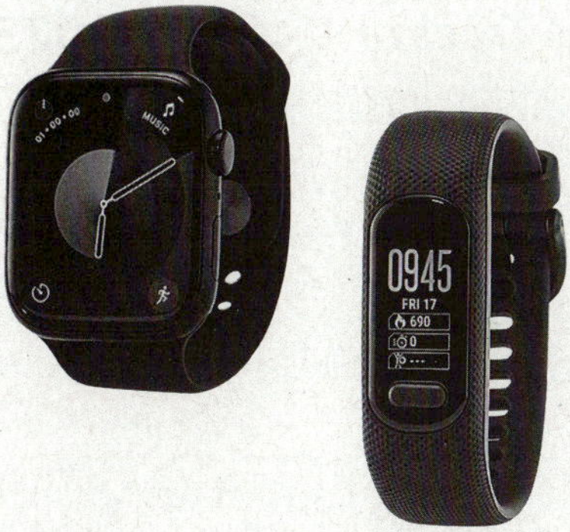

Unser Rat

Testsieger: Knapp beste Smartwatch ist die Apple Watch 8 für 465 Euro. Bester Fitness-Tracker ist Garmin Vívosmart 5 für 147 Euro.
Preistipp: Die günstigste gute Smartwatch ist Fitbit Versa 4 für 190 Euro, günstigster guter Tracker Huawei Band 7 für 45 Euro.
Umwelttipp: Speichern Sie Ihre Musik auf der Uhr – offline hören ist klimaschonender als streamen.

Hallo Sportsfreund!

6+12/2023 An guten Smartwatches herrscht kein Mangel — und endlich konnten wir auch einen Fitness-Tracker mit Gut bewerten.

Wie groß darfs sein am Handgelenk? Vom schlanken Sportarmband bis zur robusten Taucheruhr ist alles dabei unter den von uns geprüften Smartwatches und Fitnesstrackern. Stilistisch reicht das Spektrum vom Kunststofflook bis zur Luxusoptik mit Gliederarmband. Unsere Auswahl vergleicht 33 Smartwatches und fünf Fitness-Tracker. Von den Trackern erreichte nur Garmin Vivosmart 5 ein Gut, von den Uhren die meisten. Wen diese Vielfalt an guten Uhren überfordert, der sollte Modelle verschiedener Hersteller einmal in die Hand nehmen und sich einen Eindruck von den verschiedenen Bedienkonzepten verschaffen – hier kann der persönliche Geschmack eine entscheidende Rolle spielen.

Watch oder Fitness-Tracker?

Beide motivieren zum Sport und helfen, gesund zu bleiben. Sie liefern Daten fürs Training, die sich per Smartphone-App übersichtlich darstellen lassen: Puls, Schritte, Laufstrecken und Zeiten. Smartwatches messen oft genauer und bieten mehr Funktionen wie EKG, Höhenmessung und Musik. Fitness-Tracker sind preisgünstiger, leichter und kompakter.

Das Spitzenfeld ist dicht gedrängt

Beste Smartwatch ist die Apple Watch 8 für 465 Euro. Sie liegt nur knapp vor dem Nachfolger Apple Watch 9 und kostet kaum weniger – wer die neuere Technik möchte, kann also bedenkenlos zugreifen. Überhaupt ist das Spitzenfeld dicht gedrängt: Gleichauf mit der Apple Watch 9 liegen die Apple Watch SE und Ultra 2 – und die Garmin Venu 2 Plus, die bei der Akkulaufzeit alle Apple-Uhren aussticht.

Zu den interessanten Neuheiten gehören die Garmin Forerunner 265 mit vielen Sportprogrammen, Huawei Watch 4 mit sehr guten Fitnessfunktionen und Samsung →

Smartwatches und Fitness-Tracker I 6+12/2023

Produkt	Mittlerer Preis (Euro)	Fitnessfunktionen[1] 35 %	Kommunikation und weitere Funktionen 25 %	Handhabung 20 %	Akku 10 %	Stabilität und Verarbeitung 5 %	Datenschutz und Datensicherheit 5 %	test-QUALITÄTSURTEIL 100 %
Smartwatches								
Apple Watch Series 8 Aluminium (GPS) 45 mm	465	++	++	++	○	++	○	GUT (1,6)
Apple Series 9 Aluminium (GPS) 45 mm	480	++	++	++	○	++	○	GUT (1,7)
Apple Watch SE (2022, GPS) 44 mm	320	++	++	++	○	++	○	GUT (1,7)
Apple Watch Ultra 2	900	++	++	++	○	++	○	GUT (1,7)
Garmin Venu 2 Plus	405	++	+	++	+	++	○	GUT (1,7)
Apple Watch Ultra	820	+	++	++	○	++	○	GUT (1,8)
Garmin Fenix 7 Standard Edition	565	++	○	+	+	++	○	GUT (1,8)
Garmin Forerunner 955	505	++	○	++	++	++	○	GUT (1,8)
Google Pixel Watch (Bluetooth/WLan)	315	++	+	+	⊖	++	○	GUT (1,8)
Garmin Forerunner 255 Music	350	++	○	+	+	++	○	GUT (1,9)
Garmin Forerunner 265	500	+	○	++	+	++	○	GUT (1,9)
Garmin Venu Sq 2 - Music[2]	274	+	○	++	+	++	○	GUT (1,9)
Huawei Watch 4 Active 46 mm	380	++	+	+	+	++	○	GUT (1,9)
Samsung Galaxy Watch5 Pro	335	+	++	+	○	++	○	GUT (1,9)
Samsung Galaxy Watch6 (Bluetooth) 44 mm	305	+	++	++	○	++	○	GUT (1,9)
Garmin Venu Sq 2	239	+	○	++	+	++	○	GUT (2,0)
Huawei Watch Ultimate	830	+	○	+	+	++	○	GUT (2,0)
Samsung Galaxy Watch6 Classic (Bluetooth) 47 mm	405	+	++	++	○	++	○	GUT (2,0)
Huawei Watch Buds	500	+	○	+	+	++	○	GUT (2,2)
Xiaomi Watch S1 Pro	275	+	○	+	+	++	○	GUT (2,3)
Fitbit Versa 4	190	+	○	+	+	++	⊖*)	GUT (2,4)
Amazfit GTS 4	192	○	○	+	+	++	○	GUT (2,5)
Garmin vivomove Trend	320	+	○	+	+	++	○	GUT (2,5)

Bewertungsschlüssel der Prüfergebnisse: ++ = Sehr gut (0,5–1,5). + = Gut (1,6–2,5). ○ = Befriedigend (2,6–3,5). ⊖ = Ausreichend (3,6–4,5). — = Mangelhaft (4,6–5,5). **Bei gleichem Qualitätsurteil Reihenfolge nach Alphabet.**

***) Führt zur Abwertung.**

1) Genauigkeit der Angaben im Trainingsmodus.

2) Laut Produktspezifikationen auf der Anbieterwebseite mit Ausnahme der Musikfunktionen und WLan-Verbindung gleich mit dem geprüften Produkt Garmin Venu Sq 2. Die zusätzlichen Funktionen haben wir separat geprüft. Das Ergebnis floss in die Bewertung ein.

Einkauf der Prüfmuster: Mai 2022 bis September 2023.

Smartwatches und Fitness-Tracker II 6+12/2023

Produkt	Mittlerer Preis (Euro)	Fitnessfunktionen[1] 35 %	Kommunikation und weitere Funktionen 25 %	Handhabung 20 %	Akku 10 %	Stabilität und Verarbeitung 5 %	Datenschutz und Datensicherheit 5 %	test-QUALITÄTSURTEIL 100 %
Fortsetzung: Smartwatches								
Amazfit GTR 4	222	○	○	+	+	++	○	BEFRIEDIGEND (2,6)
Amazfit GTS 4 Mini	98	○	○	+	+	++	○	BEFRIEDIGEND (2,6)
Fitbit Sense 2	279	○	○	+	+	++	⊖*)	BEFRIEDIGEND (2,6)
Amazfit GTR Mini	130	○	○	+	+	++	○	BEFRIEDIGEND (2,8)
Suunto 5 Peak	179	○	○	+	+	+	○	BEFRIEDIGEND (2,8)
Xiaomi Redmi Watch 3	100	○	○	+	+	++	○	BEFRIEDIGEND (2,8)
Polar Ignite 3	330	○	⊖	+	+	++	○	BEFRIEDIGEND (2,9)
Polar Pacer	216	○	⊖	+	+	++	○	BEFRIEDIGEND (2,9)
Coros Apex 2 Pro	500	+	⊖	++	+	++	⊖*)	BEFRIEDIGEND (3,2)
Hama Fit Watch 4910	55	–	⊖	+	+	++	⊖*)	AUSREICHEND (4,4)
Fitness-Tracker (auch als Fitnessband bekannt)								
Garmin Vívosmart 5	147	+	○	+	+	+	○	GUT (2,4)
Huawei Band 7	45	○	⊖	+	+	++	○	BEFRIEDIGEND (2,6)
Fitbit Inspire 3	92	○	○	+	+	++	○	BEFRIEDIGEND (2,8)
Xiaomi Mi Smart Band 7	44	○	⊖	+	+	++	○	BEFRIEDIGEND (3,0)
Xiaomi Mi Smart Band 7 Pro	73	○	⊖	+	+	++	○	BEFRIEDIGEND (3,0)

Bewertungsschlüssel der Prüfergebnisse: ++ = Sehr gut (0,5–1,5). + = Gut (1,6–2,5). ○ = Befriedigend (2,6–3,5). ⊖ = Ausreichend (3,6–4,5). – = Mangelhaft (4,6–5,5). **Bei gleichem Qualitätsurteil Reihenfolge nach Alphabet.**
***) Führt zur Abwertung.**
1) Genauigkeit der Angaben im Trainingsmodus. **Einkauf der Prüfmuster:** Mai 2022 bis September 2023.

→ Galaxy Watch6 mit sehr guter Anruf- und Nachrichtenfunktion. Ein Hingucker ist die Huawei Watch Buds für 500 Euro: Unter ihrem aufklappbaren Display verbergen sich zwei Bluetooth-Ohrhörer.

Die meisten Uhren gibt es in mehreren Größen. Die Tabelle zeigt aus Platzgründen nur die jeweils größte Variante. Wer es kleiner mag, spart Geld. So kostet die 40-Millimeter-Version der Apple Watch SE im Apple Store 30 Euro weniger als die 44-Millimeter-Version. Das Qualitätsurteil ist identisch.

Wer mehr Geld auf den Tisch legt, kann die meisten Uhren konfigurieren. So wirkt die Huawei Watch Ultimate erst mit einem Titanarmband wirklich wie die Taucheruhr, als die der Anbieter sie vermarktet. Und die Apple Watch 9 passt in Edelstahl und mit Gliederarmband besser zum Anzug als die Aluminium-Version mit Gummiriemen. ■

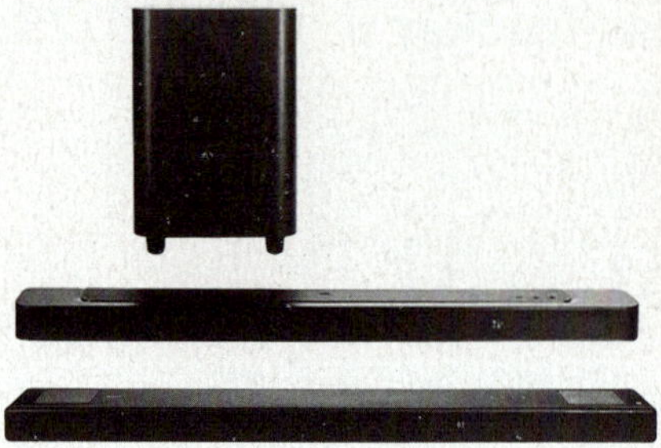

Unser Rat

Testsieger: Beste einteilige Soundbar ohne Subwoofer ist Sony HT-A5000 für 800 Euro. Beste mit Bassbox sind JBL Bar 1300 für 1 400 Euro und Bar 800 für 750 Euro – beide mit abnehmbaren Satellitenboxen. Den besten Ton bieten Samsung HW-Q810GC für 750 Euro und HW-Q935GC für 900 Euro.
Preistipp: Günstigste Gute ist JBL Bar 500 mit Bassbox für 535 Euro.

So klingt Fernsehen besser

8/2023 Soundbars verbessern den TV-Klang, die Unterschiede im Preis und in der Qualität sind allerdings beträchtlich.

Das Bild ist knackig, doch der Klang ist mau? Soundbars versprechen Abhilfe. Diese externen Lautsprecher ersetzen die des Fernsehers und sorgen für volleren Sound. Die Qualitätsunterschiede sind beträchtlich, die Preisunterschiede auch. Die Geräte im Test kosten zwischen 65 und weit über 1 000 Euro. Neben dem Budget spielen bei der Auswahl auch Platzfragen und persönliche Vorlieben eine Rolle: Ist ein Subwoofer für volle Bässe gewünscht? Soll es Rundumklang sein? Möchte ich auch WLan an Bord haben?

Alexa an Bord

Fünf der Soundbars mit WLan haben Mikrofone eingebaut und Amazons Sprachassistenten Alexa an Bord, können also als smarte Lautsprecher dienen: die beiden von Bose und Sennheiser sowie Samsung Q810, Q935 und Q995. Interessant für alle, die mit ihrer Soundbar reden und damit zum Beispiel ihr smartes Heim steuern wollen.

Soundbar: Schlank und einfach

Der klassische Weg zu besserem Klang ist die einteilige Soundbar. Man kann sie einfach vor den Fernseher stellen. Das Audiosignal bezieht sie vom TV-Gerät am einfachsten per HDMI- oder optischem Kabel. Zwar erzielt kein Modell ein gutes Ergebnis im Ton, auch die teuersten nicht. Dafür mangelt es ihnen an starken Bässen. Doch gegenüber den meisten TV-Lautsprechern bringen sie schon eine erhebliche Verbesserung. Selbst das Schlusslicht, die 65-Euro-Soundbar der Lidl-Marke Silvercrest, klingt besser als mancher Fernseher.

Eine Alternative sind Soundplates: Deren Gehäuse sind tiefer und oft auch höher als die von Soundbars – mehr Volumen für mehr Wumms. Dafür passen sie auf dem Sideboard nicht vor den Fernseher. TV-Mo-

Soundbars mit separater Bassbox 8/2023

Produkt	Mittlerer Online-preis ca. (Euro)	Satelliten-boxen	WLan	Ton 70 %	Handhabung 20 %	Stromverbrauch 10 %	test-QUALITÄTSURTEIL 100 %
JBL Bar 1300	1400	■[1]	■	+	+	++	GUT (2,0)
JBL Bar 800	750	■[1]	■	+	+	++	GUT (2,0)
JBL Bar 1000	935	■[1]	■	+	+	++	GUT (2,1)
Samsung HW-Q810GC/ZG	750	❑	■	+	+	○	GUT (2,1)
Samsung HW-Q935GC/ZG	900	■	■	+	+	⊖*)	GUT (2,2)
JBL Bar 500	535	❑	■	+	+	+	GUT (2,3)
LG DSC9S	900	❑	■	+	+	++	GUT (2,3)
Samsung HW-Q710GC/ZG	750	❑	■	+	+	○	GUT (2,4)
Samsung HW-Q995GC/ZG	1270	■	■	+	+	⊖*)	GUT (2,4)
LG DS40Q	209	❑	❑	○	+	++	BEFRIEDIGEND (2,6)
Magnat SBW 300	500	❑	❑	○	○	++	BEFRIEDIGEND (2,6)
JBL Bar 2.1 Deep Bass (MK2)	310	❑	❑	○	+	++	BEFRIEDIGEND (2,8)
Philips TAB8507	475	❑	■	○	+	+	BEFRIEDIGEND (3,1)
Teufel Cinebar One+	350[2]	❑	❑	⊖	+	++	BEFRIEDIGEND (3,1)
Yamaha SR-C30A[3]	315	❑	❑	⊖	+	++	BEFRIEDIGEND (3,1)
Philips TAB7207	255	❑	❑	⊖	○	++	BEFRIEDIGEND (3,2)

Bewertungsschlüssel der Prüfergebnisse: ++ = Sehr gut (0,5–1,5). + = Gut (1,6–2,5). ○ = Befriedigend (2,6–3,5). ⊖ = Ausreichend (3,6–4,5). — = Mangelhaft (4,6–5,5). **Bei gleichem Qualitätsurteil Reihenfolge nach Alphabet.**

***) Führt zur Abwertung.** ■ = Ja. ❑ = Nein.

1) Abnehmbare Satellitenboxen mit internen Akkus, magnetisch an der Soundbar befestigt.

2) Preis laut Anbieter-Website.

3) Laut Anbieter gleich zu Yamaha ATS-C300, wir haben die Gleichheit auf Plausibilität überprüft.

Einkauf der Prüfmuster: Juni 2022 bis April 2023.

delle mit einem zentralen Standfuß stellt man einfach darauf. Schwieriger wird es bei Fernsehgeräten, die auf vier Beinchen stehen. Unter ihnen ist meist nicht genug Luft – dann hilft die Wandmontage. Die Auswahl an Soundplates ist allerdings eher gering. Die einzige neue im Test von Canton schneidet nur befriedigend ab.

Der gängigere Weg zu mehr Bass ist eine Paketlösung: eine flache Soundbar mit einer separaten Bassbox, oft auch „Subwoofer" genannt. Diese Box braucht zwar auch Platz. Doch ist es fast egal, wo im Raum man sie aufstellt – denn bei tiefen Frequenzen kann unser Gehörsinn nicht genau orten, woher sie kommen. Irgendwo wird sich schon ein Plätzchen dafür finden. Mit der Soundbar verbindet sich die Bassbox per Funk – sie braucht nur noch ein Stromkabel. Gleich 9 der 16 neuen Soundbars →

Einteilige Soundbars und Soundplates 8/2023

Produkt	Mittlerer Onlinepreis ca. (Euro)	WLan	Ton 70%	Handhabung 20%	Stromverbrauch 10%	test-QUALITÄTSURTEIL 100%
Soundbars						
Sony HT-A5000	800	■	○	+	++	GUT (2,4)
Sennheiser Ambeo Soundbar Plus	1500	■	○	+	++	GUT (2,5)
Harman Kardon Citation Multibeam 1100	975	■	○	+	+	BEFRIEDIGEND (2,6)
Philips Fidelio FB1	895	■	○	○	+	BEFRIEDIGEND (2,7)
Bose Smart Soundbar 600	500	■	○	○	++	BEFRIEDIGEND (2,8)
JBL Bar 300	335	■	○	+	++	BEFRIEDIGEND (2,8)
Sony HT-A3000	550	■	○	+	++	BEFRIEDIGEND (2,8)
JBL Bar 2.0 All-in-one (MK2)	173	□	⊖	+	++	BEFRIEDIGEND (2,9)
Lidl Silvercrest Soundbar Stereo 2.0 SSB 30 B1	65[1)]	□	⊖	○	++	BEFRIEDIGEND (3,4)
Soundplate						
Canton Sound L	670	□	○	○	++	BEFRIEDIGEND (2,6)

Bewertungsschlüssel der Prüfergebnisse: ++ = Sehr gut (0,5–1,5). + = Gut (1,6–2,5). ○ = Befriedigend (2,6–3,5). ⊖ = Ausreichend (3,6–4,5). — = Mangelhaft (4,6–5,5). **Bei gleichem Qualitätsurteil Reihenfolge nach Alphabet.**
■ = Ja. □ = Nein.
1) Preis laut Anbieter-Website. **Einkauf der Prüfmuster:** Juni 2022 bis April 2023.

→ mit Bassbox bieten einen guten Ton. Die günstigste, JBL Bar 500, kostet 535 Euro.

Satellitenboxen: Für Rundum-Klang

Fünf Soundbars im Test kommen mit zusätzlichen Satellitenboxen: zwei von Samsung und drei von JBL. Diese Zusatzlautsprecher werden hinter dem Sitzbereich platziert, sie sorgen bei Filmen mit Mehrkanal-Ton für echten Rundum-Klang. Wie die Bassboxen verbinden sie sich per Funk mit der Soundbar. Die von Samsung brauchen noch Stromkabel, JBL hat auch die eliminiert: Die Satelliten von Bar 800, Bar 1000 und Bar 1300 haben Akkus eingebaut. Wird kein Raumklang gebraucht, haften die Zusatzboxen magnetisch an der Soundbar und werden geladen. Will man einen Film mit Surround-Sound schauen, pflückt man sie ab und stellt sie hinter dem Sofa auf.

Musik per Bluetooth und WLan

Alle im Test beherrschen Bluetooth-Funk. Damit können sie zum Beispiel drahtlos Musik vom Handy oder vom Tablet spielen. Viele lassen sich zudem per WLan-Funk ins Netzwerk integrieren und dann etwa per Handy-App steuern oder mit anderen WLan-Lautsprechern im Haus zusammenschalten („Multiroom“). ■

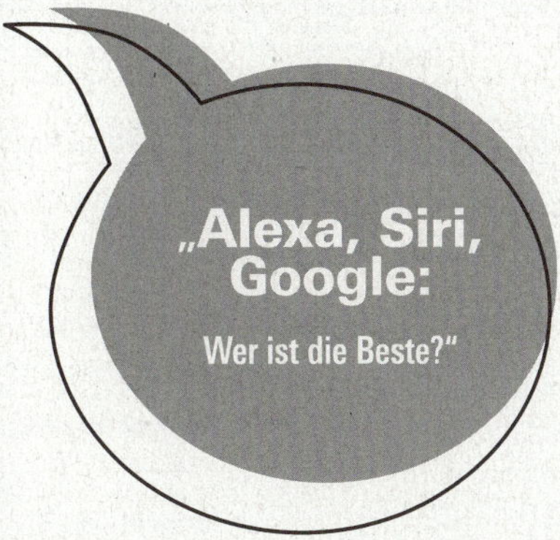

Unser Rat

Aus Datenschutzsicht können wir keinen der drei Assistenten empfehlen. Wer sich daran nicht stört, bekommt mit Alexa die Assistentin mit bester Funktion und guter Spracherkennung. Google ist noch stärker bei komplexen Fragen. Siri schnitt im Prüfpunkt Funktionen am schwächsten ab, kann aber als einziger Notrufe absetzen — interessant etwa für Senioren-WGs.

Alexa vor Google und Siri

8/2023 Apple brachte uns einst bei, mit dem iPhone zu sprechen. Heute kommen die besseren Sprachassistenten von anderen.

Sprachassistenten wecken uns am Morgen, liefern uns Nachrichten und Wetter, schalten auf Zuruf das Licht ein oder regeln die Heizung. Am Abend wünschen wir ihnen „Gute Nacht", damit sie alle Lichter löschen. Mit Siri, Alexa und Google Assistant ist Künstliche Intelligenz (KI) in vielen Haushalten zu einem ganz normalen Teil des Alltags geworden.

Datenschutz mit Mängeln

Die Datenschutzerklärungen aller Anbieter hatten deutliche Mängel. Amazon, Apple und Google halten sich nicht an die gesetzlichen Vorgaben der Datenschutz-Grundverordnung DSGVO, urteilte unser Verbraucherjurist. Eine Datenschutzerklärung mit Mängeln schafft kein Vertrauen. Welche Daten die Sprachassistenten weitergeben, bleibt meist im Dunkeln.

Alexa liegt vorn

Wir haben untersucht, wie weit sich die drei Sprachassistenten bereits entwickelt haben – und wie sie sich in Wissensfragen gegen den neuen KI-Superstar, den Chatbot ChatGPT, schlagen. Ausprobiert haben wir Alexa, Google Assistant und Siri auf Smartphones und smarten Lautsprechern.

Alexa läuft allen voran: Kein anderer Sprachassistent ist so ausbaufähig, kein anderer kann einkaufen, kein anderer reagiert so lebensnah auf die menschliche Stimme. Ein Beispiel: Wer seine Frage flüstert, bekommt auch Alexas Antwort geflüstert. So weit sind Google Assistant und Apples Siri noch nicht. Immerhin folgen sie Alexa aber mit guter bis befriedigender Funktion.

Sprachassistenten sind aktueller

Im Alltag schlagen sich Alexa, Google und Siri besser als ChatGPT. Der wurde mit dem Wissensstand des Jahres 2021 gefüttert, Zugriff auf aktuelle Nachrichten oder Wettervorhersagen hat er noch nicht. →

Sprachassistenten 8/2023

Produkt	Sprachbedienung	Funktionen	Basisschutz persönlicher Daten
Amazon Alexa[1)]	+ (2,2)	+ (1,6)	Mit Mängeln. Siehe Datenschutzkasten.
Apple Siri[2)]	+ (2,4)	○ (2,7)	Mit Mängeln. Siehe Datenschutzkasten.
Google Google Assistant[3)]	+ (2,5)	+ (2,2)	Mit Mängeln. Siehe Datenschutzkasten.

Bewertungsschlüssel der Prüfergebnisse: ++ = Sehr gut (0,5–1,5). + = Gut (1,6–2,5). ○ = Befriedigend (2,6–3,5). ⊖ = Ausreichend (3,6–4,5). — = Mangelhaft (4,6–5,5). **Reihenfolge nach Alphabet.**
1) Geprüft mit Echo Dot (5. Generation) und Echo (4. Generation).
2) Geprüft mit Homepod 2. Generation und Homepod Mini.
3) Geprüft mit Google Nest Mini 2. Gen. und Nest Audio. **Prüfzeitraum:** Mai 2023.

→ Bei komplexen Aufgaben ist ChatGPT den Assistenten überlegen. Im Test machte der Bot keine Fehler, und er reagierte am besten auf Nachfragen. Von den Sprachassistenten schafft das der Google Assistant noch am besten. Ein Beispiel aus dem Test: „Welche Laufzeit hat der Film ‚Der Herr der Ringe – Die Gefährten'"? Anschließende Nachfrage: „Wer führte Regie bei diesem Film?" Google erkennt den Bezug und beantwortet beide Fragen richtig. Alexa erkennt Bezüge zur vorhergehenden Frage nur selten, Siri bei Wissensfragen gar nicht. Nur nach der Musikwiedergabe reagiert Siri immerhin auf das Kommando „Spiel den Titel noch mal" – und beginnt von vorn.

Alexa überrascht

Alexa punktet mit der besten Spracherkennung und reagiert manchmal überraschend souverän. Sie ist so gut trainiert, dass auch saloppe Zurufe reichen wie: „Alexa, mach mal lauter" oder „Erinnere mich in fünf Minuten an die Nudeln".

Siri reagiert öfter noch mit: „Das habe ich nicht verstanden." Überhaupt machte Apples Sprachassistent bei komplexen Aufgaben auf seinen Lautsprechern einen eher müden Eindruck. Google Assistant wirkte nicht ganz so lebensnah wie Alexa, aber immer noch frischer als Siri.

Alle Sprachassistenten im Test antworten übrigens wahlweise mit weiblicher oder männlicher Stimme – was sich aber nicht auf die Ansprache auswirkt. Auch wenn Alexa ein Alex ist, hört er nur auf „Alexa".

Lauschposten sind alle

Dass die Sprachassistenten auf Zuruf („Hey Siri", „Alexa", „O.k. Google") reagieren, ist bequem – dafür hören sie aber ständig mit, was um sie herum passiert. Bei eingeschaltetem Mikrofon übermittelten sie fleißig Daten an die Server ihrer Hersteller. Welche das sind, bleibt aufgrund der Verschlüsselung weitgehend im Dunklen. Nur bei Alexa konnten wir einiges entschlüsseln und entdeckten die Namen aller umliegenden WLan-Netze und das Passwort für das eigene Heimnetz. Überflüssig, dass Alexa diese Daten an Amazon überträgt: Wir hatten der Speicherung des Passworts bei Amazon ausdrücklich widersprochen.

Alexa und Google sind gewitzter

Bewertet haben wir auch die „Persönlichkeit" der Sprachassistenten. Dabei prüften wir ihre Gutmütigkeit, Realitätsnähe und den Sprachwitz. Siri war einst für ihren Schalk bekannt, inzwischen agieren die Android-Dienste moderner und witziger. Hey Siri, Apple braucht ein paar neue Ideen! ■

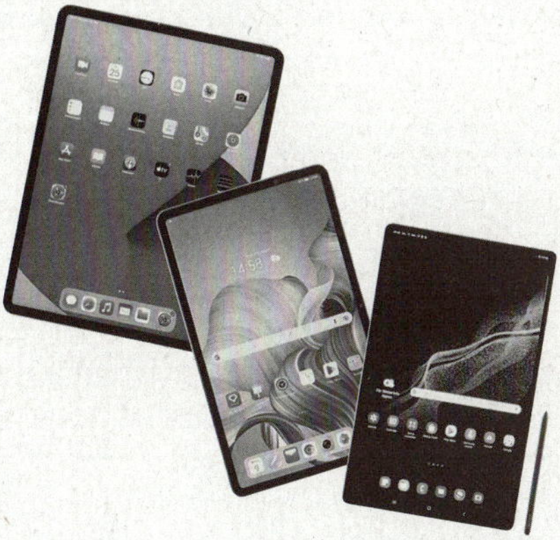

Unser Rat

Testsieger: Unter den Großen liegen Apples iPad Pro 12,9" 5. Gen. und Samsungs Galaxy Tab S8 Ultra vorn (beide 1 340 Euro). In der mittleren Kategorie führen Samsungs Galaxy Tab S8 (885 Euro) und die iPad-Pro-11"-Modelle der 3. und 4. Generation (945 und 1 200 Euro). Bestes Kleines: iPad Mini 6. Gen. (815 Euro). **Preistipps:** Honor Pad 8 (320 Euro) und Lenovo M9 (153 Euro).

Platzhirsche und Newcomer

7/2023 Kein im Jahr 2023 geprüftes Tablet schlägt die Testsieger aus den Vorjahren. Aber ein viel günstigerer Neuling pirscht sich heran.

Neues ist nicht automatisch besser. Keines der im Jahr 2023 geprüften Tablets schlug im Test die Topgeräte des Vorjahres. Die Auswahl in den Tabellen auf den folgenden Seiten zeigt deshalb neben den Neuheiten auch die insgesamt besten Tablets der verschiedenen Größengruppen: Große mit mehr als 30 Zentimeter Bilddiagonale für maximalen Spaß beim Arbeiten und Spielen, mittelgroße Tablets, die Mobilität und Leistung vereinen, und kleine Modelle für die Handtasche.

In allen drei Größenklassen liegen Tablets von Apple oder Samsung vorn. Die Tabellenführer für 815 bis 1340 Euro punkten mit bester Funktion und oft sehr gutem Display. Zu den Besten der Besten gehören die Apple iPads Pro und die Samsung Galaxy Tab S8-Modelle.

Flop bei MediaMarkt-Saturn

Das Peaq-Tablet PET 1008-F464E der Elektronikkette MediaMarktSaturn floppte im Test. Wir stießen auf einen gravierenden Softwarefehler. Alle drei von uns gekauften Exemplare waren im Test kaum brauchbar, ihre Daten gingen verloren. Ergebnis: test-Qualitätsurteil Mangelhaft. MediaMarkt-Saturn hat den Fehler nach eigenen Angaben inzwischen behoben.

Gute ab 153 Euro

Dass es auch günstiger geht, zeigen mehrere gute Neuheiten. So hat sich ein neuer Rivale aus China an die Platzhirsche Apple und Samsung herangepirscht: Erstmals haben wir zwei Tablets der Marke Honor getestet. Das größere stellt mit einem Preis von 320 Euro das günstigste gute Tablet in der Gruppe der Großen. Im Testergebnis bleibt es mit Gut (2,2) zwar hinter Apple und Samsung (je 1,7). Das Ergebnis ist aber respektabel für ein Tablet, das nicht einmal ein Viertel so viel kostet wie die Topgeräte. →

Tablets I 7/2023

Produkt	Mittlerer Online-preis ca. (Euro)	Geprüft mit Betriebs-system	Funk-tionen 30 %	Dis-play 20 %	Akku 20 %	Hand-ha-bung 20 %	Viel-seitig-keit 10 %	test-QUALI-TÄTS-URTEIL 100 %
Groß (Bilddiagonale über 30 cm)								
Apple iPad Pro 12,9" WiFi + Cellular (5th Generation) (128 GB)	1340	iPadOS 14.6	++	++	+	+	+	GUT (1,7)
Samsung Galaxy Tab S8 Ultra 5G (SM-X906B) (256 GB)	1340	Android 12	+	++	+[1]	+	+	GUT (1,7)
Apple iPad Pro 12.9" WiFi + Cellular (6th Generation) (128 GB)	1570	iPadOS 16.1	++	++	○	+	+	GUT (1,8)
Honor Pad 8 (HEY-W09)	320	Android 12	+	+	+	+	○	GUT (2,2)
Mittelgroß (25 bis 30 cm Bilddiagonale)								
Apple iPad Pro 11" WiFi + Cellular (3rd Generation) (128 GB)	945	iPadOS 14.6	++	++	+	+	+	GUT (1,7)
Apple iPad Pro 11" WiFi + Cellular (4th Generation) (128 GB)	1200	iPadOS 16.1	++	++	+	+	+	GUT (1,7)
Samsung Galaxy Tab S8 5G (SM-X706B) (128 GB)	885	Android 12	+	+	++[1]	++	+	GUT (1,7)
Lenovo Tab P11 Pro (2nd Gen) TB132FU (ZAB50043SE)	505	Android 12	+	++	+	+	○	GUT (1,9)
Apple iPad WiFi + Cellular (10th Generation) (64 GB)	745	iPadOS 16.1	+	+	○	+	+	GUT (2,0)
Lenovo Tab P11 (2nd Gen) TB350FU (ZABF0001SE)	296	Android 12	+	+	+	+	○	GUT (2,1)
Nokia T21 (TA-1495)	279	Android 12	○	+	+[2]	+	○	GUT (2,2)
Oppo Pad Air (OPD2102A)	315	Android 12	+	+	+	+	○	GUT (2,2)
Xiaomi Redmi Pad (128 GB)	249	Android 12	+	+	++	○	○	GUT (2,2)

Bewertungsschlüssel der Prüfergebnisse: ++ = Sehr gut (0,5–1,5). + = Gut (1,6–2,5). ○ = Befriedigend (2,6–3,5). ⊖ = Ausreichend (3,6–4,5). — = Mangelhaft (4,6–5,5). **Bei gleichem Qualitätsurteil Reihenfolge nach Alphabet.**

1) Es wird kein Ladegerät mitgeliefert. Für den Test benutzten wir das Samsung EP-TA800.

2) Es wird kein Ladegerät mitgeliefert. Für den Test benutzten wir das Nokia Fast Wall Charger 33W EU.

Einkaufszeitraum: Februar 2023 und früher (ab Mai 2021).

→ Preisgünstige Konkurrenz bei den kleinen Tablets kommt ebenfalls aus China, vom Anbieter Lenovo: Das Tab M9 hat einen 22,5-Zentimeter-Bildschirm und einen sehr guten Akku. Insgesamt kommt es auf die Note Gut (2,2) – und das für einen Preis von nur 153 Euro. Der Testsieger von Apple, das iPad Mini der 6. Generation, kostet mit Wifi und Mobilfunkmodem stolze 815 Euro.

Stark sind die Kleinen in der Akkulaufzeit: Ihr Display verbraucht weniger Strom als die der Großen. Besonders lange halten das Lenovo Tab M8 und die Amazon Fire-Tablets durch: im Videobetrieb rund 16 Stunden.

Tablets II 7/2023

Produkt	Mittlerer Online-preis ca. (Euro)	Geprüft mit Betriebs-system	Funk-tionen 30 %	Dis-play 20 %	Akku 20 %	Hand-ha-bung 20 %	Viel-seitig-keit 10 %	test-QUALITÄTS-URTEIL 100 %
Fortsetzung: Mittelgroß (25 bis 30 cm Bilddiagonale)								
Honor Pad X8 (AGM3-AL09HN)	180[1]	Android 12	○	+	○	+	○	GUT (2,4)
Doro Tablet (8342)	299	Android 12	○	+	○	+	○	GUT (2,5)
Huawei MatePad SE (AGS5-W09 53013NBB)	219	HarmonyOS 3	○	+	○	+	○	GUT (2,5)
Blackview Tab 13	210	Android 12	○	+	+	○	○	BEFRIEDIGEND (2,6)
Bea-fon Tab-Lite TW10	165	Android 11	⊖*)	+	○	+	⊖	BEFRIEDIGEND (3,3)
MediaMarkt/Saturn Peaq PET 1008-F464E	150	Android 12	Nicht geprüft[2]					MANGELHAFT (5,0)
Klein (Bilddiagonale bis 23 cm)								
Apple iPad Mini WiFi + Cellular (6th Generation) (64 GB)	815	iPadOS 15.0.1	+	+	+	+	+	GUT (1,9)
Lenovo Tab M9 TB310FU (ZAC30123SE)	153	Android 12	○	+	++	+	○	GUT (2,2)
Nokia T10 (TA-1457)	208	Android 12	○	+	++	+	○	GUT (2,2)
Lenovo Tab M8 (4th Gen) TB300XU (ZABX0011SE)	155	Android 12	○	+	++	+	○	GUT (2,3)
Amazon Fire HD 8 Plus (12. Generation) (64 GB)	180[3]	Fire OS 8.3.1.2	○	+	++	+	⊖	GUT (2,4)
Amazon Fire HD 8 (12. Generation) (64 GB)	160[3]	Fire OS 8.3.1.2	○	+	+	+	⊖	GUT (2,5)

Bewertungsschlüssel der Prüfergebnisse: ++ = Sehr gut (0,5–1,5). + = Gut (1,6–2,5). ○ = Befriedigend (2,6–3,5). ⊖ = Ausreichend (3,6–4,5). — = Mangelhaft (4,6–5,5). **Bei gleichem Qualitätsurteil Reihenfolge nach Alphabet.**
***) Führt zur Abwertung. 1)** Preis laut Anbieter-Website. **2)** Alle drei Tablets fielen wiederholt aus und starteten im Android Recovery Modus. Es war nur ein Zurücksetzen auf den Auslieferungszustand möglich, dadurch gingen die auf dem Gerät gespeicherten Daten verloren. Laut Anbieter Software inzwischen geändert. **3)** Preis laut Anbieter-Website. Ohne Werbung im Sperrbildschirm. **Einkaufszeitraum:** Februar 2023 und früher (ab Mai 2021).

Die kürzeste Laufzeit unter den Kleinen hat das iPad Mini mit knapp 9 Stunden.

Eigene Betriebssysteme

Amazons Tablets arbeiten mit dem Betriebssystem Fire-OS. Der Google Play Store ist auf ihnen nicht installiert. Deshalb sind für sie nicht alle Android-Apps ohne weiteres verfügbar. Auf Huaweis laufen sie gar nicht: Die US-Regierung hat Chinas Großkonzern mit einem Embargo belegt. Apps für ihr Betriebssystem HarmonyOS kommen aus der Huawei AppGalery. Für Honor und Lenovo hingegen sind Google-Dienste verfügbar. ■

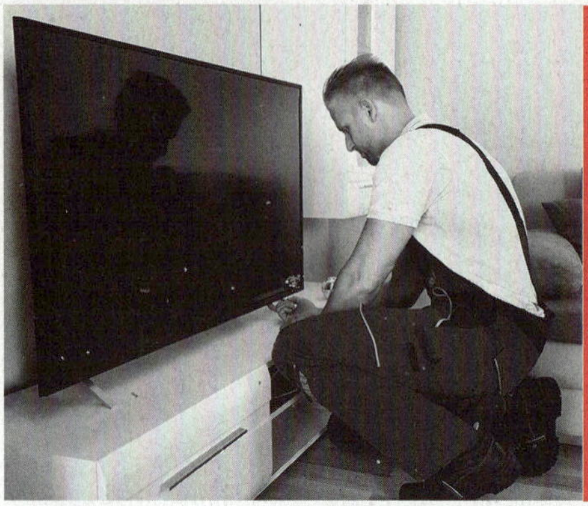

Unser Rat

Bei unseren Testkunden lieferte MediaMarkt/Saturn die beste Leistung, Get it Done enttäuschte auf ganzer Linie. Amazon arbeitete günstig, aber oberflächlich. Otto lieferte solide Leistung zum guten Preis. Die Stichprobe ist nicht repräsentativ, zeigt aber, was gut und schlecht laufen kann. Was Sie selbst tun können, um Enttäuschungen vorzubeugen, lesen Sie im Kasten unten links.

Anschluss gesucht

9/2023 Sender sortieren, WLan verbinden, Streamingdienste einrichten: Ein neuer Smart-TV macht Arbeit – die man auch abgeben kann.

Wer sich nicht mit der komplexen Einrichtung seines neuen Smart-TV herumschlagen will, kann für diese Aufgabe Dienstleister buchen. Wir haben bei Onlinehändlern und Fachgeschäften die Preise für diesen Service erfragt. Bei vier bundesweit tätigen Anbietern machten wir die Probe aufs Exempel: Wir kauften je einen Smart-TV bei Amazon, MediaMarkt/Saturn und Otto und bestellten den Einrichtungsservice dazu. Außerdem buchten wir eine TV-Einrichtung beim händlerunabhängigen Webportal GetitDone.rocks.

Die Profis sollten den Fernseher auspacken, anschließen und die ersten 15 bis 20 Programmplätze sortieren. Sie sollten das Gerät mit dem Internet verbinden, die Bundesliga auf dem Streaming-Dienst Dazn einrichten, einen Bluetooth-Kopfhörer und einen BluRay-Spieler anschließen.

Servicetermin vorbereiten

Daten. Notieren Sie Ihre gewünschte Senderreihenfolge vor dem Termin und halten Sie Nutzerkennungen und Passwörter für WLan und Streaming-Dienste bereit. Geben Sie die Daten beim Termin nur selbst ein.
Absprachen. Sprechen Sie die gewünschten Arbeiten zu Beginn kurz an, das beugt Missverständnissen vor und bringt bessere Ergebnisse.

Kein Anschluss mit Get It Done

Zu viel Arbeit für die Techniker, die Get it Done uns schickte. Für 129 Euro verbanden sie weder den Fernseher mit dem Kabelanschluss, noch richteten sie die Sender ein. Dafür sei keine Zeit, bekam unsere Testperson zu hören. Auch eine schriftliche Beschwerde blieb ohne Erfolg.

Teilerfolg bei Amazon

Via Amazon kamen für 50 Euro zwei Mitarbeiter mit dem Fernseher ins Haus. Sie packten ihn aus, verkabelten ihn und sortierten die ersten 10 Programmplätze nach unseren Wünschen – beauftragt waren 15. Sie schlossen ihn aber weder ans Internet an, noch verbanden sie den Bluetooth-Kopfhörer oder richteten die Dazn-App ein.

Otto ging ohne Bundesliga vom Platz

Mehr Übung im Service hat Otto. Für 65 Euro kamen zwei Mitarbeiter von Hermes mit dem Fernseher ins Haus und richteten ihn ein. Nach 50 Minuten erklärten sie die Arbeit für erledigt, unsere Testkundin konnte mit der gewünschten Senderreihenfolge fernsehen, online war ihr neuer Smart-TV auch. Nur mit der Bundesliga wurde es nichts. Die Techniker zeigten der Kundin zwar, wo sie die Dazn-App findet, ließen sie aber mit der Einrichtung allein. Auch den Bluetooth-Kopfhörer rührten sie nicht an: „Darauf sind wir nicht geschult."

MediaMarkt gab das beste Bild ab

Den insgesamt besten Service lieferte MediaMarkt/Saturn. Anders als Amazon und Otto richteten sie den Fernseher allerdings nicht bei der Lieferung ein. Die Kundin musste einen zusätzlichen Termin per Telefon vereinbaren, was ihr beim Onlinekauf nicht klar wurde.

Zum Termin erschien ein sehr engagierter Techniker von der Deutschen Technikhilfe, einer MediaMarkt/Saturn-Tochter. Für 99 Euro erfüllte er alle Servicewünsche plus Bonus: Er richtete die TV-Fernbedienung so ein, dass die Kundin damit nun auch ihren BluRay-Spieler steuern kann.

Service vom Fachhändler

Wer den neuen Smart-TV direkt beim Fachhändler kauft, kann auch dort die Einrichtung buchen. Was das kostet, haben wir an 20 Standorten der vier größten Fachhandels-Kooperationen erfragt: Bei Euronics sind es zusätzlich zum Fernseher 59 bis 109 Euro, bei Expert rund 70 bis 99. ElectronicPartner nimmt über EP-Einzelhändler null bis 100 Euro. Medimax-Märkte, die Teil der Verbundgruppe EP sind, nannten in unserer Erhebung 69 bis 135 Euro. ■

TV-Einrichtungsservices 9/2023

Anbieter und Servicepartner	Standorte	Preis (Euro)[1]	Online	Gesamteindruck aus einem Testfall
Amazon Amazon Lieferservice[2]	Nur online	15/**50**/90	amazon.de	**Oberflächlich.** Schnell und günstig, höfliche Mitarbeiter, aber kein vollständiger Service.
Otto Hermes	Nur online	**65**	otto.de	**Solide Leistung, guter Preis.** Freundliche, engagierte Mitarbeiter, die jedoch nicht alles umsetzen können.
MediaMarkt/Saturn Deutsche Technikberatung	ca. 400/ online	79/**99**/159	mediamarkt.de/saturn.de	**Leistung vor Ort top.** Wunschliste übererfüllt, Mitarbeiter engagiert, freundlich und kompetent.
Get it Done Freie Techniker	Nur online	**129**	getitdone.rocks	**Enttäuschend.** Basisleistung nicht erbracht, sondern viel diskutiert. Reklamation abgewiesen.

Sortierung nach Preis im Test. 1) Servicepreise laut Anbieterwebseite bei Onlinebestellung von TV-Gerät und Service (bei Amazon und MediaMarkt/Saturn je nach Leistungsumfang). Wir wählten das für unseren Testfall passende Servicepaket auf der Webseite des Anbieters: siehe fett gesetzte Preise. Bei Get it Done gilt der Servicepreis unabhängig vom Gerätekauf. **2)** TV-Einrichtungsservice noch nicht bundesweit verfügbar: aktuell nur für ausgewählte Produkte bei Lieferung in Großstädten und Ballungsräumen. **Erhebungszeitraum:** Juni und Juli 2023.

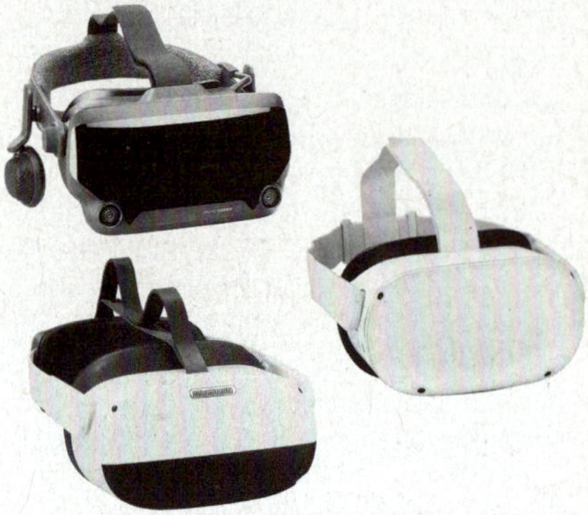

Unser Rat

Testsieger: Bester ist das Valve Index VR-Kit für 1 080 Euro, das stets mit einem möglichst rechenstarken PC verbunden sein muss – das sorgt für recht hohen Stromverbrauch. Die Meta Quest 2 für 540 Euro ist das beste Stand-alone-Modell: Das relativ günstige Gerät ist nicht auf einen Computer angewiesen, kann auf Wunsch aber an einen Rechner angeschlossen werden.

Sehen ist fühlen

1/2023 Alle Virtual-Reality-Brillen im Test liefern begeisternde Erlebnisse. Einige funktionieren nur mithilfe eines teuren Computers.

Die Prüfungen der Stiftung Warentest sind oft eine recht nüchterne Angelegenheit. Während des Tests der VR-Brillen wurde jedoch gekreischt, gestaunt und viel gelacht. Wenn man plötzlich den Bus sieht, der auf einen zurast, oder die bärengroße Tarantel sich mit ihren haarigen Beinen rapide nähert, ist das nichts für schwache Nerven. VR-Brillen liefern dermaßen realistische Erlebnisse, dass sehen nicht mehr nur glauben bedeutet, sondern eben auch fühlen. Bis auf die Pico Neo 3 überzeugten alle geprüften Brillen. Vor dem Kauf stellt sich aber eine Grundsatzfrage: Soll es ein eigenständiges Modell (Stand-alone) sein oder eines, das einen PC braucht (PC-VR)?

VR-Brille trotz Brille?

Grundsätzlich eignen sich die Geräte auch für Brillentragende. Je nach Größe der eigenen Brille kann es aber schwierig sein, sie bei der Nutzung des VR-Geräts zu tragen. In solchen Fällen sind Kontaktlinsen eine gute Lösung – alternativ bieten manche Optiker spezielle Linsen mit individueller Sehstärke an, die sich in die VR-Brillen einsetzen lassen.

Vor- und Nachteile der zwei Systeme

Die PC-gebundenen Systeme liefern oft mehr visuelle Opulenz und besseres Bewegungs-Tracking. Sie erfordern aber einen rechenstarken und damit recht teuren Computer, der zudem für zusätzlichen Stromverbrauch sorgt.

Eigenständige VR-Brillen lassen sich oft schneller einrichten, bieten mehr Bewegungsfreiheit und verursachen keine Stolpergefahr, da sie nicht mit einem PC verkabelt werden müssen. Vor allem aber entfallen die Kosten für einen leistungsstarken Computer. Visuell können die Stand-alone-Geräte aber nicht ganz mit den PC-gebunden Modellen mithalten.

VR-Brillen 1/2023

Produkt	Mittlerer Online-preis ca. (Euro)	Basisstationen mitgeliefert	VR-Qualität 60 %	Tragekomfort 20 %	Handhabung 20 %	Schadstoffe 0 %	Basisschutz persönlicher Daten 0 %	test-QUALITÄTSURTEIL 100 %
Valve Index VR-Kit	1080[1]	■	+	+	+	++	○	GUT (1,8)
HTC Vive Pro 2 Full Kit	1400	■	+	+	+	++	○	GUT (1,9)
Meta[2] Quest 2 (128 GB) (mit PC)[3]	540	❑	+	+	+	++	○	GUT (2,1)
Meta[2] Quest 2 (128 GB) (ohne PC)	540	❑	+	+	+	++	○	GUT (2,2)
HTC Vive Cosmos Elite	800	■	+	+	+	+	○	GUT (2,2)
HP Reverb G2	650[1]	❑	+	○	+	+	○	GUT (2,4)
Pico Neo 3 Link (mit PC)[3]	450	❑	○	+	+	++	–*)	BEFRIED. (2,8)
Pico Neo 3 Link (ohne PC)	450	❑	○	+	+	++	–*)	BEFRIED. (2,9)

Bewertungsschlüssel der Prüfergebnisse: ++ = Sehr gut (0,5–1,5). + = Gut (1,6–2,5). ○ = Befriedigend (2,6–3,5). ⊖ = Ausreichend (3,6–4,5). – = Mangelhaft (4,6–5,5). **Bei gleichem Qualitätsurteil Reihenfolge nach Alphabet.**
***) Führt zur Abwertung.** ■ = Ja. ❑=Nein.
1) Preis laut Anbieter-Website.
2) Hieß zuvor Oculus Quest 2.
3) Im Test kabellos mit dem PC verbunden.
Einkauf der Prüfmuster: Juli 2022.

Wie die Technik funktioniert

Die Brillen erzeugen einen 3D-Effekt, indem sie den Augen minimal unterschiedliche Bildperspektiven der gleichen Szenerie zeigen. Gleichzeitig schirmen sie Nutzende optisch und akustisch von der Außenwelt ab. Die Bewegungen der Trägerinnen und Träger werden in die Programme eingebunden, dadurch fühlen sich die Nutzenden in der virtuellen Welt präsent – Fachleute bezeichnen das als „Immersion“.

Am besten klappt das bei Spielen oder anderen interaktiven Anwendungen wie Google Earth VR. Videos hingegen wirken oft weniger beeindruckend, da man nicht Teil der virtuellen Welt ist, die Handlung also nicht verändern kann.

Für einige Menschen ist die Immersion aber mitunter zu viel: VR-Brillen können bei manchen Personen Schwindel oder Übelkeit auslösen. Mit der Zeit kommt es aber häufig zu einem Gewöhnungseffekt, sodass die Symptome gar nicht mehr oder nur noch vermindert auftreten.

Große Vielfalt an Erlebnissen

In VR-App-Stores wie Steam, Oculus oder Viveport stehen allerlei Anwendungen bereit. Viele sind gratis, allerdings gibt es manche Programme nur in bestimmten App-Stores, während sie in anderen fehlen.

Die Vielfalt an virtuellen Erlebnissen ist dank des App-Repertoires enorm: Man kann spielen, in ferne Länder reisen, Konzerte oder Sportevents von den besten Plätzen aus erleben, Museen besuchen, aber auch berufliche Meetings veranstalten, Pornostars bei der Arbeit zusehen oder stattdessen gemeinsam mit dem Partner die zukünftige Küche planen. ■

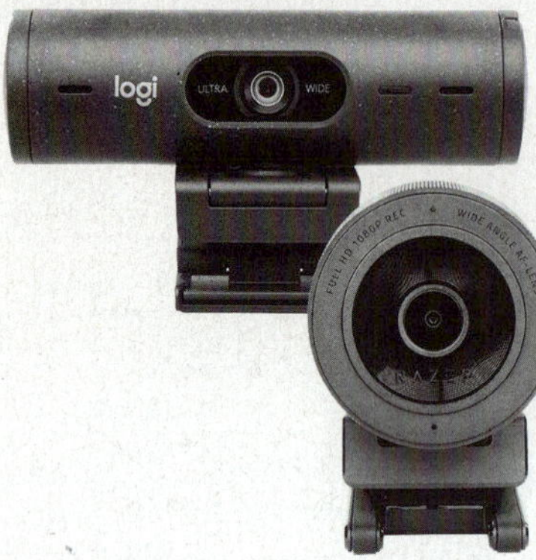

Unser Rat

Testsieger: Zwei Webcams teilen sich den Sieg. Logitech Brio 500 für 125 Euro hat die beste Bildqualität im Test, Razer Kiyo X kostet gerade einmal 80 Euro und hat das beste Mikrofon im Testfeld.
Preistipp: Die oben genannte Razer Kiyo X für 80 Euro schlägt selbst mehr als doppelt so teure Webcams aus unseren Tests und verbraucht zudem sehr wenig Strom.

Auge und Ohr

2/2023 Das zu Pandemiebeginn überstürzt fürs Homeoffice gekaufte Gerät ist unscharf und farbstichig? Gute Webcams gibt es ab 80 Euro.

Stellen Sie sich vor, sie haben ein Vorstellungsgespräch, doch Ihr Gesicht ist grünstichig und die Haare kleben wie ein Fladen auf dem Kopf! So würden Sie sich nie präsentieren? Für alle, die Fehlkäufe vermeiden oder korrigieren wollen, haben wir nach Webcams gefahndet, die uns gut aussehen lassen. Und tatsächlich: 4 von 16 Modellen im Test haben eine gute Bildqualität.

Privacy Shutter

Objektivabdeckungen werden als „Privacy Shutter" vermarktet, alle bis auf die Razer Kiyo X haben eine. Doch sie schalten nicht den Ton ab, sie verdunkeln nur das Objektiv. Deshalb gilt: Wer sich ausklinken will, muss das Mikrofon stummschalten. Das klappt über die Videokonferenzsoftware oder – bei der Hama C-650 – mit einem Schalter an der Webcam.

Anschluss: Welche USB-Variante?
Webcams werden meist an die USB-A-Buchse des Rechners angeschlossen. Die Logitech Brio 500 sowie die Obsbot sind stattdessen mit dem neueren USB-C-Anschluss ausgerüstet. Obsbot legt seiner Webcam einen Adapter auf USB Typ A bei.

Desktop-Apps: Bieten sie Mehrwert?
Apps, also Zusatzprogramme für MacOS und Windows, bieten meist die gleichen Optionen zum Konfigurieren der Webcams wie die Einstellmenüs der Computerbetriebssysteme – etwa um Belichtung und Farbwiedergabe anzupassen. Manche bieten zusätzliche Funktionen: Die Gesichtsverfolgung etwa klappt bei HP 960 4K und Logitech nur mittels der Desktop-App.

Gesichtsverfolgung: Was geht?
Vier Webcams verfolgen Gesichter: HP 960 4K, Logitech Brio 500 und Obsbot Meet 4K elektronisch, die Hama C-650 schwenkt motorgetrieben mit. Gesichtsverfolgung

Webcams 2/2023

Produkt	Mittlerer Online-preis ca. (Euro)	Bild-qualität 45 %	Mikrofon 20 %	Hand-habung 30 %	Strom-ver-brauch 5 %	test-QUALITÄTSURTEIL 100 %
Logitech Brio 500	125,00	+	○	+	○	GUT (2,2)
Razer Kiyo X	80,00	+	++	+	++	GUT (2,2)
Obsbot Meet 4K	199,00	+	+	+	⊖	GUT (2,3)
HP 960 4K Streaming-Webcam	250,00 1)	+	⊖ *)	+	○	GUT (2,4)
Elgato Facecam	160,00	○	Kein Mikrofon	+	+	GUT (2,5)
Trust Teza 4K Ultra HD Webcam	115,00	○	+	+	+	GUT (2,5)
Lenovo Performance FHD Webcam	69,00	○	○	+	○	BEFRIEDIGEND (2,8)
Trust Taxon QHD Webcam	61,50	○	○	+	+	BEFRIEDIGEND (2,8)
Hama C-900 Pro	113,00	⊖ *)	○	+	+	BEFRIEDIGEND (3,1)
HP 320 FHD-Webcam	46,50	○	○	○	+	BEFRIEDIGEND (3,1)
Dicota Webcam Pro Plus 4K	54,00	○	⊖ *)	+	+	BEFRIEDIGEND (3,2)
Microsoft Modern Webcam	59,00	⊖ *)	○ 2)	○	+	BEFRIEDIGEND (3,2)
Kensington W2000 1080p Auto Focus Webcam	38,50	○	– *)	+	+	BEFRIEDIGEND (3,4)
Rapoo XW2K Full HD 2K-Webcam	46,00	⊖ *)	○	+	++	BEFRIEDIGEND (3,5)
Hama C-650 Face Tracking	61,00	○	– *)	○	○	AUSREICHEND (4,0)
Dicota Webcam Pro Plus Full HD	39,00	– *)	⊖	+	+	AUSREICHEND (4,3)

Bewertungsschlüssel der Prüfergebnisse: ++ = Sehr gut (0,5–1,5). + = Gut (1,6–2,5). ○ = Befriedigend (2,6–3,5). ⊖ = Ausreichend (3,6–4,5). — = Mangelhaft (4,6–5,5). **Bei gleichem Qualitätsurteil Reihenfolge nach Alphabet.**
***) Führt zur Abwertung.**
1) Preis laut Anbieter-Website. **2)** Funktioniert nur mit Microsoft Windows, vor der Nutzung des Mikrofons muss eine App installiert werden. **Einkauf der Prüfmuster:** August bis Oktober 2022.

bietet zum Beispiel in Konferenzen einen Vorteil: Man kann sich vor der Kamera bewegen. Die anderen sehen einen trotzdem stets in der Bildmitte.

Ton: Vielleicht doch mit Headset?

Die Mikrofone sollten Stimmen volltönend, klar und ohne Störgeräusche einfangen. Die Webcams Razer, Obsbot und die Teza 4K von Trust genügen diesen Anforderungen gut oder sehr gut. Dagegen übertrugen Hama C-650 und Kensington W2000 Störgeräusche, die unsere Tester als „spratzelndes Rauschen" beschreiben. Ein Headset kann helfen.

Zubehör: Ist ein Stativ sinnvoll?

Mit einem Stativ lässt sich die Webcam gut ausrichten – bequemer als mit der Klemme oben am Monitor. Auf Augenhöhe platziert, liefert die Webcam ein besonders vorteilhaftes Bild. Passende Stative gibt es schon für 10 Euro. Fazit: Noch nie war es so günstig, sich effektvoll in Szene zu setzen. ■

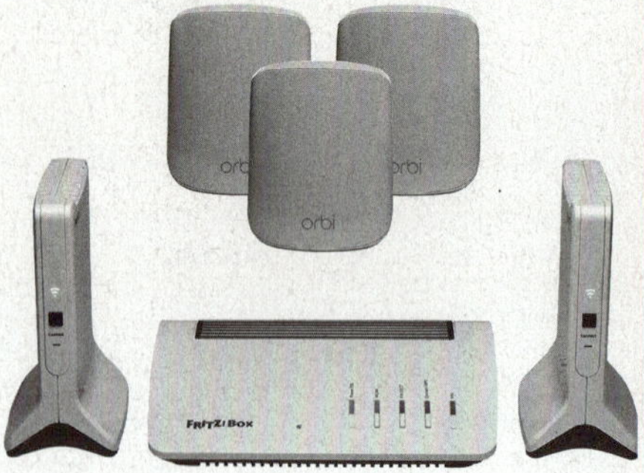

Unser Rat

Testsieger: Bestes Mesh-Set im Test ist Netgear Orbi AX1800 für 287 Euro. Wer einen aktuellen AVM-Router nutzt, kann ihn mit zwei FritzRepeatern 6000 für zusammen 480 Euro zu einem Mesh-System ausbauen, dessen Datenübertragung noch besser ist.
Preistipp: Ein AVM-Router plus zwei FritzRepeater 1200 AX bilden ein gutes Mesh für 174 Euro.

Masche um Masche

2/2023 Mesh-Systeme decken große Wohnungen besser mit WLan ab als ein Router. Manche bergen allerdings Sicherheitsrisiken.

Stößt in großen Häusern oder Wohnungen ein einzelner WLan-Router wegen dicker Wände oder Geschossdecken an seine Grenzen, dann kann ein Mesh-System eine gute Alternative sein. Die Bezeichnung „Mesh" kommt vom englischen Wort für Masche und bezeichnet ein mehr oder weniger engmaschiges WLan-Funknetz mit intelligenter Steuerung.

Übers Mesh ins Internet

Das Mesh-WLan-System kümmert sich nur um die WLan-Vernetzung im Haus – für den Internetzugang ist noch ein externes Gerät erforderlich. Das kann ein schon vorhandener Router sein, dessen WLan-Funktion dann nicht mehr genutzt wird, oder auch ein einfaches Modem, wie Anbieter von Internetanschlüssen sie oft gratis zur Verfügung stellen.

Wir haben acht dreiteilige Mesh-Sets zwischen 212 und 670 Euro geprüft. Sie bestehen je aus einer Basisstation, die die Verbindung zum Internet herstellt und die Steuerung übernimmt, und zwei weiteren Netzknoten. Viele neuere WLan-Router können mit Zusatzgeräten – Repeater genannt – auch selbst schon Mesh-WLan-Netze aufbauen. Wir haben zwei solche Lösungen des Marktführers AVM geprüft. Sie erweitern jeweils einen aktuellen FritzBox-Router zu einem dreiteiligen Mesh-System.

Starkes WLan schaffen fast alle

Im Test sind diese beiden Erweiterungslösungen von AVM sogar am besten – was auch an dem im Test verwendeten guten Router liegt. Die günstigere Lösung mit zwei FritzRepeatern 1200 AX für zusammen 174 Euro erweist sich damit als Preistipp für alle, die bereits eine aktuelle, Mesh-fähige FritzBox nutzen. Unter den eigenständigen Mesh-Sets liegt Netgear Orbi AX1800 für ebenfalls recht günstige 287 Euro vorn.

Mesh-WLan-Systeme 2/2023

Produkt	Geprüftes Set	Mittlerer Preis pro Set ca. (Euro)	Datenübertragung	Handhabung	Sicherheit	Stromverbrauch	test-QUALITÄTSURTEIL
			60 %	20 %	10 %	10 %	100 %
Mesh-fähige Repeater							
AVM FritzRepeater 1200 AX[1]	2 Repeater[1]	174[2]	+	+	++	++[3]	GUT (2,0)
AVM FritzRepeater 6000[1]	2 Repeater[1]	480[2]	+	+	++	○[3]	GUT (2,0)
Mesh-Systeme							
Netgear Orbi AX1800 (RBK353)	Basis + 2 Knoten	287	+	+	+	+	GUT (2,1)
Asus ZenWifi AX Mini XD4	Basis + 2 Knoten	310	+	+	○	+	GUT (2,3)
TP-Link Deco X50	Basis + 2 Knoten	335	+	○	○	○	GUT (2,4)
Netgear Orbi AX4200 (RBK753)	Basis + 2 Knoten	670	+	+	+	⊖*)	BEFRIED. (2,7)
TP-Link Deco X60	Basis + 2 Knoten	420	+	○	○	⊖*)	BEFRIED. (3,0)
Huawei Mesh 3	Basis + 2 Knoten	350	+	⊖	⊖*)	+	BEFRIED. (3,1)
D-Link Covr X1863	Basis + 2 Knoten	212	○	○	⊖*)	+	BEFRIED. (3,5)
Linksys Velop MX12600	Basis + 2 Knoten	480	+	+	⊖*)	⊖	AUSREICH. (3,7)

Bewertungsschlüssel der Prüfergebnisse: ++ = Sehr gut (0,5–1,5). + = Gut (1,6–2,5). ○ = Befriedigend (2,6–3,5). ⊖ = Ausreichend (3,6–4,5). — = Mangelhaft (4,6–5,5). **Bei gleichem Qualitätsurteil Reihenfolge nach Alphabet.**

***) Führt zur Abwertung.**

1) Geprüft mit einer AVM FritzBox 7590 AX als Mesh-Basisstation. **2)** Preis für zwei Repeater, geprüft mit AVM FritzBox 7590 AX für zirka 279 Euro. **3)** Stromverbrauch der zwei Repeater, ohne den im Test verwendeten FritzBox-Router.

Einkauf der Prüfmuster: Mai bis Oktober 2022.

In den Prüfungen zur Datenübertragung schlagen sich fast alle mehr oder weniger gut. Nur das günstigste Mesh-Trio D-Link Covr X1863 für 212 Euro ist in diesem Punkt befriedigend. Größer sind die Unterschiede in Punkto Sicherheit. Hier schwächeln mehrere Anbieter. So erlauben es Huawei und Linksys, Gerätekennwörter festzulegen, die nur aus einem einzigen Buchstaben bestehen! Die Systeme von D-Link und Linksys sind nicht gegen wiederholte Eingabe falscher Passwörter geschützt.

In den Sets von Asus und Huawei sind automatische Updates nicht ab Werk aktiviert. Die beiden TP-Link-Sets bieten gar keine automatische Aktualisierung an!

Linksys braucht am meisten Strom

Am meisten Strom verbraucht das Linksys-Set: Die Basisstation zieht rund 10 Watt, jeder weitere Knoten knapp 9 Watt. Das führt bei einem Strompreis von 34 Cent pro Kilowattstunde zu 81 Euro Stromkosten im Jahr. Das gute Netgear-Set kommt in der gleichen Rechnung auf 46 Euro. Mit 22 Euro Jahresstromkosten ist das Paar FritzRepeater 1200AX besonders sparsam. Allerdings kommt hier noch der Verbrauch des Routers mit aktiviertem WLan hinzu, nicht nur der eines Modems. Die im Test verwendete FritzBox 7590AX braucht Strom für 38 Euro, die ebenfalls guten FritzBox 7530AX für 15 Euro (Router-Test S. 146) ■

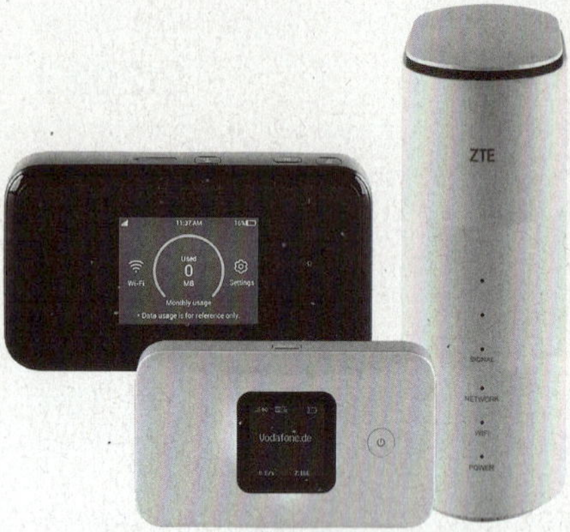

Unser Rat

Testsieger: Der beste Hotspot mit Akku ist der ZTE HyperMobile 5G (289 Euro), bester mit Netzteil die AVM FritzBox 6850 5G (560 Euro).
Preistipp: Unter den Akku-Geräten für unterwegs bietet Huawei 4G Mobile WiFi 3 für 129 Euro gute Datenübertragung und Akkuleistung. Unter denen mit Netzteil für daheim ist die ZTE HyperBox 5G für 281 Euro das günstigste gute.

Schnell, nicht immer sicher

6/2023 Sie verteilen schnelles Mobilfunk-Internet per WLan. 6 von 14 mobilen Routern sind gut, 3 zeigen kritische Lücken.

Ein mobiler Hotspot vernetzt Notebooks, Tablets und Co per WLan miteinander und verbindet sie übers Mobilfunknetz mit dem Rest der Welt. Wir haben 14 Modelle zwischen 55 und 560 Euro geprüft. Acht mit Akku sind für unterwegs gedacht – etwa für den Familienurlaub oder Dienstreisen in Arbeitsgruppen. Die übrigen sechs kommen mit Netzteil und sind primär für zu Hause ausgelegt, als Alternative zum DSL- oder Kabelrouter.

Sechs der mobilen Router sind gut. Drei von Asus, D-Link und TP-Link fallen wegen eklatanter WLan-Sicherheitsmängel durch. Unbefugte können darüber ins WLan eindringen und zum Beispiel Daten abgreifen. D-Link und TP-Link reagierten schnell mit Updates, die das beheben sollen.

Einfallstor WPS

Drei Geräte zeigten im Sicherheitstest gefährliche Lücken. In allen drei Fällen ist eine Technik namens WPS („WiFi Protected Setup") im Spiel. Sie soll das Anmelden von Endgeräten im WLan vereinfachen, gilt aber schon lange als unsicher. Der Nutzen von WPS ist sehr begrenzt. Da die Risiken überwiegen, sollte man generell WPS an WLan-Routern abschalten.

Schnell und rasend schnell

Die teuersten Hotspots im Test können mobile Datenverbindungen nicht nur per LTE-Technik aufbauen, sondern auch über modernste 5G-Netze. Im Praxistest erreichen einige damit an einem optimal versorgten Mobilfunkmast atemberaubende Datenraten. So schaffte die ZTE HyperBox im 5G-Netz Downloads mit mehr als 700 Megabit pro Sekunde (MBit/s). Zum Vergleich: Nicht wenige Haushalte nutzen noch DSL-Anschlüsse mit „nur" 16 MBit/s. Dagen sind selbst die langsamsten der mobilen Router mit über 40 MBit/s immer noch rasant. ■

Mobile Hotspots 6/2023

Produkt	Mittlerer Online-preis (Euro)	Auch für 5G-Netze	Daten-über-tragung 50 %	Hand-ha-bung 30 %	Akku, Strom-verbrauch 10 %	Basisschutz persönlicher Daten 10 %	test-QUALITÄTS-URTEIL 100 %
Mit Akku							
ZTE HyperMobile 5G-MU5001	289	■	+	+	+	○	GUT (2,0)
Acer Connect M5 5G Mobile WiFi	420	■	+	+	+	○	GUT (2,2)
Huawei 4G Mobile WiFi 3 (E5785)	129	☐	+	○	+	○	BEFRIEDIGEND (2,7)
Netgear 4G LTE Mobiler Hotspot (AC797)	200[1)]	☐	○	+	+	○	BEFRIEDIGEND (2,7)
TP-Link M7000 Mobiler 4G-Router	55	☐	○	○	○	+	BEFRIEDIGEND (3,1)
Telekom Speedbox 2	116	☐	+	+	⊖*)	○	BEFRIEDIGEND (3,2)
Tenda 4G185	62	☐	○	○	○	⊖*)	AUSREICHEND (3,7)
D-Link DWR-933	138	☐	○	+	○	–*)4)	MANGELHAFT (5,5)
Mit Netzteil							
AVM FritzBox 6850 5G	560	■	+	+	++	++	GUT (1,6)
O2 HomeSpot 5G	325[2)]	■	++	○	+	+	GUT (1,9)
ZTE HyperBox 5G-MC801A	281	■	+	+	++	+	GUT (1,9)
Vodafone GigaCube 5G	330[3)]	■	++	+	+	⊖*)	GUT (2,5)
Asus 4G-N16	91	☐	○	+	++	–*)5)	MANGELHAFT (5,5)
TP-Link Archer MR500	138	☐	+	+	++	–*)6)	MANGELHAFT (5,5)

Bewertungsschlüssel der Prüfergebnisse: ++ = Sehr gut (0,5–1,5). + = Gut (1,6–2,5). ○ = Befriedigend (2,6–3,5). ⊖ = Ausreichend (3,6–4,5). – = Mangelhaft (4,6–5,5). **Bei gleichem Qualitätsurteil Reihenfolge nach Alphabet.**
***) Führt zur Abwertung.** ■ = Ja. ☐ = Nein.
1) Von uns bezahlter Einkaufspreis. **2)** Nur mit einem Mobilfunkvertrag erhältlich. Preis laut Anbieter-Website im O2-My-Internet-150-Abo ohne Versand- und Vertragskosten. Der Tarif O2 My Internet 150 kostet zirka 25 Euro zusätzlich pro Monat bei einer Laufzeit von 24 Monaten. **3)** Nur mit einem Mobilfunkvertrag erhältlich. Preis laut Anbieter-Website im Giga-Cube-Flex-Abo ohne Vertragskosten. Der Tarif GigaCube Flex kostet zirka 50 Euro zusätzlich pro Monat bei einer Laufzeit von 24 Monaten. Die Kosten fallen nach dem ersten Vertragsmonat nur an, wenn der Tarif genutzt wird. **4)** Aufgrund einer leicht zu erratenden Standard-WPS-Pin können sich Angreifer Zugang zum WLan verschaffen. Das Abschalten von WPS im Einstellmenü ist nicht wirksam. Laut Anbieter Software inzwischen geändert. **5)** Aufgrund einer Sicherheitslücke in der WPS-Technik können sich Angreifer Zugang zum WLan verschaffen. Nutzer sollten WPS im Einstellmenü abschalten.
6) Aufgrund einer Sicherheitslücke in der WPS-Technik können sich Angreifer Zugang zum WLan verschaffen. Laut Anbieter Software inzwischen geändert. **Einkauf der Prüfmuster:** Januar bis März 2023.

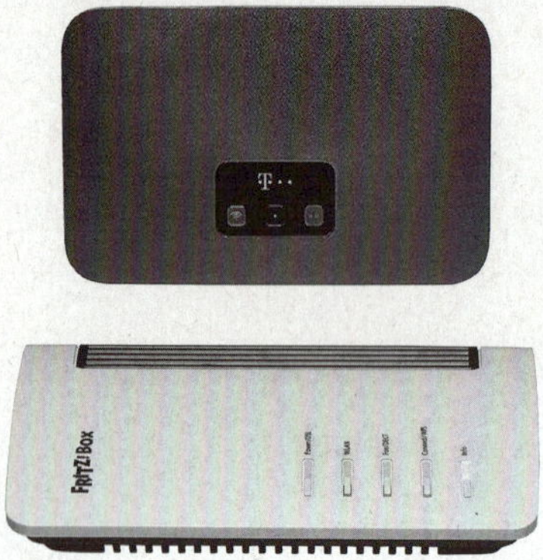

Unser Rat

Testsieger: Beste DSL-Router sind die sparsame AVM FritzBox 7530 AX (179 Euro) und die größere 7590 AX (279 Euro). Gut für Internet via TV-Kabel ist die AVM FritzBox 6690 Cable (305 Euro). Gut für Telekom-Anschlüsse: Telekom Speedport Smart 4 (162 Euro).
Umwelttipp: Nutzen Sie Lan-Kabel statt WLan zum Streamen. Damit sparen Sie Strom und Geld.

Gut vernetzt

2/2023 In den meisten Fällen reicht ein Router, um die Wohnung mit WLan zu versorgen. Fritzbox und Speedport überzeugen.

Der Router ist das Herz der meisten Heimnetzwerke. Ein Multitalent: WLan-Zentrale, Modem und Telefonzentrale in einem. Acht Router mit integriertem Modem haben wir geprüft, alle bieten den schnellsten WLan-Standard WiFi 6. Sieben werden per DSL-Telefonnetz verbunden. Einer kommt an den TV-Kabelanschluss. Die meisten Kabelrouter werden direkt vom Kabelbetreiber angeboten, wir haben einen der wenigen frei verkäuflichen getestet.

Router zwischen 96 und 350 Euro

Vier der acht Router im Test sind gut, die anderen befriedigend. Das Rennen unter den DSL-Routern machen zwei AVM FritzBoxen, gefolgt vom Telekom Speedport Smart 4. Für 162 Euro ist er der günstigste in der Spitzengruppe. Auch der gute Kabelrouter ist eine FritzBox. Alle vier Geräte sind sicher und leicht zu handhaben und bieten eine gute Datenübertragung. Die kleinere der DSL-FritzBoxen verbraucht zudem am wenigsten Strom.

Der preisgünstigste Router im Test, der Zyxel DX3301-T0, kostet 96 Euro. Die Datenübertragung ist noch gut, er patzt aber bei der Sicherheit. Updates der Gerätesoftware müssen bei Bedarf manuell eingespielt werden. Das ist umständlich. Deshalb reicht es am Ende nur zum Befriedigend. Ebenfalls befriedigend ist der mit 350 Euro teuerste Router im Test: der Telekom Speedport Pro

So optimieren Sie Ihr WLan

Zentral. Positionieren Sie den Router ins Zentrum Ihrer Wohnung.
Freistellen. Verstecken Sie ihn nicht hinter Möbeln oder Wänden.
Lücken schließen. Ein WLan-Repeater kann Funklöcher schließen.
Ausdehnen. Mesh-Systeme können Ihr WLan ausdehnen, siehe S. 142.
Lan-Kabel. Kabel entlasten Ihr WLan und helfen dadurch Strom sparen.

WLan-Router 2/2023

Produkt	Mittlerer Online-preis ca. (Euro)	Daten-übertragung 50 %	Handhabung 20 %	Telefonieren 10 %	Sicherheit 10 %	Strom-verbrauch 10 %	test-QUALITÄTSURTEIL 100 %
DSL-Router							
AVM FritzBox 7530 AX	179	+	++	++	++	+	GUT (1,9)
AVM FritzBox 7590 AX	279	+	++	++	++	○	GUT (1,9)
Telekom Speedport Smart 4	162	+	++	+	++	○	GUT (2,0)
Asus DSL-AX82U 1)	267	○	+	Entfällt	○	+	BEFRIEDIGEND (2,7)
Telekom Speedport Pro Plus	350	+	++	+	+	⊖*)	BEFRIEDIGEND (2,8)
TP-Link Archer VR2100v	150	○	+	+	⊖*)	+	BEFRIEDIGEND (3,2)
Zyxel DX3301-T0	96	+	○	+	⊖*)	+	BEFRIEDIGEND (3,2)
Kabelrouter							
AVM FritzBox 6690 Cable	305	+	++	++	++	○	GUT (1,9)

Bewertungsschlüssel der Prüfergebnisse: ++ = Sehr gut (0,5–1,5). + = Gut (1,6–2,5). ○ = Befriedigend (2,6–3,5). ⊖ = Ausreichend (3,6–4,5). — = Mangelhaft (4,6–5,5). **Bei gleichem Qualitätsurteil Reihenfolge nach Alphabet.**
***) Führt zur Abwertung. 1)** Benötigt für den Betrieb in Deutschland einen geeigneten VDSL-Anschluss.
Einkauf der Prüfmuster: September und Oktober 2022.

Plus. Er verbraucht zu viel Strom. Dafür bietet er Ausstattung und Tempo satt, kann Internet via DSL-Festnetz und LTE-Funknetz kombinieren und dank seines SIM-Karten-Fachs für noch schnelleres Surfen sorgen.

Stromkosten bis 66 Euro im Jahr

Nicht nur der Telekom Speedport Pro Plus, auch andere Router ziehen viel Strom. Die Leistungsaufnahme liegt im Betrieb zwischen 6 Watt beim kleinen AVM-Testsieger und 20 Watt beim großen Telekom-Router. In unserem Nutzungsszenario addieren sich Betrieb und Standby auf bis zu 165 Kilowattstunden im Jahr. Bei 40 Cent pro Kilowattstunde macht das 66 Euro. Wer zum Streamen Lan-Kabel statt WLan nutzt, verbraucht weniger Strom. Bei den FritzBoxen, bei Telekom und TP-Link-Routern lässt sich das WLan auch per Zeitschaltung abstellen, wenn man es nicht braucht. Das spart zumindest etwas Strom.

Mietgeräte langfristig teurer

Bleibt die Frage: Wer braucht einen eigenen Router, wo doch viele Internetanbieter ein Mietgerät stellen und dies mit Wartungsservice anpreisen? Antwort: Alle, die langfristig sparen wollen. Beispiel: Die AVM FritzBox 7590 AX kostet 279 Euro. O2 und Vodafone vermieten das Gerät beispielsweise für 6,99 Euro im Monat. Das sind in fünf Jahren rund 420 Euro – 140 Euro mehr als beim selbstgekauften Router. Wer den Anbieter wechselt, muss das Gerät zurückgeben. Der eigene Router begleitet einen dagegen – wie es sich für das Herz eines Netzwerks gehört. ■

Haushalt + Garten

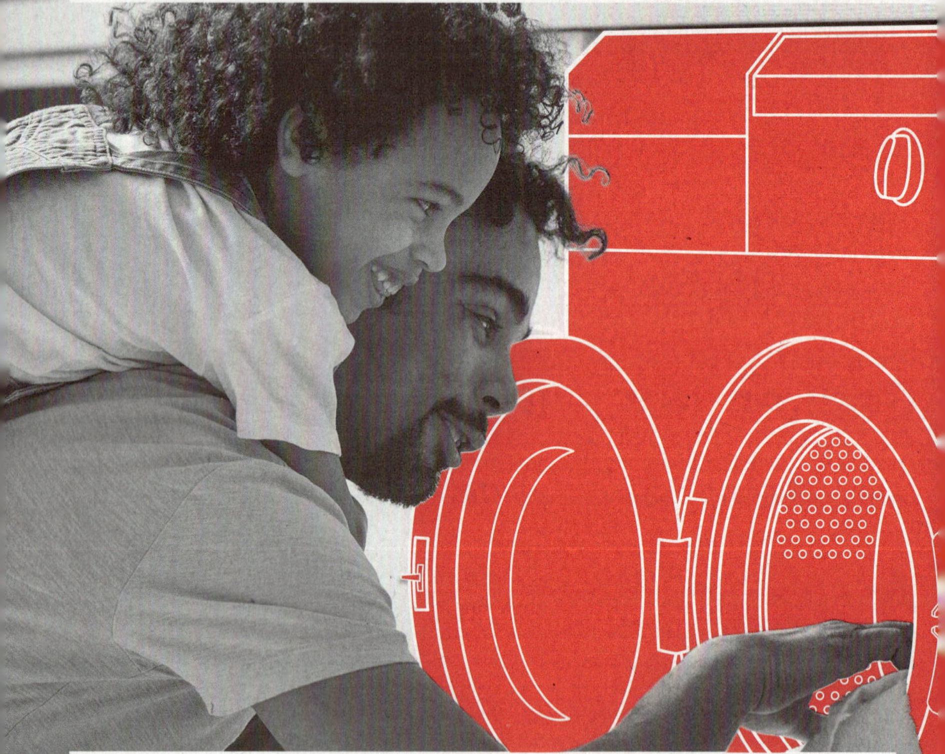

Tests

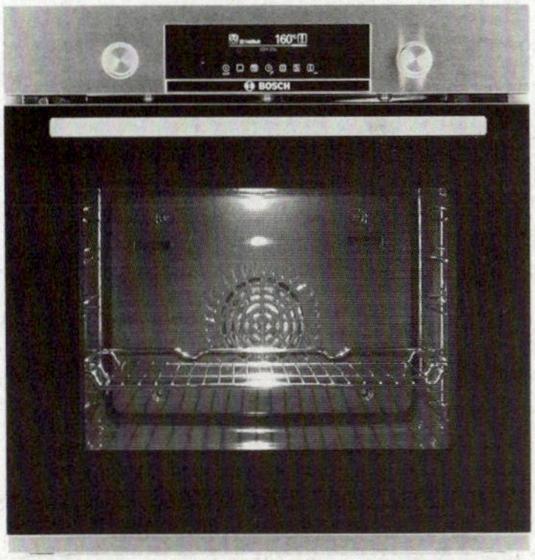

Unser Rat

Testsieger: Gut und sehr sicher backen Bosch HBG579BS0 (700 Euro), Constructa CF4M98062 (705 Euro), Siemens HB578ABS0 (690 Euro).
Preistipp: Der befriedigende Gorenje BPS6737E14BG für 490 Euro backt gut und grillt sehr gut.
Umwelttipp: Mit Schnellaufheizen erreichen viele Öfen die eingestellte Temperatur eher und energiesparender als ohne diese Funktion.

Backen hui, Putzen pfui

3/2023 Fast alle Backöfen im Test liefern leckere Kuchen und Braten. Doch die Reinigung mit Pyrolyse kostet Zeit, Mühe und Geld.

Anbieter von Backöfen werben mit einer bequemen Lösung für beschmutzte Röhren: Ihre Modelle mit Pyrolyse-Funktion reinigen sich angeblich selbst. Bosch etwa schreibt: „Den Backofen von Hand zu reinigen, ist anstrengend und meist auch zeitaufwendig. Unsere Backöfen mit Pyrolyse-Selbstreinigung befreien dich ein für alle Mal von dieser lästigen Aufgabe." Die Geräte würden Fett oder Speisereste wegbrennen – ganz ohne Chemikalien. Klingt wie ein Traum für Kochbegeisterte, die schon einmal monatelang eingebrannte Reste aus dem Ofen entfernen mussten. Aber der Test zeigt: Die erhoffte Arbeitserleichterung beim Säubern fällt mau aus.

Dual Cook Flex von Samsung

Garraum und Tür dieses Ofens lassen sich zweiteilen. So kann der obere Teil des Garraums allein beheizt werden. Im Labor buken wir Muffins und sparten rund vier Minuten Zeit sowie 15 Prozent Energie im Vergleich zum gesamtbeheizten Garraum. Pro Ladung bleiben vier Cent mehr im Geldbeutel. Mit 820 Euro gehört Samsung jedoch zu den teuersten Öfen im Test.

Pyrolyse ist kein Selbstläufer

Die Stiftung Warentest hat elf Backöfen geprüft, die Pyrolyse anbieten. Mit Preisen von 465 bis 1080 Euro kosten sie mehr als Geräte ohne diese Funktion. Fast alle backen und grillen gut. Doch das mehrstündige Aufheizen auf fast 500 Grad Celsius verbrät Energie für etwa 1,50 bis 3 Euro pro Pyrolyse. Der Schmutz zerfällt dabei keineswegs restlos zu Asche. Im Test blieben in vielen Öfen Verschmutzungen – vor allem von eingebrannter Marmelade.

Vorsicht heiße Türen

Manche Ofentüren erhitzen sich während der Selbstreinigung dermaßen, dass Be- →

Backöfen mit Pyrolyse 3/2023

Produkt	Mittlerer Onlinepreis ca. (Euro)	Backen	Grillen	Temperatur und Dauer	Handhabung	Reinigung	Sicherheit	Umwelteigenschaften	test-QUALITÄTSURTEIL
		35 %	5 %	10 %	20 %	10 %	10 %	10 %	100 %
Bosch HBG579BS0	700	+	++	+	+	⊖	++	○	**GUT (2,2)**
Constructa CF4M98062	705	+	++	+	+	⊖	++	○	**GUT (2,2)**
Siemens HB578ABS0	690	+	++	+	+	⊖	++	○	**GUT (2,2)**
Bauknecht BIR4 DP8FS2 ES	620	○	++	+	+	⊖	++	○	**BEFRIEDIGEND (2,6)**
Gorenje BPS6737E14BG	490	+	++	○	○	⊖	++	○	**BEFRIEDIGEND (2,7)**
AEG BPS33102ZM	560	+	++	+	+	○	⊖*)	○	**BEFRIEDIGEND (3,1)**
Ikea Smaksak 704.116.73	600 1)	+	++	+	+	○	⊖*)	○	**BEFRIEDIGEND (3,1)**
AEG BPK742280B	1080	+	+	+	+	○	⊖*)	○	**BEFRIEDIGEND (3,2)**
Samsung NV75N5671RS/EG	820	+	++	+	○	⊖	⊖*)	○	**BEFRIEDIGEND (3,3)**
Amica EBPX946610S	575	+	+	○	+	○	⊖*)	⊖	**BEFRIEDIGEND (3,4)**
Beko BBIM12309XPE	465	+	++	○	+	○	–*)	○	**MANGELHAFT (4,8)**

Bewertungsschlüssel der Prüfergebnisse: ++ = Sehr gut (0,5–1,5). + = Gut (1,6–2,5). ○ = Befriedigend (2,6–3,5). ⊖ = Ausreichend (3,6–4,5). — = Mangelhaft (4,6–5,5). **Bei gleichem Qualitätsurteil Reihenfolge nach Alphabet.**
***) Führt zur Abwertung.**
1) Preis laut Anbieter-Website.
Einkauf der Prüfmuster: August 2022.

→ rührungen wehtun können. An den Fronten von sechs Modellen maßen die Tester Temperaturen zwischen 79 und 119 Grad Celsius. Das ist heiß genug für schmerzhafte Verbrennungen, etwa wenn Kinder die Scheibe berühren. Beko hat sehr hohe Temperaturen an leicht zugänglichen Flächen und keinen Warnhinweis an der Tür. Dieses Gerät ist mangelhaft.
Tipp: Fassen Sie die Tür während der Pyrolyse nicht an. Eltern sollten ihre Kinder währenddessen grundsätzlich fernhalten.

Sparprogramme sparen kaum

Alle Öfen im Test tragen die Energielabel A, A+ oder A++. Die Einstufung erfolgt anhand eines Programms, das die Anbieter als besonders sparsam angeben. In diesem Modus heizen die Öfen mit längeren Pausen als in Normalprogrammen. Die Geräte feuern erst nach, wenn die Temperatur im Innern unter ein gewisses Niveau sinkt. Im Test garten wir Schweinebraten jeweils mit dem auf dem Label angegebenen Programm sowie mit einem normalen Programm.

Die Energie- und Zeitersparnis fiel mit den Labelprogrammen unterschiedlich aus. Bauknecht verbrauchte im Sparmodus für einen Braten 330 Wattstunden weniger, brauchte aber 82 Minuten länger als im Normalprogramm. Amica benötigte im Sparprogramm dagegen 330 Wattstunden mehr und war 22 Minuten früher fertig. Im Schnitt sparen die Öfen weniger als einen Cent, wenn sie ein Kilo Schweinebraten im Label- statt im Normalprogramm garen. ■

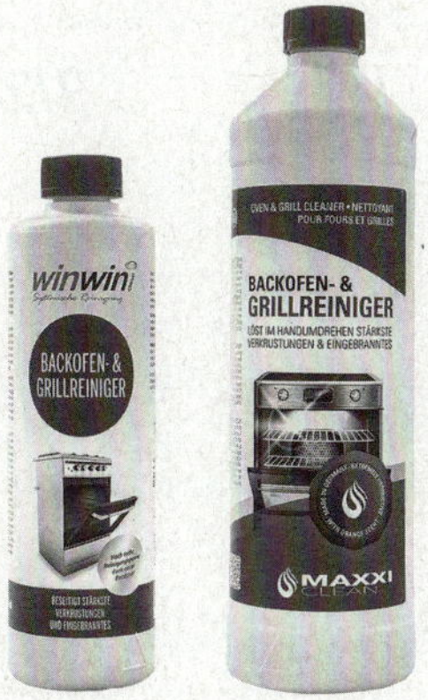

Unser Rat

Testsieger: Winwin-Clean-Gel liegt vorn (1,05 Euro je Anwendung).
Preistipp: Das befriedigende Maxxi-Clean-Gel (16 Cent pro Job) ist relativ preiswert und putzt sogar am besten. Die Gebrauchsanleitung ist jedoch mangelhaft.
Umwelttipp: Selbst leistungsstarke Produkte belasten Gewässer wenig, trotz ihrer ätzenden Laugen. Wer sie nutzt, sollte aber Schutzbrille tragen.

Nur Chemie reicht nicht

7/2023 Nur wenigen Backofenreinigern gelingt es, Ofenschmutz kraftvoll zu entfernen. Produkte bekannter Grillanbieter fallen durch.

Backofen- und Grillreiniger bringen weniger als erhofft. Perfekte Sauberkeit und strahlender Glanz im Ofen erfordertn nach wie vor Schrubben. Ein Ärgernis ist, dass alle geprüften Produkte Edelstahl mehr oder weniger stark verfärben. Insgesamt gut schneidet nur das teure Winwin Clean ab. Zehn Backofenreiniger sind befriedigend, weil sie beispielsweise Material nicht genug schonen oder nicht gut reinigen. Die Mittel von Char-Broil, Enders und Weber sind mangelhaft. Sogar Waschsoda richtet mehr aus als die Pumpsprays der Grillhersteller.

Das bringt Waschsoda

Wir mischten Soda-Pulver 1:1 mit Leitungswasser, löffelten den Brei auf Bleche mit Testschmutz und ließen ihn einwirken. Kurze Einwirkzeiten von bis zu einer Stunde brachten fast nichts. Etwas bessere Resultate erzielte Soda nach 14 Stunden. Immerhin etwas vom Schmutz ließ sich mit Schwamm entfernen. Im Prüfpunkt Reinigen wäre Soda ausreichend.

Test mit hartnäckigem Schmutz

Große Unterschiede ermittelten wir in der Reinigungsleistung. Wir prüften sie mit Verschmutzungen, wie sie täglich beim Backen und Grillen für Ärger sorgen: Tomaten-Käse, einer Sirup-Mischung und Fettschmutz. Dass elf Ofenreiniger mehr schaffen als die drei mangelhaften Pumpsprays, liegt an ihren Wirkstoffen. Außer Tensiden zur Fettlösung – in allen geprüften Mitteln enthalten – verwenden die elf stark alkalische Laugen. Sie können Stärke und Eiweiße aufquellen lassen und Fette spalten, was den hartnäckigen Ofenschmutz besser löslich macht. Mit den Mitteln ist aber nicht zu spaßen. Die starken Laugen können Augen schaden und die Haut verätzen. Wer sie nutzt, sollte stets eine Schutzbrille und Schutzhandschuhe tragen. ■ →

Backofen- und Grillreiniger 7/2023

Produkt	Mittlerer Preis ca. (Euro)/ Inhalt laut Anbieter (ml)	Anzahl Anwendungen pro Behältnis 1)/Preis pro Anwendung ca. (Euro)	Darreichungsform	Reinigen	Materialschonung	Handhabung	Sicherheit und Umwelt	test-QUALITÄTSURTEIL
				50 %	10 %	30 %	10 %	100 %
Winwin Clean Backofen- & Grillreiniger	18,90/ 500	18/1,05	Gel	+	○	++	○	**GUT (2,3)**
Heitmann Backofen-, Grill- und Kaminglas Reiniger	3,80/ 400	20/0,19	Aerosolspray	○	+	+	○	**BEFRIEDIGEND (2,6)**
Dr. Beckmann Backofen Aktiv-Gel 2)	2,79/ 375	19/0,15	Pumpspray	○	○	+	○	**BEFRIEDIGEND (2,7)**
HG Backofen und Grillreiniger	7,90/ 500	13/0,61	Pumpspray	+	⊖ *)	○	+	**BEFRIEDIGEND (2,7)**
Rossmann Domol Backofen- & Grillreiniger	1,65/ 500	19/0,09	Aerosolspray	○	+	+	○	**BEFRIEDIGEND (2,7)**
Bref Power Backofen & Grill 3)	4,00/ 500	31/0,13	Aerosolspray	○	+	+	○	**BEFRIEDIGEND (2,8)**
Edeka Gut & Günstig Backofen & Grill Reiniger 4)	1,79/ 500	27/0,07	Aerosolspray	○	○	+	○	**BEFRIEDIGEND (2,8)**
Top Cleaner Backofen- & Grill-Reiniger	1,69/ 400	19/0,09	Aerosolspray	○	⊖	+	○	**BEFRIEDIGEND (2,8)**
dm Denkmit Backofen- und Grillreiniger	1,75/ 500	25/0,07	Aerosolspray	○	○	+	+	**BEFRIEDIGEND (2,9)**
Jeden Tag Backofen- und Grillreiniger	1,79/ 500	25/0,07	Aerosolspray	○	○	+	○	**BEFRIEDIGEND (2,9)**
Maxxi Clean Backofen- & Grillreiniger	10,90 5)/ 1000	70/0,16	Gel	+	⊖	⊖	○	**BEFRIEDIGEND (2,9)**
Enders Grill-Reiniger	9,00/ 500	15/0,60	Pumpspray	– *)	⊖	+	⊖	**MANGELHAFT (4,7)**
Weber Grillrost-Reiniger	8,95 5)/ 300	37/0,24	Pumpspray	– *)	⊖	○	++	**MANGELHAFT (5,1)**
Char-Broil Grillrostreiniger	12,00/ K. A. 6)	48/0,25	Pumpspray	– *)	⊖	○	⊖	**MANGELHAFT (5,3)**

Bewertungsschlüssel der Prüfergebnisse: ++ = Sehr gut (0,5–1,5). + = Gut (1,6–2,5). ○ = Befriedigend (2,6–3,5). ⊖ = Ausreichend (3,6–4,5). — = Mangelhaft (4,6–5,5). **Bei gleichem Qualitätsurteil Reihenfolge nach Alphabet.**
***) Führt zur Abwertung.** K. A. = Keine Angabe.
1) Ermittelt aus dem Inhalt pro Behältnis und der benötigten Menge für ein 28 x 48 Zentimeter großes Backblech. Mittelwert aus zweifacher Anwendung durch fünf Prüfpersonen. **2)** Laut Anbieter Produktname und Etikett geändert. **3)** Laut Anbieter Produkt geändert. **4)** Hergestellt von AVT Abfüll- und Verpackungstechnik. **5)** Von uns bezahlter Einkaufspreis. **6)** Ermittelte Inhaltsmenge: circa 375 ml. **Einkauf der Prüfmuster:** Oktober bis Dezember 2022.

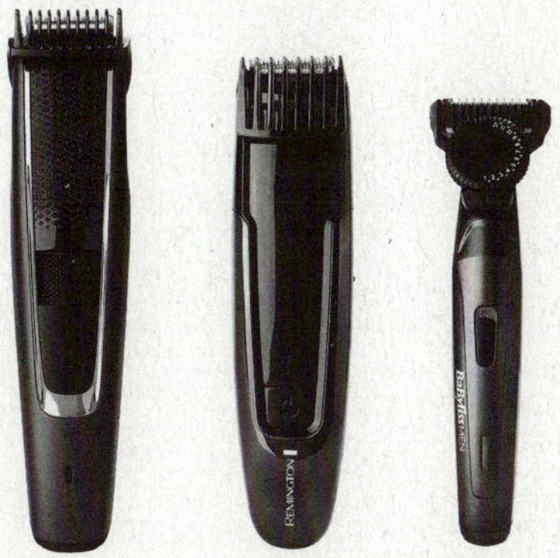

Unser Rat

Testsieger: Das beste Gesamtpaket bietet der Philips BT5515/15 für 55 Euro. Dicht dahinter liegen Remington und BaByliss (Foto v. l.).
Preistipp: Der gute Trimmer Best Basics RFC-1908 von Rossmann ist für 15 Euro ein Schnäppchen.
Umwelttipp: Beim befriedigenden Panasonic ER-SB60-S803 lässt sich der Akku wechseln – wenn auch nur vom Kundendienst.

Heim-Trimmer

11/2023 Einen akkuraten Bartschnitt schaffen fast alle, aber nur vier sind insgesamt gut. Ein teurer Braun fällt wegen Schadstoffen durch.

Wer für einen gepflegten Bart nicht alle paar Tage zum Barbier möchte, greift selbst zum elektrischen Trimmer. Wir haben uns neun Modelle haargenau angeschaut. Sie kosten zwischen 15 und 139 Euro. Acht Geräte trimmen und stylen Bärte gut. Manche lassen sich aber vergleichsweise schwer bedienen oder ihr Akku hat Schwächen. Der 112 Euro teure Braun BT9420 ist gar wegen Schadstoffen mangelhaft. So erreichen am Ende nur vier Trimmer die Gesamtnote Gut. Den Testsieg sicherte sich knapp der Philips Beardtrimmer BT5515/15 für 55 Euro. Überzeugen konnten auch der Remington TouchTech, der BaByliss Japanese Steel sowie der Trimmer von Rossmann – für 15 Euro ein Preisknaller.

Regelmäßig reinigen

Ein Timmer sollte nach jeder Benutzung gereinigt werden. Die Braun-Trimmer BT9420 und BT5420, die beiden Philips-Geräte und der Panasonic lassen sich komplett mit Wasser abspülen. Für eine Trockenreinigung Kammaufsatz und Trimmerkopf entfernen und die Haare aus dem Gerät klopfen, pusten, pinseln. Allen Trimmern liegt dafür ein Pinsel bei.

Mit den meisten gelingt der Bart gut

Beim Trimmen und Stylen fiel der Philips BT9810/15 negativ auf. Häufiger als bei den anderen Trimmern bemängelten unsere Probanden, dass er kritische Stellen nur schwer erreicht und beim Schneiden wenig effizient ist. Am besten gelingen Bärte mit den drei Braun-Modellen. Trotzdem ist keines von ihnen insgesamt gut. Zweimal verhindern Schadstoffe ein besseres Urteil. Im An- und Ausschalter des Braun BT9420 fanden wir Benzo(ghi)perylen in einer Konzentration knapp oberhalb des Grenzwerts, den das GS-Zeichen für geprüfte Sicherheit vorgibt. Das ist mangelhaft. Den gleichen →

Barttrimmer 11/2023

Produkt	Mittlerer Online-preis ca. (Euro)	Einstellbarer Haarlängenbereich laut Anbieter (mm)	Trimmen und Stylen	Hautschonung	Handhabung	Haltbarkeit und Umwelt	Schadstoffe	test-QUALITÄTSURTEIL
			40 %	20 %	20 %	15 %	5 %	100 %
Philips Beardtrimmer series BT5515/15	55	0,4–20	+	+	+	○	++	**GUT (2,2)**
Remington TouchTech Barttrimmer MB4700	65	0,4–18	+	+	+	○	+	**GUT (2,3)**
BaByliss Japanese Steel Barttrimmer T890E	70	0,5–12	+	+	+	○	+	**GUT (2,4)**
Rossmann Ideenwelt Barttrimmer Best Basics RFC-1908	15 1)	1–10	+	+	○	○	++	**GUT (2,5)**
Panasonic ER-SB60-S803	139	0,5–10	+	○ *)	+	+	○	**BEFRIEDIGEND (2,7)**
Braun Beard Trimmer BT5420	53	0,5–20	+	+	+	○	⊖ *)2)	**BEFRIEDIGEND (2,9)**
Philips Beardtrimmer BT9810/15	119	0,4–10	○ *)	+	○	○	+	**BEFRIEDIGEND (3,1)**
Braun Beard Trimmer BT3410	37	0,5–20	+	+	⊖ *)	○	+	**BEFRIEDIGEND (3,5)**
Braun Beard Trimmer BT9420	112	0,5–20	+	+	+	+	— *)3)	**MANGELHAFT (4,6)**

Bewertungsschlüssel der Prüfergebnisse: ++ = Sehr gut (0,5–1,5). + = Gut (1,6–2,5). ○ = Befriedigend (2,6–3,5). ⊖ = Ausreichend (3,6–4,5). — = Mangelhaft (4,6–5,5).
***) Führt zur Abwertung.**
1) Preis laut Anbieter-Website.
2) Im Material des An-/Ausschalters fanden wir einen hohen Gehalt an Benzo(ghi)perylen, jedoch noch unterhalb der Grenze des GS-Zeichens.
3) Im Material des An-/Aus-Schalters fanden wir Benzo(ghi)perylen oberhalb der Grenze des GS-Zeichens.
Einkauf der Prüfmuster: März 2023.

→ Schadstoff fanden wir auch im Schalter des Braun BT5420, allerdings unterhalb des Grenzwerts. Das Modell ist in diesem Punkt noch ausreichend.

Der Panasonic ist unsanft zur Haut

Fast alle getesteten Trimmer sind sanft zur Haut. Nur über den Panasonic klagten die Probanden vergleichsweise häufig wegen Schnitten, Hautrötungen oder Ziehen und Zupfen. Dadurch kommt der ansonsten gute Trimmer insgesamt auf ein Befriedigend.

Bei den meisten Modellen lässt sich der Akku nicht wechseln. Nur der des Braun BT9420 und des Panasonic kann vom Kundendienst getauscht werden. Diese Modelle sind deshalb als einzige bei Haltbarkeit und Umwelt gut. Der Braun BT3410 fällt mit einem relativ schwachen Akku auf und warnt nicht, wenn ihm die Puste ausgeht. ■

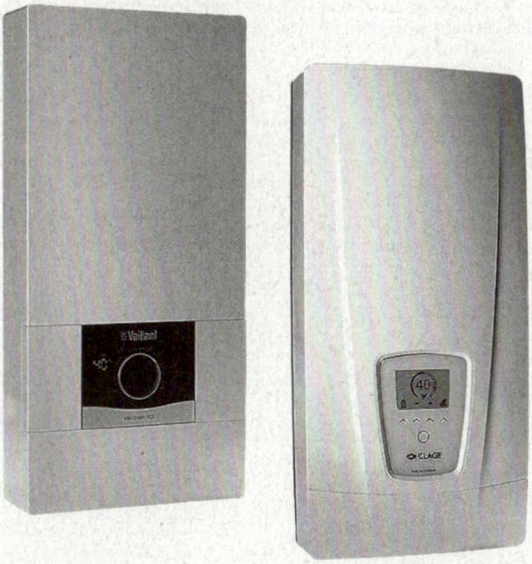

Unser Rat

Testsieger: Der elektronische Clage DEX Next (590 Euro) wärmt schnell und genau und ist einfach bedienbar. Der gleich gute Clage DSX Touch (830 Euro) ist vollelektronisch.
Preistipp: Der Viessmann Vitotherm EI4 (300 Euro) – einfach, aber gut.
Umwelttipp: Wer kann, sollte Warmwasser mit effektiven Methoden wie Sonnenkollektor oder Wärmepumpe bereiten. Das spart CO_2.

Heißer Spaß, aber teuer

10/2023 Warmwasser per Strom ist bequem, kostet pro Kopf aber 200 Euro jährlich. Sechs der geprüften Durchlauferhitzer sind gut.

Die neun Durchlauferhitzer im Test halten die eingestellte Temperatur fast alle sehr genau. Ab 300 Euro gibt es gute Exemplare. Sogar ihr Treibhausgasproblem hält sich in Grenzen, was daran liegt, dass der deutsche Strommix immer grüner wird. Es bleiben aber die Stromkosten.

Wir haben die Geräte in zwei Gruppen geteilt: elektronische, die zwischen 278 bis 590 Euro kosten, sowie vollelektronische für 640 bis 830 Euro. Vollelektronische begrenzen ihren Durchfluss, wenn sie sonst die Temperatur nicht halten können – etwa, wenn beim Duschen noch der Wasserhahn am Waschbecken voll aufgedreht wird. Der höhere Preis geht auch mit mehr Komfort einher. So hat der Clage Touch, bester Vollelektronischer, ein farbiges Display statt eines schwarz-weißen wie sein günstigerer elektronischer Kollege Next.

Mit allen Vollelektronischen lassen sich zudem Nutzerprofile für verschiedene Familienmitglieder anlegen und so persönliche Wunschtemperaturen einstellen. Zusätzlich zeigen sie den Energieverbrauch an. Beides kann von den Elektronischen nur der Testsieger Clage Next.

Die Temperatur halten alle

Alle hielten ihre eingestellte Temperatur bei Maximaldurchfluss, der Stiebel Eltron Trend aber fast 9 Grad niedriger als eingestellt. Warmduscher können zwar die →

CO_2 bei Strom oder Gas

Vor zehn Jahren verursachte ein Gas-Durchlauferhitzer knapp die Hälfte an Treibhausgasen im Vergleich zu einem mit Strom. Grund: Der hohe Anteil von Kohle am deutschen Strommix. Inzwischen steigt der Anteil der Erneuerbaren beim Strom. Auf zehn Jahre gerechnet verursacht ein Erhitzer mit Gas 1,4 Tonnen CO_2 pro Person, einer mit Strom 1,7 Tonnen.

Durchlauferhitzer mit Strom 10/2023

Produkt	Mittlerer Preis ca. (Euro)	Energiekosten pro Person für 10 Jahre ca. (Euro)[1]	Warmwasserkomfort 35 %	Umwelteigenschaften 35 %	Handhabung 25 %	Sicherheit 5 %	test-QUALITÄTSURTEIL 100 %
Elektronisch							
Clage DEX Next[2]	590	1990	++	○	++	+	GUT (2,0)
Vaillant electronicVED, VED E 21/8	350	2000	+	○	+	○	GUT (2,5)
Viessmann Vitotherm EI4	300	1970	+	○	+	○	GUT (2,5)
Bosch Tronic TR5001	299	2050	+	○	+	++	BEFRIED. (2,6)
AEG DDLE Basis	278	1980	+	○	○	+	BEFRIED. (2,8)
Stiebel Eltron DHB ST Trend	299	1980	○	○	+	○	BEFRIED. (2,8)
Vollelektronisch							
Clage DSX Touch	830	2040	++	○	++	++	GUT (2,0)
Vaillant electronicVED exclusive, VED E 21/8 E	750	2000	++	○	++	○	GUT (2,1)
Stiebel Eltron DHE	640	1980	+	○	++	++	GUT (2,3)

Bewertungsschlüssel der Prüfergebnisse: ++ = Sehr gut (0,5–1,5). + = Gut (1,6–2,5). ○ = Befriedigend (2,6–3,5). ⊖ = Ausreichend (3,6–4,5). — = Mangelhaft (4,6–5,5). **Bei gleichem Qualitätsurteil Reihenfolge nach Alphabet.**
1) Basierend auf einem Nutzungsprofil von 41 Liter Warmwasser pro Tag und einem Strompreis von 40 Cent pro Kilowattstunde. **2)** Laut Anbieter Temperaturregelung inzwischen verändert. **Einkauf der Prüfmuster:** April und Mai 2023.

→ Temperatur höher einstellen – Punktabzug gab es dafür trotzdem. Viele Geräte sind gut bis sehr gut zu handhaben. Der AEG hingegen hat einen Drehregler mit vier teils schwer unterscheidbaren Symbolen für Duschen, Händewaschen und Co.

Hohe laufende Kosten

Beim Kauf lassen sich je nach Gerätewahl Hunderte Euro sparen. Nicht jedoch im Betrieb. Da liegen alle eng beieinander, fast 100 Prozent des Stroms werden in Wärme umgesetzt. Pro Tag braucht unsere Modellperson 41 Liter Warmwasser für Händewaschen, Geschirrspülen und alle zwei Tage Duschen. Mit 40 Cent pro Kilowattstunde summiert sich das in zehn Jahren von 1970 Euro beim Viessmann bis zu 2050 Euro beim Bosch. Zum Vergleich: Mit Gas liegt man bei etwa der Hälfte.

Warmwasser geht auch effizienter

Trotz des hohen Wirkungsgrads bewerten wir den Stromverbrauch im Test nur mit Befriedigend. Warum? Weil es noch effizienter geht: Eine Wärmepumpe zieht Energie aus ihrer Umgebung. So schafft sie mit einer Kilowattstunde Strom etwa drei Kilowattstunden Wärme heran. Der Stromverbrauch läge also nur bei einem Drittel eines Durchlauferhitzers, der mit dieser Strommenge nur eine Kilowattstunde Wärme erzeugt. Ähnlich sieht es mit einem Solarthermiekollektor für Warmwasser aus. ■

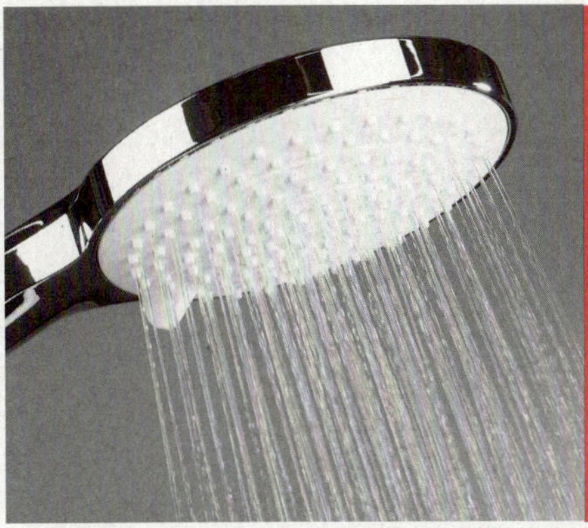

Unser Rat

Testsieger: Duravit für 28 Euro und Hansgrohe Pulsify Select S für 30 Euro sind recht günstig, brauchen weniger als neun Liter pro Minute und spülen Shampoo gut aus.
Umwelttipp: Grohe Vitalio Start 100 (20,80 Euro) und Damixa Pine (65 Euro) kommen mit weniger als sechs Litern pro Minute aus.
Preistipp: Ikea Brogrund 5 Funktionen ist gut für nur 16 Euro.

Duschkosten halbieren

4/2023 Sparduschköpfe sind günstig und schnell montiert. Gute können hunderte Euro pro Jahr sparen. Manche so gut wie gar nichts.

Komfortabel duschen und Wasser sparen? Das muss kein Widerspruch sein. Das zeigt unser Test von 20 wassersparenden Duschköpfen. Wie sich herausstellte, lassen die meisten weniger als neun Liter pro Minute durch und liegen damit deutlich unter dem Durchschnittsverbrauch einer herkömmlichen Brause von 15 Liter. Sie sparen also etwa die Hälfte Wasser, Energie und Geld. Die geprüften Handbrausen kosten 10 bis 130 Euro, und je nach Energiequelle für das Warmwasser – Strom oder Gas – spart der Umstieg jährlich hunderte Euro.

Vielsparer und Kaumsparer

Drei Modelle begnügen sich im regenartigen Normalstrahl mit weniger als sieben Litern pro Minute, zwei davon mit weniger als sechs: Grohe Vitalio Start 100 mit 5,5 Litern, Damixa Pine mit 5,9 Litern.

Leider fanden wir auch Duschköpfe, die so gut wie gar nichts sparen. Die drei Schlusslichter der Tabelle verbrauchen mit ihrem Normalstrahl mehr als 12 Liter pro Minute, liegen also trotz Spar-Versprechens kaum unter dem Verbrauch der deutschen Durchschnittsbrause. Das beurteilten wir mit Mangelhaft.

Wer mit den größten Sparern duscht, muss damit leben, dass sie beim Ausspülen des Shampoos aus langen Haaren etwas länger brauchen. Modelle mit acht bis neun Litern Durchfluss sind da meist flotter. ■ →

Den Duschkopf im Bad testen

Wer wissen möchte, ob sich für sie oder ihn der Umstieg auf eine Sparbrause lohnt, kann den Verbrauch der Brause im Bad ganz einfach ermitteln: Duschkopf in einen Eimer halten, Wasser voll aufdrehen und genau 30 Sekunden laufen lassen. Dann abmessen, wie viele Liter ausgeströmt sind, und die Zahl verdoppeln – das ergibt die Liter pro Minute.

Wassersparende Duschköpfe 4/2023

Produkt	Mittlerer Preis ca. (Euro)	Durchfluss bei Maximal-/Normalstrahl[10]	Funktion	Handhabung	Haltbarkeit	test-QUALITÄTSURTEIL
			55 %	25 %	20 %	100 %
Damixa Pine Handbrause Art.-Nr. 766650000	65,00	6,2/5,9	+	+	++	GUT (1,9)
Duravit Handbrause 3jet 110 MinusFlow[1] Art.-Nr. UV0652015	28,00	8,8/8,8	+	+	++	GUT (1,9)
Grohe Vitalio SmartActive 130 Cube Art.-Nr. 26 595 000	64,00[2]	8,2/8,2	+	+	++	GUT (1,9)
Grohe Vitalio Start 100 Handbrause 2 Strahlarten Art.-Nr. 27 946 000	20,80[2]	5,5/5,5	+	+	++	GUT (1,9)
Hansa Hansabasicjet Eco Art.-Nr. 44610400	23,00	9,0/9,0	+	+	++	GUT (1,9)
Hansgrohe Pulsify Select S Handbrause 105 3jet Relaxation EcoSmart Art.-Nr. 24111000	30,00	8,6/8,6	+	+	++	GUT (1,9)
Ikea Brogrund Handdusche/5 Funktionen, verchromt Art.-Nr. 603.425.43	16,00	8,0/8,0	+	+	++	GUT (2,0)
Hansgrohe Crometta 100 Vario EcoSmart[3] Art.-Nr. 26827400	20,00	9,1/8,6	+	+	++	GUT (2,1)
Keuco Plan Blue Handbrause Art.-Nr. 53980 010300	67,00[2]	8,6/8,3	+	+	++	GUT (2,1)
Schütte Samoa Rain Handbrause Chrom/Anthrazit[4] Art.-Nr. 60950	30,00	8,5/7,2	+	+	++	GUT (2,1)
Wenko Watersaving Duschkopf Grau Ø11 cm Art.-Nr. 23993100A	32,00	8,0/7,9	+	+	+	GUT (2,1)
Dornbracht Madison Handbrause Chrom Art.-Nr. 28002978-00	130,00	8,6/7,9	+	○	++	GUT (2,2)
Yeaupe Duschkopf Regendusche wassersparend S6216[5][6] Art.-Nr. TI01007	21,40[2]	7,4/7,3	+	○	+	GUT (2,2)
Ideal Standard Idealrain Evo chrom Art.-Nr. B2231AA	33,00	6,7/6,7	+	+	○	GUT (2,3)
Hornbach Avital Ibias eco mit LED Beleuchtung chrom[7] Art.-Nr. 6824433	25,00	8,6/8,6	○*)	+	+	BEFRIED. (3,0)
Sensea Docce Duschkopf	10,00[2]	11,8/11,8	○*)	+	++	BEFRIED. (3,1)
Alpenkraft ZugSpitze[6][8]	60,00	15,4/10,7	○*)	○	○	BEFRIED. (3,3)
Hagebau Wellwater Natua Art.-Nr. 72069 4	30,00	14,3/14,3	–*)	○	○	MANGELH. (4,6)
Prisma Premium Duschkopf Wellness[6][9]	35,00	20,2/12,6	–*)	○	○	MANGELH. (4,6)
Sanitop-Wingenroth AquaSu Armi Handbrause wassersparend Art.-Nr. 721707	20,00	14,9/14,7	–*)	+	+	MANGELH. (4,7)

Bewertungsschlüssel der Prüfergebnisse: ++ = Sehr gut (0,5–1,5). + = Gut (1,6–2,5). ○ = Befriedigend (2,6–3,5). ⊖ = Ausreichend (3,6–4,5). — = Mangelhaft (4,6–5,5). **Bei gleichem Qualitätsurteil Reihenfolge nach Alphabet.**
***) Führt zur Abwertung. 1)** Laut Anbieter Verpackung geändert. **2)** Von uns bezahlter Einkaufspreis. **3)** Laut Anbieter Produkt nicht mehr im Sortiment. **4)** Durchflussreduzierer beigelegt. Geprüft mit Reduzierer. **5)** Durchflussbegrenzer beigelegt. Geprüft mit Begrenzer. **6)** Der Griff enthält Filterperlen. Deren Wirksamkeit wurde nicht geprüft. **7)** Beim Duschen zeigt ein LED-Signal durch einen Farbwechsel die verbrauchte Wassermenge an – von Grün für geringen Verbrauch bis Rot für hohen Verbrauch. **8)** Laut Anbieter Produkt geändert. **9)** Geprüft mit Strahlscheibe aus Edelstahl. Zusätzliche Strahlscheibe aus Kunststoff beigelegt. **10)** Durchflussmenge bei 3 bar ca. (l/min). **Einkauf der Prüfmuster:** September und Oktober 2022.

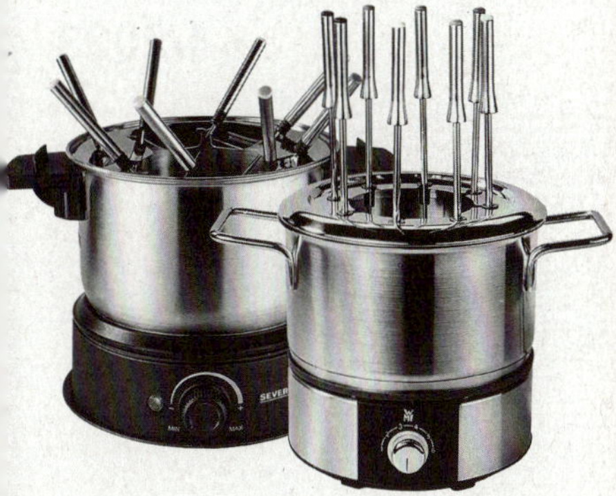

Unser Rat

Testsieger: Bestes Set mit Elektroplatte ist das WMF Lono (89 Euro) für Fleisch- und Gemüsefondue. Bestes Set mit Brenner ist das Kela Lancy (79 Euro) für Käsefondue.
Preistipp: Das Severin FO 2470 kostet nur 48 Euro und macht sehr gutes Fleisch- und Käsefondue. Günstigstes Gerät, das alle Fonduearten beherrscht, ist das Unold Elegance für 66 Euro.

Zum Anbeißen

1/2023 Knusprig frittiertes Fleisch gelingt nur mit elektrisch beheizten Fonduetöpfen, Käsefondue auch mit klassischem Brenner.

Fondue, das ist ein Topf mit heißem Öl oder Brühe, in dem Fleisch, Gemüse, Fisch oder Tofu gegart werden. Viele eignen sich auch für Käse- oder Schokoladenfondue. Früher kam die Wärme meist von einem Brenner, dem Rechaud. Das ist eine kleine Metallschale unter dem Topf, in der Brennpaste oder Spiritus entzündet werden. Mittlerweile erhitzen oft Elektroplatten den Topf. Wir haben zehn Fondue-Sets getestet, sechs elektrisch beheizte, vier mit klassischem Brenner. Die Elektro-Sets kosten 48 bis 150 Euro, die traditionellen mit rund 80 bis 265 Euro fast doppelt so viel.

Beinahe alle machen eine gute Figur, nur zwei Brenner-Sets kommen nicht über ein Befriedigend hinaus. Beim Frittieren von Fleisch oder Gemüse überzeugen nur die Elektrogeräte. Die Sets mit Rechaud schneiden in dieser Disziplin nur befriedigend ab. Käse- oder Schokofondue gelingt dagegen jedem Gerät, das dafür beworben wird – nicht alle Sets im Test beherrschen alle Fondue-Varianten (siehe Tabelle S. 160).

Tipps für den Fondueabend

Fleisch, Fisch, Tofu und Gemüse nicht vorher würzen, Pfeffer verbrennt in heißem Fett. Allenfalls in Würzöl mit Pfefferkörnern und Kräutern marinieren. Vorm Frittieren gut abseihen. Gemüse wie Brokkoli vorher blanchieren, also in sprudelndem Salzwasser vorgaren. Sehr gut abtropfen lassen, abtupfen. Gefrorenes Gemüse vorher auftauen, abtupfen.

Drei gute Allrounder

Das insgesamt beste Fondue, das Elektro-Set von WMF für 89 Euro, eignet sich sehr gut für Fleisch- und Gemüsefondue, das Schmelzen von Käse und Schokolade schließt WMF aber aus. Das beste Set für Fleisch- und Käsefondue bietet Severin, es ist mit 48 Euro das günstigste im Test. →

Fondue-Sets 1/2023

Produkt	Mittlerer Onlinepreis ca. (Euro)	Nenninhalt/Maximale Füllstandsmenge ca. (Liter)[1]	Fleisch- und Gemüsefondue mit Öl[2]	Käsefondue[2]	Schokoladenfondue[2]	Fondue zubereiten 45 %	Handhabung 35 %	Stabilität und Kratzfestigkeit 10 %	Sicherheit 10 %	test-QUALITÄTSURTEIL 100 %
Fondue-Sets elektrisch										
WMF Lono Fondue-Set	89	2,4/1,2	■	❑	❑	++	+	+	○	GUT (1,7)
Severin FO 2470	48	3,3/1,5	■	■	❑	++	+	+	+	GUT (1,8)
Caso Design Induktions-Fondue weiß	150	3,8/2,1	■	■	❑	++	○	+	○	GUT (2,1)
Rommelsbacher F 1200	92	2,5/1,2	■	■	■	+	+	+	○	GUT (2,3)
Tefal Base Ronde EF3000	89	3,4/1,2	■	■	■	++	○	⊖	+	GUT (2,3)
Unold Elegance Art.Nr.: 48645	66	3,4[3]/1,7	■	■	■	+	+	+	○	GUT (2,3)
Fondue-Sets mit Brenner										
Kela Lancy	79	2,4/1,6[4]	❑	■	❑	+	+	+	+	GUT (2,2)
Silit Käsefondue-Set	177	2,9/1,9[4]	■	■	❑	○	○	+	+	GUT (2,5)
Le Creuset Fondue-Set Mode	265	2,0/1,3[4]	■	■	■	+	○	○	⊖	BEFRIEDIGEND (2,9)
Staub Fondue-Set 20 cm	141	2,4/1,6[4]	■	■	■	+	○	++	⊖	BEFRIEDIGEND (3,1)

Bewertungsschlüssel der Prüfergebnisse: ++ = Sehr gut (0,5–1,5). + = Gut (1,6–2,5). ○ = Befriedigend (2,6–3,5). ⊖ = Ausreichend (3,6–4,5). — = Mangelhaft (4,6–5,5). **Bei gleichem Qualitätsurteil Reihenfolge nach Alphabet.**
■= Ja. ❑= Nein.
1) Laut Anbieter. **2)** Sofern vom Anbieter vorgesehen. **3)** Der zweite mitgelieferte Keramiktopf hat einen Nenninhalt von 1,7 Litern. **4)** Gemessen, 2/3 des Nenninhaltes. **Einkauf der Prüfmuster:** Juli 2022.

→ Wer einen Allrounder sucht, dem alle drei Fondue-Arten gelingen, hat mit Unold, Tefal und Rommelsbacher drei gute Geräte zur Auswahl. Günstigstes Fondue unter den Allroundern: der Unold für 66 Euro. Bestes Set mit Brenner ist das Kela Lancy für 79 Euro. Käsefondue gelingt mit ihm gut, Fleisch- oder Schokoladenfondue ist nicht vorgesehen. Die anderen drei Brenner-Sets eignen sich laut den Anbietern auch für Fleischfondue, das gelingt mit ihnen aber nur befriedigend. Mit den befriedigenden Brenner-Sets von Le Creuset und Staub lässt sich auch Schokofondue zubereiten. ■

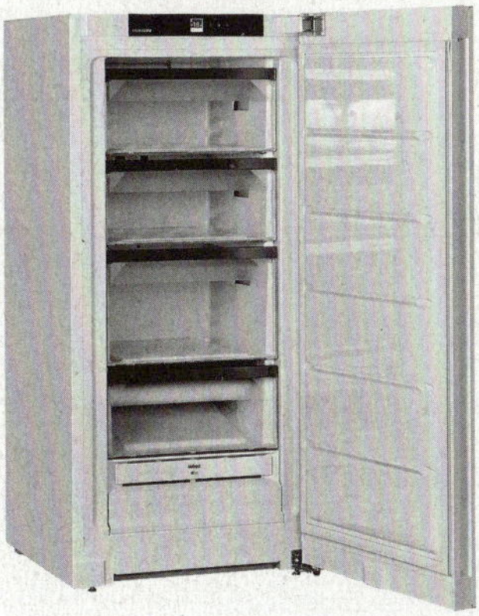

Unser Rat

Testsieger: Der große Gefrierschrank Liebherr FNd 4655-20 schneidet als einziger sehr gut ab, kostet aber 1070 Euro.
Umwelttipp: Der kleine Liebherr GP 1486-21 (640 Euro) hat den geringsten Stromverbrauch im Test. Kosten: rund 46 Euro jährlich.
Preistipp: Wer viel einfrieren muss und Platz hat, fährt gut mit der Haier-Truhe HCE321T (490 Euro).

Frosten statt frusten

6/2023 Die besten Tiefkühler halten Obst und Gemüse lange frisch und sparen Strom. Kleine Gefrierschränke kühlen wenig effizient.

Kommen frische Erbsen, Möhren, Erdbeeren und Himbeeren schnell in den Gefrierschrank, lässt sich der Geschmack des Sommers monatelang erhalten. Für Gärtnerinnen und Gärtner, die größere Mengen frischer Lebensmittel einfrieren wollen, ist ein Gerät mit starker Kühlleistung ideal. Je schneller es Speisen frostet, desto länger und besser hält deren Qualität.

Turbo einschalten

Kühlen Lebensmittel schockartig ab, bilden sich im Inneren seltener große Eiskristalle, die nach dem Auftauen die Qualität schmälern. Drücken Sie daher zum Frosten großer Mengen die Schnellgefriertaste. Geben Sie frisches Gemüse vorher kurz in kochendes Wasser, dann mit kaltem Wasser abschrecken. So bleiben Farbe, Konsistenz, Geschmack besser erhalten.

Im Test gelingt das vor allem den großen Gefrierschränken. Alle zehn überzeugen, besonders der sehr gute Liebherr FNd 4655-20. Die Einfrierleistung ist dagegen bei einer Truhe und zwei kleinen Gefrierschränken miserabel.

Noten von Sehr gut bis Mangelhaft

Von den 20 geprüften Modellen kassieren fünf ein Ausreichend oder Mangelhaft im Prüfpunkt Einfrieren: Sie brauchen schlicht zu lang. Auch die Energieeffizienz fällt sehr unterschiedlich aus. Einen ziemlich hohen Stromverbrauch – bezogen auf ihr Volumen – haben die kleinen Gefrierschränke.

Sehr effizient sind dagegen die guten Gefriertruhen von Haier und AEG. Mit einem Volumen von 300 und mehr Litern eignen sie sich für alle, die große Vorräte anlegen. Schlechte Noten kassieren zwei Truhen und zwei kleine Gefrierschränke, weil sie keinen deutlichen Alarm von sich geben, wenn jemand die Tür offen lässt und Lebensmittel auftauen können. ■ →

Gefriergeräte 6/2023

Produkt	Einbaufähig/Standgerät	Mittlerer Onlinepreis ca. (Euro)	Stromkosten für 15 Jahre ca. (Euro)[1]	Energieeffizienz	Einfrieren[2]	Temperaturstabilität beim Lagern	Handhabung	Geräusch	Verhalten bei Störungen	test-QUALITÄTSURTEIL
				30 %	25 %	10 %	25 %	5 %	5 %	100 %
Große Gefrierschränke (über 1 Meter Höhe)										
Liebherr FNd 4655-20	□/■	1070	876	+	++	++	+	+	++	SEHR GUT (1,5)
Liebherr FNe 4625-20	□/■	760	1036	+	++	++	○	+	++	GUT (1,9)
Liebherr FNe 4224-20	□/■	705	955	○	++	++	○	○	++	GUT (2,0)
AEG ABE818F6NC	■/□	1120	1365	+	++	++	○	○	+	GUT (2,1)
Bosch GSN36VLFP	□/■	830	1560	○	+	++	+	+	+	GUT (2,1)
Liebherr FNe 5026-20	□/■	805	1006	+	+	++	○	○	++	GUT (2,1)
Siemens GS36NAXEP	□/■	995	1340	+	+	++	+	+	+	GUT (2,2)
Haier H2F-220WSAA	□/■	550	1236	+	○	++	○	+	+	GUT (2,3)
Siemens GS33NVWEP	□/■	730	1308	+	+	++	○	+	+	GUT (2,3)
AEG AGB332E2NW	□/■	790	1361	○	○	++	+	+	+	GUT (2,4)
Kleine Gefrierschränke (unter 1 Meter Höhe)										
Ikea Djupfrysa (304.964.19)	■/□	400[3]	852	○	○	++	○	++	○	BEFRIED. (2,7)
Liebherr IFSe 3904-20	■/□	900	853	⊖	○	++	○	++	+	BEFRIED. (2,9)
Liebherr GP 1486-21	□/■	640	689	○	⊖*)	++	○	+	○	BEFRIED. (3,1)
Bosch GIV21VSE0	■/□	610	1062	–*)	⊖	++	○	++	○	BEFRIED. (3,5)
Bosch GTV15NWEA	□/■	325	858	⊖	–*)	++	–	+	–	MANGELH. (4,9)
Beko FS166020	□/■	219	872	–	–*)	++	⊖	+	–	MANGELH. (5,1)
Gefriertruhen										
Haier HCE321T	□/■	490	1134	++	○	++	+	++	○	GUT (1,9)
AEG AHS531DXLW	□/■	800	1104	++	○	++	○	++	⊖*)	GUT (2,3)
Exquisit GT320-HE-040E weiss	□/■	490	1242	++	○	++	○	++	⊖*)	BEFRIED. (2,6)
Liebherr CFd 2505-20	□/■	1190	1050	++	–*)	++	+	++	++	BEFRIED. (3,4)

Bewertungsschlüssel der Prüfergebnisse: ++ = Sehr gut (0,5–1,5). + = Gut (1,6–2,5). ○ = Befriedigend (2,6–3,5). ⊖ = Ausreichend (3,6–4,5). – = Mangelhaft (4,6–5,5). **Bei gleichem Qualitätsurteil Reihenfolge nach Alphabet.**

***) Führt zur Abwertung.** ■= Ja. □= Nein.

1) Berechnet mit einem Strompreis von 0,40 Euro pro Kilowattstunde. Basis ist die Messung des Stromverbrauchs fürs Lagern von Gefriergut bei 25 Grad Raumtemperatur an einem Neugerät.

2) Wir bewerteten, wie schnell frische Speisen einfrieren und ob sich dadurch vorhandenes Gefriergut erwärmt.

3) Preis laut Anbieter-Website. **Einkauf der Prüfmuster:** bis September 2022.

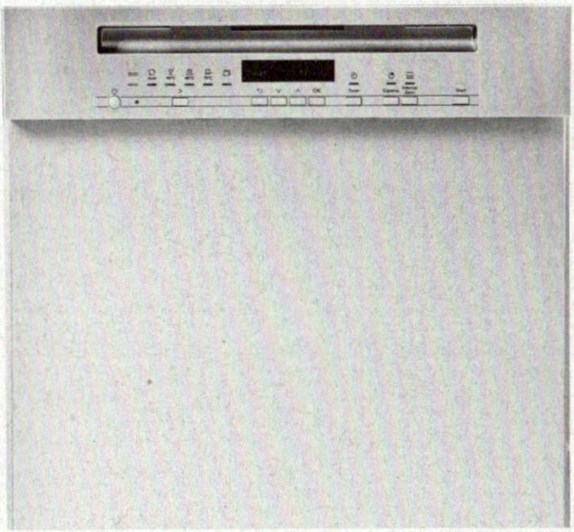

Unser Rat

Testsieger: Die voll- und teilintegrierten Schwestermodelle von Miele liegen knapp vorn – leider auch beim Preis (1240 und 1180 Euro).
Preistipp: Die beiden Boschgeräte sind mit 1130 und 1070 Euro etwas günstiger und effizient. Sie reinigen in allen Programmen gut.
Umwelttipp: Nutzen Sie möglichst das Eco-Programm. Es ist sparsam und spült meist am besten.

Eco ist die Siegertaste

8/2023 Mit dem Eco-Programm reinigen Geschirrspüler fast immer besser im Automatik-Programm – und sehr viel günstiger.

Kaum erreichbar schien die Klasse A des 2021 eingeführten Energielabels. Nun sind schon fünf Spülmaschinen der besten Klasse im Test: die 60-Zentimeter-Maschinen von Bosch, Grundig und Miele. Die besten Spüler brauchen im Eco-Programm nur rund eine halbe Kilowattstunde Strom pro Spülgang. Der Wasserverbrauch hat sich indes nicht weiter verringert.

45 oder 60 cm breit?

Wenn nur wenig Geschirr anfällt, ist dann ein 45 cm schmaler Spüler besser als ein normalbreiter mit 60? Nicht unbedingt: Schmale sind ähnlich teuer wie Breite – je sparsamer im Verbrauch, desto teurer. Sie brauchen genauso viel Wasser pro Spülgang, aber oft etwas weniger Strom. Wenn genügend Platz in der Küche ist, empfiehlt sich eine breite.

Preise von 550 bis 1 240 Euro

Das Testfeld reicht preislich von 550 bis 1240 Euro. Es teilt sich in drei Gruppen: Acht Maschinen verstecken die Bedientasten oben in der Türleiste, das nennt sich vollintegriert. Fünf Geräte zeigen die Bedienblende außen an der Tür, teilintegriert geheißen. Sie gleichen ansonsten ihren vollintegrierten Varianten. Zudem prüften wir noch drei vollintegrierte Spülmaschinen, die nur 45 Zentimeter breit sind anstatt der üblichen 60 Zentimeter.

Eine Taste reicht für fast alles

Nur 6 der 16 Maschinen erreichen die Gesamtnote Gut, je drei in der Gruppe der teil- und vollintegrierten 60-Zentimeter-Geräte. Testsieger ist Miele, knapp vor Bosch und Siemens. Alle kosten über 1000 Euro. Die anderen Maschinen reinigen oder trocknen meist schlechter oder beides.

Ein Ergebnis jedoch teilen alle: Das Eco-Programm ist das Maß der Dinge. Es braucht nicht nur am wenigsten Strom, →

Einbaugeschirrspüler (60 cm breit) 8/2023

Produkt	Mittlerer Onlinepreis ca. (Euro)	Betriebskosten in 10 Jahren im Sparprogramm (Eco)/laut Nutzerprofil ca. (Euro)[1)2)]	Sparprogramm (Eco) 20 %	Automatikprogramm 20 %	Kurzprogramm 20 %	Handhabung 20 %	Sicherheit 10 %	Geräusch 10 %	test-QUALITÄTSURTEIL 100 %
Einbaugeräte mit versteckter Bedienblende (vollintegriert)									
Miele G 7250 SCVi	1240	860/1195	+	○	○	+	+	++	GUT (2,3)
Bosch SMD6TCX00E	1130	887/1179	+	○	○	+	+	+	GUT (2,4)
Siemens SN87YX03CE	1110	1007/1244	+	○	○	+	++	+	GUT (2,5)
Constructa CG6VX00EAD	630	1154/1439	+	○	○	+	+	+	BEFRIEDIGEND (2,6)
AEG FSK75758P	1020	996/1269	○	⊖*)	○	+	+	++	BEFRIEDIGEND (3,1)
Beko BDIN38641D	550	957/1126	–*)	⊖	–	+	+	++	AUSREICHEND (3,9)
Samsung DW60A8060BB/ET	1060	978/1290	–*)	⊖	–	+	++	+	AUSREICHEND (3,9)
Grundig GNVP4610C	820	724/1031	–*)	⊖	–	○	+	+	AUSREICHEND (4,0)
Einbaugeräte mit sichtbarer Bedienblende (teilintegriert)									
Miele G7200 SCi	1180	860/1195	+	○	○	+	+	++	GUT (2,3)
Bosch SMI6TCS00E	1070	887/1179	+	○	○	+	+	+	GUT (2,4)
Siemens SN57YS03CE	1150	1007/1244	+	○	○	+	++	+	GUT (2,5)
Constructa CG6IS00EAD	630	1154/1439	+	○	○	+	+	+	BEFRIEDIGEND (2,6)
Beko DSN28640X	565	957/1126	–*)	⊖	–	+	+	++	AUSREICHEND (3,9)

Bewertungsschlüssel der Prüfergebnisse: ++ = Sehr gut (0,5–1,5). + = Gut (1,6–2,5). ○ = Befriedigend (2,6–3,5). ⊖ = Ausreichend (3,6–4,5). – = Mangelhaft (4,6–5,5). **Bei gleichem Qualitätsurteil Reihenfolge nach Alphabet.**

***) Führt zur Abwertung.**

1) Grundlage der Berechnung pro Jahr: 280 Spülgänge einer Maschine im Eco-Programm mit 13 Gedecken. Bei Maschinen mit 10, 14 oder 16 Gedecken wurde die Anzahl der Spülgänge angepasst. Pro Spülgang wurde ein Multitab mit 0,10 Euro berechnet. Strompreis von 0,40 Euro/kWh, Wasserpreis 3,85 Euro/m^3.

2) Grundlage der Berechnung pro Jahr: 280 Spülgänge einer Maschine mit 13 Gedecken. Davon 90 Spülgänge im Eco-Programm, 75 im Automatikprogramm mit normaler Anschmutzung, 25 im Automatikprogramm mit starker Anschmutzung und 90 im Kurzprogramm. Bei Maschinen mit 10, 14 oder 16 Gedecken wurde die Anzahl der Spülgänge angepasst. Pro Spülgang wurde ein Multitab mit 0,10 Euro berechnet. Strompreis von 0,40 Euro/kWh, Wasserpreis 3,85 Euro/m^3.

Einkauf der Prüfmuster: Juli bis September 2022.

Einbaugeschirrspüler (45 cm breit) 8/2023

Produkt	Mittlerer Onlinepreis ca. (Euro)	Betriebskosten in 10 Jahren im Sparprogramm (Eco)/laut Nutzerprofil ca. (Euro)[1)2)]	Sparprogramm (Eco)	Automatikprogramm	Kurzprogramm	Handhabung	Sicherheit	Geräusch	test-QUALITÄTSURTEIL
			20 %	20 %	20 %	20 %	10 %	10 %	100 %
Bosch SPV6YMX11E	930	1191/1 396	○	○	○	+	+	+	**BEFRIEDIGEND (2,8)**
Neff S857ZMX09E	760	1321/1 470	○	⊖*)	○	+	+	+	**BEFRIEDIGEND (2,9)**
AEG FSE73507P	650	1682/1 804	⊖	⊖	⊖*)	+	+	+	**AUSREICHEND (3,7)**

Bewertungsschlüssel der Prüfergebnisse: ++ = Sehr gut (0,5–1,5). + = Gut (1,6–2,5). ○ = Befriedigend (2,6–3,5). ⊖ = Ausreichend (3,6–4,5). — = Mangelhaft (4,6–5,5). **Bei gleichem Qualitätsurteil Reihenfolge nach Alphabet.**

***) Führt zur Abwertung.**

1) Grundlage der Berechnung pro Jahr: 280 Spülgänge einer Maschine im Eco-Programm mit 13 Gedecken. Bei Maschinen mit 10, 14 oder 16 Gedecken wurde die Anzahl der Spülgänge angepasst. Pro Spülgang wurde ein Multitab mit 0,10 Euro berechnet. Strompreis von 0,40 Euro/kWh, Wasserpreis 3,85 Euro/m³.

2) Grundlage der Berechnung pro Jahr: 280 Spülgänge einer Maschine mit 13 Gedecken. Davon 90 Spülgänge im Eco-Programm, 75 im Automatikprogramm mit normaler Anschmutzung, 25 im Automatikprogramm mit starker Anschmutzung und 90 im Kurzprogramm. Bei Maschinen mit 10, 14 oder 16 Gedecken wurde die Anzahl der Spülgänge angepasst. Pro Spülgang wurde ein Multitab mit 0,10 Euro berechnet. Strompreis von 0,40 Euro/kWh, Wasserpreis 3,85 Euro/m³.

Alle drei Modelle sind Einbaugeräte mit vollintegierter Bedienblende. **Einkauf der Prüfmuster:** Juli bis September 2022.

→ fast immer macht es auch am besten sauber. Noch dazu spart es am meisten Wasser. Das schont nicht nur die Umwelt, sondern auch den Geldbeutel.

15 Grad weniger beim Spülen

Die Spültemperatur liegt meist um 50 Grad Celsius statt bei 60 bis 65 Grad wie im Kurzprogramm – das spart Strom. Viele Spüler speichern zudem das saubere Wasser des abschließenden Klarspülens in Tanks für den nächsten Spülgang. Beides senkt die Betriebskosten in zehn Jahren um bis zu 335 Euro. Die Maschinen brauchen vor allem im Eco-Modus immer weniger Strom. Deshalb haben wir ab diesem Test den Stromverbrauch strenger benotet als zuvor – in allen geprüften Programmen.

Eco dauert länger

Die hohe Reinigungskraft trotz recht niedriger Temperaturen erfordert eine lange Laufzeit. Dreieinhalb bis fast fünf Stunden dauern die Eco-Programme im Test. Für Eilige ist das nichts. Eher etwas für den Feierabend, wenn alles getan ist. Oder über Nacht.

Da ist es gut, wenn die Sprüharme und Pumpen recht leise drehen. Als Lautstärke im Betrieb haben wir bei den Geschirrspülern 40 bis 43 Dezibel gemessen, sie sind also etwas lauter als Kühlschränke. Das ist jedoch ein im Schalllabor gemessener Wert. Menschen können das Geräusch der Maschinen individuell anders empfinden – je nach Zuhörendem mal mehr, mal weniger angenehm, als sich aus der reinen Dezibel-Zahl schließen ließe. ■

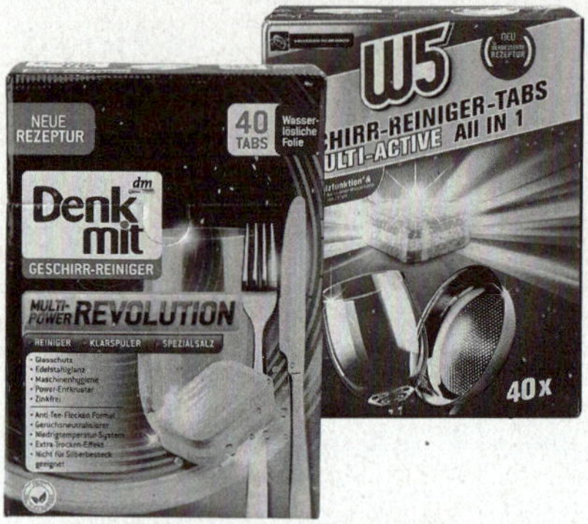

Unser Rat

Testsieger: Denkmit Multi-Power Revolution von dm und W5 Multi-Active All in 1 von Lidl liegen vorn.
Umwelttipp: Gute Öko-Tabs sind nicht teurer, schonen Gewässer aber besser. Öko-Sieger: Denkmit Geschirr-Reiniger Nature von dm.
Preistipp: Mit den meisten Tabs kostet ein Spülgang 11 Cent. Nur Somat und Finish liegen mit 14 bis 19 Cent deutlich darüber.

Universal Tellerwäscher

8/2023 Die meisten Multitabs im Test schneiden gut ab – auch drei Ökoprodukte. Marken-Tabs enttäuschen, zwei sind sogar mangelhaft.

Fett und Stärke. Milchhaut, Cerealien und Tee. Hackfleisch, Eigelb und Pasta. Crème brûlée, Lasagne und Ei-Käse-Auflauf: In unserem Test mussten 15 Multitabs insgesamt elf Schmutzarten von Tellern und Tassen spülen. Weil sie auch Enthärtungssalz und Klarspüler enthalten, prüften wir außerdem, ob sie Schleier auf Gläsern oder Wasserflecken auf Tellern hinterlassen.

Fünf schonen Silber und Seen

Manche Tabs lassen Silberlöffel in der Maschine anlaufen, teils irreversibel. Somat Gold, Somat All in 1 Extra und die Finish-Tabs schützen Silber mit Benzotriazol (BTA). Der Stoff entwischt Kläranlagen und reichert sich im Trinkwasser an. Die konventionellen Tabs von dm, Lidl, Penny, Rewe und Rossmann beweisen: BTA ist für guten Silberschutz nicht nötig.

Gute Ökos, Somat und Finish hinten

Zehn Tabs haben unsere Prüfungen glänzend bestanden – Note: Gut. Auch Öko-Tabs können wir empfehlen: Vier haben wir getestet, drei sind gut. Die Ökos sollen besonders umweltschonend spülen. Tatsächlich belasten sie Flüsse und Seen weniger als die konventionellen Mittel – und können bei der Reinigung fast zu ihnen aufschließen.

Knapp vorn liegen zwei konventionelle Tabs: W5 Multi-Active All in 1 von Lidl und Denkmit Multi-Power Revolution von dm. Neben diesen beiden Testsiegern reinigt auch das konventionelle Mittel Domol Ultra Power All-in-one von Rossmann besonders gut. Der beste Öko-Tab kommt von dm: der Denkmit Geschirr-Reiniger Nature.

Die Tabs der Markenanbieter Somat und Finish dagegen platzieren sich alle auf den hintersten Rängen. Zwei Mittel sind sogar mangelhaft: Das konventionelle Finish Powerball Ultimate belastet Gewässer sehr stark, und der Öko-Tab von Somat Pro Nature ruiniert Silberlöffel. →

Konventionelle Spülmaschinen-Multitabs 8/2023

Produkt	Preis ca. (Euro)/ Tabs pro Packung	Reinigen 30 %	Klarspülen 15 %	Kalkbeläge verhindern (Salzfunktion) 15 %	Trocknen 15 %	Materialschonung 10 %	Gewässerbelastung 10 %	Nutzerfreundlichkeit der Verpackung 5 %	test-QUALITÄTSURTEIL 100 %
dm Denkmit Geschirr-Reiniger Multi-Power Revolution	4,35/ 40	+	+	+	+	+	+	+	GUT (1,9)
Lidl W5 Geschirr-Reiniger-Tabs Multi-Active All in 1[1)]	4,35/ 40	+	+	+	+	+	+	+	GUT (1,9)
Penny Blik All in 1 Geschirr-Reiniger Tabs[2)3)]	4,35/ 40	+	+	+	+	+	+	+	GUT (2,0)
Rewe Ja All-in-1 Geschirr-Reiniger Tabs[2)]	4,35/ 40	+	+	+	+	+	+	+	GUT (2,0)
Rossmann Domol Geschirr-Reiniger Tabs Ultra Power All-in-one	4,20/ 40	+	+	+	+	+	+	+	GUT (2,0)
Edeka Gut & Günstig All in 1 Power Complete Geschirr-Reiniger Tabs[4)5)]	4,35/ 40	+	+	+	○	○	+	+	GUT (2,2)
Netto Marken-Discount Priva All-in-1 Geschirr-Reiniger-Tabs Power Complete Plus[4)5)6)]	4,35/ 40	+	+	+	○	○	+	+	GUT (2,2)
Somat Gold[7)]	8,75/ 48[8)]	+	+	+	○	○	⊖[*)9)]	+	BEFRIEDIGEND (3,0)
Somat All in 1 Extra[7)]	8,60/ 54	⊖[*)]	+	⊖	○	+	⊖[9)]	+	AUSREICHEND (3,6)
Finish Powerball Power All in 1	7,95[10)]/ 57	⊖[*)]	+	⊖	○	○	⊖[9)]	+	AUSREICHEND (4,3)
Finish Powerball Ultimate All in 1	10,00[11)]/ 48	○	+	+	○	+	–[*)9)12)]	+	MANGELHAFT (5,5)

Bewertungsschlüssel der Prüfergebnisse: ++ = Sehr gut (0,5–1,5). + = Gut (1,6–2,5). ○ = Befriedigend (2,6–3,5). ⊖ = Ausreichend (3,6–4,5). — = Mangelhaft (4,6–5,5). **Bei gleichem Qualitätsurteil Reihenfolge nach Alphabet.**
***) Führt zur Abwertung.**
1) Hergestellt von Win Cosmetic. **2)** Hergestellt von Dalli. **3)** Laut Anbieter gleiche Rezeptur wie Rewe Ja All-in-1. Die Rezepturgleichheit haben wir auf Plausibilität überprüft. Die Nutzerfreundlichkeit der Verpackung wurde separat geprüft. **4)** Hergestellt von Chemolux. **5)** Laut Anbieter Produkt geändert. **6)** Laut Anbieter gleiche Rezeptur wie Edeka Gut & Günstig All in 1 Power Complete. Die Rezepturgleichheit haben wir auf Plausibilität überprüft. Die Nutzerfreundlichkeit der Verpackung wurde separat geprüft. **7)** Laut Anbieter Rezeptur geändert. **8)** Laut Anbieter wurde Verpackungsgröße mittlerweile auf 49 Tabs pro Packung für ebenfalls 8,75 Euro geändert. **9)** Produkt enthält laut Anbieter das umweltbelastende Silberschutzmittel Benzotriazol. **10)** Von uns bezahlter Einkaufspreis. **11)** Preis laut Handelsrecherche für 54 Tabs. **12)** Produkt belastet mit seinem Gehalt an nichtionischen Tensiden Gewässer sehr stark.

Einkauf der Prüfmuster: Oktober und November 2022.

Öko-Spülmaschinen-Multitabs 8/2023

Produkt	Preis ca. (Euro)/ Tabs pro Packung	Reinigen	Klarspülen	Kalkbeläge verhindern (Salzfunktion)	Trocknen	Materialschonung	Gewässerbelastung	Nutzerfreundlichkeit der Verpackung	test - QUALITÄTSURTEIL
		30 %	15 %	15 %	15 %	10 %	10 %	5 %	100 %
dm Denkmit Geschirr-Reiniger Nature[1)]	3,35/ 30	+	○	+	+	○	+	+	**GUT (2,4)**
Respekt Geschirr Reiniger Tabs[2)]	3,35/ 30	+	○	+	○	○	+	+	**GUT (2,5)**
Rossmann Domol Geschirr-Reiniger Tabs Eco Power All-in-one[3)]	3,20/ 30	○	○	+	+	○	+	+	**GUT (2,5)**
Somat All in 1 Pro Nature	8,80/ 56	○	○	○	○	–*)4)	+	+	**MANGELHAFT (5,0)**

Bewertungsschlüssel der Prüfergebnisse: ++ = Sehr gut (0,5–1,5). + = Gut (1,6–2,5). ○ = Befriedigend (2,6–3,5). ⊖ = Ausreichend (3,6–4,5). — = Mangelhaft (4,6–5,5). **Bei gleichem Qualitätsurteil Reihenfolge nach Alphabet.**

***) Führt zur Abwertung.**

1) Laut Anbieter Produkt geändert.

2) Hergestellt von Chemolux.

3) Laut Anbieter Layout der Verpackung geändert.

4) Produkt verursachte irreversible Schädigung von Silber.

Einkauf der Prüfmuster: Oktober und November 2022.

→ Endgegner Milchhaut

Nahezu alle Tabs spülen Lasagnereste gründlich vom Teller. Auch im Kampf gegen Stärke oder Pasta glänzen die meisten. Milchhaut dagegen ist für jedes dritte Mittel ein unbezwingbarer Gegner. Insgesamt am schlechtesten reinigen zwei konventionelle Markenprodukte: Somat All in 1 Extra und Finish Powerball Power All in 1. Letzterer scheitert an sechs von elf Schmutzarten – eine ziemlich fleckige Bilanz.

Die Öko-Tabs spülen fast jeden Schmutz verlässlich vom Geschirr, mit nur leichten Abstrichen gegenüber den guten konventionellen Reinigern. Fett kriegen sie meist sogar besser vom Teller. Nur der Milchhaut müssen sich auch die grünen Mittel von Rossmann und Somat geschlagen geben.

Gut gesalzen ist halb entkalkt

Das Enthärtungssalz, das alle Multitabs enthalten, soll Kalziumionen aus dem Leitungswasser binden und hartes Wasser weicher machen. Das beugt dem Verkalken der Maschine vor, hilft aber auch beim Spülen. Wie gut das klappt, zeigt sich vor allem auf Gläsern, denn hartes Wasser hinterlässt mit der Zeit Kalkbeläge.

Fast alle Reiniger bringen die Gläser auch nach zig Spülgängen glänzend aus der Maschine. Mit am besten schlagen sich das gute Öko-Mittel von Respekt und der insgesamt befriedigende, konventionelle Tab Somat Gold. Dagegen patzen Somat All in 1 Extra und Finish Powerball All in 1 auch hier: Sie machen Gläser auf die Dauer stumpf, trübe und undurchsichtig. ■

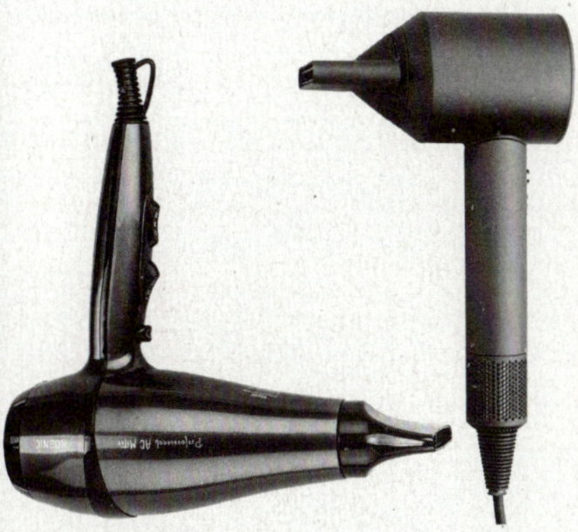

Unser Rat

Testsieger: Dyson Supersonic frisiert gut und bringt viele Extradüsen mit, kostet aber 430 Euro.
Preistipp: Nur 23 Euro kostet der gute Koenic KHD 4221 AC.
Umwelttipp: Viele Föhne nehmen auf höchster Stufe 2000 Watt und mehr an Leistung auf – macht bei täglich 10 Minuten Betrieb mindestens 122 Kilowattstunden im Jahr. Wer sparen will, föhnt kürzer.

Haare schön dank Föhn

1/2023 Neun der getesteten Haartrockner sind gut. Die größten Unterschiede fanden wir nicht beim Frisieren, sondern beim Preis.

Mehr als 400 Euro kostet der Dyson-Föhn – damit ist der Testsieger fast 20-mal so teuer wie der günstigste gute Haartrockner: Der Koenic kostet nur 23 Euro. Insgesamt haben wir 14 Geräte getestet. Neun sind gut, fünf fallen durch: Beurer und Proficare versagten im Dauertest, bei Babyliss, Valera und Remington Proluxe brach in der Biegeprüfung das Kabel.

Stylingtipps fürs Haar

Wichtigstes Stylingwerkzeug neben dem Föhn ist die Rundbürste. Beim Föhnen nach oben gezogen, bringt sie Volumen ins Haar; wer abwärts bürstet, glättet es. Zum Schluss föhnen Profis kalt nach. Um Locken zu erzielen, werden Strähnen in den Diffusor-Aufsatz geschlängelt und direkt an der Kopfhaut geföhnt – aber nicht ganz trocken, sonst werden sie kraus.

Alle frisieren gut

Das Frisieren erprobten wir in der Praxis: Eine Friseurin bewertete, wie schnell die Föhne das Haar trocknen, wie geschmeidig es sich kämmen lässt oder ob es sich spröde anfühlt. In dieser Disziplin sind alle Haartrockner gut – am besten Philips BHD510, Remington Hydraluxe und Rowenta.

Ein paar Modelle schwächeln etwas beim Föhnen mit kalter Luft. Sie soll Locken fixieren oder mehr Glanz ins Haar bringen. Babyliss, Beurer und Proficare dürften auf niedrigster Temperaturstufe gern etwas kühler pusten. Fast alle Modelle können per Cool-Taste auf Kaltluft umschalten – beim Valera geht das nur per Schieberegler.

Nützliche Ionen

Viele Anbieter werben mit der „Ionenfunktion“, mit der die Föhne elektrostatisch aufgeladenes und abstehendes Haar wieder zur Räson bringen sollen. Im Praxistest vor den Frisier- und Badezimmerspiegeln notierten unsere Expertinnen bei allen →

Haartrockner 1/2023

Produkt	Mittlerer Onlinepreis ca. (Euro)	Frisieren	Handhabung	Haltbarkeit	Sicherheit	Schadstoffe	test-QUALITÄTSURTEIL
		50 %	35 %	10 %	5 %	0 %	100 %
Dyson Supersonic	430	+	+	++	++	++	GUT (1,7)
Panasonic EH-NA63CN825	89 1)	+	+	++	++	++	GUT (1,8)
Philips BHD510/00 5000 Series 2)	50	+	+	++	++	++	GUT (1,8)
Braun Satin Hair 7 HD770 3)	63	+	+	++	++	++	GUT (2,0)
Grundig NaturaShine HD 8080	37	+	+	++	++	++	GUT (2,0)
Koenic KHD 4221 AC	23 1)	+	+	++	++	+	GUT (2,0)
Philips BHD628/00 Prestige	130	+	+	+	++	++	GUT (2,0)
Remington Hydraluxe AC8901	58	+	⊖	++	+	++	GUT (2,5)
Rowenta Studio Dry Glow CV5830	40	+	⊖	++	+	++	GUT (2,5)
Babyliss Hydro Fusion D773DE	65	+	+	++	— *) 4)	+	MANGELHAFT (5,0)
Beurer StylePro HC 55	39	+	+	— *) 5)	++	+	MANGELHAFT (5,0)
Remington Proluxe You AC9800	150	+	⊖	++	— *) 4)	++	MANGELHAFT (5,0)
Valera Excel 2000 Ionic	46	+	+	++	— *) 4)	++	MANGELHAFT (5,0)
Proficare PC-HTD 3047	23	+	+	— *) 5)	++	++	MANGELHAFT (5,3)

Bewertungsschlüssel der Prüfergebnisse: ++ = Sehr gut (0,5–1,5). + = Gut (1,6–2,5). ○ = Befriedigend (2,6–3,5). ⊖ = Ausreichend (3,6–4,5). — = Mangelhaft (4,6–5,5). **Bei gleichem Qualitätsurteil Reihenfolge nach Alphabet.**

***) Führt zur Abwertung.**

1) Preis laut Anbieter-Website.
2) Laut Anbieter Verpackung geändert.
3) Laut Anbieter Auslaufmodell.
4) Kabelbruch bei Biegeprüfung.
5) Ausfall nach weniger als 70 Prozent der Laufzeit im Dauertest.

Einkauf der Prüfmuster: Mai bis Juni 2022.

→ getesteten Haartrocknern: keine Probleme mit elektrostatischer Aufladung.

Zu viel Gewicht, zu kurze Kabel

Auf Dauer etwas zu schwer waren einigen Probandinnen Koenic, Grundig und der mit 723 Gramm schwerste Remington Proluxe. Am wenigsten wiegen die mangelhaften Babyliss und Valera sowie Testsieger Dyson. Dyson bietet zudem mehr als zweieinhalb Meter Kabel, der Grundig sogar dreieinhalb Meter. Des Koenics Kabel ist mit 189 Zentimetern relativ kurz. Den Kürzesten zieht aber Proficare: nur 166 Zentimeter Kabel.

Positiv vermerkten die Testerinnen: Obwohl die Föhne naturgemäß direkt ins Ohr heulen, klingen alle erträglich – am unaufdringlichsten rauscht der Panasonic. ■

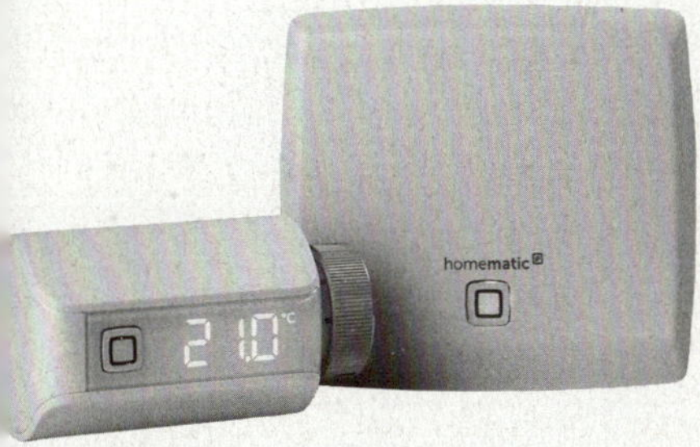

Unser Rat

Testsieger: Homematic IP Evo für 110 Euro regelt die Raumtemperatur sehr gut. Heizpläne lassen sich einfach und flexibel programmieren.
Preistipp: Gut und günstig ist AVM FritzDect 302 für 58 Euro. Das Gerät braucht keine Steuerzentrale, alles läuft via AVM FritzBox (Router).
Umwelttipp: Regeln Sie die Temperatur bei längerer Abwesenheit konsequent herunter.

Smarter heizen per Handy

9/2023 Die meisten digitalen Thermostate im Test regeln die Raumtemperatur zuverlässig, aber nur zwei lassen sich einfach bedienen.

Smarte Heizkörperthermostate machen es einfacher, die Wohnung effizient zu heizen. Sie lassen sich via Smartphone steuern – auch von unterwegs –, denn sie sind ans Internet angebunden. Über die App des Anbieters kann man die Heizkörper hoch- und runterregeln und Heizpläne erstellen, die dann automatisch ausgeführt werden. Wir haben elf smarte Thermostate und die zugehörigen Apps geprüft. Die eingestellte Temperatur zu halten, gelingt allen – kleine Schwankungen leistete sich nur Hama.

Das Bedienen der Thermostate via App ist oft nicht besonders intuitiv, Spaß macht es nur bei Homematic IP und AVM. Zudem ist der Umstieg vom klassischen aufs smarte Thermostat teuer: Zwischen 264 und 710 Euro kostet die Anschaffung für einen von uns definierten Modellhaushalt mit sechs Heizkörpern.

Montieren ist einfach

Der Wechsel des Thermostats am Heizkörper ist simpel, einen Handwerker brauchen Sie dafür nicht. Schrauben Sie das alte Thermostat einfach per Hand ab, je nach Modell gibt es einen Klickmechanismus oder eine Mutter am Ventil, die gelöst wird. Passt das smarte Thermostat nicht aufs Ventil, hilft ein Adapter – meist liegen verschiedene bei.

Eins patzte beim Frostschutz

Eigentlich sollen sich Thermostate bei sehr niedrigen Temperaturen ein wenig hochregeln, damit kein Wasser in den Leitungen gefriert und diese zum Platzen bringt. Das Thermostat von Shelly blieb selbst bei minus 12 Grad geschlossen, der Frostschutz ist nicht voreingestellt – nur sehr technikaffine Nutzer können ihn programmieren. Bei Hama kann man in der App den Frostschutz ausschalten und sich so aus Versehen viel Ärger einhandeln. ■

→

Smarte Heizkörperthermostate 9/2023

Produkt	Mittlerer Preis je Thermostat ca. (Euro)	Mittlerer Gesamtpreis für unseren Modellhaushalt ca. (Euro)[1]	Geprüft mit erforderlicher Zentrale	Geprüft mit optionalem Fensterkontakt	Raumtemperaturregelung 50 %	Nutzung 45 %	Basisschutz persönlicher Daten 5 %	test-QUALITÄTSURTEIL 100 %
Homematic IP Heizkörperthermostat Evo	110	710	Access Point (50 Euro)	Fenster- und Türkontakt – optisch, plus (50 Euro)	++	+	○	**GUT (1,7)**
AVM FritzDect 302	58	350[2]	Entfällt[3]	Nicht angeboten	++	+	○	**GUT (1,9)**
Danfoss Ally Heizkörperthermostat	80	575	Danfoss Ally Gateway (124 Euro)	Nicht angeboten	++	○	○	**GUT (2,0)**
Tado Smartes Heizkörper-Thermostat (2023)	90	600	Internet Bridge (100 Euro)[4]	Nicht angeboten	+	○	○	**GUT (2,2)**
Bosch Heizkörper-Thermostat II	75	495	Smart Home Controller II (100 Euro)	Tür-/Fensterkontakt II (43 Euro)	+	○	○	**GUT (2,3)**
Eve Thermo	80	590	Apple HomePod mini (109 Euro)	Door & Window (50 Euro)	++	○	○	**GUT (2,3)**
Somfy Heizkörperthermostat io	96	740	TaHoma Switch (199 Euro)	Öffnungsmelder io (80 Euro)	++	○	⊖*)	**BEFRIEDIGEND (2,6)**
Eurotronic Comet WiFi	44	264[2]	Entfällt[5]	Nicht angeboten	+	○	○	**BEFRIEDIGEND (2,7)**
Netatmo Smartes Heizkörperthermostat	90	560	Netatmo-Relais (180 Euro)	Nicht angeboten	+	○	⊖*)	**BEFRIEDIGEND (2,8)**
Hama Smartes Heizkörperthermostat	55	360	Zentrale (139 Euro)[6]	WiFi-Tür-/Fenster-Kontakt (27 Euro)	⊖*)	○	○	**BEFRIEDIGEND (3,3)**
Shelly TRV	78	470[2]	Entfällt[5]	Door Window 2 (26 Euro)	⊖*)	○	○	**AUSREICHEND (3,8)**

Bewertungsschlüssel der Prüfergebnisse: ++ = Sehr gut (0,5–1,5). + = Gut (1,6–2,5). ○ = Befriedigend (2,6–3,5). ⊖ = Ausreichend (3,6–4,5). — = Mangelhaft (4,6–5,5). **Bei gleichem Qualitätsurteil Reihenfolge nach Alphabet.**
***) Führt zur Abwertung.**
1) Unser Modellhaushalt hat sechs Thermostate und eine Zentrale. Wurde vom Anbieter ein Starterkit angeboten, haben wir es in unsere Rechnung einbezogen. **2)** Preis bezieht sich ausschließlich auf die Thermostate, eine separate Zentrale wird nicht benötigt. **3)** Statt einer Zentrale wird eine AVM FritzBox benötigt, die mit dem Betriebssystem FritzOS ab Version 6.83 laufen und den Funkstandard Dect unterstützen muss (Ausnahme FritzBox 7312/7412). **4)** Preis laut Anbieter-Website. **5)** Eine Zentrale wird nicht benötigt. **6)** Nur im Starterset mit zwei Thermostaten erhältlich.

Einkauf der Prüfmuster: März bis Juli 2023.

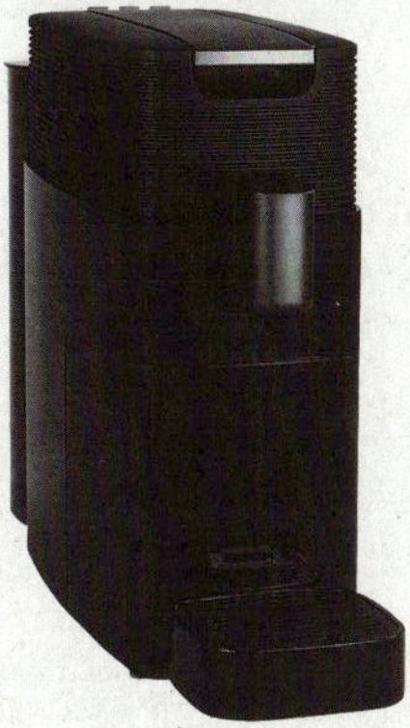

Unser Rat

Testsieger und Preistipp: Die günstigsten unter den zehn guten Maschinen sind auch die besten: die Expressi von Aldi Süd (60 Euro) und die K-fee One (65 Euro).
Umwelttipp: CoffeeB-Kugeln sind nicht einzeln verpackt, zudem kompostierbar. Für Nespresso und Senseo gibts wiederbefüllbare Kapseln und Pads – besser für die Umwelt, aber etwas umständlicher.

Kapseln, Pads und Kugeln

12/2023 Preiswerte Maschinen mit günstigen Kapseln brühen sich an die Spitze. Auch ein neues System mit Kaffeekugeln überzeugt.

Bequem ist es ja, seinen Kaffee aus einer Kapsel- oder Padmaschine zu tanken. Doch günstig ist der Kaffee aus Portionsmaschinen nicht immer, und die Einzelverpackungen erzeugen viel Müll – außer beim Neuling CoffeeB, der Kaffee aus gepressten, kompostierbaren Kugeln brüht. Neben CoffeeB, die sich durchaus achtbar schlägt, haben wir elf Kapselmaschinen und drei Padmodelle getestet. Insgesamt gewinnen zwei der preisgünstigsten: Die K-fee One kostet nur 65 Euro, die ähnliche und von Aldi Süd vertriebene Expressi noch 5 Euro weniger. Für beide gibts recht preiswerte Kapseln. CoffeeB liegt gleichauf mit den besten Maschinen für das ebenfalls empfehlenswerte, aber teurere Kapselsystem von Nespresso.

Vier zwingen zur Markentreue

Wer eine Portionskaffeemaschine kauft, entscheidet sich gleichzeitig auch für ein System samt dessen Folgekosten. Die unterscheiden sich deutlich, und nicht für alle Kapseln und Pads gibt es günstige Alternativen von Drittanbietern. So bindet man sich bei den Kapseln und Kugeln von Nespresso Vertuo, Tchibo Qbo, Bosch Tassimo und CoffeeB an das Original.

Padsysteme insgesamt schwächer

Von den drei Padmaschinen ist keine gut. Die beiden Senseo-Geräte servierten eher dünnen Kaffee – nach im Schnitt über einer Minute Wartezeit. Die deutlich teurere Illy Easy brühte Espresso sehr langsam.

Zudem gibt die Illy wie die Kapselmaschine Bosch Tassimo nach dem Entkalken kritische Mengen Aluminium ab. Der Gehalt lag im Test oberhalb des Grenzwerts für Trinkwasser, aber unter dem des Richtwerts des Europarats für Materialien mit Lebensmittelkontakt. Auf Dauer kann eine hohe Aluminium-Aufnahme das Nervensystem, die Nieren und die Knochen schädigen. ■ →

Portionskaffeemaschinen 12/2023

Produkt	Mittlerer Preis ca. (Euro)	Preis pro Portion Caffè Crema/Espresso ca. (Euro)	Caffè Crema brühen[1]	Espresso brühen[2]	Handhabung	Umwelteigenschaften	Schadstoffe	Sicherheit	test-QUALITÄTSURTEIL
			25 %	25 %	30 %	10 %	5 %	5 %	100 %
Kapselmaschinen									
Aldi Süd Expressi One EU 359 Art.-Nr.: 4061458145275[3]	60	0,22/0,22	+	+	+	+	+	++	GUT (2,0)
K-fee One 359 Black Copper Art.-Nr.: 710342	65	0,26/0,26	+	+	+	+	+	++	GUT (2,0)
Tchibo Qbo Essential Art.-Nr.: 622318	84	0,37/0,37	+	+	+	+	+	+	GUT (2,1)
Cremesso Compact One II Art.-Nr.: 10173695	70	0,28/0,28	+	+	+	+	+	+	GUT (2,2)
Tchibo Cafissimo Milk	129	0,30/0,30	+	○	+	+	+	+	GUT (2,2)
De'Longhi Nespresso Lattissima One EN510.B	216	0,43/0,46	+	+	+	+	+	++	GUT (2,3)
De'Longhi Nespresso Vertuo Pop ENV90.B[4]	73	0,52/0,58	+	+	○	○	+	++	GUT (2,3)
Krups Nespresso Vertuo Pop Art.Nr.: XN920110/FB0-4722	79	0,52/0,58	+	+	○	○	+	++	GUT (2,3)
Krups Nescafé Dolce Gusto Art.-Nr.: KP123B10/HG1-0123	70	0,38/0,38	+	+	○	○	+	+	GUT (2,4)
De'Longhi Nespresso CitiZ EN167.W	125	0,43/0,46	+	○	○	○	+	+	GUT (2,5)
Bosch Tassimo my way 2 CTPM10	65	0,38/0,38	+	+	+	+	⊖*)5)	+	BEFRIED. (2,8)
Maschine für unverpackte Kugeln									
CoffeeB Globe Art.-Nr.: 11007791	99	0,39/0,39	+	○	+	+	+	+	GUT (2,3)
Padmaschinen									
Illy Easy 626	129	0,38/0,38	+	○	○	+	⊖*)5)	++	BEFRIED. (2,7)
Philips Senseo Maestro CSA260/60	110	0,19/0,19	○	○	○	+	○	+	BEFRIED. (2,8)
Philips Senseo Plus Eco CSA210/22	80	0,19/0,19	○	○	○	+	+	+	BEFRIED. (2,8)

Bewertungsschlüssel der Prüfergebnisse: ++ = Sehr gut (0,5–1,5). + = Gut (1,6–2,5). ○ = Befriedigend (2,6–3,5). ⊖ = Ausreichend (3,6–4,5). — = Mangelhaft (4,6–5,5). **Bei gleichem Qualitätsurteil Reihenfolge nach Alphabet.**
***) Führt zur Abwertung. 1)** Geprüft mit vom Anbieter empfohlener Sorte, die einem Caffè Crema am nächsten kommt. **2)** Geprüft mit vom Anbieter empfohlener Sorte, die einem Espresso am nächsten kommt. **3)** Laut Anbieter ähnlich zur getesteten K-fee One 359. Wir überprüften dies auf Plausibilität. Unterschiede bestanden etwa in der Gebrauchsanleitung. **4)** Laut Anbieter gleich zur getesteten Krups Nespresso Vertuo Pop. Wir haben das auf Plausibilität überprüft. **5)** Freisetzung von Aluminium oberhalb des Grenzwertes der Trinkwasserverordnung, aber noch unterhalb der Vorgaben des Europarats für den Übergang von Metallen und Legierungen im Lebensmittelkontakt. **Einkauf der Prüfmuster:** Mai bis Juli 2023.

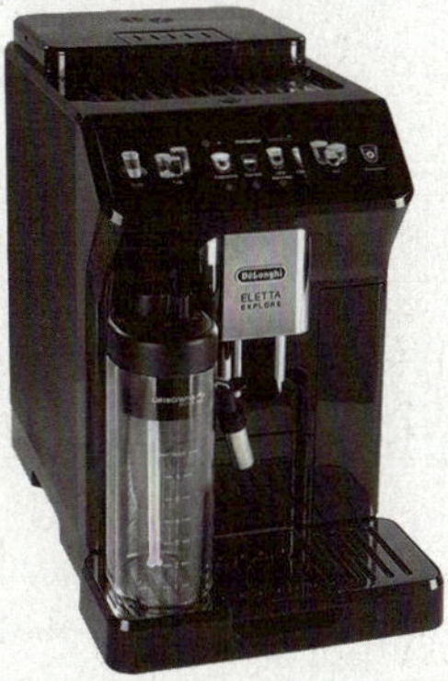

Unser Rat

Testsieger: De'Longhi Eletta Explore (950 Euro), die Vorjahresbeste, bleibt ungeschlagen. Sie ist variabel und leicht zu reinigen.
Preistipp: De'Longhi Magnifica Start (360 Euro) ist gut, schäumt Milch aber nicht automatisch.
Umwelttipp: Fünf Maschinen sind sehr gut reparierbar; die besten sind De'Longhis Eletta Explore und PrimaDonna sowie Saeco Granaroma.

Kaffee wie im Café

12/2023 Viele Vollautomaten sind gut, die günstigste kostet 300 Euro. Aber nicht alle zaubern ohne Nachhilfe perfekten Cappuchino.

Im Labor bereiteten 13 Kaffeevollautomaten Cappuccino und Espresso zu. Nur wenige liefern in der Werkseinstellung auf Knopfdruck Getränke wie vom Barista. Die Magnifica Evo von De'Longhi tut es. Unsere Kaffee-Sommelière urteilte: perfekt eingestellt für Cappuccino. Keine Neuheit ist besser als De'Longhi Eletta Explore, Siegerin des Jahres 2022. Zum Vergleich zeigen wir in der Tabelle deshalb auch die sechs besten Maschinen aus den Vortests.

Die Unterschiede zwischen den Vollautomaten liegen oft in Ausstattung und Preis. So schäumt die De'Longhi Magnifica Evo Milch automatisch. Mit der 120 Euro günstigeren Magnifica Start schäumen Cappuccinofans die Milch erst per Hand an der Düse auf und lassen dann den Espresso einlaufen. Die Sommelière war vom Resultat angetan: „Milch wird toll geschäumt, ohne dass das Kännchen bewegt werden muss."

108 Euro im Jahr für Filter

Alle außer Tchibo enthalten Wasserfilter. In Regionen mit hartem Wasser sind sie sinnvoll. Sie machen hartes Wasser weich. Unabhängig von der Anzahl gebrühter Tassen empfehlen wir aus hygienischen Gründen, alle zwei Monate eine neue Patrone einzusetzen. Pro Jahr entstehen somit Zusatzkosten zwischen 43 Euro (Eletta Explore) und 108 Euro (WMF).

Baristaqualität durch Anpassung

Nicht alle Maschinen liefern auf Anhieb Kaffee in Baristaqualität. Oft können Nutzerinnen und Nutzer das Ergebnis verbessern, indem sie die Einstellungen ändern. De'Longhi Magnifica Start, Nivona, WMF zauberten nach wenigen Anpassungen aromatischen Cappuccino. Philips EP0824/00 dagegen brachte viel Wasser in den Milchschaum. Die Sommelière empfiehlt für sie Milch mit hohem Fettgehalt. ■

→

Kaffeevollautomaten 12/2023

Produkt	Zuerst veröffentlicht in	Mittlerer Onlinepreis ca. (Euro)	Getränkezubereitung 40 %	Handhabung 30 %	Umwelteigenschaften 20 %	Schadstoffe 5 %	Sicherheit 5 %	test-QUALITÄTSURTEIL 100 %
Mit Milchsystem								
De'Longhi Eletta Explore ECAM450.55.S	11/22	950	+	+	+	+	++	GUT (1,7)
De'Longhi Magnifica Evo ECAM290.61.B	8/23[1]	480	+	+	+	+	++	GUT (1,9)
De'Longhi PrimaDonna Soul ECAM610.74	1/22	1 180	+	+	+	+	++	GUT (1,9)
Jura ENA 8 (EC)	8/23[1]	980	+	+	+	+	++	GUT (1,9)
De'Longhi Magnifica Start ECAM220.22 GB	8/23[1]	360	+	+	+	+	+	GUT (2,0)
Saeco Granaroma SM6580/00	11/22	800	+	+	+	+	++	GUT (2,0)
Jura Z10	11/22	2 200	+	+	+	+	++	GUT (2,1)
Philips EP2231/40	11/22	415	+	+	+	+	++	GUT (2,1)
Philips EP5447/90	1/22	665	+	+	+	+	++	GUT (2,1)
Saeco Granaroma Deluxe SM6685/00	8/23[1]	880	+	+	○	+	+	GUT (2,1)
WMF Perfection 740	8/23[1]	1 350	+	+	+	+	+	GUT (2,1)
Melitta Barista T Smart[2]	8/23[1]	975	+	+	+	+	++	GUT (2,2)
Melitta Barista TS Smart	8/23[1]	1 130	+	+	+	+	++	GUT (2,2)
Nivona CafeRomatica 795	8/23[1]	850	+	+	+	+	++	GUT (2,2)
Philips EP0824/00	8/23[1]	330[3]	+	+	+	+	+	GUT (2,3)
Tchibo Esperto Pro	8/23[1]	300	○	+	+	+	++	GUT (2,3)
Krups Evidence One EA895N	8/23[1]	560	○	+	○	⊖*)[4]	+	BEFRIEDIGEND (2,9)
Krups Evidence Plus EA8948[5]	8/23[1]	660	○	+	○	⊖*)[4]	+	BEFRIEDIGEND (2,9)
Ohne Milchsystem								
Jura E4 (EA)	8/23[1]	740	○	+	+	+	++	GUT (2,3)

Bewertungsschlüssel der Prüfergebnisse: ++ = Sehr gut (0,5–1,5). + = Gut (1,6–2,5). ○ = Befriedigend (2,6–3,5). ⊖ = Ausreichend (3,6–4,5). — = Mangelhaft (4,6–5,5). **Bei gleichem Qualitätsurteil Reihenfolge nach Alphabet.**

***) Führt zur Abwertung.**

1) Auf test.de.

2) Laut Anbieter ähnlich zu Melitta Barista TS Smart. Wir überprüften dies auf Plausibilität. Unterschiede bestanden etwa im Auswahlmenü der zubereitbaren Getränke.

3) Von uns bezahlter Einkaufspreis.

4) Freisetzung von Nickel oberhalb des Grenzwertes der Trinkwasserverordnung, aber unterhalb der Vorgaben des Europarats für den Übergang von Metallen im Lebensmittelkontakt.

5) Laut Anbieter ähnlich zu Krups Evidence One EA895N. Wir überprüften dies auf Plausibilität. Unterschiede bestanden etwa im Auswahlmenü der zubereitbaren Getränke.

Einkauf der Prüfmuster: Mai 2021 bis Februar 2023.

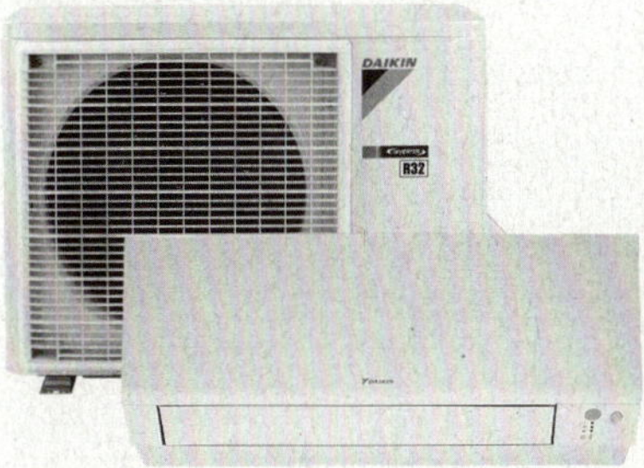

Unser Rat

Testsieger: An der Spitze liegen zwei Geräte von Daikin. Sie kosten 2 300 beziehungsweise 1 480 Euro. Sie sind am effizientesten im Test, brauchen am wenigsten Strom.
Preistipp: Günstiger und fast so effizient sind Samsung (1 260 Euro) und das Midea-Gerät (1 070 Euro).
Umwelttipp: Sie wollen klimafreundlich kühlen? Setzen Sie auf gute Dämmung und Beschattung.

Doppelt kühlt besser

5/2023 Split-Klimageräte kühlen gut und effizient, ihre Installation ist aber nicht ganz ohne. Am coolsten: Hitze gar nicht erst hereinlassen.

Die Sommer werden immer heißer, da sind Klimaanlagen doch eine coole Sache – oder nicht? Wir haben sechs Splitgeräte getestet, allesamt mit einer Kühlleistung von laut Anbietern rund 2,5 Kilowatt. Das ist genug für etwa 20 bis 40 Quadratmeter große Räume. Sie bestehen jeweils aus einer Innen- und einer Außeneinheit und kosten 830 bis 2300 Euro.

Heizen mit der Klimaanlage

Klimageräte sind im Prinzip Wärmepumpen. Der Kühlkreislauf ähnelt dem von Kühlgeräten. Dreht man ihn um, können auch Klimageräte heizen – je geringer die Außentemperatur, desto ineffizienter. Damit sind sie vor allem für die Übergangszeit geeignet. Aber selbst bei niedrigen Außentemperaturen ist die Klimaanlage effizienter als eine elektrische Direktheizung.

Drei der sechs sind gut, die übrigen befriedigend. In der Tabelle zeigen wir auch die drei Besten aus dem vorherigen Test. Zwei der drei besten Modelle in der Tabelle auf Seite 178 sind von Daikin und für 1480 beziehungsweise 2300 Euro zu haben. Dritter im Bunde ist Midea für 1070 Euro.

Zum Vergleich testeten wir einen Monoblock mit, also ein Gerät ohne separates Außenteil (siehe S. 179). Er unterscheidet sich in einem wesentlichen Punkt von den gebräuchlichen mobilen Einkanal-Monoblöcken: Statt über einen einzigen Schlauch, der aus dem Fenster ragt, transportiert er Luft mit einem Rohr in das Gerät – und mit einem zweiten wieder heraus.

Eine Frage der Leistung

Wir haben die kühlenden Kisten ordentlich gefordert und geprüft, ob sie die versprochene Leistung unter praxisnahen Bedingungen erreichen: Bei 35 Grad Celsius Außentemperatur sollten sie einen Raum auf 24 Grad Celsius kühlen. Das ist praxisnä- →

Splitgeräte 5/2023

Produkt	Mittlerer Preis ca. (Euro)	Stromverbrauch in 10 Jahren, ca. (Euro)[1)]	Umwelteigenschaften	Kühlen	Handhabung	Sicherheit	test-QUALITÄTSURTEIL
			50 %	35 %	15 %	0 %	100 %
Daikin FTXM25R + RXM25R	1480[2)]	460	+	+	○	+	GUT (2,0)
Daikin FTXJ25AW + RXJ25A **Neu**	2300	400	+	+	○	++	GUT (2,0)
Midea MSAGAU-09HRFN8-ME + MOX201-09HFN8-ME	1070[2)]	459	+	+	○	++	GUT (2,0)
Samsung AR09TXCAAWKN + AR09TXCAAWKX	1260[2)]	482	+	+	○	++	GUT (2,1)
Fujitsu ASYG09KMCC + AOYG09KMCC **Neu**	1620[3)]	480	+	+	○	++	GUT (2,2)
Mitsubishi Heavy SRK25ZS-W + SRC25ZS-W2[4)] **Neu**	1140[5)]	560	○	+	○	++	GUT (2,5)
Kaisai KRX-09PEGI (Wandgerät One+) + KRX-09PEGO **Neu**	830[2)]	540	○	+	+	++	BEFRIEDIGEND (2,6)
LG F09MT.NSM + F09MT.U24 **Neu**	1700	480	+	○	○	++	BEFRIEDIGEND (2,6)
Toshiba RAS-B10N4KVRG-E + RAS-10J2AVSG-E1 **Neu**	2300	540	○	○	○	++	BEFRIEDIGEND (2,7)

Bewertungsschlüssel der Prüfergebnisse: ++ = Sehr gut (0,5–1,5). + = Gut (1,6–2,5). ○ = Befriedigend (2,6–3,5). ⊖ = Ausreichend (3,6–4,5). — = Mangelhaft (4,6–5,5). **Bei gleichem Qualitätsurteil Reihenfolge nach Alphabet.**
***) Führt zur Abwertung.**
Neu: geprüft im Jahr 2023.
1) Wir ermittelten die Stromkosten im Kühlbetrieb für eine Wärmelast von 2,3 Kilowatt, was beispielsweise einem großen Wohn- und Essbereich mit offener Küche entspricht. Dabei berücksichtigten wir verschiedene Außentemperaturen in einem typischen Jahr in Deutschland. Wir rechnen mit einem Strompreis von 40 Cent/kWh. **2)** Preis laut Onlinerecherche. **3)** Preis inklusive WLan-Modul für circa 115 Euro. **4)** Laut Anbieter Auslaufmodell. Restbestände im Handel. **5)** Preis inklusive WLan-Modul für circa 132 Euro. **Einkauf der Prüfmuster:** September bis November 2022.

→ her als die Norm es vorsieht. Die Kühlleistung gibt an, wie viel Wärme die Anlage in einem bestimmten Zeitraum abführen kann. Den besten Wert erzielt Mitsubishi, dessen Effizienz aber nur befriedigend ist. Der Anbieter gibt 2,5 Kilowatt Kühlleistung an, im Test schafft das Gerät 3 Kilowatt.

Faustformel für die Kühlleistung

Welche Kühlleistung benötigt wird, hängt von verschiedensten Faktoren ab, etwa Sonneneinstrahlung, Außenflächen, Dachschrägen, Dämmung und Raumgröße. Zur groben Einschätzung hilft die Faustformel: Raumvolumen in Kubikmeter mal 30 ist gleich benötigte Kühlleistung in Watt. Um einen 20 Quadratmeter großen, 2,50 Meter hohen Raum gut zu temperieren, müsste die Anlage also mit 1500 Watt kühlen.

Unsere Modellrechnungen machen anschaulich, wie grob die Faustformel ist: Für den gleichen Kühleffekt sind in einen Dachraum mit dieser Fläche schon 2,4 Kilowatt Leistung nötig.

Die Klimaanlagen aus unserem Test hätten es jedoch geschafft. In einer exemplarischen Wohnküche würde diese Wattzahl laut unserer Modellrechnung sogar für 40 Quadratmeter ausreichen. ■

Zwei-Kanal-Monoblock: Noch Luft nach oben

Monoblöcke sind leichter anzubringen, Splitgeräte deutlich effizienter. Der Monoblock von Trotec mit zwei Kanälen für die Wärmeabfuhr soll die Vorteile vereinen.

Zwei Kanäle. Das Wandklimagerät Trotec PAC-W 2600 SH für 1250 Euro saugt die zum Kühlen notwendige Außenluft mit einem Rohr an, entzieht dem Raum Wärme und führt diese mit dem zweiten Rohr ab. Der Korpus hängt an der Wand, das macht zwei 18-Zentimeter-Bohrungen durchs Mauerwerk nötig– nicht jeder Vermieter erlaubt das.

Professionelle Hilfe. Der Trotec kommt ohne Außeneinheit aus. Anders als Splitgeräte muss er nicht zwingend durch zertifizierte Kältetechniker angebracht werden – was die Installationskosten deutlich senken kann. Trotec rät dennoch, das Gerät von Fachleuten einbauen zu lassen.

Gute Leistung. Beim Prüfpunkt Kühlleistung bewerten wir, wie gut die Anlage einen Raum bei 35 Grad Celsius Außentemperatur auf angenehme 24 Grad Celsius abkühlt. Trotec schließt mit einer Leistung von rund 2,4 Kilowatt fast zu den Splitgeräten auf, Mitsubishi Heavy schaffte fast 3,0 Kilowatt. Die Monoblöcke im Test 2021 verbrauchten bezogen auf ihre geringe Leistung recht viel Strom. Splitgeräte waren rund siebenmal effizienter, Trotec etwa viermal.

Deutlich lauter. Mit fast 60 Dezibel macht der Trotec mehr Lärm als die lautesten Splitgeräte.

Weniger schädlich. Trotec nutzt das Kältemittel R290 (Propan). Es hat nur rund 0,5 Prozent des Treibhauspotenzials vom R32 der Splitgeräte.

Fazit: Wir raten zu einem Splitgerät. Kommt das aus baulichen Gründen nicht infrage, ist der Trotec eine Alternative. Er kühlt besser und effizienter als ein 1-Kanal-Monoblock, muss aber fest installiert werden. Leider gibt es wenig andere 2-Kanal-Monoblöcke, zumal keine mobilen.

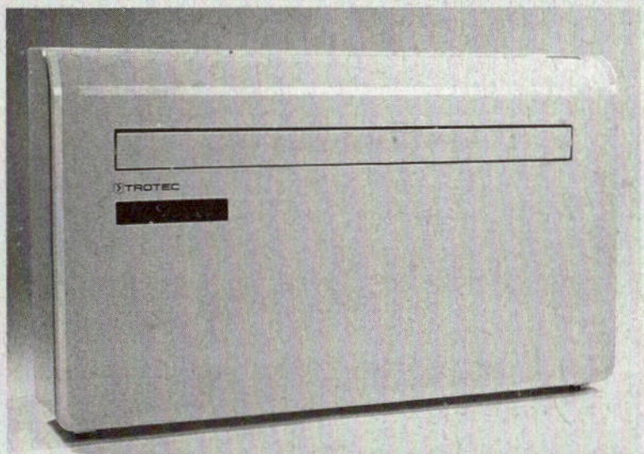

Das Trotec-Wandgerät kommt ohne Außeneinheit aus. Der Korpus hängt im Raum.

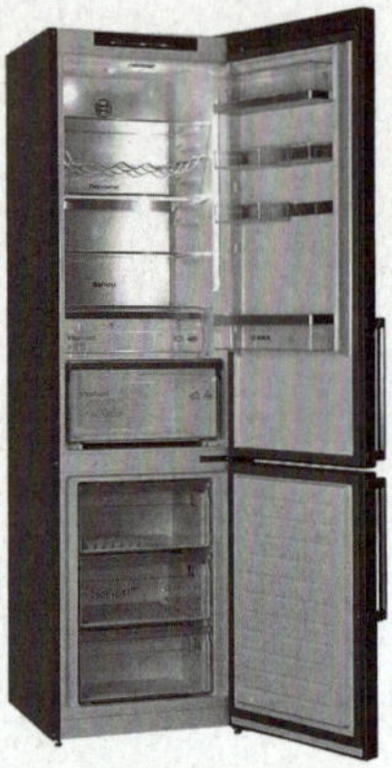

Unser Rat

Testsieger: Bei allen Kühl-Gefrier-Kombis führt Bosch – ob klassisch oder Side-by-Side, frei stehend oder zum Einbau, teils gleichauf mit Liebherr. Alle Top-Geräte kosten deutlich über 1 000 Euro.
Preistipp: Die Preise schwanken teils um Hunderte Euro. Wer sparen will, wählt ein Gerät mit niedrigem Stromverbrauch und schaut, wo es am günstigsten zu haben ist.

Da bleib ich kühl

4/2023 Kühl-Gefrier-Kombis, Side-by-Side-Geräte mit Flügeltüren, reine Kühlschränke, zum Einbau oder frei stehend: Unsere Testergebnisse.

Jedes Jahr testet die Stiftung Warentest Dutzende Kühlschränke und Kühl-Gefrier-Kombinationen. Und jedes Jahr zeigt sich: Die Unterschiede sind groß – sowohl bei der Qualität als auch beim Preis. Vorn lagen in unseren jüngsten Tests meist Markengeräte, etwa von Bosch, LG, Liebherr oder Siemens. Oft handelt es sich dabei auch um die teuersten Geräte.

Kostenfaktor Energieeffizienz

Vor dem Kauf eines Kühlschranks oder einer Kühl-Gefrier-Kombination lohnt sich ein Blick auf die Energieeffizienz. Geräte, die hier schlecht abschneiden, häufen Stromkosten an, die schon nach wenigen Jahren den Kaufpreis überschreiten können. Sehr energieeffiziente Geräte sind zwar oft teurer in der Anschaffung, verursachen aber nur geringe Stromkosten.

Frei stehen, Energie sparen

Unsere Tabellen zeigen alle noch erhältlichen Geräte, die wir seit Dezember 2022 veröffentlicht haben. Den Großteil machen klassische Kühl-Gefrier-Kombinationen aus, deren Kühlteil sich über dem Gefrierteil befindet. Die besten frei stehenden Kombis sind auch sehr energieeffizient, viele Geräte zum Einbau dagegen Stromfresser. Dasselbe gilt für reine Kühlschränke.

Bei Side-by-Side-Geräten liegen Kühl- und Gefrierteil nebeneinander, getrennt durch eine Zwischenwand. Sie sind weniger energieeffizient als klassische Kombis. Viele können Eiswürfel bereiten.

Keine Warnung, wenns taut

Den schlechten Kombis verhageln nicht nur maue Energieeffizienz oder Probleme beim Einfrieren die Bilanz, sondern auch ihr Verhalten bei Störungen. Manche warnen nicht bei offen stehender Gefriertür oder nach einem Stromausfall. Dann könnten Lebensmittel teilweise aufgetaut sein. ■

Kühl-Gefrier-Kombinationen 4/2023

Produkt	Preis ca. (Euro)	Kühlen 12,5 %	Einfrieren 12,5 %	Temperaturstabilität beim Lagern 10 %	Energieeffizienz 30 %	Handhabung 25 %	Geräusch 5 %	Verhalten bei Störungen 5 %	test-QUALITÄTSURTEIL 100 %
Kühl-Gefrier-Kombinationen, Einbau									
Bosch KIF86PFE0	1310	++	++	++	⊖	+	++	+	**GUT (2,2)**
Liebherr ICBNd 5153	2340	++	++	++	○	○	++	+	**GUT (2,2)**
Liebherr ICSe 5122	1150	++	+	++	⊖	○	++	+	**GUT (2,4)**
Siemens KI86NADF0	1250	++	++	++	–*)	+	++	○	**BEFRIED. (2,6)**
Hanseatic HEKS17754GEW	430[1]	++	○	++	⊖	+	++	⊖*)	**BEFRIED. (2,7)**
Samsung BRB26600FWW	625	++	++	++	–*)	+	++	○	**BEFRIED. (2,8)**
Kühl-Gefrier-Kombinationen, frei stehend									
Bosch KGN39AIAT	1330	+	++	++	++	+	++	+	**SEHR GUT (1,4)**
Bosch KGN39AIBT	1120	++	++	++	++	+	+	+	**SEHR GUT (1,5)**
LG GBB92STBAP	1300	++	++	++	++	○	++	+	**SEHR GUT (1,5)**
LG GBP62PZNBC	905	+	++	++	++	+	++	+	**SEHR GUT (1,5)**
Liebherr CBNbda 5723	1400	+	++	++	++	○	++	++	**GUT (1,6)**
Samsung RL38A7CGTS9	1360	○	++	++	++	+	++	++	**GUT (1,6)**
Bosch KGN392WDF	795	++	++	++	+	+	+	+	**GUT (1,8)**
Liebherr CNsfd 5023-20	880	+	++	++	+	+	+	++	**GUT (1,8)**
Miele KF4372 CD WS	860	++	○	++	+	+	++	++	**GUT (1,8)**
Siemens KG36NXXDF	990	+	++	++	+	+	++	+	**GUT (1,8)**
Liebherr CBNd 5223	995	+	++	++	+	○	+	++	**GUT (2,0)**
Liebherr CNd 5204	795	+	+	++	+	○	+	++	**GUT (2,0)**
Liebherr CNsfd 5703-20	835	+	⊖*)	++	+	+	++	+	**GUT (2,1)**
Haier HDW1618DNPK	565	○	+	++	+	○	+	⊖*)	**BEFRIED. (3,0)**
AEG RDB424E1AX	550	○	++	+	⊖	○	+	–*)	**AUSREICH. (4,4)**
Bauknecht KDA 1420 S 2	380[1]	○	⊖	+	⊖	⊖	+	–*)	**MANGELH. (4,7)**
Bomann KG 320.2 Edelstahl	297	○	+	++	–	⊖	+	–*)	**MANGELH. (4,7)**
Exquisit RKGC270-45-H-160E	525	○	○	+	–	⊖	+	–*)	**MANGELH. (4,8)**
Beko RCSA366K40XBN	475	○	–*)	+	⊖	⊖	++	⊖	**MANGELH. (4,9)**

Bewertungsschlüssel der Prüfergebnisse: ++ = Sehr gut (0,5–1,5). + = Gut (1,6–2,5). ○ = Befriedigend (2,6–3,5). ⊖ = Ausreichend (3,6–4,5). – = Mangelhaft (4,6–5,5). **Bei gleichem Qualitätsurteil Reihenfolge nach Alphabet.**
***) Führt zur Abwertung. 1)** Preis laut Anbieter-Website. **Einkauf der Prüfmuster:** bis Oktober 2022.

→

Side-by-Side-Geräte 4/2023

Produkt	Preis ca. (Euro)	Kühlen 12,5 %	Einfrieren 12,5 %	Temperaturstabilität beim Lagern 10 %	Energieeffizienz 30 %	Handhabung 25 %	Geräusch 5 %	Verhalten bei Störungen 5 %	test-QUALITÄTSURTEIL 100 %
Bosch KFN96VPEA	1700	+	++	++	+	+	++	+	**GUT (1,8)**
LG GSXV91PZAE	1800	+	+	++	○	○	++	+	**GUT (2,3)**
Samsung RH68B8521S9	1600	++	+	++	○	○	+	○	**GUT (2,3)**
Haier HSR5918DIMP	1150	+	+	+	+	○	+	⊖*)	**GUT (2,4)**
Hisense RS818N4TFE	1110	+	+	++	+	○	+	○	**GUT (2,4)**
Beko GN1603140XBN	830	○	○	+	+	○	+	⊖*)	**BEFRIED. (3,0)**

Bewertungsschlüssel der Prüfergebnisse: ++ = Sehr gut (0,5–1,5). + = Gut (1,6–2,5). ○ = Befriedigend (2,6–3,5). ⊖ = Ausreichend (3,6–4,5). — = Mangelhaft (4,6–5,5). **Bei gleichem Qualitätsurteil Reihenfolge nach Alphabet.**
***) Führt zur Abwertung.** **Einkauf der Prüfmuster:** bis Oktober 2022.

Kühlschränke

Produkt	Preis ca. (Euro)	Kühlen 25 %	Temperaturstabilität beim Lagern 15 %	Energieeffizienz 30 %	Handhabung 25 %	Geräusch 5 %	test-QUALITÄTSURTEIL 100 %
Kühlschränke, Einbau							
Siemens KI42LNSE0	620	++	++	⊖	++	++	**GUT (2,0)**
Siemens KI82LAFF0	940	○	++	○	+	++	**GUT (2,4)**
AEG SFB682F1AF	575	++	++	–*)	○	+	**BEFRIED. (3,1)**
Kühlschränke, frei stehend							
Liebherr Re 4620	760	++	++	++	+	○	**SEHR GUT (1,4)**
Liebherr Re 5020	835	++	++	++	+	+	**SEHR GUT (1,5)**
Siemens KS36VAXEP	930	+	++	++	+	++	**GUT (1,6)**
Liebherr Rf 4200	700	++	++	+	+	○	**GUT (1,7)**
Amica VKS 358 150 E	700	++	++	+	○	○	**GUT (1,9)**
Liebherr RBsfe 5220-20	1100	⊖*)	++	++	○	+	**GUT (2,2)**

Bewertungsschlüssel der Prüfergebnisse: ++ = Sehr gut (0,5–1,5). + = Gut (1,6–2,5). ○ = Befriedigend (2,6–3,5). ⊖ = Ausreichend (3,6–4,5). — = Mangelhaft (4,6–5,5).
***) Führt zur Abwertung.** **Einkauf der Prüfmuster:** bis Oktober 2022.

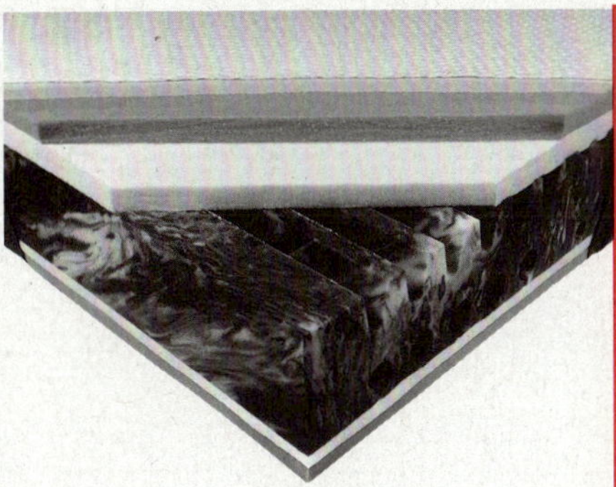

Unser Rat

Testsieger: Die Schaumstoffmatratze Emma 25 Flip für 400 Euro stützt jeden Körpertyp gut ab und ist sehr robust.
Preistipp: Auch gut, mit 199 Euro aber nur halb so teuer, ist die Sun Garden Memovita V880.
Umwelttipp: Matratzen mit guten Haltbarkeitsnoten können Sie mindestens acht Jahre lang nutzen. Das spart Ressourcen.

Allseits beliebt

3/2023 Viele Duomatratzen betten Schlafende auf beiden Liegeseiten gut. Testsiegerin Emma 25 Flip eignet sich für alle Körpertypen.

Mausklick statt Probeliegen: Auch der Matratzenkauf verlagert sich ins Internet. Doch was, wenn die Matratze online bequemer aussah, als sie sich im Schlafzimmer anfühlt? Eine Antwort der Anbieter: Duomatratzen mit einer härteren und einer weicheren Seite. Gefällt eine Seite nicht, müssen Käufer die Matratze nicht umtauschen, sondern nur umdrehen.

Wenden – ja oder nein?

Matratze wenden, Material schonen: Für Duomatratzen empfiehlt sich das nicht unbedingt. Deshalb sollten sie möglichst robust sein. Die Geprüften sind es, erkennbar an den Haltbarkeitsnoten. Sinnvoll kann die Wende aus anderen Gründen sein: im Gästebett oder wenn sich der Körper schnell verändert, etwa bei Schwangeren oder Heranwachsenden.

Getestet haben wir die Duomatratzen auf beiden Seiten. Die von Lidl ist befriedigend, alle anderen sind gut. Emma 25 Flip stützt als Einzige auf beiden Liegeseiten die häufigsten Körpertypen in Rücken- wie in Seitenlage gut ab – von klein und zierlich bis groß und schwer; alle anderen Matratzen haben mindestens für große und schwere Menschen eine leichte Schwachstelle.

Nur wenig zu meckern

Weil Duomatratzen nur ausnahmsweise gewendet werden sollten, ist ihre Haltbarkeit besonders wichtig. Hier erzielen alle Modelle Spitzennoten. Zu meckern haben wir nur ein wenig. So verteilt sich der Druck des Körpers bei allen nicht optimal – Arme oder Beine können einschlafen, Nacken und Rücken schmerzen. Beco und f.a.n. müffeln drei Tage nach dem Auspacken noch leicht. Und auf den Bezügen von Lidl und f.a.n. bilden sich mit der Zeit deutlich spürbare Faserknötchen. Dieses „Pilling" empfinden manche als unangenehm. ■ →

Duomatratzen 3/2023

Produkt	Mittlerer Preis ca. (Euro)	Härte laut Anbieter/ Prüfergebnis	Liegeeigenschaften 20 %+ 20 %	Haltbarkeit 15 %+ 15 %	Bezug 10 %	Gesundheit und Umwelt 10 %	Handhabung 5 %	Deklaration 5 %	test-QUALITÄTSURTEIL 100 %
Schaumstoffmatratzen									
Emma 25 Flip	400	H2 - weich/Weich	+ *)	++	+	++	+	+	GUT (1,7)
		H3 - mittelhart/ Mittel	+	++					
Sun Garden Memovita V880	199	H3 - mittel/Weich	+	++	++	++	++	+	GUT (1,9)
		etwas härter/ Mittel	+ *)	++					
Breckle Weida Ocean Blue	299	H2 - weich/ Weich	+ *)	++	+	++	+	⊖ 2)	GUT (2,2)
		H3 - mittel/ Weich	+	++					
Beco 2 Dreams	299	Härte 3 - mittelfest/ Mittel	○ *)	++	++	+	+	++	GUT (2,3)
		Härte 4 - fest/ Hart	+	++					
Lidl Livarno Home 7-Zonen Wendematratze	149	H2/Mittel	○ *)	++	○	++	++	○	BEFRIEDIGEND (2,8)
		H3/Hart	○	+					
Federkernmatratzen									
Hn8 Schlafsysteme Sleep Balance TFK	249	H3 - fest/Weich	+ *)	++	++	++	○	⊖ 1)	GUT (2,0)
		H4 - extra fest/ Mittel	+	++					
f.a.n. Duo Top T	400	Härtegrad 2/ Mittel	○	++	○	++	+	++	GUT (2,5)
		Härtegrad 3/ Hart	○ *)	++					

Bewertungsschlüssel der Prüfergebnisse: ++ = Sehr gut (0,5–1,5). + = Gut (1,6–2,5). ○ = Befriedigend (2,6–3,5). ⊖ = Ausreichend (3,6–4,5). — = Mangelhaft (4,6–5,5).
***) Führt zur Abwertung.**
1) Ermittelte Liegehärte weicht stark von der Deklaration ab.
2) Kaum spürbarer Unterschied der Liegehärte der beiden Seiten.

Einkauf der Prüfmuster: September und Oktober 2022.

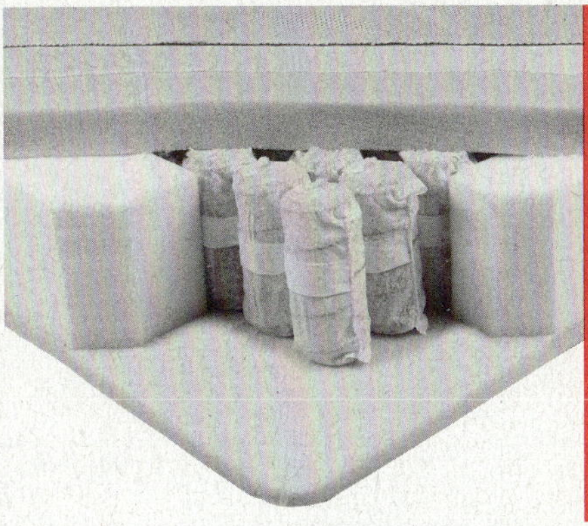

Unser Rat

Testsieger: Die Schlaraffia myNap TFK (350 Euro) ist die beste Matratze im Test.
Preistipp: Die Home24 kostet nur 165 Euro und bietet ebenfalls gute Liegeeigenschaften für Klein, Groß, Dick und Dünn.
Umwelttipp: Bevorzugen Sie Matratzen mit waschbarem Bezug, die auch in der Haltbarkeit sehr gut abschneiden.

Zum Einschlafen gut

10/2023 Auf vier Federkernmatratzen liegen alle Körpertypen gut. Eine „zu 100 Prozent recyclebare" Neuheit empfehlen wir nicht.

Federkernmatratzen sind stärker durchlüftet als Latex und Schaumstoff und transportieren Feuchtigkeit gut ab. Das macht sie zur idealen Matratzenart für alle, denen schnell zu warm ist. Neu geprüft haben wir zwölf Taschenfederkernmatratzen und dazu noch eine Matratze mit einem Kern aus Polyesterfasergeflecht. Die bewirbt der Hersteller als besonders umweltschonend. Im Test konnte die 1 300 Euro teure f.an. Futura jedoch nicht überzeugen. Erfreulich hingegen: Von den zwölf Federkernmatratzen schneiden acht gut ab. Auf vier davon liegen die häufigsten Körpertypen in Rücken- wie Seitenlage gut.

Beispiel für Greenwashing

Laut Verpackungsangaben ist der Kern der f.a.n. Futura „zu 100 Prozent recyclebar" und die Matratze „Nachhaltigkeit pur". Das Material lässt sich laut f.a.n. komplett einschmelzen und wiederverwenden. Klingt gut, hat aber den Haken, dass die Entsorger Matratzen in aller Regel schlicht verbrennen. Die Werbeaussagen halten wir deshalb für Greenwashing.

Die wichtigsten Kritikpunkte

Die f.a.n. Futura erreichte unter anderem in den Liegeeigenschaften und der Haltbarkeit nur ein Befriedigend. Im Test bildete sich eine große Liegekuhle. Alle getesteten Federkernmatratzen zeigten sich robuster. Im Qualitätsurteil landen aber vier von ihnen ebenfalls nur bei befriedigend.

Die Gründe: Auch ihre Liegeeigenschaften überzeugten nicht für alle untersuchten Körperformtypen, und es kamen jeweils weitere Kritikpunkte hinzu, etwa Knötchenbildung am Bezug und abgerissene Griffe. Der Bezug der Ikea Vesteröy lässt sich überhaupt nicht abnehmen und waschen. Das ist aus unserer Sicht unpraktisch und wenig nachhaltig. ■ →

Matratzen 10/2023

Produkt	Mittlerer Preis ca. (Euro)	Härte laut Anbieter/ Prüfergebnis	Liegeeigen-schaften 40 %	Haltbarkeit 30 %	Bezug 10 %	Gesundheit und Umwelt 10 %	Handhabung 5 %	Deklaration 5 %	test-QUALITÄTSURTEIL 100 %
Federkernmatratzen									
Schlaraffia myNap TFK	350	Mittel/Mittel	+[*)]	++	++	++	+	+	GUT (1,6)
BeCo Maxima Plus	250	Härte 3 - mittelfest/Mittel	+[*)]	++	++	++	+	++	GUT (1,8)
Emma 25 Hybrid	540	H2 - weich/Weich	+[*)]	++	++	○	+	+	GUT (1,8)
Home24 Nova Dream Sleepline Ausa	165[1)]	H3 - mittel/ Mittel	+[*)]	+	○	++	+	++	GUT (2,0)
MFO Moonlight Hybrid	550	K. A./Weich	+[*)]	++	○	++	○	+	GUT (2,1)
Möbel Höffner Dreamer Flexo 3	360	Härtegrad 3/ Weich	○[*)]	++	++	++	+	⊖[2)]	GUT (2,3)
Traumnacht Exklusiv Komfort Art.-Nr. 03896832159	199	H4 - sehr fest/ Mittel	+[*)]	++	○	++	+	⊖[2)]	GUT (2,3)
Matratzen Concord Mlily Royal	350	Mittel/Mittel	○[*)]	++	○	+	○	○	GUT (2,5)
XXXLutz Livetastic Taschenfederkernmatratze Art.-Nr. 0927016801	249	H2/Sehr weich	○[*)]	++	⊖	+	○	○	BEFRIEDIGEND (2,6)
Jysk Dreamzone Plus S30	185	Fest/Sehr weich	○[*)]	++	○	++	+	○	BEFRIEDIGEND (2,7)
Badenia Trendline BT299 TTFK	199	H4 - fest/Hart	○[*)]	+	○	+	+	++	BEFRIEDIGEND (2,8)
Ikea Vesteröy	169	K. A./Mittel	○	++	⊖[*)]	++	+	○	BEFRIEDIGEND (3,0)
Polyesterfasermatratzen									
f.a.n. Futura	1300	Härtegrad 3/ Mittel	○	○[*)]	○	○	+	++	BEFRIEDIGEND (3,3)

Bewertungsschlüssel der Prüfergebnisse: ++ = Sehr gut (0,5–1,5). + = Gut (1,6–2,5). ○ = Befriedigend (2,6–3,5). ⊖ = Ausreichend (3,6–4,5). — = Mangelhaft (4,6–5,5). **Bei gleichem Qualitätsurteil Reihenfolge nach Alphabet.**

***) Führt zur Abwertung.**

K. A. = Keine Angabe.

1) Von uns bezahlter Einkaufspreis.

2) Angaben der Matratzenhöhe und -art fehlen. Die ermittelte Liegehärte weicht stark von der Härteangabe ab.

Einkauf der Prüfmuster: März bis Mai 2023.

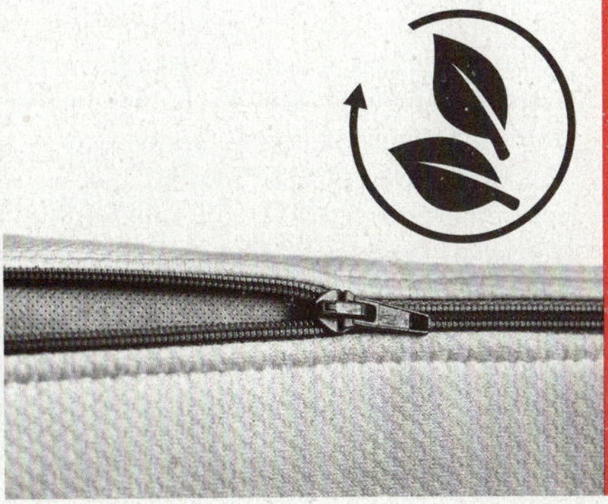

Unser Rat

Testsieger: Schaumstoffmatratzen – sie hinterlassen einen deutlich kleineren Umweltschaden als Federkern- und Latex-Modelle.
Umwelttipp: Haltbare Matratzen kaufen – und pflegen! Wer nicht so oft eine neue kaufen muss, spart Ressourcen und hilft der Umwelt. Matratzen mit Synthetik-Bezug belasten die Umwelt weniger als die mit Baumwollbezug.

Schaum schadet kaum

10/23 Matratzen aus Schaumstoff belasten die Umwelt viel weniger als Federkernmodelle. Auch der Bezug macht einen Unterschied.

Rund 6,8 Millionen Matratzen wurden letztes Jahr in Deutschland verkauft. Die Herstellung der Matratzen verschlingt große Mengen Erdöl für Schaumstoffe, Baumwoll- oder Synthetikstoff für Bezüge sowie Stahl für Federkerne. Schön wäre es, wenn sich der Verbrauch dieser Wertstoffe reduzieren ließe. Schließlich empfehlen Hersteller und Verkäufer gern, die Matratzen nach acht bis zehn Jahren auszutauschen. Danach landen sie hierzulande meist in der Müllverbrennung, und die Produktion beginnt von vorn. Wir haben die Lebenswege einer durchschnittlichen Schaumstoff-, einer Federkern- und einer Latexmatratze nachvollzogen – von der Rohstoffgewinnung bis zur Entsorgung.

So halten Matratzen länger

Auslüften. Lassen Sie das Bett tagsüber auslüften. Schlagen Sie Decken zurück. Verzichten Sie auf gemachte Betten und Tagesdecke.
Wenden. Drehen Sie regelmäßig das Kopf- zum Fußende. So belasten Sie die Schlafunterlage gleichmäßig.
Waschen. Reinigen Sie Bezüge mindestens einmal im Jahr möglichst mit 60 Grad Celsius und Vollwaschmittel.

Fünf mal so große Umweltbelastung

Die Auswirkungen haben wir in Umweltschadenspunkte umgerechnet. Je mehr Punkte ein Matratzentyp sammelt, desto schlechter ist seine Ökobilanz. Ergebnis: Taschenfederkerne hinterlassen eine fünfmal so große Umweltwirkung wie Schaumstoffmatratzen. 30 Schadenspunkte liegen zwischen beiden. Das entspricht etwa der Umweltbelastung einer 880-Kilometer-Fahrt im benzingetriebenen Mittelklassewagen. Die Entscheidung für eine Schaumstoff- statt einer Federkernmatratze rettet nicht die Welt. Aber sie ist ein kleiner von vielen möglichen Schritten für die Umwelt. ➔

→ **Stahlproduktion für Federkerne**
Fast alle Umweltschadenspunkte sammeln Matratzen in der Produktion. Besonders viel Energie und Rohstoffe verbraucht die Herstellung des Stahls für Taschenfederkerne. Hinzu kommt: Jede Stahlfeder steckt in der Regel in einer verklebten Stofftasche. Das soll punktgenaues Einsinken in die Matratze ermöglichen, erschwert aber später das Recycling.

Baumwolle zieht Ökobilanz runter
Auch der Bezug einer Matratze spielt eine große Rolle für die Ökobilanz: Synthetik belastet die Umwelt weniger als Baumwolle. Für ein Kilogramm Baumwolle sind laut Landwirtschaftsdienst Proplanta 10 000 bis 17 000 Liter Wasser nötig. Zu viel Regen schadet der Pflanze jedoch. Die Anbaugebiete liegen in trockenen Regionen. Für die Bewässerung werden oft Flüsse gestaut und Seen angezapft. Das Wasser fehlt dann anderswo. Zudem ist die Baumwollpflanze anfällig für Krankheiten und Schädlinge. Bäuerinnen und Bauern setzen oft Pflanzenschutzmittel ein, um das empfindliche Gewächs gesund zu halten. Nach Angaben des Internationalen Baumwoll-Komitees (ICAC) landeten 2019 gut zehn Prozent aller weltweit eingesetzten Insektizide und fünf Prozent aller Pestizide auf Baumwollfeldern – obwohl ihr Anteil an der landwirtschaftlich genutzten Fläche nur etwa drei Prozent beträgt. ■

Umweltschadenspunkte

Sie geben an, wie stark die Herstellung, Transportwege, das Waschen des Bezugs während der Nutzung und die Entsorgung die Umwelt belasten. Je mehr Schadenspunkte, desto schlechter. Im Vergleich: drei Matratzentypen mit Synthetikbezug.

Matratzen: Schaumstoff belastet Umwelt am wenigsten

Ökobilanz in Umweltschadenspunkten für Produktion, Transport und Nutzung. Je weniger Schadenspunkte, desto besser. Für die Entsorgung gibt es Gutschriften.

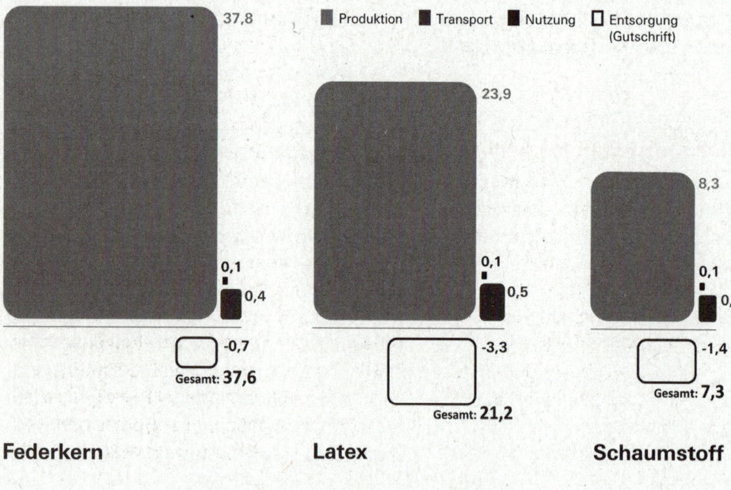

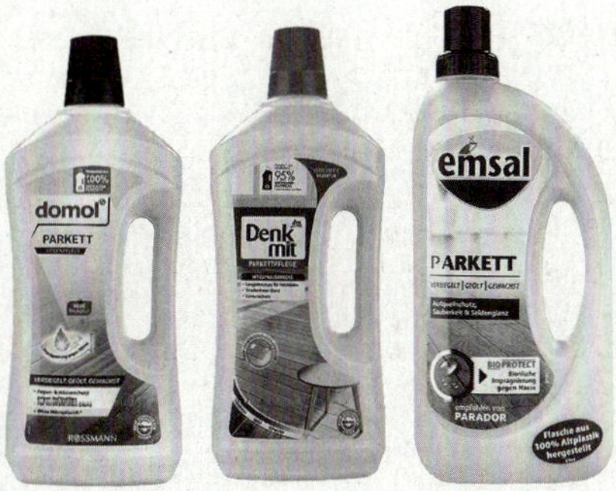

Unser Rat

Testsieger und Preistipp: Parkett reinigen und pflegen dm Denkmit und Rossmann Domol am besten. Sie kosten nur 11 Cent je 5 Liter Wischwasser. Der beste Laminatreiniger ist ebenfalls von Rossmann Domol – für 9 Cent pro Anwendung.
Umwelttipp: In Sachen Umwelt belegen die Testsieger vordere Plätze. Korrekt dosieren schont Gewässer und Geldbeutel zusätzlich.

Sauber und gepflegt

5/2023 Vier von zwölf Spezialmitteln für Parkett und Laminat sind gut – darunter günstige aus der Drogerie. Schmierseifen hinken hinterher.

Spezialreiniger für Parkett oder Laminat sollen Böden zügig reinigen, bestenfalls imprägnieren und sie dadurch lange vor Feuchtigkeit schützen. Außer für Holzböden oder Laminat versprechen viele Mittel eine Eignung für weitere Untergründe. Wir haben zwölf Spezialprodukte sowie drei Schmierseifen getestet. Im Vergleich dazu prüften wir den Frosch Universalreiniger, der im Allzweckreinigertest 2021 gut abgeschnitten hat und sich laut Anbieter für einige Holzböden eignet.

So geht nebelfeucht wischen

Laminat- und Holzböden sollte man nebelfeucht wischen, um stehende Nässe und Wasserflecken zu vermeiden. Zu nass ist, wenn es tropft. Es reicht nicht, einen Wischmopp kurz im Wringkorb auszudrücken. Am besten ist es, zum Wischen einen Lappen zu nehmen und sehr gut auszuwringen. Der Boden sollte möglichst schnell trocknen.

Testsieger von dm und Rossmann

Das Gros der Produkte entfernt Fett und Staub wirkungsvoll. Die Parkettreiniger und Schmierseifen überzeugen auch in Komfort und Pflege. Ärgerlich: Die meisten Laminatreiniger hinterließen Wischspuren. Manche Mittel greifen bestimmte Materialien an. Nur vier schneiden gut ab: Spitzenreiter auf Parkett sind die Parkettreiniger von dm Denkmit und Rossmann Domol. Der Rossmann Domol Laminatreiniger ist als einziger gut auf Laminat. Die drei Besten kosten neun bis elf Cent pro 5-Liter-Eimer Wischwasser. Vierter Guter ist der Emsal Parkettreiniger mit 29 Cent pro Anwendung. Seine Umwelteigenschaften sind nur befriedigend, da er Mikroplastik enthält. Ausreichend schneidet Rewe Beste Wahl Parkett & Laminat ab, wegen eines gewässerbelastenden Konservierungsstoffes. →

Parkett- und Laminatreiniger I 5/2023

Produkt	Mittlerer Preis ca. (Euro)/Inhalt (ml)	Anwendungen pro Flasche/Preis pro Anwendung (Euro)[1]	Reinigen 30 %	Reinigungskomfort und Pflege 20 %	Materialschonung[2] 30 %	Handhabung 10 %	Umwelteigenschaften 10 %	test - QUALITÄTSURTEIL 100 %
Parkettreiniger								
dm Denkmit Parkettpflege	1,45/1 000	13/0,11	++	++	+	+	+	GUT (1,6)
Rossmann Domol Parkett Bodenpflege	1,49/1 000	13/0,11	++	++	+	+	+	GUT (1,6)
Emsal Parkett	4,90/1 000	17/0,29	+	++	+	+	○	GUT (2,2)
Sofix Bodenprofi Parkett[3]	5,00/1 000	17/0,29	+	+	○	+	○	BEFRIED. (2,6)
Edeka Gut & Günstig Parkett Bodenpflege[4]	1,49/1 000	33/0,05	○*)	+	○	+	○	BEFRIED. (2,8)
Laminatreiniger								
Rossmann Domol Laminat & Kork Bodenpflege	1,49/1 000	16/0,09	++	+	+	+	+	GUT (1,6)
Poliboy Laminat Pure Kraft Konzentrat	3,90/500	20/0,20	++	⊖*)	++	+	+	BEFRIED. (2,9)
dm Denkmit Laminat- und Korkpflege	1,45/1 000	14/0,11	++	⊖*)	+	+	+	BEFRIED. (3,1)
Emsal Laminat Linoleum	4,90/1 000	11/0,45	+	⊖*)	+	+	+	BEFRIED. (3,4)
Kaufland K-Classic Kork- & Laminatpflege[4]	1,45/1 000	20/0,07	+	⊖*)	+	+	++	BEFRIED. (3,4)
Pronto Schonender Reiniger für Holzböden & -möbel[5]	3,20/750	13/0,25	++	⊖*)	○	+	+	BEFRIED. (3,4)
Rewe Beste Wahl Parkett & Laminat Reiniger[6]	1,45/1 000	26/0,06	++	⊖	++	+	⊖*)	AUSREICH. (3,7)

Bewertungsschlüssel der Prüfergebnisse: ++ = Sehr gut (0,5–1,5). + = Gut (1,6–2,5). ○ = Befriedigend (2,6–3,5). ⊖ = Ausreichend (3,6–4,5). — = Mangelhaft (4,6–5,5). **Bei gleichem Qualitätsurteil Reihenfolge nach Alphabet.**
***) Führt zur Abwertung.**
1) Bei Verdünnung auf 5 Liter Wasser in Anlehnung an die jeweilige Dosierangabe. **2)** Bewertet nur für Oberflächen, für die der Reiniger als geeignet ausgelobt ist. **3)** Hergestellt von Triglan. **4)** Hergestellt von ECC Ecological Cleaning and Care. **5)** Produkt verspricht die Eignung für Laminat. **6)** Hergestellt von AVT Abfüll- und Verpackungstechnik.
Einkauf der Prüfmuster: August bis Dezember 2022.

→ Nicht alle für alle Böden geeignet

Kein Mittel im Test eignet sich für alle Böden. Um Schäden zu vermeiden empfiehlt es sich, Anbieterhinweise auf den Etiketten zu beachten. Wie gut die Mittel Materialien schonen, haben wir geprüft. Die drei guten Parkettreiniger schonten Holzböden zuverlässig. Auch die meisten anderen Mittel waren sanft zum Material. Dr. Weber's Schmierseifen aber veränderten lackierten Kork derartig, dass sie in der Materialschonung mit Ausreichend abschnitten.

Parkett- und Laminatreiniger II 5/2023

Schmierseifen und ein Allzweckreiniger – zum Vergleich mitgetestet

Produkt	Mittlerer Preis ca. (Euro)/Inhalt (ml)	Anwendungen pro Flasche/Preis pro Anwendung (Euro)[1]	Reinigen	Reinigungskomfort und Pflege	Materialschonung[2]	Handhabung	Umwelteigenschaften	test-QUALITÄTSURTEIL
			30 %	20 %	30 %	10 %	10 %	100 %
Schmierseifen								
Holste Schmierseife Goldseife[3]	1,59/1 000	36/0,04	○*)	+	++	+	+	BEFRIED. (2,7)
Dr. Weber's Grüne Seife[4)5)]	1,79/1 000	25/0,07	+	+	⊖*)6)	○	○	BEFRIED. (3,0)
Dr. Weber's Schmierseife[5]	1,79/1 000	25/0,07	+	+	⊖*)6)	○	○	BEFRIED. (3,0)
Allzweckreiniger								
Frosch Orangen Universal Reiniger	1,99/750	13/0,15	++	○	○	+	+	Nicht vergeben[7]

Bewertungsschlüssel der Prüfergebnisse: ++ = Sehr gut (0,5–1,5). + = Gut (1,6–2,5). ○ = Befriedigend (2,6–3,5). ⊖ = Ausreichend (3,6–4,5). — = Mangelhaft (4,6–5,5). **Bei gleichem Qualitätsurteil Reihenfolge nach Alphabet.**
***) Führt zur Abwertung.**
1) Bei Verdünnung auf 5 Liter Wasser in Anlehnung an die jeweilige Dosierangabe. **2)** Bewertet nur für Oberflächen, für die der Reiniger als geeignet ausgelobt ist. **3)** Produkt verspricht Eignung für Kunststoff-, Stein-, Holzfußböden und Fliesen. **4)** Laut Anbieter bis auf Farbstoff gleiche Rezeptur wie Dr. Weber's Schmierseife. Die Rezepturgleichheit haben wir auf Plausibilität überprüft. Handhabung wurde separat geprüft. **5)** Produkt verspricht Eignung für Fliesen, Kacheln und sonstige wasserfeste Flächen. **6)** Produkt ist laut Deklaration für sonstige wasserfeste Flächen geeignet, führte aber auf lackiertem Kork zu starker Farbveränderung. **7)** Das Produkt erhielt im Test Allzweckreiniger 5/21 das Qualitätsurteil Gut (1,8) und wurde aufgrund seiner Eignung u.a. für Holzböden, die nicht gewachst oder geölt sind, in diesen Test miteinbezogen. Ein Qualitätsurteil wurde im aktuellen Test nicht vergeben, da nur Teilaspekte der Produktleistung geprüft wurden.
Einkauf der Prüfmuster: August bist Dezember 2022.

Wirksamer Schutz gegen Nässe

Holzflächen und Laminat eint: Flüssigkeiten und stehende Nässe können ihnen schaden. Deshalb enthalten die Spezialprodukte im Test meist Pflegesubstanzen: Nach dem Trocknen sollen sie eine hauchdünne Schicht bilden und so die Oberfläche wasserabweisend machen, also imprägnieren. Elf Mittel im Test hatten einen sehr guten oder guten Imprägniereffekt.

Die Reiniger von Rewe, Poliboy und Frosch waren in diesem Prüfpunkt nur ausreichend. Immerhin: Fast alle geprüften Mittel trocknen schnell. Die gewischten Fliesen waren nach zwei bis vier Minuten wieder trocken, mit dem Sofix Parkettreiniger nach rund fünf Minuten.

Nur einer putzt Laminat streifenlos

Ein großes Ärgernis ist allerdings, dass sechs der sieben Laminatreiniger nach dem Trocknen weißliche Streifen auf dem Boden hinterlassen – insbesondere die Mittel von dm, Emsal und Kaufland. Das heißt: nachpolieren. Die sechs Produkte konnten daher nicht besser als befriedigend werden. Von den Laminatreinigern putzte nur der Rossmann Domol nahezu streifenlos. ■

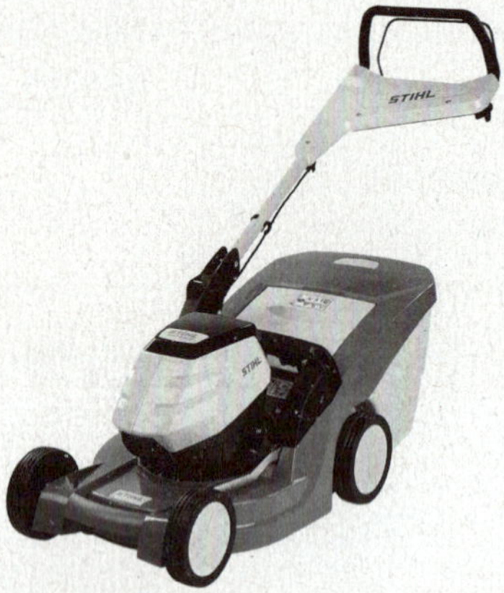

Unser Rat

Testsieger: Der teuerste Akkumäher ist der beste – Stihls RMA 443 C kostet 720 Euro, ist leistungsstark und mäht trockenen Rasen gut, feuchten sogar sehr gut.
Preistipp: Stiga Combi 340e Kit (370 Euro) und der Spindelmäher Einhell GE-HM 18/38 für 227 Euro.
Umwelttipp: Gartengeräte vom selben Anbieter kaufen, sodass ein Akku in mehrere Maschinen passt.

Stihl schlägt alle

4/2023 Kaputte Mäher, fliegende Steine, Verstopfungsgefahr, Schadstoffe – im Test ist einiges passiert. Nur wenige Modelle überzeugen.

Die Akkumäher mussten einiges leisten: etwa trockenen und feuchten Rasen kürzen, die Haltbarkeit ihrer Räder, Holme und anderer Teile beweisen – und zeigen, ob sie sich leicht bedienen lassen. Zehn sind klassische Mäher mit Sichelmesser, zwei sind Spindelmäher, die mit ihrem horizontal drehenden Spindelmesser das Gras sauber über dem Boden abschneiden.

Spindelmäher für Golfrasen

Spindelmäher schnipseln das Gras knapp über dem Boden, sodass raspelkurzer Golfrasen drin ist. Für hohes Gras sind sie nicht gemacht, daher ist häufiges Mähen notwendig. Wichtig für alle Akkumäher: Nie in der Mittagspause in der Sonne stehen lassen. Die Akkus werden schnell sehr heiß. Schäden drohen. Erhitzte Akkus vor dem Aufladen abkühlen lassen.

Drei Mäher sind am Ende mangelhaft: Bosch übersteht die Rüttelprüfung nicht. Der Einhell-Sichelmäher fällt durch die Sicherheitsprüfung – Kugeln, die Steine simulieren, durchschossen seinen Fangkorb. Zudem fanden wir in seinem Griff gesundheitsgefährdende Weichmacher. Im Fangkorbgriff des Alpina wiesen wir Naphthalin nach, das vermutlich Krebs erzeugt.

Viel Gras pro Akkuladung

Die Schnittbreite der Mäher liegt zwischen 36 und 41 Zentimeter. Sie eignen sich für kleine bis mittelgroße Rasenflächen. Im Test schafften Metabo und der Einhell Spindelmäher mit einer Akkuladung mehr als 600 Quadratmeter trockenen Rasen. Alpina war schon nach weniger als 200 Quadratmetern am Ende seiner Kräfte. Dann heißt es nachladen. Beim Alpina dauert das Ganze zwei, beim Al-Ko sogar drei Stunden, denn der Al-Ko läuft mit zwei Akkus, das Ladegerät lädt aber nur einen. Flott ist der Stihl mit rund 50 Minuten Ladezeit. Das Stromt-

Akkurasenmäher 4/2023

Produkt	Mittlerer Onlinepreis ca. (Euro) 1)	Mähen 45 %	Handhabung 30 %	Mechanische Haltbarkeit 10 %	Sicherheit 10 %	Gesundheit und Umwelt 5 %	Reichweite pro Akkuladung (m^2)	Akku-Nennspannung ca. (V)/-Kapazität (Ah) laut Anbieter	test - QUALITÄTSURTEIL 100 %
Sichelmäher									
Stihl RMA 443 C	720	+	+	++	++	+	460	36/5,2	**GUT (1,8)**
Stiga Combi 340e Kit	370	+	○	++	++	○	396	43,2/4	**GUT (2,3)**
Husqvarna LC 137i	415	○	○	++	++	+	262	36/4	**GUT (2,5)**
Al-Ko 38.2 Li comfort	370	○	○	++	+	+	238	18/4	**BEFRIED. (2,7)**
Kärcher LMO 36-40 Battery Set	505	⊖ *)	+	++	+	○	317	36/5	**BEFRIED. (3,5)**
Ryobi RY36LM40A-140	480	⊖ *)	○	++	+	○	288	36/4	**BEFRIED. (3,5)**
Metabo RM 36-18 LTX BL 36	405	⊖ *)	○	++	++	+	625	18/5,2	**AUSREICH. (3,8)**
Alpina AL1 3820 Li Kit	279	⊖	○	++	++	– *)	195	18/4	**MANGELH. (5,0)**
Bosch UniversalRotak 36-550	420	+	○	– *)5)	++	+	573	36/4	**MANGELH. (5,0)**
Einhell Rasarro 36/38	330	+	+	++	– *)2)	–	421	18/4	**MANGELH. (5,0)**
Spindelmäher									
Einhell GE-HM 18/38 Li Solo	227 3)	+	○	++	++ 4)	+	605	18/3	**GUT (2,3)**
Yard Force LM C38	180	○	○	++	++ 4)	○	421	20/2	**BEFRIED. (2,6)**

Bewertungsschlüssel der Prüfergebnisse: ++ = Sehr gut (0,5–1,5). **+** = Gut (1,6–2,5). ○ = Befriedigend (2,6–3,5). ⊖ = Ausreichend (3,6–4,5). **–** = Mangelhaft (4,6–5,5). **Bei gleichem Qualitätsurteil Reihenfolge nach Alphabet.**
***) Führt zur Abwertung. 1)** Preis für das Set mit Akku und Ladegerät. **2)** Simulierte Steinchen rissen Löcher in den Fangkorb. **3)** Preise für Akku und Ladegerät wurden zum Gesamtpreis hinzugerechnet. **4)** Keine Prüfung der mechanischen Sicherheit. **5)** Höhenverstellung gebrochen. **Einkauf der Prüfmuster:** Mai und Juni 2022.

anken ist günstig: Wer 30 Mal im Jahr eine Fläche von 300 Quadratmetern kürzt, kommt auf 2,5 bis 7,5 Kilowattstunden im Jahr, das entspricht ein bis drei Euro.

Hohes Gras zu anstrengend für Al-Ko

Auf hohem Gras verliert der Akku früher an Kraft. Zudem muss man für ein sauberes Schnittbild langsamer fahren. Beim Al-Ko hilft das nicht: 14 Zentimeter hoher Rasen ließ ihn abrupt stoppen. Feuchtes Gras blockierte bei Kärcher und Ryobi schnell den Auswurf. Verstopfungsgefahr besteht beim Metabo sogar bei trockener Witterung. Da sie dafür nicht gedacht sind, entfällt für Spindelmäher der Prüfpunkt hohes Gras. Trockenen Rasen schnitten sie glatt ab. Auf feuchtem Gras mähten sie schlechter. ■

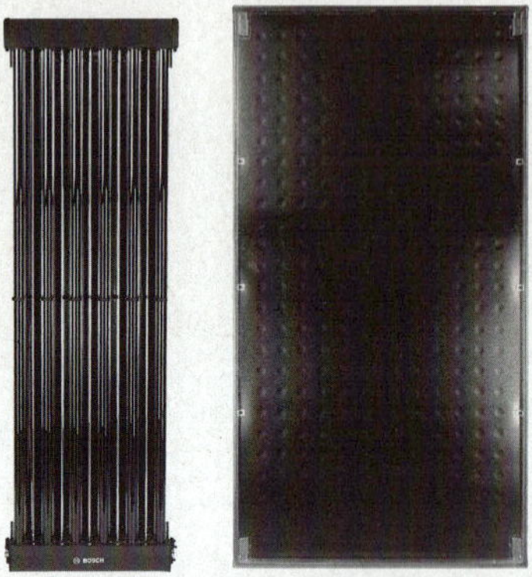

Unser Rat

Testsieger: Der Röhrenkollektor von Bosch liefert den größten Ertrag. Listenpreis: 2460 Euro für 2,44 Quadratmeter (plus Kosten für die restliche Anlage und Einbau). Effizient und sehr robust ist der beste Flachkollektor im Test: Wagner Solar Euro L20 AR für 1190 Euro.
Umwelttipp: Je größer die Kollektorfläche, desto mehr Gas oder Öl lässt sich einsparen.

Wärme vom Dach

7/2023 Sie liefern warmes Wasser zum Duschen oder Heizen. Im Test überzeugen alle Solarthermiekollektoren, einer ganz besonders.

Was tun mit der Gas- oder Ölheizung angesichts steigender Energiepreise und Klimakrise? Eine Möglichkeit: Solarthermie. Die Anlagen sorgen für warmes Wasser und lassen sich mit verschiedenen Heizungen kombinieren – der Brennstoffverbrauch eines Hauses sinkt. Das Herzstück einer Solarthermieanlage bildet der Sonnenkollektor auf dem Dach.

Fördermittel sichern

Sanierungswillige haben drei Möglichkeiten, an Fördergeld zu kommen: Ein zinsvergünstigter Kredit plus Tilgungszuschuss ist bei Komplettsanierung des Hauses möglich. Für Solarthermie solo gibts einen Zuschuss von 25 Prozent der Kosten. Dritte Option: ein Steuerrabatt. Was sich für wen eignet, steht ausführlich unter test.de/foerderung-haus-heizung.

Wir haben zwei Arten von Sonnenfängern getestet: die weit verbreiteten Flachkollektoren sowie Röhrenkollektoren. Die Modelle sind Teil von oft verkauften Anlagen. Zur Anlage gehören neben dem Kollektor noch Speicher, Regler und Pumpe. Da der Kollektor die Effizienz der Anlage maßgeblich bestimmt, prüften wir nur diesen.

Was die Kollektorarten unterscheidet

In beiden Bauarten erhitzen Sonnenstrahlen ein Wasser-Frostschutz-Gemisch, das dann das Wasser im Speicher erwärmt. In Flachkollektoren nimmt ein Blech mit darunterliegendem Rohr die Solarenergie auf. Im Test erwiesen sie sich als äußerst robust gegenüber Hagel, Regen und Schneelast. Röhrenkollektoren funktionieren wie Thermoskannen: Ein Vakuum isoliert die Flüssigkeit im doppelwandigen Rohr. Tendenziell sind sie etwas effizienter bei der Heizungsunterstützung als die Flachen, aber auch teurer und weniger robust. Dicke Hagelkörner können sie beschädigen.

Solarthermiekollektoren 7/2023

Produkt	Brutto-Listenpreis ca. (Euro)	Energieeffizienz 45 %	Haltbarkeit 30 %	Umwelt-eigenschaften 10 %	Handhabung 10 %	Sicherheit 5 %	test-QUALITÄTS-URTEIL 100 %
Flachkollektoren							
Wagner Solar Euro L20 AR[1]	1190	+	++	+	++	++	GUT (1,6)
Buderus Logasol SKT1.0-s	1610	+	++	+	++	++	GUT (1,7)
Vaillant Aurotherm plus VFK 155/2 V	1100	+	++	○	+	+	GUT (1,8)
Weishaupt WTS-F2 K6	1040	+	++	○	++	++	GUT (1,9)
Wolf Topson F3-1	1120	+	++	+	++	○	GUT (1,9)
Röhrenkollektoren							
Bosch SO8000TV VK120-2 CPC[2]	2460[3]	++	○	++	++	++	SEHR GUT (1,5)
Viessmann Vitosol 300-TM SP3C SK06738	1770	+	○	++	+	++	GUT (2,2)

Bewertungsschlüssel der Prüfergebnisse: ++ = Sehr gut (0,5–1,5). + = Gut (1,6–2,5). ○ = Befriedigend (2,6–3,5). ⊖ = Ausreichend (3,6–4,5). — = Mangelhaft (4,6–5,5). **Bei gleichem Qualitätsurteil Reihenfolge nach Alphabet.**

1) Laut Anbieter nur noch in der Rahmenfarbe schwarz erhältlich. Getestet wurde der Kollektor mit Rahmenfarbe silber.
2) Getestet wurden zwei verbundene Kollektoren analog zum Solar-Keymark-Datenblatt.
3) Für zwei Kollektoren. **Einkauf der Prüfmuster:** Januar bis März 2023.

Effizienz und Kosten

Die Effizienz kann sich sehen lassen. In unserem Beispielhaus deckt eine kleine Anlage mit 5 Quadratmetern Kollektorfläche 60 bis 70 Prozent des Warmwasserbedarfs. Kombi-Anlagen mit 15 Quadratmetern Kollektoren und 800-Liter-Wasserspeicher reduzieren den Gesamtenergiebedarf inklusive Heizung um etwa ein Drittel.

Besonders effizient ist der Röhrenkollektor von Bosch: In einer Kombi-Anlage spart er rund 3600 Kilowattstunden im Jahr. Der Weishaupt-Kollektor am anderen Ende der Effizienzskala spart rund 3100 Kilowattstunden jährlich.

Zum Preis des Kollektors kommen Kosten für die restliche Anlage sowie die Montage. Insgesamt landet man bei etwa 5000 Euro für eine kleine Warmwasseranlage und circa 10000 Euro für eine mittelgroße Kombi-Anlage.

Wann sich Solarthermie rentiert

Bis die Investition wieder drin ist, dauert es. Unser Modellhaus spart mit der Kombi-Anlage und Wagner-Solar-Kollektoren in 25 Jahren etwa 83000 Kilowattstunden. Das entspricht rund 10000 Euro beim Gaspreis von 12 Cent pro Kilowattstunde. Die Anlage rentiert sich also erst in 25 Jahren. Anders sieht es aus, wenn der Gaspreis stark steigt: Bei 40 Cent beträgt die Amortisationszeit etwa 7,5 Jahre. Noch schneller dankt es die Umwelt: Die für ihre Herstellung aufgewandte Energie haben die Anlagen nach etwa 2,5 Jahren wieder reingeholt. ■

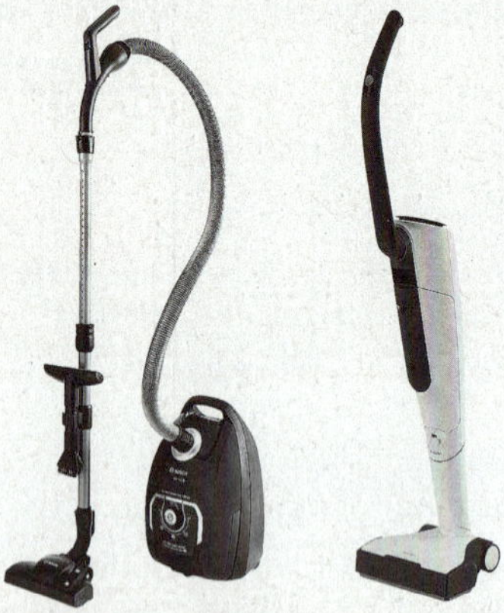

Unser Rat

Testsieger Akkusauger: Der Vorwerk Kobold VK7 saugt kraftvoll, kostet aber 1 320 Euro. Die gleiche Reinigungsleistung bietet der Miele Triflex HX2 Sprinter für 715 Euro.
Testsieger Kabelsauger: Bester mit Staubbox ist Bosch BGC41XALL (266 Euro), die besten mit Beutel sind Bosch BGL8XALL (249 Euro) sowie Miele Complete C3 Starlight (340 Euro). Alle drei saugen gut.

Gute mit Akku oder Kabel

2+9/2023 Die besten Akkusauger halten dem Vergleich mit Bodenstaubsaugern stand. Gute Kabelsauger sind aber viel günstiger.

In unseren Staubsauger-Tests zeigt sich: Die besten 4 von 17 geprüften Akkusaugern können mit klassischen Bodenstaubsaugern mithalten. Die guten Kabellosen kommen von den Marken Vorwerk, Miele und Bosch. Spitzenreiter Vorwerk Kobold VK7 ist aber teuer. Er kostet 1320 Euro. Dafür bietet er zusammen mit dem Miele Triflex HX2 Sprinter für (715 Euro) die beste Reinigungsleistung. Als einzige klauben die beiden Sauger mit Akku auch Tierhaare zügig vom Teppichboden. Saubere Böden, Ritzen und Polster, das schaffen sonst nur noch der Miele Triflex HX2 Pro (800 Euro) und der Bosch BSS825FRSH (620 Euro) meist problemlos. Tierhaare entfernen sie indes nur befriedigend, ebenso mittelmäßig ist der Bosch bei unserem groben Prüfschmutz aus Linsen und Reis.

Akku oder Kabel?

Akkusauger sind praktisch, platzsparend und meist zum Kleinsauger umzubauen. Ihre Laufzeit ist aber durch den Akku begrenzt und die besten Kabellosen sind mindestens 400 Euro teurer als gute Bodenstaubsauger. Kabelgeräte saugen selbst viele Räume in einem Rutsch, sind vergleichsweise günstig und leise – dafür aber weniger komfortabel als Akkusauger.

7 von 17 Akkugeräten enttäuschen

Auf die vier guten Akkusauger folgen noch sechs mit dem Qualitätsurteil Befriedend. Die Übrigen bleiben weit hinter den Erwartungen zurück. Sei es weil sie schlecht saugen, einen Höllenlärm machen oder etliches vom eingesaugten Staub wieder hinauspusten. Ausreichend oder Mangelhaft lauten ihre Qualitätsurteile.

Gute mit Kabel schon ab 199 Euro

Ein deutlich geringeres Leistungsgefälle zeigte sich zwischen den Bodenstaubsau-

Akkustaubsauger I 2+9/2023

Produkt	Mittlerer Onlinepreis ca. (Euro)1)	Akkulaufzeit bei max./min. Leistungseinstellung ca. (min)2)	Akkuladezeit ca. (h:min)3)	Saugen 45 %	Handhabung 30 %	Umwelteigenschaften 15 %	Haltbarkeit 10 %	Sicherheit 0 %	Schadstoffe 0 %	test-QUALITÄTSURTEIL 100 %
Vorwerk Kobold VK7 mit Elektrobürste EB74 4)5)	1 320 6)	9/28	2:06	+	+	+	++	+	++	**GUT (2,1)**
Miele Triflex HX2 Pro SOML0	800	9/29	3:14	+	○	+	++	+	++	**GUT (2,2)**
Miele Triflex HX2 Sprinter SOML5	715	12/26	4:05	+	○	○	++	++	++	**GUT (2,3)**
Bosch BSS825FRSH	620	15/44	0:47 7)	+	+	○	++	+	++	**GUT (2,4)**
Bosch BSS82SIL1	570	14/39	0:46 8)	○ *)	+	○	++	+	++	**BEFRIED. (2,6)**
Samsung Bespoke Jet VS20A95943N	685	10/52	2:02	○	+	⊖ *)	++	+	++	**BEFRIED. (3,2)**
Kärcher VC 7 Cordless yourMax	320 9)	9/52	3:37	○ *)	○	+	++	+	++	**BEFRIED. (3,4)**
LG A9K-PRO1G	615	9/54	2:45	○ *)	+	○	++	+	++	**BEFRIED. (3,4)**
Shark Anti Hair Wrap IZ320EU	465	10/39	3:17	○	○	⊖ *)	++	+	+	**BEFRIED. (3,5)**
Shark IZ420EUT	550	10/46	3:26	○	○	⊖ *)	++	+	+	**BEFRIED. (3,5)**

Bewertungsschlüssel der Prüfergebnisse: ++ = Sehr gut (0,5–1,5). + = Gut (1,6–2,5). ○ = Befriedigend (2,6–3,5). ⊖ = Ausreichend (3,6–4,5). — = Mangelhaft (4,6–5,5). **Bei gleichem Qualitätsurteil Reihenfolge nach Alphabet.**

***) Führt zur Abwertung.**

1) Stand: September 2023.
2) Gemessen auf Teppich, für einen Akku.
3) Gemessen.
4) Laut Anbieter Gebrauchsanleitung verändert.
5) Inklusive Zubehörset (Art.-Nr. 2655).
6) Preis laut Anbieter.
7) Gemessen mit Schnellladegerät. Mit Netzteil 4:50 h:min.
8) Gemessen mit Schnellladegerät. Mit Netzteil 4:47 h:min.
9) Preis laut Anbieter-Webseite.

Einkauf der Prüfmuster: Juni 2022 bis Januar 2023.

gern mit Kabel. 8 von 15 Modellen sind gut, die übrigen befriedigend. Beste Beutelsauger sind der Bosch BGL8XALL für 249 Euro und der Miele Complete C3 Starlight für 340 Euro. Der beste Kabelsauger mit Staubbox ist der Bosch BGC41XALL für 266 Euro. Günstiger und ebenfalls gut ist der Rowenta RO7755 für 199 Euro.

Kein geprüfter Staubsauger, egal ob mit Akku oder mit Stromkabel, glänzte in jeder Disziplin, auch die besten nicht. In Ecken und an Kanten etwa ließen alle mehr oder weniger breite Schmutzstreifen liegen. Bei den Bodenstaubsaugern hilft es, die Düse abzunehmen und nur mit dem Rohr zu saugen. Akkusauger lassen sich zu ecken- →

Akkustaubsauger II 2+9/2023

Produkt	Mittlerer Onlinepreis ca. (Euro)[1]	Akkulaufzeit bei max./ min. Leistungseinstellung ca. (min)[2]	Akkuladezeit ca. (h:min)[3]	Saugen	Handhabung	Umwelteigenschaften	Haltbarkeit	Sicherheit	Schadstoffe	test-QUALITÄTSURTEIL
				45 %	30 %	15 %	10 %	0 %	0 %	100 %
Severin HV 7168	241	11/52	3:04	○	○	⊖*)	+	+	+	**AUSREICHEND (3,7)**
Rowenta RH99F1 X-Force Flex 15.60	505	6/70	2:07	⊖*)	○	⊖	++	+	++	**AUSREICHEND (3,9)**
Hoover HF910P	390	12/32	2:59	⊖*)	○	⊖	++	+	+	**AUSREICHEND (4,1)**
Fakir Inovax[4]	360	9/35	4:15	⊖*)	○	⊖	Nicht bewertet[5]	+	+	**AUSREICHEND (4,5)**
Severin HV 7187	275	12/59	1:12	–*)	○	⊖	++	+	++	**MANGELHAFT (4,7)**
Einhell TE-SV 18 Li - Solo[6]	150[7]	17/37	1:02	⊖	+	○	++	+	–*)[8]	**MANGELHAFT (4,8)**
Severin HV 7185 Sepuro[9]	201	12/59	1:00	–*)	○	⊖	++	+	++	**MANGELHAFT (4,8)**

Bewertungsschlüssel der Prüfergebnisse: ++ = Sehr gut (0,5–1,5). + = Gut (1,6–2,5). ○ = Befriedigend (2,6–3,5). ⊖ = Ausreichend (3,6–4,5). — = Mangelhaft (4,6–5,5). **Bei gleichem Qualitätsurteil Reihenfolge nach Alphabet.**

***) Führt zur Abwertung.**

1) Stand: September 2023.
2) Gemessen auf Teppich, für einen Akku.
3) Gemessen.
4) Laut Anbieter Auslaufmodell.
5) Eine Note wurde nicht vergeben. Der Laufzeitverlust des Akkus war sehr groß (mangelhaft). Eine Absicherungsprüfung wurde nicht durchgeführt, da das Qualitätsurteil durch die Abwertung des Urteils Saugen bestimmt wird.
6) Getestet mit Starterkit, bestehend aus Akku Battery Power X-Change 2,5 Ah und Ladegerät Power-X-Charger 3 A.
7) Von uns bezahlter Einkaufspreis inklusive Akku und Ladegerät.
8) Enthält im Stecker des Ladegeräts mehr kurzkettige Chlorparaffine, als nach dem EU-Grenzwert erlaubt.
9) Laut Anbieter Vertrieb ab Mai 2023 eingestellt.

Einkauf der Prüfmuster: Juni 2022 bis Januar 2023.

→ tauglichen Kleinsaugern umbauen. Die sind auch für Autositze praktisch.

Etwas Staub in Ecken und an Kanten stört oft weniger als Tierhaare, die überall in der Wohnung herumliegen. Wer ein haarendes Haustier sein Eigen nennt, dem empfehlen wir die guten Akkusauger Vorwerk Kobold VK7 und Miele Triflex HX2 Sprinter. Dank ihrer rotierenden Bürsten in der Elektrodüse kämmen sie die Tierhaare zügig und gründlich aus dem Teppichboden. Bodenstaubsauger haben oft Mühe, im Teppich verhakte Tierhaare mit ihrem Luftstrom richtig zu erfassen. Sechs der acht besten Kabelmodelle bewältigen die Aufgabe aber immerhin befriedigend. ■

Kabelstaubsauger 2+9/2023

Produkt	Mittlerer Onlinepreis ca. (Euro)[1]	Saugen	Handhabung	Umwelteigenschaften	Haltbarkeit	Sicherheit	Schadstoffe	test-QUALITÄTSURTEIL
		45 %	30 %	15 %	10 %	0 %	0 %	100 %
Bodenstaubsauger mit Beutel								
Bosch BGL8XALL	249	+	+	+	++	++	++	GUT (2,1)
Miele Complete C3 Starlight EcoLine SGSG3	340	+	+	++	++	++	+	GUT (2,1)
Bosch BGL8XHYG	243	+	+	+	++	++	++	GUT (2,2)
Rowenta Silence Force Allergy+ RO7473EA	257	+	+	++	++	++	++	GUT (2,2)
Philips Performer Silent FC8784/09	250	+	○	+	++	++	++	GUT (2,3)
Rowenta Silence Force Allergy+ RO7755	199[2]	+	○	○	○	++	++	GUT (2,5)
Philips Performer Active FC8575/09	159	○*)	○	○	++	++	+	BEFRIED. (2,7)
AEG VX82-1-Öko	238	+	+	++	++	+	⊖*)3)	BEFRIED. (3,0)
Severin BC 7035	82	○*)	○	○	++	++	+	BEFRIED. (3,0)
Bodenstaubsauger ohne Beutel								
Bosch BGC41XALL	266	+	○	+	++	++	+	GUT (2,2)
Miele Blizzard CX1 Parquet SKCF5	360	+	○	+	++	++	++	GUT (2,3)
Grundig VCC 7170 Eco	140	○*)	○	○	++	++	+	BEFRIED. (2,6)
Lidl Silvercrest 385462 Bodenstaubsauger Zyklon	60[4]	○*)	○	+	++	++	+	BEFRIED. (2,8)
Amazon Basics VCS35B17K	89,50[5]	○*)	○	○	++	++	++	BEFRIED. (3,0)
Hoover HP320PET	161[5]	○*)	○	○	++	++	++	BEFRIED. (3,0)

Bewertungsschlüssel der Prüfergebnisse: ++ = Sehr gut (0,5–1,5). + = Gut (1,6–2,5). ○ = Befriedigend (2,6–3,5). ⊖ = Ausreichend (3,6–4,5). — = Mangelhaft (4,6–5,5). **Bei gleichem Qualitätsurteil Reihenfolge nach Alphabet.**

***) Führt zur Abwertung.**

1) Stand: September 2023.

2) Preis laut Anbieter.

3) Enthält in der Griffmulde einen hohen Gehalt des PAK Benzo(ghi)perylen, dieser liegt jedoch unterhalb der Grenze des GS-Zeichens für Materialien mit wiederholtem kurzfristigen Hautkontakt.

4) Preis laut Anbieter-Webseite.

5) Von uns bezahlter Einkaufspreis.

Einkauf der Prüfmuster: Juni 2022 bis Januar 2023.

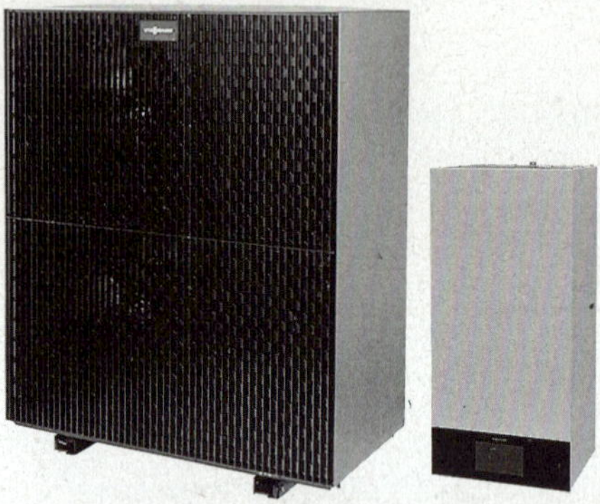

Unser Rat

Testsieger: Viessmann Vitocal hat die beste Energieeffizienz, ist gut bedienbar und nicht zu laut.
Preistipp: Der Anschaffungspreis hängt auch vom Fachbetrieb und der staatlichen Förderung ab. Für die Betriebskosten lohnt ein Blick auf den jährlichen Strombedarf.
Umwelttipp: Je besser ein Haus gedämmt ist, desto weniger Strom verbraucht die Wärmepumpe.

Wärme aus dem Garten

10/2023 Die Luft-Wasser-Wärmepumpen in unserem Test heizen unterschiedlich effizient. Nicht alle nutzen klimaschonende Kältemittel.

Wärmepumpen beziehen ihre Wärmeenergie aus tiefen Bodenschichten, dem Grundwasser, in Deutschland aber meistens aus der Außenluft. Sechs solcher Luft-Wasser-Wärmepumpen haben wir getestet. Alle sechs können ein Einfamilienhaus beheizen – mit Einschränkungen auch ein schlecht gedämmtes. Vier schneiden insgesamt gut ab. Der Unterschied liegt in ihrer Effizienz, also wie viel Wärme sie mit einer Kilowattstunde Strom produzieren können. Je weniger Strom sie benötigen, desto niedriger die Stromrechnung – und je besser das Haus gedämmt ist, desto effizienter arbeitet die Wärmepumpe.

Wer die Nachbarin stört

Die Geräusche der Außengeräte können Nachbarinnen und Nachbarn stören. Vor dem Einbau sollte man klären, wie viel Abstand die Pumpe zum Nachbargrundstück halten muss. Schallschutzhauben dämpfen Geräusche, Standfüße mindern Vibrationen. Die Pumpen können im leiseren „Silent Mode" arbeiten. Dieser drosselt den Ventilator, aber auch die Effizienz.

Unterschiede bei den Betriebskosten

Am effizientesten heizen die Siegerpumpe von Viessmann und die Geräte von Wolf und Stiebel Eltron. Für ein mittelmäßig gedämmtes Haus mit 140 Quadratmetern Wohnfläche im für Deutschland typischen Klima braucht die Viessmann-Pumpe weniger als 5000 Kilowattstunden pro Jahr, Schlusslicht Mitsubishi mehr als 6500. Legt man einen Strompreis von 40 Cent je Kilowattstunde zugrunde, macht das einen Unterschied von gut 600 Euro im Jahr.

In den Wärmepumpen von Daikin und Mitsubishi zirkuliert das potenziell klimaschädliche Kältemittel R32 – es hat die 675-fache Treibhauswirkung von CO_2. Viessmann und Wolf nutzen dagegen das

Wärmepumpen 10/2023

Produkt	Brutto-Listenpreis ca. (Euro)[1]	Jährlicher Strombedarf für Beispielhaus ca. (kwh)[2]	Energieeffizienz und Umwelteigenschaften im Heizbetrieb	Handhabung	Basisschutz persönlicher Daten	test-QUALITÄTSURTEIL
			70 %	25 %	5 %	100 %
Viessmann Vitocal 250-A AWO-E-AC 251.A10, Bestell-Nr.: Z022166	18700	4950	+	+	○	GUT (2,1)
Wolf CHA-10/400V, Art.-Nr.: 9146863[3]	19400	5000	+	+	○	GUT (2,3)
Stiebel Eltron WPL-A 07 HK 230 Premium, Art.-Nr.: 200123[4]	19700	5220	+	+	○	GUT (2,4)
Vaillant Arotherm plus VWL 105/6 A S2, Bestell-Nr.: 0010021120[5]	16900	5650	○	+	○	GUT (2,5)
Daikin Altherma 3 H MT + Innengerät Art.-Nr.: EPRA10EW1 + ETBX12E9W	14900	5680	○	++	○	BEFRIEDIGEND (2,6)
Mitsubishi Electric PUZ-WM85YAA & ERPX-YM9D Set 7.23, Art.-Nr.: 506427	9050	6510	○	+	○	BEFRIEDIGEND (2,9)

Bewertungsschlüssel der Prüfergebnisse: ++ = Sehr gut (0,5–1,5). + = Gut (1,6–2,5). ○ = Befriedigend (2,6–3,5). ⊖ = Ausreichend (3,6–4,5). — = Mangelhaft (4,6–5,5).

***) Führt zur Abwertung.**

1) Viele Installationsbetriebe gewähren Rabatte auf die Brutto-Listenpreise. Hinzu kommen die Kosten für Einbau und Inbetriebnahme.

2) Ermittelt für ein Beispielhaus mit einem jährlichen Wärmebedarf von 150 kWh pro m^2, einer beheizten Wohnfläche von 140 m^2 und der von uns im Labor ermittelten jährlichen mittleren Effizienz für mittleres europäisches Klima.

3) Geprüft mit Bedienmodul BM-2 inkl. Außentemperatursensor (schwarz), Art.-Nr.: 2745304, Schnittstellenmodul Link home, Art.-Nr.: 2746365.

4) Geprüft mit Hydraulikmodul HM trend, Art.-Nr.: 232805, ISG Web (Internet Gateway), Art.-Nr.: 229336.

5) Geprüft mit Hydraulikstation VWZ MEH 97/6, Bestell-Nr.: 0010023609, Sensocomfort (Regelung) VRC 720/2, Bestell-Nr.: 0020260914,Sensonet VR 921 (Internet Gateway), Bestell-Nr.: 0020260962.

Einkauf der Prüfmuster: Dezember 2022 bis März 2023.

klimaschonendere Propan und erreichen damit sogar eine bessere Energieeffizienz als Daikin und Mitsubishi.

Installationskosten und Förderungen

Die „Brutto-Listenpreise" dienen nur der groben Orientierung. Was Käuferinnen und Käufer tatsächlich bezahlen, dürfte oft stark davon abweichen. Denn nicht sie kaufen die Wärmepumpe, sondern der beauftragte Installationsbetrieb – und der erhält vielleicht Rabatte. Der Einbau kostet dann mehrere Tausend Euro. Über staatliche Förderung gibts einen Teil wieder zurück. ■

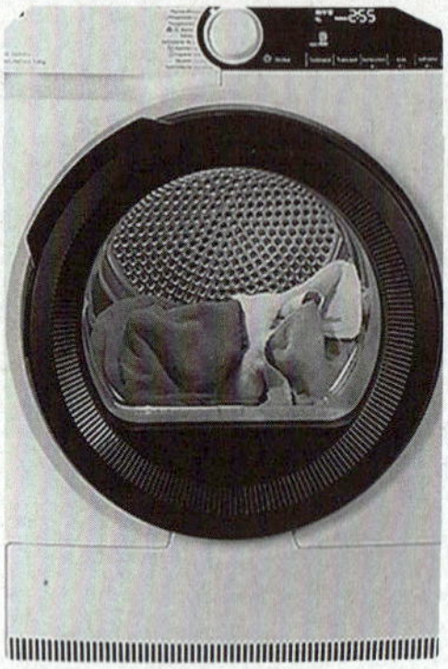

Unser Rat

Testsieger: Der AEG TR8T70680 (1 010 Euro) trocknet gut und gleichmäßig, ist sparsam und der beste in der Handhabung.
Preis- und Umwelttipp: Auf Sicht von zehn Jahren ist der Samsung DV7GAA005AX (600 Euro) im Test am sparsamsten. Je mehr Sie den Trockner nutzen, desto wichtiger werden die Betriebskosten im Vergleich zum Kaufpreis.

Eins, zwei, dry

9/2023 Neun der elf Trockner im Test sind gut, aber nur der beste von ihnen überzeugt in fast allen Punkten.

Familien mit Kindern kennen das. Wäsche, Wäsche, Wäsche. Manch Hausmann fragt sich, wo die lieben Kleinen all die Kleidung herzaubern, die sich unsortiert verzwirbelt zu bunten Türmen häuft. Und erst das Wäscheauf- und -abhängen: Stadtmenschen ohne Garten würden am liebsten tagelang dasselbe tragen, um sich die Mühe zu sparen.

Neue, strengere Prüfungen

Regelmäßig passen wir unser Prüfprogramm an. Schafft der Trockner es in fünf Versuchen nicht, im Programm „Baumwolle schranktrocken" in die Nähe von null Prozent Restfeuchte zu kommen, fällt er in dieser Teilprüfung nun durch: mangelhaft. In den Vorgängertests haben Geräte in dem Fall mit veränderten Einstellungen eine neue Chance bekommen.

Einen Ausweg aus dem Wäschechaos versprechen Trockner. Leinenlos liefern sie die Wäsche wie gewünscht – schranktrocken oder bügelfeucht. Wir haben elf Kondenstrockner mit Wärmepumpe getestet; sie fassen sieben oder acht Kilogramm und kosten 400 bis gut 1000 Euro. Vorn liegt der AEG, der Teuerste im Test. Er überzeugt als einziger in fast allen Test-Disziplinen.

Energie sparen mit den Jahren

Wer sich einen Trockner anschafft, sollte die Betriebskosten im Blick behalten. Ob sich der Kauf auf lange Sicht lohnt, hängt stark vom eigenen Nutzungsverhalten ab. Unser Szenario geht von jährlich 1000 Kilogramm Wäsche aus. Bei einer Acht-Kilo-Trommel sind das etwa 180 Durchgänge, unsere Familie wirft den Trockner also rund jeden zweiten Tag an.

Wer keine Kompromisse machen will und das nötige Kleingeld für die Anschaffung hat, fährt mit dem Testsieger gut: Mit Stromkosten von 751 Euro gehört er zu den

Wäschetrockner 9/2023

Produkt	Mittlerer Preis ca. (Euro)	Energieeffizienzklasse laut Anbieter	Stromkosten in 10 Jahren: aktueller[1]/ steigender[2] Strompreis ca. (Euro)	Trocknen	Handhabung	Umwelteigenschaften	Sicherheit und Verarbeitung	test - QUALITÄTSURTEIL
				45 %	30 %	20 %	5 %	100 %
AEG TR8T70680	1010	A+++	601/751	+	+	+	++	GUT (2,0)
Beko B3T41230	470	A++	828/1035	+	○	+	++	GUT (2,2)
Beko B3T42240S	610	A+++	634/793	+	○	+	++	GUT (2,2)
Siemens WQ35G2D00	850	A+++	616/770	+	○	+	+	GUT (2,2)
Samsung DV7GAA005AX[3]	600[4]	A++	555/694	+	○	+	+	GUT (2,3)
Samsung DV8GBBA225AE	895	A+++	581/726	+	○	+	+	GUT (2,3)
Bosch WTH83V03	725	A++	852/1065	+	○	○	++	GUT (2,5)
Otto Hanseatic HWT8A2GT	400[4]	A++	801/1001	+	○	○	++	GUT (2,5)
Constructa CWK6R203	600	A++	856/1070	+	○	○	++	BEFRIEDIGEND (2,6)
Bauknecht T Pure M11 72 N	545	A++	906/1133	○	○	○	+	BEFRIEDIGEND (2,9)
Bauknecht B8 D84WB DE	840	A+++	678/848	⊖*)	○	○	+	AUSREICHEND (3,8)

Bewertungsschlüssel der Prüfergebnisse: ++ = Sehr gut (0,5–1,5). + = Gut (1,6–2,5). ○ = Befriedigend (2,6–3,5). ⊖ = Ausreichend (3,6–4,5). — = Mangelhaft (4,6–5,5). **Bei gleichem Qualitätsurteil Reihenfolge nach Alphabet.**

Alle haben: Anzeige Programmende und Restlaufzeit. Keines der Geräte lässt sich per App bedienen.

***) Führt zur Abwertung.**

1) Berechnet für vier Personen mit einer jährlichen Wäschemenge von 700 Kilogramm Baumwolle schranktrocken (je zur Hälfte mit voller und halber Beladung der Maschine), 200 Kilogramm Baumwolle bügelfeucht, 100 Kilogramm Pflegeleicht schranktrocken; Strompreis: 0,40 Euro/Kilowattstunde.

2) Um den absehbaren Preisanstieg bei Strom zu illustrieren, rechnen wir mit einer jährlichen Preissteigerung von fünf Prozent. Damit erhöht sich der Preis nach zehn Jahren auf rund 0,62 Euro pro Kilowattstunde. Durchschnittlich fallen in diesem Zeitraum etwa 0,50 Euro pro Kilowattstunde an.

3) Wird laut Anbieter über die Otto-Gruppe vertrieben.

4) Von uns bezahlter Einkaufspreis.

Einkauf der Prüfmuster: Januar 2023.

umweltfreundlichsten Geräten im Test und ist als einziger gut zu handhaben – wichtige Argumente für alle, die oft und viel Wäsche waschen müssen.

Pflegeleicht am sparsamsten

Am wenigsten verbrauchten die Trockner im Pflegeleicht-Programm, das für Textilien aus Synthetik und Mischgewebe die richtige Wahl ist. Hier ist die benötigte Temperatur geringer als im Baumwoll-Standardprogramm und die Füllmenge nur etwa halb so hoch.

Schafft der Siemens eine 3,5-Kilogramm-Ladung mit sparsamen 0,43 Kilowattstunden, braucht der Bauknecht Pure M11 72 mit 0,87 Kilowattstunden knapp doppelt so viel. Für kleine Mengen an Synthetik- und Mischgewebe ist das Pflegeleicht-Programm immer günstig. Eine kürzere Programmdauer oder niedrigere Temperaturen sparen ebenfalls oft Energie. ■

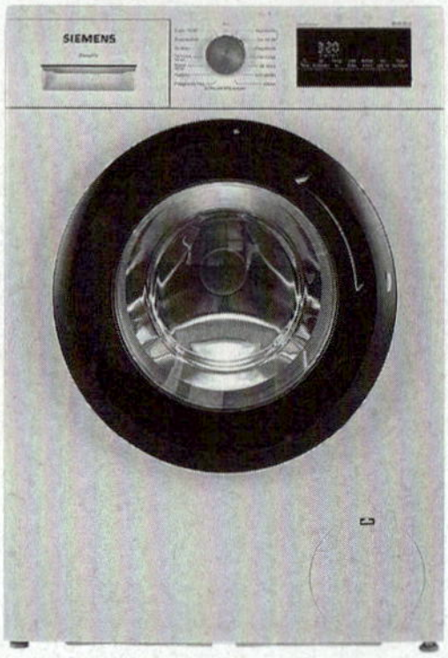

Unser Rat

Testsieger: Die Waschmaschinen von AEG, Siemens und Bosch teilen sich den Top-Titel.
Preistipp: Bosch ist mit 510 Euro die günstigste der guten Waschmaschinen. Die nur minimal schlechtere Samsung kostet genauso viel.
Umwelttipp: Wer besonders viel Strom und Wasser sparen will, wäscht hauptsächlich im Programm Eco 40-60.

Neues aus dem Waschsalon

11/2023 Rundum gut sind nur sechs von zehn Waschmaschinen. Manche können auslaufen oder zeigen im Dauertest Schwächen.

In über 96 Prozent der deutschen Haushalte steht eine Waschmaschine, doch nicht jede macht ihre Sache gut. Auch unser Test 2023 offenbart Macken: Maschinen spülen schlecht, schleudern laut, verfehlen die eingestellte Wassertemperatur oder können auslaufen. Aber: Mehr als die Hälfte der Geräte ist insgesamt gut. Die Testsieger kommen von AEG, Bosch und Siemens.

Countdown läuft – oft falsch

Eine ungenaue Restlaufanzeige kann nerven. Wird eine Waschmaschine später fertig als angesagt, können Tagespläne ins Schleudern geraten. Ist der Waschgang früher beendet als angekündigt, liegt feuchte Wäsche unnötig lange in der Trommel. Miele und Samsung sagen die Waschdauer besonders präzise voraus, Beko, LG und Bauknecht liegen oft weit daneben.

Fast alle Maschinen waschen gut. Nur die Sharp hinkt hinterher; unter anderem wäscht sie in einem 60-Grad-Programm nur mit knapp 42 Grad. Im Schleudern sind alle Geräte mindestens gut, LG und Beko sogar sehr gut. Je mehr Wasser die Maschinen aus Bettlaken, T-Shirts und Socken pressen, desto schneller trocknet die Wäsche – und desto weniger Energie geht im Winter dafür drauf.

Fast vier Stunden Waschzeit

Mit Ausnahme von Samsung und Sharp lassen sich die Waschmaschinen oft ziemlich viel Zeit beim Waschen. Je nach Programm zeigen sich die Unterschiede besonders deutlich. So brauchen die beiden Bauknecht-Geräte halb beladen für das 60-Grad-Baumwollprogramm fast vier Stunden, während Samsung und Sharp in anderthalb Stunden fertig werden. Im besonders sparsamen Programm Eco 40-60, das alle Waschmaschinen in der EU haben müssen, pendeln die getesteten Maschinen um die zweieinhalb Stunden.

Waschmaschinen 11/2023

Produkt	Mittlerer Onlinepreis ca. (Euro)	Betriebskosten für 10 Jahre ca. (Euro)[1]	Waschen 40 %	Dauerprüfung 20 %	Handhabung 15 %	Umwelteigenschaften 15 %	Schutz vor Wasserschäden 10 %	test-QUALITÄTSURTEIL 100 %
AEG L6FBG51470	695	1245	+	++	+	+	+	**GUT (1,8)**
Bosch WAN282H3[2]	510	1365	+	++	+	+	++	**GUT (1,8)**
Siemens WM14N2G3	550	1365	+	++	+	+	++	**GUT (1,8)**
Samsung WW71TA049AE	510	990	+	++	+	+	++	**GUT (1,9)**
LG F4WV107P3C	685[3]	1180	+	++	+	○	○	**GUT (2,2)**
Miele WCA 030 WPS	760	1100	+	○[4]	+	+	++	**GUT (2,3)**
Bauknecht AW 7A3 B	450	1340	+	+	○	○	⊖*)[5]	**BEFRIEDIGEND (2,9)**
Bauknecht BW 719 B[6]	430	1340	+	+	○	○	⊖*)[5]	**BEFRIEDIGEND (2,9)**
Beko WML71465S	440	1135	+	⊖*)[7]	+	○	++	**BEFRIEDIGEND (2,9)**
Sharp ES-NFA714BWB-DE	405	955	○	○[8]	○	○	⊖*)[5]	**BEFRIEDIGEND (3,5)**

Bewertungsschlüssel der Prüfergebnisse: ++ = Sehr gut (0,5–1,5). + = Gut (1,6–2,5). ○ = Befriedigend (2,6–3,5). ⊖ = Ausreichend (3,6–4,5). — = Mangelhaft (4,6–5,5). **Bei gleichem Qualitätsurteil Reihenfolge nach Alphabet.**

***) Führt zur Abwertung.**

1) Grundlage der Berechnung pro Jahr: 200 kg Wäsche im Programm 60 °C Bunt halbe Beladung, 150 kg im Eco 40-60 Labelprogramm halbe Beladung, 250 kg bei 40 °C Bunt volle Beladung, 200 kg bei 40 °C Bunt halbe Beladung, 100 kg bei 40 °C Bunt halbe Beladung Kurzprogramm, 100 kg bei 30 °C Pflegeleicht; Strompreis 0,40 Euro/kWh; Wasserpreis inklusive Abwassergebühren 3,85 Euro/m^3.

2) Laut Anbieter gleich zur Siemens WM14N2G3. Wir haben die Gleichheit auf Plausibilität überprüft.

3) Von uns bezahlter Einkaufspreis. **4)** In allen Prüfmustern fiel der Heizstab aus.

5) Fehlender Schwimmerschalter, dadurch ist kein Schutz gegen Undichtigkeit in der Maschine gegeben.

6) Laut Anbieter gleich zur Bauknecht AW 7A3 B. Wir haben die Gleichheit auf Plausibilität überprüft.

7) In zwei Prüfmustern fiel der Heizstab aus; ein weiteres Prüfmuster konnte wegen einer wiederholten Fehlermeldung nicht weiterbetrieben werden.

8) In einem Prüfmuster lösten sich die Wäschemitnehmer in der Trommel, in einem anderen kam es zu einem Kurzschluss.

Einkauf der Prüfmuster: November und Dezember 2022.

Ausgefallene Heizstäbe

Je drei Exemplare von jedem Modell quälen wir mit unserer Dauerprüfung. Bei allen drei Miele-Prüfmustern und bei zwei der drei Beko-Maschinen fiel dabei der Heizstab aus. Zum Glück ist er ein Ersatzteil, das der Kundendienst meist austauschen kann. Das dritte Beko-Prüfmuster streikte und verkündete einen Fehler. Eine Sharp-Maschine verabschiedete sich per Kurzschluss.

Nichtschwimmer in die Waschküche

Den Waschmaschinen von Bauknecht und Sharp fehlt ein Schwimmerschalter. Der wird wichtig, wenn sich in einer leckgeschlagenen Maschine Wasser in der Bodenwanne sammelt. Fehlt er, läuft das Wasser über. Deshalb sollten diese Maschinen nur in Räumen betrieben werden, in denen das Wasser durch einen Bodenabfluss ablaufen kann – etwa in der Waschküche. ■

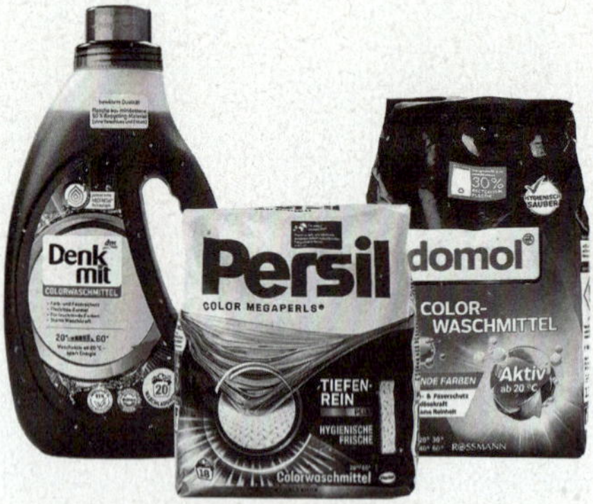

Unser Rat

Testsieger: Bestes ist Persil Color Megaperls für 28 Cent pro Wäsche. **Preistipp:** Viel günstiger und ähnlich leistungsstark ist das zweitplatzierte Rossmann Domol Colorwaschmittel für 16 Cent pro Ladung. Auch gut und günstig: die Pulver von Edeka für 16 Cent, Netto Marken-Discount für 19 Cent sowie das flüssige dm Denkmit Colorwaschmittel für 18 Cent pro Waschgang.

Pulver wäscht Buntes besser

2/2023 Pulver reinigt Buntwäsche meist besser als Flüssigwaschmittel, und das ab 16 Cent pro Wäsche. Sensitivprodukte bringen wenig.

Farbige Textilien aus Baumwolle, Mischgewebe und Synthetik brauchen ein Colorwaschmittel. Es enthält keine Bleiche. Das schont Farben. Doch Farbtonerhalt ist das eine. Das andere die Sauberkeit. Wie gut 20 Colorwaschmittel diesen Spagat zwischen kräftigem Säubern und sanfter Pflege hinbekommen, zeigt der Test. Ausgewählt haben wir sieben Pulver und 13 Flüssigwaschmittel – darunter vier als sensitiv gekennzeichnete. Anders als herkömmliche Flüssigwaschmittel verzichten die vier Sensitiven auf Farb- und Konservierungsstoffe, meist auch auf Duftstoffe. Sie sollen sich besonders für Personen mit Allergien oder empfindlicher Haut eignen.

Waschblatt keine Empfehlung

Wir haben Magic Leaves, ein in Blattformat gepresstes Colorwaschmittel, im Schnelltest geprüft. Die rund 11 x 14 Zentimeter kleinen Waschblätter kommen direkt in die Maschine und lösen sich im Wasser auf. Das Fazit: Mit guten Colorwaschmitteln hält Magic Leaves nicht mit. Vor allem sind nach der Wäsche Flecken noch deutlich zu sehen. Keine Empfehlung.

Testsieger Persil knapp vor Domol

Die meisten Pulver-Colorwaschmittel waschen sauber. Sechs von sieben sind gut, fünf davon auch im Farbtonerhalt. Testsieger ist Persil Megaperls für 28 Cent pro Waschgang. Günstiger säubern gute Eigenmarken des Handels, etwa Domol-Pulver von Rossmann. Ähnlich stark in der Leistung wie Persil, kostet es nur 16 Cent pro Wäsche. Und wie schneiden flüssige Colorwaschmittel ab? Weniger gut: Sieben sind ausreichend, das Sensitiv von Sodasan sogar mangelhaft. Zwar fanden wir auch gute Flüssige. Doch laut Anbieter steht nur noch eins der vier Guten unverändert in den Regalen: dm Denkmit für 18 Cent die Wäsche.

Colorwaschmittel I 2/2023

Produkt	Mittlerer Preis ca. (Euro)/ Inhalt (g)	Wäschen pro Packung (Anzahl)/Preis pro Waschgang ca. (Euro)[1]	Waschwirkung	Farbtonerhalt	Textilschonung	Deklaration	Umwelteigenschaften	Hinweise auf hautreizendes Potenzial	test - QUALITÄTSURTEIL
			40 %	15 %	10 %	5 %	30 %	0 %	100 %
Pulver									
Persil Color Megaperls Excellence	5,00/1 332	18/0,28	+	+	+	+	+	Keine Auffälligkeiten gefunden.	GUT (1,8)
Rossmann Domol Colorwaschmittel	3,25/1 350	20/0,16	+	+	+	++	+		GUT (1,9)
Ariel Compact Color[2]	4,80[3]/1 350	18/0,27	+	+	+	+	+		GUT (2,0)
Edeka Gut & Günstig Ultra Colorwaschmittel[4]	4,85/2 025	30/0,16	+	+	○	++	+		GUT (2,0)
Netto Marken-Discount Priva Colorwaschmittel Ultra[4)5)]	5,55/2 025	30/0,19	+	+	○	++	+		GUT (2,0)
Frosch Granatapfel Bunt-Waschpulver[6]	4,00[3]/1 350	18/0,22	+	○	+	+	+		GUT (2,3)
Dash Color Frische	4,00/1 170	18/0,22	⊖*)	○	○	⊖	+		AUSREICHEND (3,7)

Bewertungsschlüssel der Prüfergebnisse: ++ = Sehr gut (0,5–1,5). + = Gut (1,6–2,5). ○ = Befriedigend (2,6–3,5). ⊖ = Ausreichend (3,6–4,5). — = Mangelhaft (4,6–5,5). **Bei gleichem Qualitätsurteil Reihenfolge nach Alphabet.**

***) Führt zur Abwertung.**

1) Ohne Vorwäsche, mittlerer Wasserhärtebereich, normal verschmutzt, 4-5 kg. **2)** Laut Anbieter Produkt nicht mehr im Handel erhältlich. **3)** Von uns bezahlter Einkaufspreis. **4)** Hergestellt von Chemolux. **5)** Laut Anbieter gleiche Rezeptur wie Edeka Gut & Günstig Ultra Colorwaschmittel, dies haben wir auf Plausibilität geprüft. Deklaration, Dosieranleitung und Dosierhilfe haben wir separat geprüft. **6)** Laut Anbieter Produkt geändert.

Einkauf der Prüfmuster: Dezember 2021 bis März 2022.

Keine Hautreizungen festgestellt

Bestimmte Konservierungs- und Duftstoffe gelten als allergisierend. Die vier geprüften Sensitivwaschmittel verzichten daher auf sie. Wir haben alle Produkte im Test auf ihr hautreizendes Potenzial geprüft. Im Labor gaben wir Teile der gewaschenen Textilien in eine künstliche Schweißlösung. Den Extrakt ließen wir anschließend bei 37 Grad auf spezielle Zellen wirken. Nach 48 Stunden stand fest: Es gibt keine Hinweise auf hautreizende Wirkungen – weder bei den sensitiven noch bei den anderen Colorwaschmitteln.

In puncto Schmutz- und Fleckentfernung konnte keines der Sensitiven überzeugen. Mit Befriedigend noch am besten schnitt dm Denkmit Ultra Sensitive ab. Wer ohne Duft- und Konservierungsstoffe waschen möchte, hat mit dem Produkt zumindest eine passable Alternative zu den guten Produkten aus unserem Test. ■ →

Colorwaschmittel II 2/2023

Produkt	Mittlerer Preis ca. (Euro)/ Inhalt (ml)	Wäschen pro Packung (Anzahl)/Preis pro Waschgang ca. (Euro)[1]	Waschwirkung 40 %	Farbtonerhalt 15 %	Textilschonung 10 %	Deklaration 5 %	Umwelteigenschaften 30 %	Hinweise auf hautreizendes Potenzial 0 %	test-QUALITÄTSURTEIL 100 %
Flüssigwaschmittel									
Lidl Formil Color[2]	3,00[3]/1 100	20/0,15	+	+	○	+	+	Keine Auffälligkeiten gefunden.	GUT (2,2)
dm Denkmit Colorwaschmittel	3,55/1 100	20/0,18	+	+	+	+	+		GUT (2,3)
Penny Shetlan Colorwaschmittel[4][5][6]	3,55/1 100	20/0,18	+	+	+	+	+		GUT (2,3)
Rewe Ja Colorwaschmittel[4][6]	3,55/1 100	20/0,18	+	+	+	+	+		GUT (2,3)
Sunil Color	3,25/1 320	20/0,16	○*)	+	+	+	+		BEFRIEDGEND (3,4)
Lenor 2in1 Color Waschmittel Amethyst Blütentraum[2]	4,10[3]/1 045	19/0,22	⊖*)	+	○	+	+		AUSREICHEND (3,8)
Spee Color Gel[6]	2,87[3]/1 000	20/0,14	⊖*)	+	○	○	+		AUSREICHEND (3,9)
Weißer Riese Color Gel[6]	3,05[3]/1 000	20/0,15	⊖*)	+	○	○	+		AUSREICHEND (3,9)
Coral Optimal Color[6]	4,00/1 000	20/0,20	⊖*)	+	○	⊖	+		AUSREICHEND (4,1)
Sensitivwaschmittel (flüssig)									
dm Denkmit Colorwaschmittel Ultra Sensitive	2,45/750	13/0,19	○*)	+	○	○	+	Keine Auffälligkeiten gefunden.	BEFRIEDIGEND (3,4)
Frosch Aloe Vera Sensitiv-Waschmittel[6]	4,60/1 800	20/0,23	⊖*)	+	○	⊖	+		AUSREICHEND (3,6)
Rossmann Domol Colorwaschmittel Ultra Sensitiv	3,15/1 000	18/0,18	⊖*)	+	○	+	+		AUSREICHEND (3,6)
Sodasan Color Sensitiv[7]	7,00/1 500	20/0,35	−*)	+	○	○	++		MANGELHAFT (4,7)

Bewertungsschlüssel der Prüfergebnisse: ++ = Sehr gut (0,5–1,5). + = Gut (1,6–2,5). ○ = Befriedigend (2,6–3,5). ⊖ = Ausreichend (3,6–4,5). — = Mangelhaft (4,6–5,5). **Bei gleichem Qualitätsurteil Reihenfolge nach Alphabet.**
***) Führt zur Abwertung. 1)** Ohne Vorwäsche, mittlerer Wasserhärtebereich, normal verschmutzt, 4-5 kg.
2) Laut Anbieter Produkt nicht mehr im Handel erhältlich. **3)** Von uns bezahlter Einkaufspreis. **4)** Hergestellt von Dalli.
5) Laut Anbieter gleiche Rezeptur wie Rewe Ja Colorwaschmittel, dies haben wir auf Plausibilität geprüft. Deklaration, Dosieranleitung und Dosierhilfe haben wir separat geprüft. **6)** Laut Anbieter Produkt geändert.
7) Laut Anbieter Rezeptur geändert. **Einkauf der Prüfmuster:** Dezember 2021 bis März 2022.

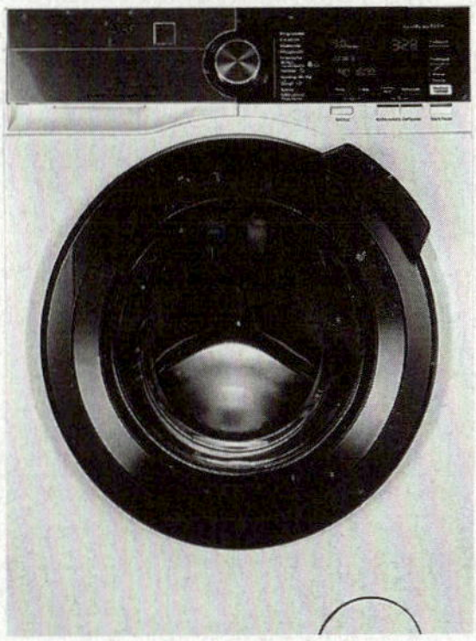

Unser Rat

Testsieger: Der Waschtrockner von AEG liegt knapp vorn.
Preistipp: Der fast so gute Bosch kostet unter 1 000 Euro, ist aber teurer im Betrieb über 10 Jahre.
Umwelttipp: Der AEG hat dank Wärmepumpe den geringsten Wasser- und Stromverbrauch. Wichtig: Das in ihr enthaltene klimaschädliche Kältemittel muss ordnungsgemäß entsorgt werden.

Nur Bügeln fehlt noch

11/2023 Drei der vier geprüften Waschtrockner sind gut, die Betriebskosten zweier dieser Kombi-Maschinen aber recht hoch.

Wäsche nervt. Erst lungert sie dreckig im Wäschekorb herum, dann will sie stundenlang baden und Achterbahn fahren, und wenn sie sauber aus der Maschine kommt, nimmt sie zum Trocknen ein halbes Zimmer in Beschlag oder dreht Extrarunden im Trockner.

Waschtrockner verheißen weniger Aufwand: Wir stopfen Schmutzwäsche hinein und holen saubere, trockene Wäsche wieder heraus. Testfazit: Die Geräte sparen Platz – Zeit oder Kosten nicht unbedingt.

Drei der vier getesteten Modelle sind gut. AEG, Bosch und Siemens waschtrocknen sehr gut: Sie reinigen Wäsche bestmöglich und trocknen sie im gleichen Durchgang wahlweise schranktrocken oder bügelfeucht. Auch der insgesamt ausreichende Bauknecht wäscht gut. Er kann in den getesteten Programmen aber nur mittelmäßig waschtrocknen, und er trocknet separat Gewaschenes schlecht.

Klimarisiko Kältemittel

Dank seiner Wärmepumpe kommt der AEG beim Trocknen mit wenig Strom und ohne Wasser aus. Dafür nutzt er das Kältemittel R134a. Ein Kilogramm davon hat eine stärkere Treibhauswirkung als 1,4 Tonnen CO_2. Zwar enthält der AEG nur 140 Gramm – doch würden die entweichen, entspräche das einer Autofahrt von Berlin nach Wien und zurück.

Zwei Lärmschleudern, ein Überläufer

Ähnliche Schwächen wie bei vielen Waschmaschinen haben wir auch bei Waschtrocknern gefunden: Die Geräte von AEG und Bauknecht schleudern unangenehm laut und zeigen die Restlaufzeit der Programme sehr unzuverlässig an. Dem Bauknecht-Waschtrockner fehlt außerdem ein Schwimmerschalter, deshalb schützt er nicht immer vor Wasserschäden. →

Waschtrockner 11/2023

Produkt	Mittlerer Onlinepreis ca. (Euro)	Betriebskosten für 10 Jahre ca. (Euro)[1]	Waschen	Waschtrocknen und Trocknen	Dauerprüfung	Handhabung	Umwelteigenschaften Waschen	Umwelteigenschaften Waschtrocknen/Trocknen	Schutz vor Wasserschäden	test-QUALITÄTSURTEIL
			25 %	15 %	20 %	15 %	10 %	5 %	10 %	100 %
AEG L9WEF80690	1460	1985	+	+	+	+	+	○	+	**GUT (2,0)**
Bosch WNG24440	950	2745	+	++	○[2]	+	+	○	++	**GUT (2,1)**
Siemens WN44G240[3]	1000	2745	+	++	○[2]	+	+	○	++	**GUT (2,1)**
Bauknecht WATK Sense 96 41 N	575	2710	+	⊖	⊖*)[4]	○	○	○	⊖[5]	**AUSREICHEND (3,8)**

Bewertungsschlüssel der Prüfergebnisse: ++ = Sehr gut (0,5–1,5). + = Gut (1,6–2,5). ○ = Befriedigend (2,6–3,5). ⊖ = Ausreichend (3,6–4,5). — = Mangelhaft (4,6–5,5). **Bei gleichem Qualitätsurteil Reihenfolge nach Alphabet.**

***) Führt zur Abwertung.**

1) Grundlage der Berechnung pro Jahr: Waschen: 100 kg Wäsche bei 40 °C Bunt volle Beladung, 100 kg bei 40 °C Bunt halbe Beladung, 50 kg bei 30 °C Pflegeleicht; 50 kg im Eco-Programm; Waschtrocknen: 500 kg bei 40 °C Bunt schranktrocken, 200 kg bei 40 °C Bunt bügelfeucht; Strompreis 0,40 Euro/kWh, Wasserpreis 3,85 Euro/m^3.

2) In allen Prüfmustern fiel der Heizstab aus.

3) Laut Anbieter gleich zur Bosch WNG24440. Wir haben die Gleichheit auf Plausibilität überprüft.

4) In zwei Prüfmustern fiel der Heizstab aus. Ein weiteres Prüfmuster entwickelte ungewöhnlich laute Schleudergeräusche, die zum Abbruch der Prüfung führten.

5) Fehlender Schwimmerschalter, dadurch kein Schutz gegen Undichtigkeit in der Maschine.

Einkauf der Prüfmuster: November und Dezember 2022.

→ Zeit sparen sie nicht ...

Alle vier Geräte lassen sich viel Zeit für ihre Aufgaben – vor allem für die Kombiprogramme: Waschen bei 40 Grad mit anschließendem Schranktrocken-Programm nimmt beim AEG mehr als acht Stunden in Anspruch – Bauknecht braucht sogar neun Stunden und zehn Minuten. Der Bauknecht-Waschtrockner bietet als einziger kein Kurzprogramm. Wer Haushaltsgeräte ungern unbeaufsichtigt lässt, müsste sich dafür einen Tag freinehmen.

... und Geld auch nicht unbedingt

Ein Waschtrockner kostet oft weniger als eine Waschmaschine plus ein Trockner einzeln. Beispiel Siemens: Kauft man die Testsieger-Waschmaschine (siehe Seite 204) und das gute Siemens-Gerät aus unserem letzten Trockner-Test (siehe Seite 202), schlägt das mit insgesamt 1400 Euro zu Buche. Der Siemens-Waschtrockner im aktuellen Test kostet dagegen nur 1000 Euro. Allerdings fressen die recht hohen Betriebskosten die Ersparnis oft wieder auf.

Klimarisiko Kältemittel

In den Trockenprogrammen brauchen Waschtrockner viel Strom – bis auf den AEG, der auf eine Wärmepumpe setzt und die Konkurrenz damit abhängt. Das in der Wärmepumpe enthaltene Kältemittel R134a würde aber das Klima schädigen, wenn es entwiche (siehe Kasten S. 209). ■

Freizeit + Verkehr

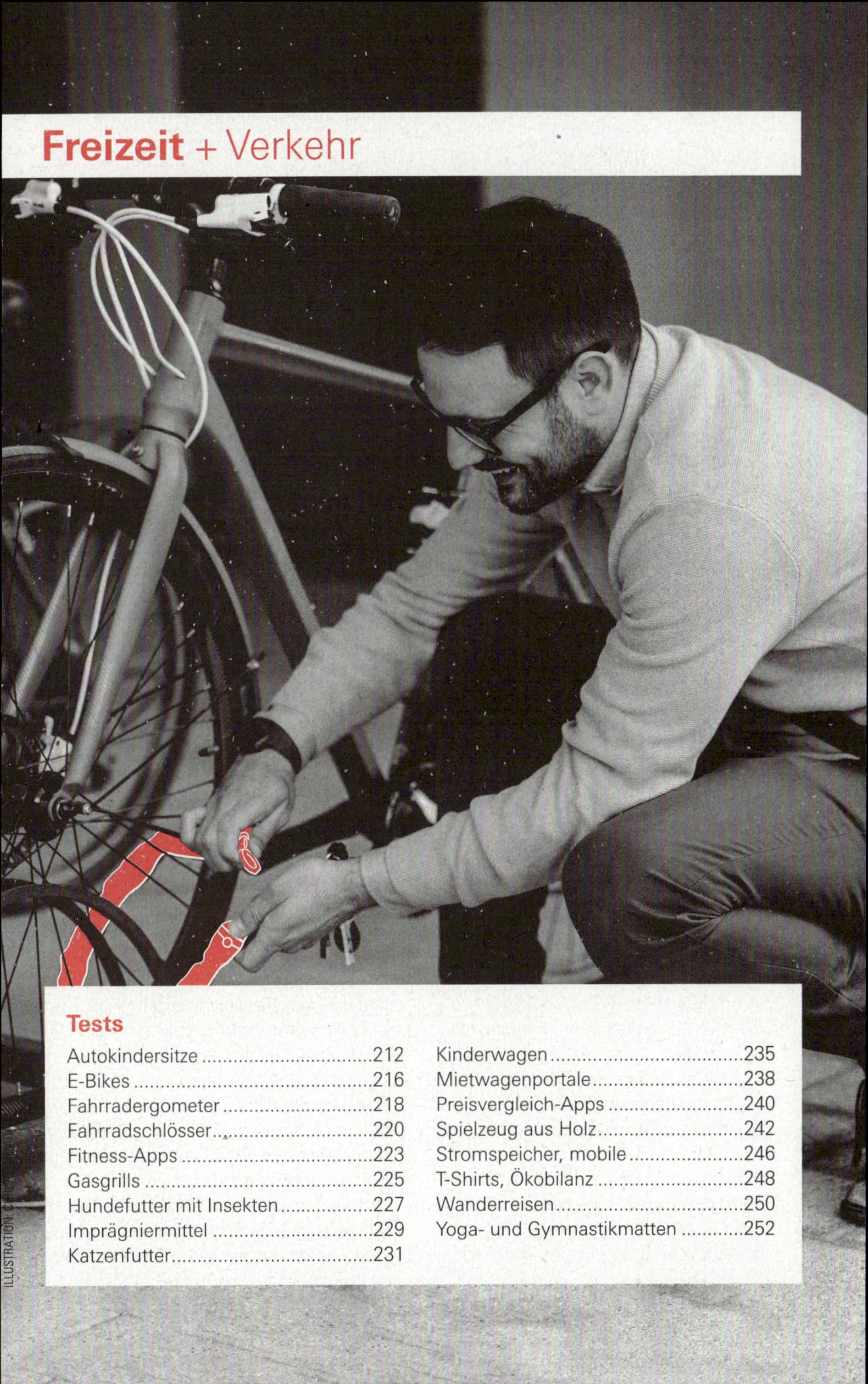

Tests

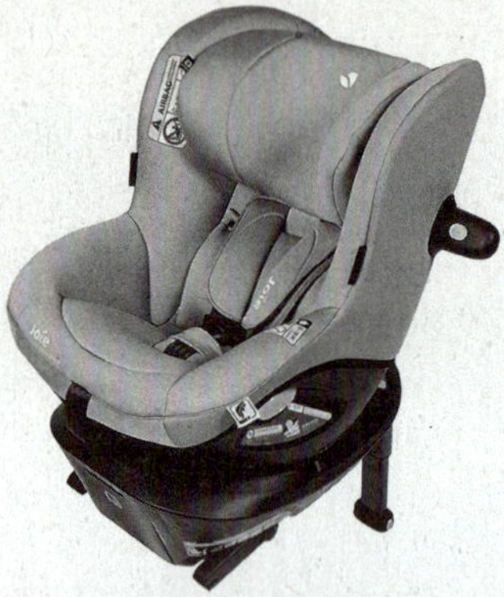

Unser Rat

Eine gute, günstige und leichte Babyschale mit im Auto bleibender Basis ist Joie i-Snug 2 + i-Base Advance für 269 Euro. Dazu den Kleinkind-Kind-Sitz Maxi-Cosi Titan Plus i-Size (300 Euro) und gut ist's. Eine gute Handhabung bietet in der Kleinkind-Klasse der Britax Römer Swingfix M Plus für 330 Euro. Für Kinder bis 1,50 Meter überzeugt hier der Swandoo Charlie (269 Euro).

Sicher reisen und bequem

6 + 12/2023 Vom Baby bis zum 1,50 Meter großen Kind sollen alle im Auto sicher mitfahren. Dafür bieten sich viele neue Sitze an.

Stolze 66 neue Autokindersitze haben wir im Jahr 2023 geprüft: für Babys, Kleinkinder und Kinder bis 1,50 Meter Größe. Die Mobilitätsmöbel kosten zwischen 110 und 780 Euro. Sie mussten Crashtests bestehen, und wir prüften unter anderem Ein- und Ausbau der Sitze, Sitzkomfort sowie die Ergonomie. Außerdem fahndeten wir nach Schadstoffen im Kontaktbereich des Kindes. Auf den folgenden Seiten zeigen wir 30 empfehlenswerte Modelle: jeweils die besten des Jahres für jede Größenklasse.

Mit Isofix sicher befestigen

Die meisten Sitze im Test haben Isofix-Halterungen. Diese rasten in Isofix-Bügel ein, die in vielen Autos unten zwischen Rückenlehne und Sitzfläche stecken. Einige Modelle lassen sich auch mit Gurt anschnallen, doch die Befestigung per Isofix ist immer vorzuziehen, da sie Fehler bei der Montage reduziert. Hauptfehler beim Anschallen mit Gurten: zu lockerer Sitz.

Drei Sitze oder zwei Sitze

Manche Sitze passen für mehrere Altersgruppen. Bequemer reisen Kinder in einem Sitz, der zu ihrer jeweiligen Körpergröße passt. Bis sie groß genug sind, um ohne Erhöhung zu fahren, brauchen sie dann zwei oder drei unterschiedliche Sitze. Kaufen Eltern jeweils teure, gute Sitze aus der Größengruppe Baby, Kleinkind und Kind bis 1,50 Meter einzeln, sind sie schnell mit mehr als 1000 Euro dabei. Es gibt aber auch gute und sichere Alternativen für deutlich weniger Geld: Für die Kombi aus der günstigsten guten Babyschale Joie i-Snug 2 und dem Kleinkind-Kind-Sitz Maxi-Cosi Titan Plus i-Size zahlen Eltern nur 419 Euro.

Der Kompromiss bei der Handhabung

Sitze für einen weiten Größenbereich, etwa Sitze für Kleinkinder und Kinder von 76 →

Autokindersitze I

6+12/2023

Produkt	Mittlerer Preis ca. (Euro)	Für Kinder von	Isofix/Sitz drehbar/Kind sitzt rückwärts	Unfallsicherheit 50 %	Handhabung 40 %	Ergonomie 10 %	Schadstoffe 0 %	test-QUALITÄTSURTEIL 100 %
Baby								
BeSafe iZi Go Modular X2 i-Size + iZi Modular i-Size Basis[1)]	400	40 bis 75 cm	■/□/■	++	+	+	++	GUT (1,7)
Cybex Cloud T + Base T[2)]	500	45 bis 87 cm	■/■/■	++	+	+	++	GUT (1,7)
Joie i-Snug 2 + i-Base Advance[3)]	269	40 bis 75 cm	■/□/■	++	+	+	++	GUT (1,7)
Nuna Arra Next + Base Next	540	40 bis 85 cm	■/□/■	+	+	+	++	GUT (1,8)
Chicco Kory Plus Air i-Size + drehbare Basis	440	40 bis 85 cm	■/■/■	+	+	+	++	GUT (1,9)
Cosatto Acorn i-Size + Acorn i-Size Basis	480	40 bis 87 cm	■/■/■	+	+	+	+	GUT (1,9)
Joie i-Snug 2[4)]	119	40 bis 75 cm	□/□/■	++	+	+	++	GUT (2,0)
BeSafe iZi Go Modular X2 i-Size[5)]	219	40 bis 75 cm	□/□/■	++	○*)	+	++	GUT (2,1)
Chicco Kiros Evo i-Size + Kiros Evo i-Size Base[6)]	380	40 bis 78 cm	■/□/■	+	+	+	+	GUT (2,1)
Cybex Cloud T[7)]	250	45 bis 87 cm	□/□/■	++	○*)	+	++	GUT (2,1)

Bewertungsschlüssel der Prüfergebnisse: ++ = Sehr gut (0,5–1,5). + = Gut (1,6–2,5). ○ = Befriedigend (2,6–3,5). ⊖ = Ausreichend (3,6–4,5). — = Mangelhaft (4,6–5,5). **Bei gleichem Qualitätsurteil Reihenfolge nach Alphabet.**

***) Führt zur Abwertung.** ■ = Ja. □ = Nein.

1) Laut Anbieter bis auf den Bezug gleich mit dem geprüften BeSafe iZi Go Modular X1 i-Size + iZi Modular i-Size Basis. Daher haben wir den Bezug separat geprüft. Die Änderungen an der Gebrauchsanleitung wurden bewertet.

2) Laut Anbieter bis auf geringe Änderungen gleich mit dem geprüften Cybex Cloud Z2 i-Size + Base Z2., diese hatten jedoch keinen Einfluss auf die Bewertung. Die Änderungen an der Gebrauchsanleitung wurden bewertet.

3) Laut Anbieter bis auf den Bezug gleich mit dem geprüften Joie i-Snug + i-Base Advance. Wir haben den Bezug separat auf Schadstoffe geprüft.

4) Laut Anbieter bis auf den Bezug gleich mit dem geprüften Joie i-Snug. Wir haben den Bezug separat auf Schadstoffe geprüft.

5) Laut Anbieter bis auf den Bezug gleich mit dem geprüften BeSafe iZi Go Modular X1 i-Size. Daher haben wir den Bezug separat geprüft. Die Änderungen an der Gebrauchsanleitung wurden bewertet.

6) Laut Anbieter bis auf Isofix-Basis gleich mit dem geprüften Chicco Kiros i-Size + Kiros i-Size Basis. Daher wurde die Unfallsicherheit separat geprüft. Zusätzliche Schadstoffuntersuchungen wurden vorgenommen.

7) Laut Anbieter bis auf geringe Änderungen gleich mit dem geprüften Cybex Cloud Z2 i-Size, diese hatten jedoch keinen Einfluss auf die Bewertung. Die Änderungen an der Gebrauchsanleitung wurden bewertet.

Einkauf der Prüfmuster: Dezember 2022 bis August 2023.

Autokindersitze II 6+12/2023

Produkt	Mittlerer Preis ca. (Euro)	Für Kinder von	Isofix/Sitz drehbar/ Kind sitzt rückwärts	Unfallsicherheit 50 %	Handhabung 40 %	Ergonomie 10 %	Schadstoffe 0 %	test-QUALITÄTSURTEIL 100 %
Baby plus Kleinkind								
Joie i-Harbour + i-Base Encore	500	40 bis 105 cm	■/■/■	+	+	+	++	GUT (2,0)
Bugaboo Owl by Nuna + 360 Isofix Basis by Nuna[1]	650	40 bis 105 cm	■/■/■	+	○*)	+	⊖[2]	GUT (2,3)
Cybex Sirona T + Base T[3]	600	45 bis 105 cm	■/■/■	+	○*)	+	++	GUT (2,3)
Britax Römer Dualfix Plus	430	40 bis 105 cm	■/■/■	+	○*)	+	+	GUT (2,4)
Joie i-Spin 360 R[4]	300	40 bis 105 cm	■/■/■	++	○*)	+	++	GUT (2,4)
Kinderkraft i-Guard	390	40 bis 105 cm	■/■/■	+	○*)	+	⊖[2]	BEFRIED. (2,7)
Baby plus Kleinkind plus Kind								
BeSafe Stretch B[5]	780	40 bis 125 cm	□/□/■	++	⊖*)	+	++	BEFRIED. (2,9)
Graco Slimfit R129[6]	240	40 bis 145 cm	□/□/■	+	○*)	+	++	BEFRIED. (3,1)

Bewertungsschlüssel der Prüfergebnisse: ++ = Sehr gut (0,5–1,5). + = Gut (1,6–2,5). ○ = Befriedigend (2,6–3,5). ⊖ = Ausreichend (3,6–4,5). — = Mangelhaft (4,6–5,5). **Bei gleichem Qualitätsurteil Reihenfolge nach Alphabet.**

***) Führt zur Abwertung.** ■ = Ja. □ = Nein.

1) Laut Anbieter bis auf den Bezug gleich mit dem geprüften Nuna Todl Next + Base Next. Wir haben den Bezug separat auf Schadstoffe geprüft.
2) Enthält im großen Airbag-Warnhinweis Naphthalin knapp unterhalb der Grenze des GS-Zeichens für Spielzeug.
3) Laut Anbieter bis auf geringe Änderungen gleich mit dem geprüften Cybex Sirona Z2 + Base Z2, diese hatten jedoch keinen Einfluss auf die Bewertung. Die Änderungen an der Gebrauchsanleitung wurden bewertet.
4) Laut Anbieter bis auf den Neugeboreneneinsatz gleich mit dem geprüften Joie i-Spin 360 E. Daher haben wir einige Aspekte der Unfallsicherheit, Handhabung und Ergonomie separat geprüft.
5) Laut Anbieter bis auf den Neugeboreneneinleger gleich mit dem geprüften BeSafe Stretch. Daher haben wir die Gurtführung, einzelne Handhabungsaspekte und die Ergonomie zusätzlich mit dem Neugeboreneneinleger geprüft.
6) Laut Anbieter gleich mit dem geprüften Joie Everystage R129, welcher in Deutschland nicht vermarktet wird.

Einkauf der Prüfmuster: Dezember 2022 bis August 2023.

→ bis 150 Zentimetern, müssen im Laufe des Kindeslebens öfter verstellt werden, sowohl die Sitzgröße als auch die Gurtlänge zum Anschnallen. Das bringt eine etwas kompliziertere und fehleranfälligere Bedienung mit sich. Diese Sitze schneiden in der Handhabung oft befriedigend ab. Einfache Sitze für bestimmte Altersgruppen oft mit Gut.

Die Kleinsten reisen rückwärts

Kinder bis zu zwei Jahren sollten rückwärts zur Fahrtrichtung reisen. Im Fall eines Frontalaufpralls drückt sie die Bremskraft dann in den Sitz. Die Belastungen auf das Genick sind geringer als bei vorwärts gerichteten Sitzen, der Kopf wird nicht ungeschützt nach vorn geschleudert. ■

Autokindersitze III 6+12/2023

Produkt	Mittlerer Preis ca. (Euro)	Für Kinder von	Isofix/Sitz drehbar/ Kind sitzt rückwärts	Unfallsicherheit 50 %	Handhabung 40 %	Ergonomie 10 %	Schadstoffe 0 %	test-QUALITÄTSURTEIL 100 %
Kleinkind								
Joie i-Spin 360 E	270	61 bis 105 cm	■/■/■	++	○*)	+	++	GUT (2,0)
Britax Römer Swingfix M Plus1)	330	61 bis 105 cm	■/■/■	+	+	+	+	GUT (2,1)
Maxi-Cosi Pearl 360 Pro + FamilyFix 360 Pro Basisstation	670	61 bis 105 cm	■/■/■	+	+	+	++	GUT (2,1)
Britax Römer Dualfix M Plus	400	61 bis 105 cm	■/■/■	+	○*)	+	+	GUT (2,3)
Avova Sperber-Fix 612)	470	61 bis 105 cm	■/■/■	+	+	+	+	GUT (2,4)
Britax Römer Dualfix 5Z + Flex Base 5Z3)	540	61 bis 105 cm	■/■/■	+	○*)	+	○	GUT (2,4)
Kleinkind plus Kind								
Maxi-Cosi Titan Plus i-Size4)6)	300	76 bis 150 cm	■/□/□	+	○*)	+	++	GUT (2,5)
Maxi-Cosi Titan Pro i-Size	350	76 bis 150 cm	■/□/□	+	○*)	+	++	GUT (2,5)
Kind bis 1,50 Meter Körpergröße								
Cybex Solution G i-Fix5)	220	100 bis 150 cm	■/□/□	+	+	+	++	GUT (1,7)
Nuna Aace LX	249	100 bis 150 cm	■/□/□	+	+	+	++	GUT (1,9)
Swandoo Charlie	269	100 bis 150 cm	■/□/□	+	++	+	++	GUT (1,9)
Cybex Solution T i-Fix	220	100 bis 150 cm	■/□/□	+	+	+	+	GUT (2,0)

Bewertungsschlüssel der Prüfergebnisse: ++ = Sehr gut (0,5–1,5). + = Gut (1,6–2,5). ○ = Befriedigend (2,6–3,5). ⊖ = Ausreichend (3,6–4,5). — = Mangelhaft (4,6–5,5). **Bei gleichem Qualitätsurteil Reihenfolge nach Alphabet.**

***) Führt zur Abwertung.** ■ = Ja. □ = Nein.

1) Laut Anbieter gleich mit dem geprüften Britax Römer Dualfix Plus, jedoch ist der Britax Römer Swingfix M Plus nur rückwärtsgerichtet verwendbar. Deshalb wurden die Ergebnisse des Britax Römer Dualfix Plus für den rückwärtsgerichteten Einbau bewertet.

2) Laut Anbieter bis auf den veränderten Stützfuß, den Kleinkindeinleger und den Gebrauch ab 61 Zentimetern gleich mit dem geprüften Avova Sperber-Fix i-Size. Daher wurden die Unfallsicherheit, Handhabung und Ergonomie teilweise separat geprüft. Zusätzliche Schadstoffuntersuchungen wurden vorgenommen.

3) Laut Anbieter bis auf die fehlende Elektronik und kleine Änderungen an der Basis gleich mit dem geprüften Britax Römer Dualfix iSense + Flex Base iSense. Daher haben wir einen Teil der Handhabungsprüfung separat durchgeführt. Zusätzliche Schadstoffuntersuchungen wurden vorgenommen.

4) Laut Anbieter bis auf den Bezug gleich mit dem geprüften Maxi-Cosi Titan Pro i-Size. Daher haben wir den Bezug separat geprüft. Die Änderungen an der Gebrauchsanleitung wurden bewertet.

5) Während der Prüfungen wurde eine Ähnlichkeit zum geprüften Cybex Pallas G i-Size festgestellt. Bis auf den fehlenden Top Tether, den fehlenden Fangkörper und eine andere Gurtführung sind die beiden Produkte gleich. Die Handhabung und Ergonomie wurden teilweise separat geprüft. Zusätzliche Schadstoffuntersuchungen wurden vorgenommen.

6) Veröffentlicht am 25.10.2022 auf test.de. **Einkauf der Prüfmuster:** Juni 2022 bis August 2023.

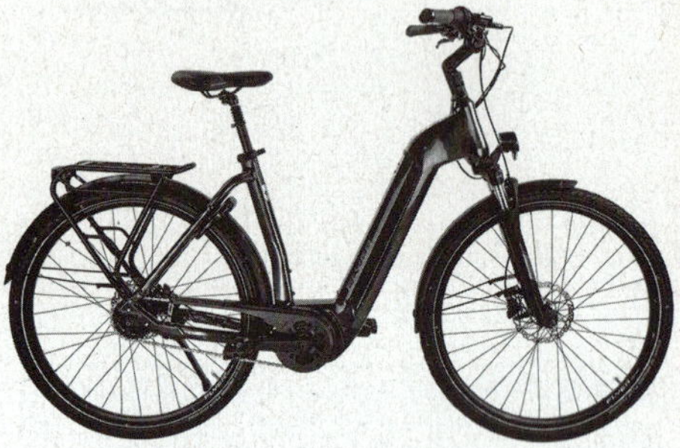

Unser Rat

Testsieger: Vorn liegt das teure Flyer Gotour6 3.40 für 3 850 Euro.
Preistipp: Das Cube kostet nur 2 600 Euro und ist trotz kleiner Handhabungsschwächen gut.
Umwelttipp: Der Akku ist ein wichtiger Faktor in der Ökobilanz eines E-Bikes. Deshalb ist es sinnvoll, ihn pfleglich zu behandeln. Wie das geht, erläutern wir kostenlos unter test.de/e-bikes/beratung.

Elektrisiert durch den Alltag

6/2023 Das Flyer für 3 850 Euro fährt zehn anderen im Test davon, aber sechs günstigere gute City-E-Bikes sind ihm auf den Fersen.

City-E-Bikes kommen auf eher kurzen Strecken für Einkäufe, den Arbeitsweg und gelegentlich für Ausflüge zum Einsatz. Neun solcher Pedelecs mit Mittelmotor und integrierten Akkus aus dem Preiseinstiegssegment der jeweiligen Anbieter traten im Test an. Preiseinstieg bedeutet happige 2 580 bis 3 850 Euro; E-Bikes sind in den letzten Jahren deutlich teurer geworden.

Lange Ladedauern

Die Ladegeräte vieler E-Bikes im Test arbeiten mit 2 Ampere Ladestrom. Damit sind die 500-Wattstunden-Akkus erst nach 6,5 Stunden voll. Nur Flyer legt seinem Rad ein 4-Ampere-Ladegerät bei, das etwa doppelt so schnell lädt. Weiteres Ärgernis: Der Fischer-Akku enthielt rund 15 Prozent weniger Energie als angegeben, was zulasten der Reichweite geht.

Alle neun City-Bikes mit Mittelmotor erfüllen ihren Zweck. Die moderaten Antriebe und 500-Wattstunden-Akkus reichen für die Alltagsnutzung locker aus. Das Rennen macht das teuerste Modell das Rennen: das Flyer für 3 850 Euro. Es zeigte kaum Schwächen. Sechs weitere Modelle mit dem Qualitätsurteil Gut folgen. Darunter auch unser Preistipp, das Cube für 2 600 Euro.

Schwache Bremse, einfacher Antrieb

Zum Vergleich prüften wir auch zwei sehr günstige Räder von Telefunken und Zündapp für je 1100 Euro. In dieser Preisklasse geht es technisch deutlich einfacher zu – mit Frontmotor, mechanischen statt hydraulischen Bremsen und einem Akku, der nicht im Rahmen verborgen ist.

Das bringt Probleme mit sich: Beim mangelhaften Telefunken bremste die mechanische Felgenbremse teils nur 82 Kilogramm statt der zugelassenen 150 Kilo ab. Das Zündapp-Modell bremst besser, teilt aber ein anderes Manko mit dem Telefun-

City-E-Bikes 6/2023

Produkt	Antrieb/ Energieinhalt Akku (Wh)[1]	Bremssystem	Mittlerer Preis ca. (Euro)	Fahren 40 %	Antrieb 20 %	Handhabung 20 %	Sicherheit und Haltbarkeit 20 %	Schadstoffe 0 %	test-QUALITÄTSURTEIL 100 %
City-Pedelecs mit Mittelmotor									
Flyer Gotour6 3.40	Bosch Active Line Plus/500	Hydraulische Scheibenbremse	3850	+	+	+	++	+	GUT (1,9)
Kalkhoff Image 3.B Move	Bosch Active Line Plus/500	Hydraulische Scheibenbremse	3100	+	○	○	++	++	GUT (2,2)
KTM Macina City A510	Bosch Active Line Plus/500	Hydraulische Scheibenbremse	3400	+	○	+	+	+	GUT (2,2)
Stevens E-Courier PT5 Forma	Bosch Active Line Plus/500	Hydraulische Scheibenbremse	3400	+	○	○	++	+	GUT (2,2)
Cube Supreme Hybrid One 500	Bosch Active Line Plus/500	Hydraulische Scheibenbremse	2600	+	○	○	++	++	GUT (2,5)
Hercules Roberta Deluxe I-F8	Bosch Active Line Plus/500	Hydraulische Scheibenbremse	3300	+	○	○	++	○	GUT (2,5)
Pegasus Solero Evo 8F	Bosch Active Line Plus/500	Hydraulische Scheibenbremse	3000	+	○	○	+	+	GUT (2,5)
Victoria eTrekking 11.3[2]	Bosch Active Line Plus/500	Hydraulische Scheibenbremse	3200	+	○	○	+	++	BEFRIEDIGEND (2,6)
Fischer Cita 5.0i[3]	Brose Drive C/504	Hydraulische Felgenbremse	2580	○	○	○	+	++	BEFRIEDIGEND (2,7)
City-Pedelecs mit Frontmotor									
Zündapp Z517	Ananda M129VD/374	Mechanische Felgenbremse	1100	○	⊖	○	⊖	⊖[4]	BEFRIEDIGEND (3,4)
Telefunken Multitalent RC840	Ananda M129VD/374	Mechanische Felgenbremse	1100	○	⊖	○	–*)	+	MANGELHAFT (5,0)

Bewertungsschlüssel der Prüfergebnisse: ++ = Sehr gut (0,5–1,5). + = Gut (1,6–2,5). ○ = Befriedigend (2,6–3,5). ⊖ = Ausreichend (3,6–4,5). — = Mangelhaft (4,6–5,5).
***) Führt zur Abwertung. 1)** Laut Anbieter. **2)** Laut Anbieter Name geändert in Tresalo 11. **3)** Laut Anbieter Auslaufmodell. **4)** Sattel enthält hohe Mengen des Phthalat-Weichmachers DPHP.

Einkauf der Prüfmuster: September bis November 2022.

ken: Ihr Frontmotor ist mit sehr einfacher Sensorik ausgestattet. Eine kleine Bewegung der Tretkurbel reicht, damit er anspringt und das Rad einen Satz vorwärts rollen lässt. Hört man auf zu treten, läuft und schiebt der Motor zudem etwas nach. Das erschwert ein sicheres Handling der E-Bikes. Das Zündapp ist zudem das einzige City-Pedelec im Test, in dessen Sattel wir hohe Mengen des Weichmachers DPHP nachwiesen. Im Tierversuch schädigte DPHP Schilddrüse und Hypophyse. ■

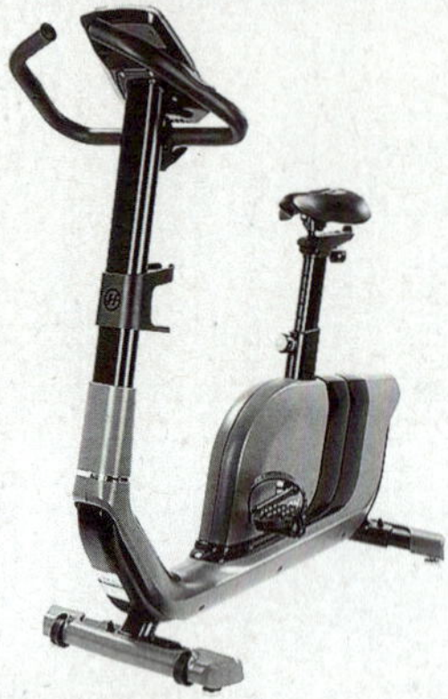

Unser Rat

Einen echten Testsieger gab es nicht. Die besten Ergometer sind die befriedigenden Modelle Horizon Comfort 4.0 (rund 1 000 Euro) und Finnlo Exum XTR BT (rund 700 Euro). Auf ihnen lässt sich gut und ohne Sorge vor Schadstoffen trainieren. Der Horizon verdirbt sich eine gute Gesamtnote durch die schlechte Herzfrequenz-Steuerung, der Finnlo durch den instabilen Sattel.

Ziemlich vermessen

10/2023 Schadstoffe, verbogene Sättel und Lenker sowie falsche Trainingswerte: Vier von acht Ergometern fallen im Test durch.

Nur zwei Fahrradergometer können wir bedingt empfehlen: die befriedigenden Geräte von Horizon und Finnlo. Vier der acht Heimtrainer zu Preisen zwischen 400 und 1000 Euro sind mangelhaft, zwei ausreichend. Bei den Trainingsdaten rangieren sie in der höchsten Genauigkeitsklasse. Leider erfüllen sie diesen Anspruch nicht. Denn kein Ergometer misst in allen Leistungseinstellungen korrekt. Jeder zweite weicht sogar erheblich nach oben oder unten von den tatsächlichen Werten ab.

Schadstoffrisiko minimieren

Wir fanden in Griffen, Sätteln und den Abdeckungen der Sensoren die Weichmacher DPHP und DEHP sowie polyzyklische aromatische Kohlenwasserstoffe, vor allem Naphthalin. Christopeit, Miweba und Nautilus überschreiten Grenzwerte. Sättel lassen sich meist austauschen. Die Griffe der Ergometer können mit Lenkerband umwickelt werden.

Fehler beim Messen und Regeln

Miweba und Sportstech zeigen mitunter deutlich weniger Watt an, als auf die Pedale kommen. Das kann bei Herz-Kreislauf-Problemen zu Überlastung führen. Wir bewerten beide Geräte daher mit Mangelhaft.

Beim Messen der Herzfrequenz über Handsensoren verlieren die Ergometer oft das Signal. Dann muss im Programm mit Herzfrequenz-Steuerung die Leistung schrittweise reduziert werden. Das ist eine Sicherheitsvorgabe. Nautilus versagt hier komplett, Horizon regelt zu spät herunter.

Auch der Belastungstest offenbarte eklatante Mängel: Beim Kettler versagte die Lenkerklemmung, am Christopeit verbog sich das Rohr des Lenkers. Bei Sportstech, Finnlo und Cardiostrong hielten die Sättel der in der Norm geforderten Belastung nicht stand. ■

Fahrradergometer 10/2023

Produkt	Mittlerer Ladenpreis ca. (Euro)	Leistungsbereich (Watt)2)	Herzfrequenzmessung per Handsensoren/ Brustgurt per Bluetooth koppelbar3)	Trainieren	Handhabung	Sicherheit	Schadstoffe	test-QUALITÄTSURTEIL
				50 %	20 %	20 %	10 %	100 %
Horizon Fitness Comfort 4.01)	1000	25–400	■/■	+	+	○6)	○	**BEFRIED. (2,7)**
Finnlo Exum XTR BT	700	20–400	☐4)/■	+	○	⊖*)7)	○	**BEFRIED. (3,0)**
Cardiostrong BX30 Plus	700	10–350	■/■	⊖	+	○8)	○	**AUSREICH. (3,8)**
Kettler Tour 4001)	900	25–250	■/■	⊖	○	⊖9)	⊖14)	**AUSREICH. (4,0)**
Christopeit ET 6 Pro	430	10–300	■/■	○	○	⊖10)	–*)15)	**MANGELH. (4,6)**
Nautilus U628	900	30–300	■/■5)	+	○	–*)11)	–16)	**MANGELH. (5,0)**
Miweba Sports ME500	400	20–240	■/☐	⊖	○	–*)12)	–17)	**MANGELH. (5,5)**
Sportstech ESX500	450	10–350	■/■	⊖	○	–*)12)13)	⊖18)	**MANGELH. (5,5)**

Bewertungsschlüssel der Prüfergebnisse: ++ = Sehr gut (0,5–1,5). + = Gut (1,6–2,5). ○ = Befriedigend (2,6–3,5). ⊖ = Ausreichend (3,6–4,5). – = Mangelhaft (4,6–5,5).
Bei gleichem Qualitätsurteil Reihenfolge nach Alphabet.
***) Führt zur Abwertung.** ■ = Ja. ☐ = Nein.
1) Laut Anbieter Auslaufmodell, Restbestände im Handel erhältlich. **2)** Laut Anbieter. Bezogen auf das drehzahlunabhängige Training. **3)** Laut Anbieter. **4)** Ohrclip zur Herzfrequenzmessung im Lieferumfang. **5)** Brustgurt im Lieferumfang. **6)** Verringert nach Abbruch des Signals später als normativ gefordert die Belastung. **7)** Sattel ist nach der Prüfung mit Benutzerlast dauerhaft verformt. Es besteht zudem Quetschgefahr zwischen Pedal und Boden. **8)** Sattel neigt sich durch Lastaufbringung zu stark nach vorn. **9)** Lenker rutscht bei Lastaufbringung nach unten durch. Zudem kann der Lenker beim Lösen der Arretierung nach unten schwingen. **10)** Lenker ist nach der Lastaufbringung dauerhaft verformt. **11)** Verringert nach Abbruch des Signals nicht wie vorgeschrieben die Belastung. **12)** Zeigt die tatsächliche Leistung in Watt teilweise deutlich zu niedrig an. **13)** Sattel neigt sich durch Lastaufbringung dauerhaft zu stark nach vorn. Es besteht zudem Quetschgefahr zwischen Pedal und Boden. **14)** Enthält im Sattel hohe Mengen des Phthalat-Weichmachers DPHP. **15)** Enthält im Griff den polyzyklischen aromatischen Kohlenwasserstoff (PAK) Naphthalin oberhalb der Grenze des GS-Zeichens für Produkte mit längerfristigem Hautkontakt. **16)** Enthält im Sattel den Phthalat-Weichmacher DEHP oberhalb des EU-Grenzwerts. **17)** Enthält im Griff den PAK Naphthalin, jedoch unterhalb der Grenze des GS-Zeichens für Produkte mit längerfristigem Hautkontakt, und in der Sensorabdeckung mehrere als krebserzeugend eingestufte PAK oberhalb der Grenze des GS-Zeichens. Enthält im Sattel zudem hohe Mengen des Phthalat-Weichmachers DPHP. **18)** Enthält im Griff hohe Mengen des PAK Naphthalin, jedoch unterhalb der Grenze des GS-Zeichens für Produkte mit längerfristigem Hautkontakt, sowie im Sattel hohe Mengen des Phthalat-Weichmachers DPHP.

Einkauf der Prüfmuster: April und Mai 2023.

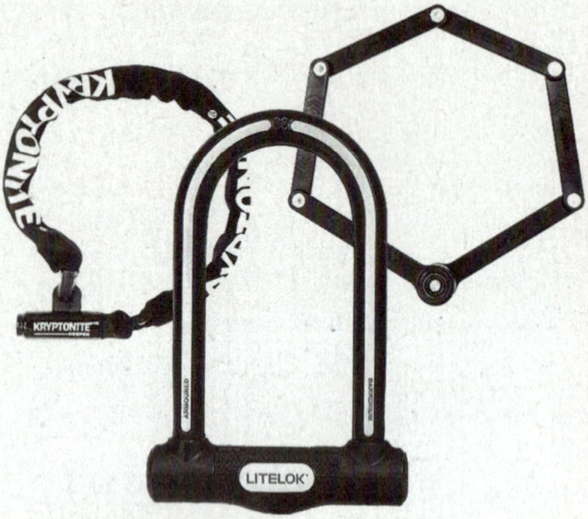

Unser Rat

Testsieger: Das derzeit beste Fahrradschloss ist das sehr gute Litelok X1 für 169 Euro. Es hielt sogar einem Winkelschleifer lange stand.
Preistipp: Günstig, robust und praktisch ist das Kettenschloss Kryptonite Keeper 785 für 55 Euro. Fünf Faltschlösser mit guter Aufbruch-sicherheit liegen gleichauf. Für 69,50 Euro ist Kryptonite Keeper 510 das günstigste und leichteste von ihnen.

Richtig starke Typen

3+5/2023 Im Fahrradschloss-Test fanden wir preiswerte und robuste Underdogs und teure Spitzenreiter, die sogar Winkelschleifern trotzen.

Die Anbieter von Fahrradschlössern stufen ihre Modelle in verschiedene Sicherheitslevel ein, die jedoch weder standardisiert noch nachvollziehbar sind. Unbeeindruckt von solchen Zahlenspielen ließen wir im Test zwölf Schlösser, die der Anbieter in eine mittlere Schutzklasse eingestuft hat, gegen zwölf mit hohem Sicherheitslevel antreten. Die Mittelklasse-Modelle kosten 28,50 bis 69,50 Euro, die der Spitzenklasse bis zu 280 Euro. Muss man für ein solides Schloss so viel Geld zahlen?

Nein. Denn in der vermeintlichen Mittelklasse finden sich top Fahrradschlösser. Etwa das Kettenschloss Kryptonite Keeper für 55 Euro. Es ist robust und mit einem recht geringen Gewicht von 1,3 Kilogramm alltagstauglich. Auch unter den Bügel- und Faltschlössern gibt es preiswerte Mittelklasse-Modelle, die Räder gut schützen.

Fahrrad richtig sichern

Fahrrad immer an einem festen Gegenstand anschließen – Bau- oder Holzzäune sind oft schneller geknackt als das Schloss. Schloss am Fahrrad oben befestigen – so haben Diebe keine Deckung und kaum Auflagemöglichkeiten für Werkzeug. Zweites Schloss anderer Bauart benutzen – das kann abschrecken und Teile wie ein Vorderrad zusätzlich sichern.

Mittelklasse gleicht Wundertüte

Wer ein Schloss der mittleren Sicherheitsklasse kauft, kann jedoch auch Pech haben. Die Kettenschlösser Trelock BC 380 und Axa Clinch+ sowie das Faltschloss Abus Bordo Lite hatten unsere Schlossknacker so schnell geöffnet, dass sie kaum vor Fahrraddiebstahl schützen – mangelhaft.

Solche Patzer erlebten wir bei den Schlössern mit hohen Sicherheitsversprechen nicht. Egal, ob Bügel-, Falt- oder Kettenschloss, diese Testkandidaten bewiesen →

Bügel- und Faltschlösser 3+5/2023

Produkt	Mittlerer Online-preis ca. (Euro)[9]	Sicherheitslevel laut Anbieter	Gewicht (ohne Halterung) ca. (kg)	Aufbruch-sicherheit 70 %	Handhabung 20 %	Haltbarkeit 5 %	Schadstoffe 5 %	test-QUALITÄTS-URTEIL 100 %
Bügelschlösser								
Litelok X1	169,00[5]	K. A.	1,7	++	○	++	++	SEHR GUT (1,4)
Hiplok D1000	280,00[5]	K. A.	1,9	++	○	++	++	SEHR GUT (1,5)
Kryptonite New York Lock M18-WL	122,00	10 von 10	2,6	++	⊖	+	++	GUT (1,7)
Abus Granit XPlus 540/160HB300 + USH540	104,00	15 von 15	1,7	+	○	++	++	GUT (1,8)
Trelock U6	79,00	6 von 6[1]	1,4	++	○	++	+	GUT (1,8)
Trelock U4 Plus	53,50	4 von 6[2]	0,9	+	○	+	+	GUT (2,0)
Kryptonite Keeper 12 STD[3]	35,50	5 von 10	0,9	+	○	+	⊖*)[4]	BEFRIED. (2,9)
Abus Ultra 410/170HB230 + SH34	42,00	8 von 15	0,9	⊖	○	+	+	BEFRIED. (3,3)
Axa Newton UL-230	33,00	8 von 15	1,1	⊖	○	++	++	BEFRIED. (3,3)
Axa Newton Pro 190	46,00	15 von 15	1,4	++	○	++	–*)[6]	MANGELH. (5,5)
Faltschlösser								
Abus Bordo Granit 6500K/ 90 BK SH	127,00	15 von 15	1,7	+	○	++	++	GUT (1,9)
Axa Fold Ultra 90	91,50	14 von 15	1,4	+	○	++	++	GUT (1,9)
Kryptonite Evolution 790 Folding Lock	107,00	7 von 10	1,4	+	○	++	++	GUT (1,9)
Kryptonite Keeper 510 Folding Lock	69,50	5 von 10	0,9	+	○	++	+	GUT (1,9)
Trelock FS 580 Toro X-Press	107,00	5 von 6[7]	1,4	+	○	++	+	GUT (1,9)
Trelock FS 380 Trigo	59,00	3 von 6[8]	0,8	+	○	+	++	GUT (2,0)
Axa Fold Lite 100	49,00	7 von 15	0,6	⊖	+	+	+	BEFRIED. (3,5)
Abus Bordo Lite 6055K/85 BK SH	68,00	7 von 15	0,5	–*)	○	+	++	MANGELH. (5,0)

Bewertungsschlüssel der Prüfergebnisse: ++ = Sehr gut (0,5–1,5). + = Gut (1,6–2,5). ○ = Befriedigend (2,6–3,5). ⊖ = Ausreichend (3,6–4,5). – = Mangelhaft (4,6–5,5). **Bei gleichem Qualitätsurteil Reihenfolge nach Alphabet.**

***) Führt zur Abwertung.** K. A. = Keine Angabe.

1) Laut Anbieter geändert in 17 von 18. **2)** Laut Anbieter geändert in 14 von 18.

3) Widersprüchliche Angaben: „Keeper 12 STD" auf der Verpackung, „New-U - Keeper Standard" laut Anbieterwebsite.

4) Die Ummantelung des Schlosses enthält hohe Mengen des Phthalat-Weichmachers DPHP.

5) Preis laut Anbieterwebsite.

6) Die Ummantelung des Bügels enthält den Phthalat-Weichmacher DEHP oberhalb des geltenden EU-Grenzwertes.

7) Laut Anbieter geändert in 15 von 18.

8) Laut Anbieter geändert in 9 von 18.

9) Stand 18.04.2023.

Einkauf der Prüfmuster: September 2022 und Januar 2023.

Kettenschlösser 3/2023

Produkt	Mittlerer Onlinepreis ca. (Euro)[2]	Sicherheitslevel laut Anbieter	Gewicht (ohne Halterung) ca. (kg)	Aufbruchsicherheit 70 %	Handhabung 20 %	Haltbarkeit 5 %	Schadstoffe 5 %	test-QUALITÄTSURTEIL 100 %
Kryptonite Keeper 785	55,00	5 von 10	1,3	++	+	+	+	GUT (1,6)
Kryptonite New York Fahgettaboudit Chain 1410 & New York Disc Lock	158,00	10 von 10	4,7	++	○	+	+	GUT (1,7)
Axa Newton Promoto+ 2 100/9	47,50	15 von 15[3]	2,4	+	○	++	○	GUT (2,0)
Trelock BC 680[1]	54,00[6]	6 von 6	3,0	+	⊖	+	+	GUT (2,1)
Trelock BC 380	31,00	3 von 6[4]	1,2	–*)	+	+	○	MANGELH. (4,6)
Abus Granit CityChain XPlus 1060/110	156,00	15 von 15	2,7	+	⊖	++	–*)5)	MANGELH. (4,8)
Axa Clinch+ 85 black	28,50	8 von 15	1,0	–*)	○	+	+	MANGELH. (5,0)
Abus Steel-O-Chain 8807K/110 BK	54,00	8 von 15	1,6	+	+	+	–*)5)	MANGELH. (5,5)

Bewertungsschlüssel der Prüfergebnisse: ++ = Sehr gut (0,5–1,5). + = Gut (1,6–2,5). ○ = Befriedigend (2,6–3,5). ⊖ = Ausreichend (3,6–4,5). – = Mangelhaft (4,6–5,5). ***) Führt zur Abwertung.**
1) Zuerst veröffentlicht in test 5/21. **2)** Stand 18.04.2023.
3) Widersprüchliche Angaben: 15 von 25 auf der Verpackung, 15 von 15 laut Anbieterwebsite.
4) Laut Anbieter geändert in 9 von 18.
5) Die Ummantelung der Kette enthält den PAK Naphthalin oberhalb der Grenze des GS-Zeichens.
6) Stand 14.04.2021.
Einkauf der Prüfmuster: September 2022.

→ durchweg eine gute oder gar sehr gute Aufbruchsicherheit. Viele Schlösser erkaufen sich diese Sicherheit aber durch einen hohen Preis und ein teils enormes Gewicht. So kostet etwa das Kryptonite New York Fahgettaboudit Chain stolze 158 Euro und wiegt 4,7 Kilogramm.

Zwei trotzen sogar Winkelschleifern

Selbst diese Fahrradschlösser kapitulieren früher oder später vor den rotierenden Trennscheiben eines Winkelschleifers. In unseren Recherchen fanden wir zwei Modelle, die der Flex mehr Gegenwehr leisten sollen: das Litelok X1 und das Hiplok D1000. Wir haben auch diese Schlösser ins Testlabor geschickt. Und tatsächlich benötigten unsere Tester pro Schnitt durch den Bügel deutlich mehr Zeit als bei den besten bisher geprüften Fahrradschlössern.

Auch mit anderem Werkzeug scheiterten wir. Da das Litelok X1 sowie das Hiplok D1000 mit 1,7 und 1,9 Kilo zudem relativ leicht sind und sich auch sonst keine Schwächen leisten, tragen sie als derzeit einzige Schlösser das Qualitätsurteil Sehr gut. Beide sind eine gute Wahl für wertvolle Fahrräder. Die 280 Euro für das Hiplok kann man sich aber sparen. Es bietet keine Vorteile gegenüber dem Litelok X1 für 169 Euro. Ein zweites Schloss, etwa zum Sichern des Vorderrads, ist dennoch sinnvoll. ■

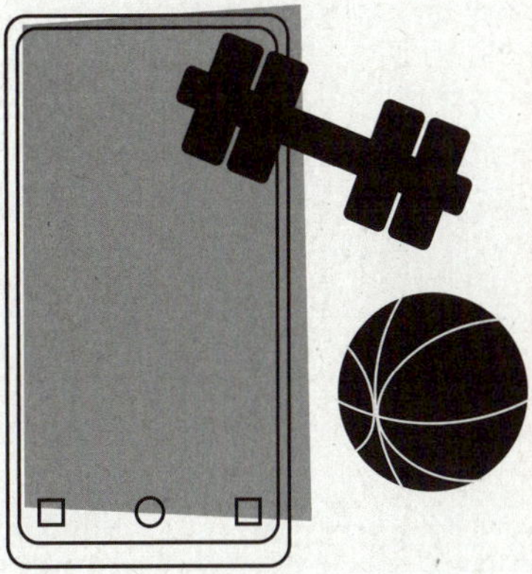

Unser Rat

Radfahren: Die Apps von Garmin Connect fahren mit Abstand den Testsieg ein – und sind die Besten fürs Radfahrtraining.
Laufen: Viele Apps helfen hier gut oder sehr gut, darunter Garmin und die zweitplatzierten Huawei Health.
Schwimmen: In der Schwimm-Analyse sind mehrere sehr gut. Insgesamt beste von ihnen sind die Huawai-Health-Apps.

Sportliche Leistung

7/2023 Apps können gute Trainingspartner sein. Die Testsieger von Garmin Connect schneiden sogar sehr gut ab. Vier fallen durch.

Was für Profisportler Standard ist, kann auch für Freizeitsportler sinnvoll sein: Die Analyse von Vital- und Trainingswerten, etwa mithilfe einer Smartwatch. Sensoren erfassen dafür die Sport- und Vitaldaten, liefern also die Datengrundlage für eine App, die persönliche Werte darstellt und analysiert. Wir haben 21 Fitness-Apps getestet: je zehn für Android und iOS plus Apple Fitness, die nur fürs Apple-eigene Betriebssystem iOS verfügbar ist. Alle getesteten Apps lassen sich kostenfrei herunterladen oder sind bereits werkseitig auf dem Smartphone installiert.

Gute Smartwatches

Eine App kann immer nur so gut sein wie die Watch, mit der sie kommuniziert. Denn was nutzt die beste Analyse, wenn die Uhr Daten nicht sauber misst? Die gute Nachricht: Eine Reihe von Smartwatches verschiedener App-Anbieter hat sich in unseren Untersuchungen bewährt. Die besten im Jahr 2023 getesteten Smartwatches finden Sie auf Seite 125.

Garmin hat die Nase vorn

Mit beträchtlichem Vorsprung überqueren die Garmin-Connect-Apps die Ziellinie und fahren mit der Note Sehr gut den Gesamtsieg ein. Fünf weitere Apps sind gut. Die von Strava und Fossil sind mangelhaft. Sie erfassen nur wenige Vitalwerte oder sind als Trainingsbegleiter kaum zu gebrauchen.

Garmin führt das Feld auch in puncto Trainingsbegleitung an. Als einzige erfüllen die Testsieger alle Anforderungen dieses Prüfpunktes und lassen sich trotz etlicher Funktionen intuitiv nutzen.

Die Vitalwerte stellt Huawei Health am besten dar. Die Experten lobten besonders, wie sich Daten auswerten lassen. Als eine von wenigen bietet Huawei sogar einen Trainings-Rückblick über mehrere Jahre. ■ →

Fitness-Apps 7/2023

App		Kostenpflichtige Premiumversion angeboten (nicht getestet)/Kosten (Euro)[1]	Darstellung Vitalwerte 40 %	Training 35 %	Individuelle Anpassung und Handhabung 20 %	Basisschutz persönlicher Daten 5 %	test-QUALITÄTSURTEIL 100 %
Garmin Connect	Android	❑/Entfällt	++	++	++	○	SEHR GUT (1,0)
	iOS	❑/Entfällt	++	++	++	○	SEHR GUT (1,0)
Huawei Health[2]	Android[3]	■/7,99 (Monatsabo)[4]	++	+	○	○	GUT (1,8)
	iOS	❑[5]/Entfällt	++	+	○	○	GUT (1,9)
Zepp	Android	❑/Entfällt	++	○	○	○	GUT (2,5)
	iOS	❑/Entfällt	++	○	○	○	GUT (2,5)
Samsung Health	Android	❑/Entfällt	+	+	○	○	GUT (2,5)
	iOS	❑/Entfällt	+	○	○	○	BEFRIED. (2,7)
Polar Flow	Android	❑/Entfällt	○	○	+	○	BEFRIED. (2,7)
	iOS	❑/Entfällt	○	○	+	○	BEFRIED. (2,7)
Mi Fitness	Android	❑/Entfällt	+	○	⊖	○	BEFRIED. (3,0)
	iOS	❑/Entfällt	+	○	⊖	○	BEFRIED. (3,0)
Fitbit	Android	■/79,99 (Jahresabo), 8,99 (Monatsabo)	+	⊖	○	⊖*)	BEFRIED. (3,3)
	iOS	■/79,99 (Jahresabo), 8,99 (Monatsabo)	+	⊖	○	⊖*)	BEFRIED. (3,3)
Apple Fitness[6]	iOS	■/79,99 (Jahresabo), 9,99 (Monatsabo)	+	⊖*)	○	○	AUSREICH. (3,6)
Google Fit[7]	Android	❑/Entfällt	+	–*)	○	○	AUSREICH. (4,3)
	iOS	❑/Entfällt	+	–*)	○	○	AUSREICH. (4,3)
Strava[7]	Android	■/74,99 (Jahresabo), 10,99 (Monatsabo)	–*)	⊖	○	○	MANGELH. (4,7)
	iOS	■/74,99 (Jahresabo), 10,99 (Monatsabo)	–*)	⊖	○	○	MANGELH. (4,7)
Fossil Smartwatches	Android	❑/Entfällt	⊖	–*)	⊖	○	MANGELH. (4,8)
	iOS	❑/Entfällt	⊖	–*)	⊖	○	MANGELH. (4,8)

Bewertungsschlüssel der Prüfergebnisse: ++ = Sehr gut (0,5–1,5). + = Gut (1,6–2,5). ○ = Befriedigend (2,6–3,5). ⊖ = Ausreichend (3,6–4,5). – = Mangelhaft (4,6–5,5). **Reihenfolge nach Gesamtergebnis des Anbieters (Durchschnittswert aus test-Qualitätsurteilen für Android- und iOS-Version).**

***) Führt zur Abwertung.** ■ = Ja. ❑ = Nein. **1)** Laut Anbieterbefragung und eigenen Recherchen (App-Store, Google-Play-Store, Websites) im Mai 2023. **2)** Laut Anbieter Datenschutzerklärung und einige App-Funktionen inzwischen aktualisiert. **3)** Android-Version nicht im Google-Play-Store verfügbar, aber unter anderem in der Huawei AppGallery. **4)** Laut Anbieter Jahresabo nicht verfügbar (Stand: Mai 2023). **5)** Laut Anbieter nicht verfügbar (Stand: Mai 2023). **6)** Für Teilbereiche der Prüfungen auch App Apple Health berücksichtigt. **7)** Vitalwerte wurden aus der App Polar Flow bezogen.

Erhebungszeitraum: Dezember 2022 bis März 2023.

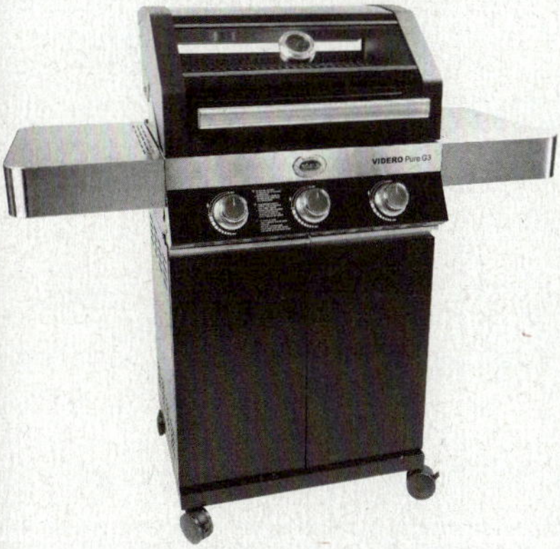

Unser Rat

Testsieger: Der beste Grillwagen ist der Rösle Videro Pure G3 für 500 Euro, der beste Tischgrill der Weber Go Anywhere für 170 Euro.
Preistipp: Günstigere Grillwagen sind Enders Chicago 3 (287 Euro) und Hellweg Rothmann (249 Euro, laut Anbieter Auslaufmodell).
Umwelttipp: Profis grillen mit Deckel. So geht weniger Hitze verloren, warme Luft kann zirkulieren.

Günstig grillt gut

4/2023 Alle grillen gut, aber: Viele geben Schadstoffe ab, einige sind rostanfällig, einer ist unsicher. Vier von zwölf Gasgrills überzeugen.

Wir haben zwölf Gasgrills in die Zange genommen – vier Tischgeräte zu Preisen ab 98 Euro, die sich für den Grillabend im Park unter den Arm klemmen lassen, sowie acht große Grillwagen für den Einsatz auf der Terrasse für bis zu 840 Euro. Die Testergebnisse sind durchwachsen wie ein saftig-marmoriertes Nackensteak: Alle grillen gut, egal ob teuer oder günstig.

Ausstattung vergleichen hilft

Vor dem Kauf lohnt ein Blick auf die Ausstattung. Die Grills von Char-Broil und Landmann haben keine Vorrichtung für die Gasflasche, sie steht daneben. Beide haben zudem nur zwei statt vier Räder, müssen beim Schieben also gekippt werden. Dafür sind die Räder so groß, dass sie besser über unebene Böden rollen als die der anderen.

Doch viele Grillroste geben Schadstoffe ab. Nichts zu beanstanden hatten wir bei den blanken Edelstahl-Rosten von Enders und Tepro. Unter den emaillierten Rosten zeigten sich nur der des Weber-Tischgrills tadellos, aber auch die von Rösle und Hellweg Rothmann liegen noch im grünen Bereich.

Ein Tischgrill ist nicht sicher

Die Modelle von Landmann und Weber sind rostanfällig, die von Activa, Napoleon und Tepro fielen durch heiße Stellen an der Haube neben dem Thermometer auf. Der Tischgrill von Tepro fiel durch die Sicherheitsprüfung. Er könnte beim Ausdrehen buchstäblich in Flammen aufgehen.

Nur vier Geräte erhalten das Urteil „Well done“: die Standgrills von Rösle, Enders und Hellweg Rothmann für 249 bis 500 Euro sowie der tragbare Weber für 170 Euro. Luxus-Grillwagen von Weber und Napoleon für 700 und 840 Euro reihen sich dahinter ein: Beide geben Schadstoffe ab und grille nicht besser als die günstigen Guten. ■ →

Gasgrills 4/2023

Produkt	Mittlerer Onlinepreis ca. (Euro)	Gesamtgewicht ohne Gasflasche ca. (kg)	Rostmaterial laut Anbieter	Beschichtung	Grillen 45 %	Handhabung 35 %	Sicherheit 10 %	Haltbarkeit 10 %	Schadstoffe 0 %	test-QUALITÄTSURTEIL 100 %
Grillwagen mit drei Brennern										
Rösle Videro Pure G3 Art.-Nr.: 25512	500[1]	40	Gusseisen	Emaille	+	+	+	○	+	GUT (2,0)
Enders Chicago 3	287	26	Edelstahl	Keine	+	+	+	○	++	GUT (2,1)
Hellweg Rothmann Gasgrillwagen Ottawa[2]	249[1]	30	Gusseisen	Emaille	+	+	+	○	+	GUT (2,3)
Bauhaus Grillstar Atlanta 300 II	269[1]	27	Stahl	Emaille	+	+	+	+	⊖*)3)	BEFRIED. (2,6)
Landmann Rexon 3.0	355	29	Stahl	Emaille	+	+	+	⊖*)	⊖4)	BEFRIED. (2,6)
Weber Spirit E-315 GBS	700	43	Gusseisen	Emaille	+	+	+	⊖*)	⊖5)	BEFRIED. (2,8)
Char-Broil Convective 310 B	330	34	Gusseisen	Emaille	+	+	+	+	⊖*)6)	BEFRIED. (3,1)
Napoleon Rogue 425	840[1]	49	Gusseisen	Emaille	+	+	○	+	⊖*)7)	BEFRIED. (3,1)
Tragbare Grills mit einem Brenner										
Weber Go Anywhere Gasgrill	170	6	Stahl	Emaille	+	○	○	+	++	GUT (2,4)
Campingaz Attitude 2go CV	212	14	Gusseisen	Emaille	+	○	++	+	⊖*)8)	BEFRIED. (3,0)
Activa Tischgasgrill Crosby	152	9	Gusseisen	Emaille	+	+	⊖*)	+	⊖9)	BEFRIED. (3,5)
Tepro Tischgasgrill Albany	98	5	Edelstahl	Keine	+	○	–*)10)	○	++	MANGELH. (5,0)

Bewertungsschlüssel der Prüfergebnisse: ++ = Sehr gut (0,5–1,5). + = Gut (1,6–2,5). ○ = Befriedigend (2,6–3,5). ⊖ = Ausreichend (3,6–4,5). – = Mangelhaft (4,6–5,5). **Bei gleichem Qualitätsurteil Reihenfolge nach Alphabet.**

***) Führt zur Abwertung.**

1) Preis laut Anbieter-Website. **2)** Laut Anbieter Auslaufmodell. **3)** Der Grillrost gibt hohe Mengen Nickel ab. **4)** Der Grillrost gibt hohe Mengen Kobalt und Nickel ab. **5)** Der Grillrost gibt hohe Mengen Kobalt ab. **6)** Der Grillrost gibt hohe Mengen Aluminium, Kobalt, Mangan, Molybdän, Nickel und Barium ab. **7)** Der Grillrost gibt hohe Mengen Aluminium, Kobalt, Mangan, Nickel, Vanadium und Barium ab. **8)** Der Grillrost gibt hohe Mengen Aluminium, Kobalt, Mangan, Nickel, Vanadium und Lithium ab. **9)** Der Grillrost gibt hohe Mengen Aluminium ab. **10)** Beim Zudrehen der Gaszufuhr Flammrückschlag möglich.

Einkauf der Prüfmuster: September und Oktober 2022.

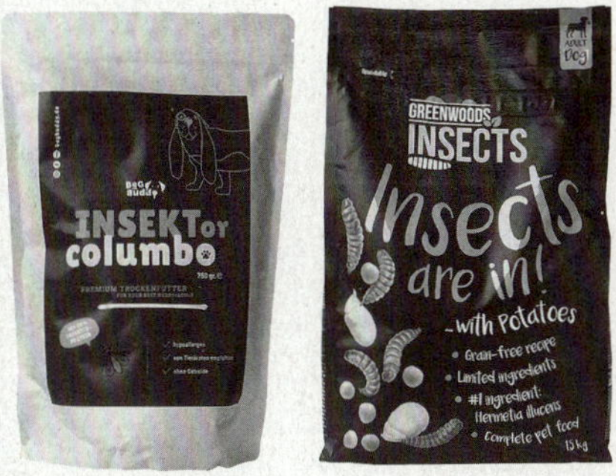

Unser Rat

Preistipp: Nur Trockenfutter erwiesen sich im Test als empfehlenswert. Das sehr gute Greenwoods Insects ist nur hauchdünn schlechter als das beste Futter im Test und mit 1,15 Euro pro Tagesration das günstigste. Es liegt gleichauf mit dem teureren BegBuddy für 3,71 Euro am Tag.
Testsieger: Das mit knappem Abstand beste Futter von Fressnapf ist inzwischen laut Anbieter verändert.

Da ist Fliege drin

7/2023 Wir haben Trocken- und Nassfutter für Hunde auf Basis von Fliegenlarven geprüft. Empfehlen können wir nur Trockenfutter.

Vertragen Hunde ihr Futter nicht, leiden auch die Besitzerinnen und Besitzer. Eine Lösung kann Hundefutter mit Insektenprotein sein, das meist für „empfindliche" oder „sensible" Tiere beworben wird.

Sechs der zehn Produkte im Test bringen einen sehr guten Nährstoffmix mit – allesamt Trockenfutter. Bei Hunden mit Futtermittelallergie können sie also einen Versuch wert sein. Die drei Nassfutter fallen hingegen durch. Bei ihnen sind wichtige Nährstoffe nicht optimal dosiert.

Fliegenlarven statt Huhn und Co

Die einzige tierische Zutat sind die proteinreichen Larven von Hermetia illucens, der schwarzen Soldatenfliege. Ihr Anteil im Trockenfutter beläuft sich laut Zutatenliste auf 10 bis 30 Prozent. Im Feuchtfutter ist der Anteil mit 50 bis rund 60 Prozent höher. Weitere typische Zutaten sind Kartoffeln, Erbsen und Karotten.

Verkauft werden alle als Alleinfuttermittel für ausgewachsene Hunde. Für Vierbeiner ohne Unverträglichkeiten sind sie eine teure Alternative. Eine Knuspermahlzeit mit Insekten kostet für einen 15-Kilo-Hund ab 1,15 Euro pro Tag. Klassisches Trockenfutter gab es im Test 2021 schon ab 17 Cent.

Wie Hunde Nährstoffe aus Futter mit Insekteneiweiß verwerten, ist nicht in Gänze erforscht. Tiere, die damit gefüttert werden, zeigen bisher keine Mängel. ■ →

Kein hypoallergenes Futter

Für allergiegeplagte Hunde kann Futter mit Insekten eine bekömmliche Alternative sein. Die Aussage „hypoallergen" auf einigen Produkten trifft aber nicht zu. Denn ein Hund kann im Laufe seine Lebens auch auf eine seltene Proteinquelle wie Insekten reagieren – grundsätzlich können alle tierischen oder pflanzlichen Proteine eine Allergie auslösen.

Hundefutter mit Insekten 7/2023

Produkt	Inhalt (g)/Mittlerer Preis ca. (Euro)	Tagesration für einen adulten Hund mit 15 kg Körpergewicht ca. (g)[1]/Mittlerer Preis für Tagesration ca. (Euro)	Ernährungsphysiologische Qualität 60 %	Fütterungsempfehlungen 15 %	Schadstoffe 10 %	Nutzungsfreundlichkeit der Verpackung 5 %	Deklaration und Werbeaussagen 10 %	test-QUALITÄTSURTEIL 100 %
Trockenfutter								
Fressnapf Select Gold Extra Sensitive Medium Adult mit Insektenprotein[2)3)] (MHD: 02/2024)	1000[4)]/ 9,70	200/1,94	++	++	+	+	○	SEHR GUT (1,3)
BegBuddy Insektor Columbo (MHD: 22 02.2024)	750[4)]/ 13,00	214/3,71	++	++	+	+	○	SEHR GUT (1,4)
Greenwoods Insects Insects are in! (MHD: 02/2024)	1500/ 8,30[5)]	208/1,15	++	++	+	+	○	SEHR GUT (1,4)
Mera Pure sensitive Adult Insect Protein[6)] (MHD: 07/2023)	1000[4)]/ 7,50	194/1,45	++	++	+	+	⊖*)	GUT (2,0)
Green Petfood InsectDog Adult Hypoallergen mit Insektenprotein[6)] (MHD: 06.11.2023)	900[4)]/ 5,30[5)]	200/1,18	++	+	+	○	⊖*)	GUT (2,2)
Josera Hypoallergenic Getreidefreie Ernährung für empfindliche Hunde[6)] (MHD: 19.11.2023)	900[4)]/ 8,00	195/1,73	++	+	+	+	–*)	BEFRIEDIGEND (2,7)
O´Canis Insect line Premium-Trockenfutter für Hunde[7)] (MHD: 08/2023)	1200/ 11,80[5)]	233/2,28	–	++	+	○	–*)	MANGELHAFT (5,1)
Nassfutter								
Pets Deli Green Insect Adult Premium Nassfutter[8)9)] (MHD: 18.09.2025)	375/ 3,50	1205/ 11,20	⊖	–*)	+	+	⊖	MANGELHAFT (4,9)
Bellfor Lieblingsmenü Landgut-Menü Insekten (MHD: 20.09.2025)	400[4)]/ 3,75[5)]	889/8,35	–*)	⊖	+	○	○	MANGELHAFT (5,0)
Ofrieda Alleskönner Insekten für Feinschmecker[8)] (MHD: 08.04.2025)	6 x 375[4)]/ 20,00	927/8,25	–*)	+	+	○	+	MANGELHAFT (5,0)

Bewertungsschlüssel der Prüfergebnisse: ++ = Sehr gut (0,5–1,5). + = Gut (1,6–2,5). ○ = Befriedigend (2,6–3,5). ⊖ = Ausreichend (3,6–4,5). – = Mangelhaft (4,6–5,5). **Bei gleichem Qualitätsurteil Reihenfolge nach Alphabet.**
***) Führt zur Abwertung.**
MHD = Mindesthaltbarkeitsdatum laut Deklaration.
1) Unsere Berechnung bezieht sich auf den täglichen Energiebedarf in Kilokalorien, aber nicht auf die Versorgung mit den einzelnen Nährstoffen. **2)** Produkt laut Anbieter inzwischen geändert. **3)** Hergestellt von Multifit Tiernahrung. **4)** Produkt auch in anderen Gebindegrößen und Preisen erhältlich. **5)** Von uns bezahlter Einkaufspreis. **6)** Kennzeichnung laut Anbieter inzwischen geändert. **7)** Mit Topinambur, Kartoffeln und Süßlupine. **8)** Rezeptur laut Anbieter inzwischen geändert. **9)** Mit Süßkartoffel, Kürbis und Spinat. **Einkauf der Prüfmuster:** Oktober 2022.

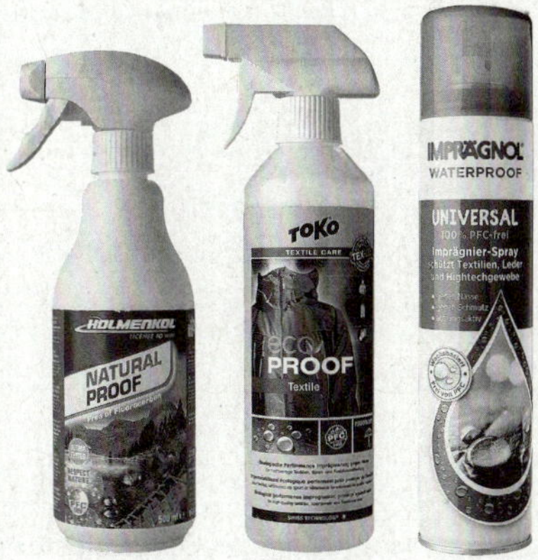

Unser Rat

Testsieger: Die Sprays Holmenkol Natural Proof (23 Euro) und Toko Eco Proof Textile (18 Euro) weisen Wasser sehr gut ab. Die zwei besten Mittel für die Waschmaschine sind Bionicdry für 4,95 Euro und Nikwax Tx.Direct für 14 Euro.
Preistipp: Imprägnol Universal 100 % PFC-frei für 4 Euro ist gut.
Umwelttipp: Verwenden Sie Mittel ohne schädliche PFAS.

Dem Regen trotzen

9/2023 Die besten Imprägniermittel halten trocken und lassen sich sicher nutzen. Mehrere gefährden jedoch Mensch und Umwelt.

Imprägniermittel helfen, Regen trocken zu überstehen. Es gibt sie etwa als Aerosol- und Pumpspray sowie als Mittel zum Einwaschen in der Waschmaschine, sogenannte Wash-Ins. Die sind vor allem für Textilien gedacht, Sprays oft auch für Schuhe, Taschen oder Zelte. Um zu prüfen, wie gut die Mittel wirken, dosierten wir sie gemäß den Verpackungsangaben. Mit den Wash-Ins wuschen wir Polyester- und Polyamidstoffe, aus denen häufig Funktionskleidung besteht. Mit den Sprays besprühten wir zusätzlich Ledermaterial. Im Beregnungstest bewerteten wir dann, wie gut Wasser vom Gewebe abperlt. Klare Testsieger sind die Sprays von Holmenkol und Toko. Sie schützen sehr gut vor Nässe. Zudem sind sie unbedenklich für Mensch und Umwelt, kosten aber auch am meisten.

Fünf Sprays enthalten PFAS

Die Sprays Imprägnol Universal, Collonil, Deichmann, Solitaire Nano Plus und Rossmann enthalten kritische per- und polyfluorierte Alkylsubstanzen (PFAS) und sind mangelhaft. Die Stoffe sind stark schmutz- und wasserabweisend, bauen sich aber fast nicht mehr ab. PFAS reichern sich in der Nahrungskette an. Mehrere gefährden die Gesundheit.

Sechs Produkte sind mangelhaft

Sechs Sprays schneiden mangelhaft ab: Ihr Sprühnebel enthält schädliche Chemikalien (siehe Kasten links) oder potenziell lungenschädigende Tröpfchen – drei sogar beides. Imprägnol Universal sowie die Mittel von Deichmann, Lowa und Rossmann versprühen zu viele kleine Tröpfchen, die beim Einatmen in die Lunge dringen und die Atmung beeinträchtigen können. Zur Sicherheit sollten Nutzerinnen und Nutzer Sprays nur im Freien oder zumindest in gut belüfteten Räumen einsetzen. ■

→

Imprägniermittel 9/2023

Produkt	Mittlerer Preis ca. (Euro)	Inhalt laut Verpackung (ml)	Preis pro Anwendung ca. (Euro)	Darreichungsform	Imprägnieren 60 %	Handhabung 20 %	Umwelt und Gesundheit 20 %	test-QUALITÄTSURTEIL 100 %
Imprägniersprays								
Holmenkol Natural Proof	23,00	500	7,80[1]	Pumpspray	++	+	+	GUT (1,7)
Toko Eco Proof Textile	18,00	500	5,50[1]	Pumpspray	++	+	+	GUT (1,7)
Imprägnol Universal 100% PFC-frei Imprägnier-Spray	4,00	400	1,41[1]	Aerosolspray	○	+	+	GUT (2,4)
Solitaire Combi-Dry	13,00	400	4,45[1]	Aerosolspray	○	+	+	BEFRIEDIGEND (2,6)
Hey Sport Tex FF Impra	12,30	200	6,30[1]	Aerosolspray	○	+	++	BEFRIEDIGEND (2,7)
Imprägnol Universal Imprägnier-Spray	4,00	400	0,91[1]	Aerosolspray	+	++	–*)	MANGELHAFT (4,6)
Collonil Carbon Pro	17,00	300	5,55[1]	Aerosolspray	⊖	+	–*)	MANGELHAFT (4,7)
Deichmann Nässeblocker	9,00	300	4,35[1]	Aerosolspray	○	+	–*)	MANGELHAFT (4,7)
Lowa Water Stop Pro[2]	13,00[3]	300	4,95[1]	Aerosolspray	○	+	–*)	MANGELHAFT (4,8)
Solitaire Nano Plus	15,00	400	4,90[1]	Aerosolspray	○	+	–*)	MANGELHAFT (5,2)
Rossmann Rubin Imprägnierspray	2,20	400	0,54[1]	Aerosolspray	○	++	–*)	MANGELHAFT (5,5)
Einwaschimprägnierer								
Bionicdry Einwasch-Imprägnierer	4,95	250	2,97[4]	Flüssiges Einwaschmittel	○	+	++	GUT (2,1)
Nikwax Tx.Direct Wash-In[5]	14,00	300	4,65[6]	Flüssiges Einwaschmittel	+	+	++	GUT (2,1)
Dr. Beckmann High-Tech Imprägnierer	5,00	250	2,00[7]	Flüssiges Einwaschmittel	○	+	++	GUT (2,5)

Bewertungsschlüssel der Prüfergebnisse: ++ = Sehr gut (0,5–1,5). + = Gut (1,6–2,5). ○ = Befriedigend (2,6–3,5). ⊖ = Ausreichend (3,6–4,5). — = Mangelhaft (4,6–5,5). **Bei gleichem Qualitätsurteil Reihenfolge nach Alphabet.**

***) Führt zur Abwertung.**

1) Für 1 Quadratmeter Fläche. Das entspricht etwa einer Jacke. **2)** Wird laut Anbieter nicht mehr produziert. **3)** Von uns bezahlter Einkaufspreis. **4)** 150 ml für 1 kg Wäsche. Die Gebrauchsanleitung empfiehlt 100 bis 150 ml. **5)** Laut Anbieter Etikett geändert. **6)** 100 ml für ein Wäschestück, entsprechend der Gebrauchsanleitung. **7)** 100 ml für 1 kg Wäsche, entsprechend der Gebrauchsanleitung.

Einkauf der Prüfmuster: März und April 2022.

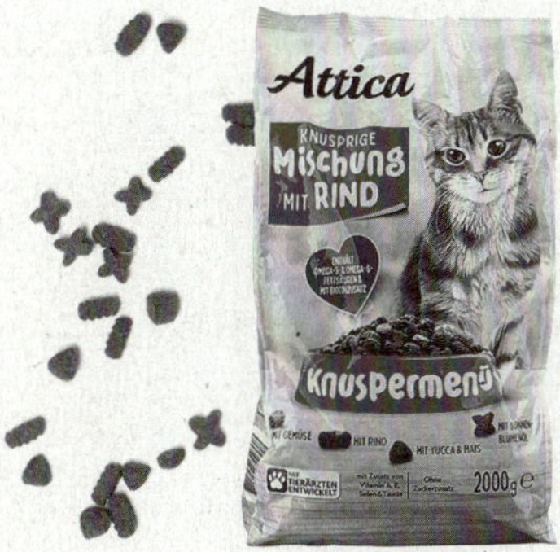

Unser Rat

Testsieger: Das sehr gute Attica Knuspermenü von Netto Marken-Discount überzeugte am meisten.
Preistipp: Der Testsieger gehört mit 7 Cent pro Tagesration auch zu den Preissiegern – zusammen mit den guten Trockenfuttern von dm, Kaufland und Lidl für ebenfalls je 7 Cent pro Tagesration. Generell gilt: Wer Großpackungen kauft, spart Geld – und Müll.

Top-Futter zum Spar-Preis

5/2023 Mit der Hälfte der gepüften Futter lässt sich Mieze sehr gut ernähren – teils für nur 7 Cent am Tag. Ein veganes Futter überrascht.

Trockenfutter ist preiswert und praktisch. Das freut Frauchen und Herrchen. Ist die Knuspermahlzeit optimal zusammengesetzt, macht das auch die Katze froh. 22 solcher Futter haben wir untersucht, darunter drei vegane. Das Ergebnis für schnurrende Fans der Pellets und Brocken ist erfreulich: Zwei Drittel der Produkte schneiden insgesamt mindestens gut ab.

Trocken- oder Feuchtfutter?

Trockenfutter ist günstig, sehr ergiebig und lässt sich gut aufbewahren. Katzen, die es bevorzugen, sollten zusätzlich ausreichend Flüssigkeit aufnehmen. Für schlechte Trinker empfiehlt sich eher Nassfutter: Es hat einen höheren Wasseranteil. Der intensive Duft von Feuchtfutter lockt auch schlechte Fresser. Dosen und Schalen verursachen aber viel Müll.

Große Auswahl an guten Produkten

Das Testsieger-Trockenfutter von Netto Marken-Discount ist eines der vier preiswertesten im Test: Gerade mal 7 Cent kostet die Tagesration für einen vier Kilogramm schweren Durchschnittskater.

Kostspieliger ist die Tagesration der zwei weiteren sehr guten Futter im Test: Bei Fressnapf Real nature sind es 57 Cent, bei Sanabelle 59 Cent. Insgesamt gut und mit weniger als 20 Cent pro Tag günstig sind Whiskas, Zooroyal sowie die Handelsmarken von Aldi, dm, Edeka, Kaufland und Lidl.

Zwei vegane sind Testverlierer

Auf den ersten Blick überzeugen die veganen Futter im Vergleich zu den fleischhaltigen wenig. Zwei sind Schlusslichter in der Tabelle: Benevo liefert viel zu wenig Jod, was zu einer Schilddrüsenunterfunktion führen kann – Qualitätsurteil Mangelhaft. Und es empfiehlt falsche Futtermengen: Eiweiß könnte zu kurz kommen, ein Schlüsselnährstoff für Katzen. Auch das V.E.G.-Fut- →

Katzen-Trockenfutter I 5/2023

Produkt	Inhalt (g)/ Mittlerer Preis ca. (Euro)	Tagesration für eine leicht übergewichtige Katze mit 4 kg Körpergewicht ca. (g)[1]/Mittlerer Preis für Tagesration ca. (Euro)	Ernährungsphysiologische Qualität 60 %	Fütterungsempfehlungen 15 %	Schadstoffe 10 %	Nutzungsfreundlichkeit der Verpackung 5 %	Deklaration und Werbeaussagen 10 %	test-QUALITÄTSURTEIL 100 %
Klassisches Trockenfutter								
Netto Marken-Discount Attica Knuspermenü Knusprige Mischung mit Rind[2] (MHD: 22.03.2024)	2000/ 2,29	64/0,07	++	++	+	○	+	SEHR GUT (1,3)
Fressnapf Real Nature Wilderness Ranger's Forest Adult[3][4] (MHD: 29.02.2024)	2500[5]/ 26,00	55/0,57	++	++	+	+	○	SEHR GUT (1,5)
Sanabelle Adult mit Strauß (MHD: 08.06.2024)	2000[5]/ 20,00	59/0,59	++	+	+	+	+	SEHR GUT (1,5)
Josera Josicat Tasty Beef adult[6] (MHD: 20.08.2023)	650[5]/ 2,99	63/0,29	++	+	+	○	○	GUT (1,6)
Crave Katzenfutter mit Truthahn und Huhn[7] (MHD: 01.02.2024)	750[5]/ 4,90	57/0,37	++	+	+	+	+	GUT (1,7)
Whiskas 1+ Jahre Lecker gefüllte Knackits mit Huhn[7] (MHD: 03.02.2024)	800[5]/ 2,29	62/0,18	++	++	+	+	○	GUT (1,8)
dm Dein Bestes Knuspermix mit Frischgeflügel, Ente & Huhn[8] (MHD: 26.02.2024)	1000/ 1,15	61/0,07	++	○	+	+	+	GUT (1,9)
Aldi Cachet Premium adult Trockenfutter reich an Frisch-Geflügel[9] (MHD: 19.06.2024)	800/ 2,29	58/0,17	+	++	+	++	○	GUT (2,0)

Bewertungsschlüssel der Prüfergebnisse: ++ = Sehr gut (0,5–1,5). + = Gut (1,6–2,5). ○ = Befriedigend (2,6–3,5). ⊖ = Ausreichend (3,6–4,5). — = Mangelhaft (4,6–5,5). **Bei gleichem Qualitätsurteil Reihenfolge nach Alphabet.**
MHD = Mindesthaltbarkeitsdatum laut Deklaration.
1) Bezieht sich auf den täglichen Energiebedarf in Kilokalorien, aber nicht auf die Versorgung mit den einzelnen Nährstoffen. Bei Futtern mit mangelhafter ernährungsphysiologischer Qualität deckt die Tagesration den Nährstoffbedarf nicht ausgewogen ab. **2)** Hergestellt von Euco. **3)** Wildschwein mit Ente, Kaninchen und Rothirsch. **4)** Hergestellt von Multifit Tiernahrung. **5)** Laut Anbieter auch in anderen Gebindegrößen und Preisen erhältlich. **6)** Laut Anbieter Deklaration inzwischen geändert. **7)** Produkt laut Anbieter inzwischen geändert. **8)** Produkt laut Anbieter inzwischen durch Nachfolger ersetzt. **9)** Hergestellt von Ospelt Petfood. Produkt inzwischen nur noch bei Aldi Süd erhältlich, bei Aldi Nord inzwischen von anderem Anbieter und in veränderter Rezeptur.

Einkauf der Prüfmuster: Oktober und November 2022.

Katzen-Trockenfutter II 5/2023

Produkt	Inhalt (g)/ Mittlerer Preis ca. (Euro)	Tagesration für eine leicht übergewichtige Katze mit 4 kg Körpergewicht ca. (g)[1]/Mittlerer Preis für Tagesration ca. (Euro)	Ernährungsphysiologische Qualität	Fütterungsempfehlungen	Schadstoffe	Nutzungsfreundlichkeit der Verpackung	Deklaration und Werbeaussagen	test-QUALITÄTSURTEIL
			60 %	15 %	10 %	5 %	10 %	100 %
Klassisches Trockenfutter								
Edeka Vitalcomplete Premium Komplett-Mahlzeit (MHD: 04.04.2024)	750/ 2,15	58/0,17	+	+	+	+	+	GUT (2,1)
Kaufland K-Classic Knabbermahlzeit Adult mit Huhn, Ente & Truthahn[2)3)] (MHD: 24.02.2024)	1000/ 1,09[4)]	63/0,07	+	+	+	+	+	GUT (2,1)
Lidl Coshida Knabberschmaus mit Rind, Huhn & Gemüse[2)] (MHD: 24.03.2024)	2000/ 2,29	64/0,07	+	++	+	+	+	GUT (2,2)
Royal Canin Regular Fit 32 (MHD: 01.02.2024)	2000[5)]/ 24,90	60/0,75	++	+	+	+	⊖*)	GUT (2,2)
Zooroyal Vital-Menü mit frischem Geflügel (MHD: 10.02.2024)	750/ 1,89[4)]	59/0,15	+	+	+	+	+	GUT (2,4)
Happy Cat Culinary 1+ years Voralpen Rind (MHD: 10.02.2024)	1300/ 10,60	58/0,47	++	+	+	+	⊖*)	GUT (2,5)
Perfect Fit adult 1+ reich an Huhn (MHD: 14.01.2024)	750/ 3,15	60/0,25	++	+	+	+	⊖*)	GUT (2,5)

Bewertungsschlüssel der Prüfergebnisse: ++ = Sehr gut (0,5–1,5). + = Gut (1,6–2,5). ○ = Befriedigend (2,6–3,5). ⊖ = Ausreichend (3,6–4,5). — = Mangelhaft (4,6–5,5). **Bei gleichem Qualitätsurteil Reihenfolge nach Alphabet.**
***) Führt zur Abwertung.** MHD = Mindesthaltbarkeitsdatum laut Deklaration.
1) Bezieht sich auf den täglichen Energiebedarf in Kilokalorien, aber nicht auf die Versorgung mit den einzelnen Nährstoffen. Bei Futtern mit mangelhafter ernährungsphysiologischer Qualität deckt die Tagesration den Nährstoffbedarf nicht ausgewogen ab. **2)** Produkt laut Anbieter inzwischen durch Nachfolger ersetzt. **3)** Hergestellt von Petcom Tierernährung. **4)** Von uns bezahlter Einkaufspreis. **5)** Laut Anbieter auch in anderen Gebindegrößen und Preisen erhältlich.
Einkauf der Prüfmuster: Oktober und November 2022.

→ ter gibt unpassende Futtermengen an und ist so insgesamt nur ausreichend.

Veganes Futter mit Potenzial

Auf den zweiten Blick zeigt sich aber Überraschendes. V.E.G. ist ernährungsphysiologisch gut zusammengesetzt, Ami One Planet immerhin befriedigend. Es ist also grundsätzlich möglich, veganes Futter mit den richtigen Nährstoffmengen herzustellen. Für eine pauschale Empfehlung ist es aber noch zu früh. Wie gut Nährstoffe aus veganem Futter für Katzen verfügbar sind, ist nicht abschließend geklärt. ■ →

Katzen-Trockenfutter III 5/2023

Produkt	Inhalt (g)/ Mittlerer Preis ca. (Euro)	Tagesration für eine leicht übergewichtige Katze mit 4 kg Körpergewicht ca. (g)[1]/Mittlerer Preis für Tagesration ca. (Euro)	Ernährungsphysiologische Qualität 60 %	Fütterungsempfehlungen 15 %	Schadstoffe 10 %	Nutzungsfreundlichkeit der Verpackung 5 %	Deklaration und Werbeaussagen 10 %	test-QUALITÄTSURTEIL 100 %
Klassisches Trockenfutter								
Purina Felix crunchy & soft mit Mischung aus Huhn und Truthahn[2] (MHD: 02/2024)	950/ 3,40	62/0,22	○[*]	+	+	+	+	**BEFRIEDIGEND (3,0)**
IAMS Naturally adult mit Lamm aus Neuseeland & Reis (MHD: 18.01.2024)	700[3]/ 4,00	58/0,33	++	–[*]	+	+	⊖	**BEFRIEDIGEND (3,1)**
Purina One Bifensis Adult reich an Huhn und Vollkorn-Getreide[4] (MHD: 02/2024)	800[3]/ 3,90[5]	57/0,28	+	⊖[*]	+	+	–	**BEFRIEDIGEND (3,1)**
Purina Beyond Grain Free Recipe reich an Lachs mit Maniok[6] (MHD: 03/2024)	1 200/ 7,10	57/0,34	+	⊖[*]	+	+	○	**BEFRIEDIGEND (3,2)**
Veganes Trockenfutter								
Ami One Planet Everyday love for cats (MHD: 07/2023)	1 500/ 15,90[5]	57/0,60	○[*] [7]	○	+	○	○	**BEFRIEDIGEND (3,0)**
V.E.G. Vegetal Ethical Gourmet Vegan Complete food for adult cats (MHD: 07/2023)	800/ 7,40	59/0,55	+[7]	–[*]	○	○	○	**AUSREICHEND (3,7)**
Benevo Adult Original[8] (MHD: 24.11.2023)	2 000/ 13,90[5]	61/0,42	–[*][7]	⊖	○	○	⊖	**MANGELHAFT (5,0)**

Bewertungsschlüssel der Prüfergebnisse: ++ = Sehr gut (0,5–1,5). + = Gut (1,6–2,5). ○ = Befriedigend (2,6–3,5). ⊖ = Ausreichend (3,6–4,5). – = Mangelhaft (4,6–5,5). **Bei gleichem Qualitätsurteil Reihenfolge nach Alphabet.**
***) Führt zur Abwertung.** MHD = Mindesthaltbarkeitsdatum laut Deklaration.
1) Bezieht sich auf den täglichen Energiebedarf in Kilokalorien, aber nicht auf die Versorgung mit den einzelnen Nährstoffen. Bei Futtern mit mangelhafter ernährungsphysiologischer Qualität deckt die Tagesration den Nährstoffbedarf nicht ausgewogen ab. **2)** Und mit Gemüse. **3)** Laut Anbieter auch in anderen Gebindegrößen und Preisen erhältlich.
4) Verpackung und Füllmenge laut Anbieter inzwischen geändert. **5)** Von uns bezahlter Einkaufspreis. **6)** Produkt wird laut Anbieter inzwischen nicht mehr hergestellt. **7)** Wir legten die Bedarfszahlen basierend auf konventionellen Futtern zugrunde. Zwar ist nicht abschließend geklärt, ob Katzen Nährstoffe aus rein veganen Futtern im gleichen Maße aufnehmen wie aus tierischen. Aber zum jetzigen Zeitpunkt liegen uns keine belastbaren Hinweise für das Gegenteil vor.
8) Produkt laut Anbieter inzwischen geändert. **Einkauf der Prüfmuster:** Oktober und November 2022.

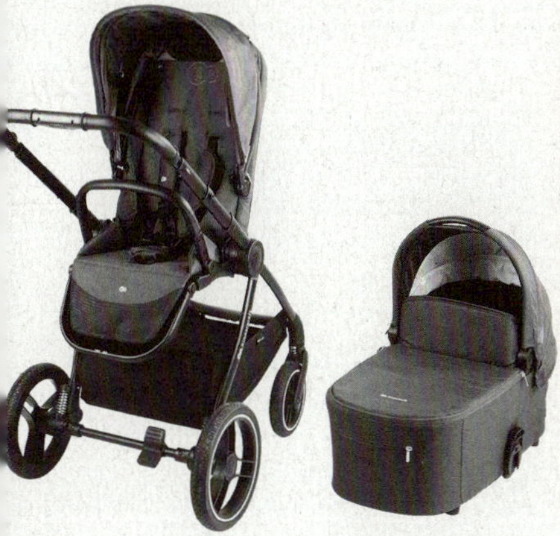

Unser Rat

Testsieger: Am besten fährt der Nachwuchs im Kinderkraft Nea 2 in 1 für 600 Euro und im Moon Gio Edition+ für 900 Euro.
Preistipp: Für 400 Euro gibt es den guten Hauck Vision X Set aus dem Test des Vorjahres.
Umwelttipp: Alle Wagen des Tests halten sehr gut. Werden sie geliehen, verkauft oder verschenkt, profitieren mehrere vom Ressourceneinsatz.

Die Günstigen fahren vorn

8/2023 Nur die zwei preiswertesten Kinderwagen des Tests sind gut. Die übrigen engen Babys ein oder sind unbequem.

Kombikinderwagen sollen sich für den Transport vom Säugling bis zum drei- oder vierjährigen Kleinkind eignen – erst in der Babywanne, später im Sitz. Die Stiftung Warentest hat sieben Modelle geprüft. Sie kosten zwischen 600 und 1450 Euro. Drei dieser Modelle lassen sich zum Geschwister- oder Zwillingswagen umbauen. Mit Zubehör kosten sie dann 1270 bis 1900 Euro.

Leihen statt kaufen

Eltern können Kinderwagen mieten, anstatt sie teuer zu kaufen. Anbieter wie Babywheels, Strollme und Bugaboo verleihen neue und gebrauchte Kinder- und Geschwisterwagen.
Im Halbjahresabo gibt es etwa den Bugaboo Donkey Duo gebraucht ab 50 Euro monatlich. Leihen oder gebraucht kaufen, kann günstiger und nachhaltiger sein als der Neukauf.

Mehrere der fahrbaren Untersätze im Test transportieren Kinder nicht ihrem Alter angemessen. Entweder liegen die Kleinen schon nach wenigen Monaten in einer zu kurzen oder zu engen Wanne. Oder sie hängen zu früh und daher krumm im Sitz. Kindgerecht gestaltet sind nur die zwei günstigsten Wagen: der von Kinderkraft für 600 und der von Moon für 900 Euro.

Große Babywannen im Vorteil

Babys schlummern 14 Stunden und länger am Tag. Eltern sollten ihnen eine angenehme Schlafumgebung schaffen – zu Hause und unterwegs im Kinderwagen. Die Stiftung Warentest hält eine nutzbare Liegefläche von 35 mal 78 Zentimetern für wünschenswert. So viel Platz bieten nur wenige Babywannen. Mit 29 Zentimetern besonders eng ist der Aufsatz des Bugaboo. Besonders kurz ist der von Uppababy mit 73 Zentimetern. Groß geratene Kinder stoßen schon nach fünf Monaten mit dem Kopf oder ihren Füßchen an. →

Kinderwagen 8/2023

Produkt	Mittlerer Preis Kinderwagen/ Regenschutz ca. (Euro)	Kindgerechte Gestaltung 45 %	Handhabung 35 %	Haltbarkeit 5 %	Sicherheit 5 %	Schadstoffe 10 %	test-QUALITÄTSURTEIL 100 %
Kinderkraft Nea 2 in 1	600/Inklusive	+	+	++	+	+	GUT (2,3)
Moon Gio Edition+1)	900/30	+	○	++	○	++	GUT (2,3)
Joolz Geo³ Mono2)	1 300/50	○	○	++	++	+	BEFRIEDIGEND (2,8)
Cybex Priam3)	1 450/Inklusive	⊖*)	+	++	++	+	BEFRIEDIGEND (3,5)
Bugaboo Donkey 5 Mono	1 380/Inklusive	⊖*)	○	++	+	⊖4)	AUSREICHEND (4,0)
Nuna Mixx Next5)	1 050/Inklusive	⊖*)	+	++	+	+	AUSREICHEND (4,0)
Uppababy Vista V2 Mono	1 230/Inklusive	⊖*)	○	++	○	⊖6)	AUSREICHEND (4,0)

Bewertungsschlüssel der Prüfergebnisse: ++ = Sehr gut (0,5–1,5). + = Gut (1,6–2,5). ○ = Befriedigend (2,6–3,5). ⊖ = Ausreichend (3,6–4,5). — = Mangelhaft (4,6–5,5). **Bei gleichem Qualitätsurteil Reihenfolge nach Alphabet.**

***) Führt zur Abwertung.**

1) Mit Regenschutz Resea/Rocca/Gio, Art.-Nr.: 24320010.

2) Mit Regenschutz Geo³, Art.-Nr.: 074007.

3) Mit Priam Rahmen, Art.-Nr.: 521002325; Priam Sitzpaket, Art.-Nr.: 521002411; Priam Lux Carry Cot, Art.-Nr.: 522000977.

4) Matratzenbezugsstoff enthält als krebserzeugend eingestuftes Chinolin, jedoch unterhalb des EU-Grenzwertes.

5) Mit Mixx Babywanne, Art.-Nr.: CC09803GRNGL.

6) Matratzenbezug enthält als krebserzeugend eingestuftes Formaldehyd, jedoch unterhalb des EU-Grenzwertes für Kleinkinderspielzeug.

Einkauf der Prüfmuster: Dezember 2022 und Januar 2023.

→ Keine Liegesitze

Wenn die Babywanne zu klein ist, müssen Babys in die Sitzeinheit des Kinderwagens umziehen. Doch die Sitze von Cybex, Nuna und Uppababy eignen sich erst für Kinder ab neun Monaten. Üblicherweise lernen die Knirpse um den achten Monat aufrecht zu sitzen. Bis dahin sollten die Kleinen flach liegen können. Zur ebenen Liegefläche umklappbare Rückenlehnen wären wünschenswert, damit die Passagiere bequem und rückenschonend schlafen. Doch im Bugaboo, Joolz und Uppababy sitzen Kinder stets im festen Winkel; sie können sich nicht zur Seite drehen. Auch die übrigen Modelle im Test lassen sich nicht komplett flach legen. Die 162 Grad Öffnungswinkel des Nuna sind das Maximum.

Schadstoffe in Matratzenbezügen

In mehreren Modellen fanden die Prüfer Schadstoffe. Der Matratzenbezug des Bugaboo enthält Chinolin. Die EU stuft das Hilfsmittel fürs Färben mittlerweile als krebserzeugend ein. Es steht auch im Verdacht, das Erbgut zu verändern. Im Matratzenbezug des Uppababy fanden sie krebserzeugendes Formaldehyd.

Geschwisterkinderwagen (Duo/Twin) 8/2023

Produkt	Mittlerer Preis Kinderwagen/ Regenschutz ca. (Euro)	Kindgerechte Gestaltung	Handhabung	Haltbarkeit	Sicherheit	Schadstoffe	test-QUALITÄTSURTEIL
		45 %	35 %	5 %	5 %	10 %	100 %
Geschwister-Kombikinderwagen (Duo)							
Joolz Geo³ Duo 1)	1480/100 2)	○	○	++	++	+	**BEFRIEDIGEND (2,9)**
Bugaboo Donkey 5 Duo	1730/Inklusive	⊖*)	○	++	+	⊖3)	**AUSREICHEND (4,0)**
Uppababy Vista V2 Duo 4)	1270/Inklusive	⊖*)	○	++	○	⊖5)	**AUSREICHEND (4,0)**
Zwillings-Kombikinderwagen (Twin)							
Joolz Geo³ Twin 6)	1900/100 2)	○	○	++	++	+	**BEFRIEDIGEND (2,9)**
Bugaboo Donkey 5 Twin	1880/Inklusive	⊖*)	○	++	+	⊖3)	**AUSREICHEND (4,0)**
Uppababy Vista V2 Twin 7)	1780/Inklusive	⊖*)	○	++	○	⊖5)	**AUSREICHEND (4,0)**

Bewertungsschlüssel der Prüfergebnisse: ++ = Sehr gut (0,5–1,5). + = Gut (1,6–2,5). ○ = Befriedigend (2,6–3,5). ⊖ = Ausreichend (3,6–4,5). — = Mangelhaft (4,6–5,5). **Bei gleichem Qualitätsurteil Reihenfolge nach Alphabet.**

***) Führt zur Abwertung.**

1) Mono mit zusätzlichem Regenschutz Geo³, Art.-Nr.: 074007, Geschwister Erweiterungsset, Art.-Nr.: 071066 und Duo Adapter oben, Art.-Nr.: 074003.

2) Preis für zwei Regenschutze.

3) Matratzenbezugsstoff enthält als krebserzeugend eingestuftes Chinolin, jedoch unterhalb des EU-Grenzwertes.

4) Mono mit zusätzlichem oberem Adapter, Art.-Nr.: 0214, und unterem Adapter, Art.-Nr.: 0917-LRA-WW.

5) Matratzenbezug enthält als krebserzeugend eingestuftes Formaldehyd, jedoch unterhalb des EU-Grenzwertes für Kleinkinderspielzeug.

6) Mit Regenschutz Geo³, Art.-Nr.: 074007.

7) Mono mit zusätzlicher Babywanne, Art.-Nr.: 0920-BAS-EU-GWN, RumbleSeat V2, Art.-Nr.: 0920-RBS-EU-GWN, oberem Adapter, Art.-Nr.: 0214, und unterem Adapter, Art.-Nr.: 0917-LRA-WW.

Einkauf der Prüfmuster: Dezember 2022 und Januar 2023.

Doppel-Bugaboo mit Überbreite

Die Geschwister- und Zwillingswagen brauchen viel Platz im Kofferraum eines Autos oder im Hausflur. Sie wiegen leer schon bis zu 20 Kilogramm. Im Bugaboo Duo und Twin sind die Babywannen beziehungsweise die Sitze nebeneinander platziert. In Zügen, Fahrstühlen oder an Supermarktkassen können Eltern mit diesem 78 Zentimeter breiten Gefährt stecken bleiben.

Die geprüften Modelle des Joolz und des Uppababy stapeln als Geschwister- und Zwillingswagen die Wannen beziehungsweise die Sitze übereinander. Somit sind sie schmaler als die Bugaboo-Varianten. Der Preis dafür: Kinder in der unteren Position können teilweise weder die Erwachsenen noch ihre Umwelt sehen. Die obere Wanne beziehungsweise der obere Sitz verdecken ihnen die Sicht. ■

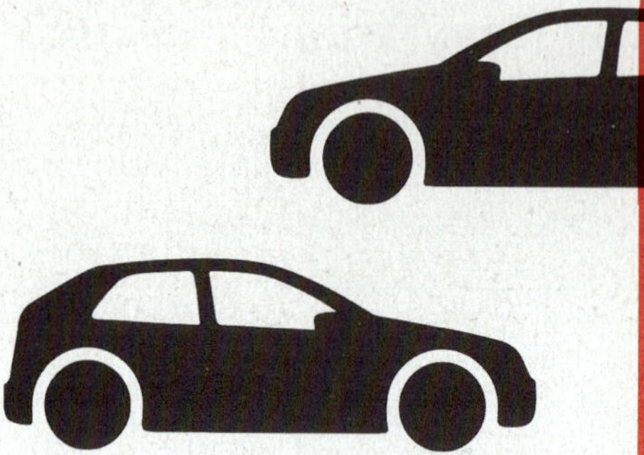

Unser Rat

Check24 und Billiger-Mietwagen bieten sehr gute Suchmöglichkeiten und hatten im Test im Durchschnitt zudem die günstigsten Preise. Wenn dagegen ein komplikationsloser Urlaub wichtiger ist als der Preis, ist Sunny Cars eine Empfehlung. Der Anbieter listet ausschließlich Rundum-sorglos-Tarife. Policen ohne Erstattung der Selbstbeteiligung finden sich nicht auf der Seite.

Sorgenfrei in den Urlaub

1/2023 Die Onlineportale Billiger-Mietwagen und Check24 fanden im Test die niedrigsten Preise. Rundum-sorglos-Policen kosten oft extra.

Vergleichsportale vermitteln Autos verschiedener Vermieter, die Auswahl ist größer als vom Einzelanbieter. Die Stiftung Warentest hat zehn Portale geprüft. Im Test kosteten Autos auf den Portalen teils weniger als per Direktbuchung: So bot unter anderem Check24 für zwei Wochen auf Mallorca einen Mittelklassewagen von Centauro für knapp 300 Euro an. Vom Vermieter direkt hätte die Wagenklasse mit vergleichbarer Versicherung 444 Euro gekostet. Hauptunterschied: Mit dem Angebot über Check24 müssen Mieter eine Kaution auf ihrer Kreditkarte blockieren lassen. Kommt es zum Schaden, zahlen sie eine Selbstbeteiligung, können sich das Geld aber vom Mietwagenportal zurückholen. Ein kurzer Preisabgleich mit der Webseite des Direktanbieters ist trotzdem sinnvoll: In einzelnen Fällen lagen dort die Preise unter jenen der Vergleichsseiten.

Nur mit echter Kreditkarte

Eine böse Überraschung können Mieter erleben, die nur eine Debitkarte haben. Zum Bezahlen auf dem Portal mag diese funktionieren. Doch Vermieter können auf Debitkarten keine Kaution blockieren. Das geht meist nur auf Kreditkarten, die das Wort Credit tragen. Ohne passende Karte kein Auto. Das Vorlegen der Kreditkarte ist Teil der Mietbedingungen.

Nachteilige Klauseln in Verträgen

Vorsicht: Manche Verträge enthalten Klauseln, nach denen es einem Rücktritt vom Vertrag gleichkommt, wenn Mieter den Abholtermin nicht einhalten – teils reicht eine Verspätung von 30 Minuten. In Zeiten häufig gestrichener oder verspäteter Flüge tragen Mieter oft keine Schuld, wenn sie nach der gebuchten Zeit in der Verleihstation erscheinen. Doch selbst die Angabe der Flugnummer in der Buchung reicht manchen

Mietwagenportale 1/2023

Produkt	Mietwagen finden 30 %	Buchen und Stornieren 40 %	Service und Infos 30 %	Mängel in den AGB 0 %	test-QUALITÄTSURTEIL 100 %
Check24 Mietwagen	++	+	○	keine	GUT (1,9)
Billiger-Mietwagen	+	+	+	sehr gering	GUT (2,0)
Sunny Cars	○	+	+	sehr gering 1)	GUT (2,4)
MietwagenCheck	○	+	○	sehr gering	GUT (2,5)
Happycar	○	+	○	gering	BEFRIEDIGEND (2,7)
Mietwagen24	○	○	○	sehr gering	BEFRIEDIGEND (2,7)
Tui Cars	○	+	○	sehr gering	BEFRIEDIGEND (2,8)
Auto Europe	⊖	+	○	gering	BEFRIEDIGEND (3,0)
Holiday Autos	○	○	⊖	deutlich*)	AUSREICHEND (3,9)
Rentalcars	⊖	+	⊖	sehr deutlich*)	AUSREICHEND (4,1)

Bewertungsschlüssel der Prüfergebnisse: ++ = Sehr gut (0,5–1,5). + = Gut (1,6–2,5). ○ = Befriedigend (2,6–3,5). ⊖ = Ausreichend (3,6–4,5). — = Mangelhaft (4,6–5,5). **Bei gleichem Qualitätsurteil Reihenfolge nach Alphabet.**
***) Führt zur Abwertung.**
Mängel in den AGB: keine, sehr gering, gering, deutlich, sehr deutlich.
1) Anbieter verwendet mehrere AGB, in den Allgemeinen Buchungsbedingungen (ABB) des Anbieters fanden wir keine Mängel.
Erhebungszeitraum: Juli bis September 2022.

Vermietern nicht. Unwirksame Klauseln zur Verspätung fanden wir in den Geschäftsbedingungen von Billiger-Mietwagen, Rentalcars und Sunny Cars. Auch Auto Europe, Holiday Autos und Tui Cars enthalten im Kleingedruckten verbraucherunfreundliche Formulierungen zur verspäteten Annahme.

Wie die Vermieter vor Ort damit umgehen, lässt sich nicht vorhersagen. Doch die Vermittlungsportale sollten in ihren Bedingungen keine nachteiligen Klauseln aufführen. **Tipp:** Verweigert ein Vermieter die Herausgabe des Autos wegen Verspätung, können Sie im Streitfall von Ihrer Bank den Mietpreis auf die Kreditkarte zurückbuchen lassen. Dann muss der Anbieter seine Ansprüche belegen.

Bei Ärger Kundenservice einschalten

Gibt es mit dem Vermieter vor Ort Ärger, hilft es oft, umgehend telefonisch den Kundenservice des Vermittlungsportals einzuschalten. Die Portale bieten Kontaktmöglichkeiten per E-Mail, Kontaktformular oder Telefon. Lediglich Holiday Autos war ausschließlich per Chat zu erreichen. Die Chat-Antworten kamen im Test zwar zügig, holperten aber etwas – als würden sie von einem Übersetzungsprogramm stammen.

Stornieren und billiger neu buchen

Manchmal fallen kurz vor Anreise die Preise. Dann ist es möglich, Reservierungen abzusagen und neu zu buchen. Die Portale im Test erlauben Stornierungen bis 24, maximal 48 Stunden, Sunny Cars sogar bis eine Stunde vor Anmietung. Im Test funktionierte dies problemlos. Nach zwei Wochen war das Geld meist zurück auf dem Konto. Über Happycar dauerte die Erstattung in zwei Fällen mehr als einen Monat, die Tester mussten mehrmals nachhaken. ■

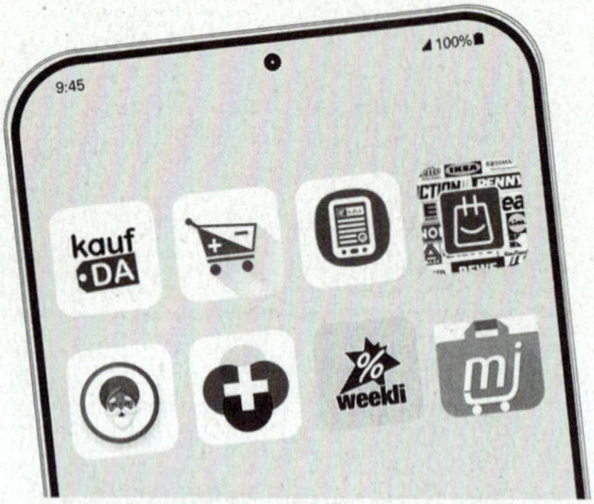

Unser Rat

Einen Testsieger können wir nicht ausrufen. Alle Apps sind zeitaufwendig. Sie lohnen sich nur, wenn man wirklich jeden Cent sparen will oder auf spezielle Angebote wartet. Am meisten spart Marktguru. Am besten nutzen lässt sich KaufDa. Sechs der acht Anbieter bieten digitale Supermarkt-Prospekte zum Blättern. Handelsketten bieten auch eigene Apps mit speziellen Rabatten.

App statt Werbeblatt

5/2023 Gratis-Anwendungen sollen die Schnäppchensuche im Lebensmittelhandel erleichtern. Das klappt nur teilweise und ist mühsam.

Die Lebensmittelpreise bereiten seit einiger Zeit vielen Menschen Kopfzerbrechen. Digitale Prospekte und Preisvergleich-Apps sollen beim Sparen und Vergleichen helfen. Wir haben acht Gratis-Programme geprüft, je für die Smartphone-Betriebssysteme Android und Apple iOS.

Für Singles und Familien stellten wir einen Warenkorb zusammen und ermittelten dafür in Dortmund und München die Preise, je in fünf Geschäften vor Ort und mit den 16 Apps. Berauschend war das Ergebnis nicht: Befriedigend bis Ausreichend lauten die Gesamturteile. Alle Apps sparten weniger als der direkte Preisvergleich im Laden.

Mindestens drei Märkte anpeilen

Im Schnitt mussten wir drei Märkte abklappern, um alle von den Apps genannten Sparpreise zu ergattern. Bei Marktguru waren es vier – das sparte dafür auch 5,89 Euro bei dem Familienwarenkorb im Wert von 55,59 Euro. Vor allem für Markenware lohnt sich das Warten: So kostete Nutella mal 1,79 Euro statt der üblichen 2,69 bis 2,99 Euro.

Oft ist die Suche per App umständlich. Sparfüchse müssen sich etwa bei Marktjagd oder Prospektangebote.de für iOS durch viele Prospekte klicken, um Angebote zu finden. Und nicht alle Suchworte führen ans Ziel: Wer mit Sparpionier Bananen sucht, dem werden etwa Angebote zu Geleebananen und Bananenmehl genannt. ■

Manche geben Geld zurück

Die meisten Apps bekommen laut den Anbietern die Preise von den Handelsketten genannt. Smhaggle gibt an, Einkaufsbons von Kunden zu erfassen. Wer einen Bon mit dem Handy fotografiert und übermittelt, erhält 5 Cent. Auch Marktguru zahlt regelmäßig Geld – allerdings nur für die Übermittlung von Bons für spezielle Aktionswaren.

Spar-Apps für Lebensmittel 5/2023

Wir packten für einen Single-Haushalt und eine Familie je einen Warenkorb mit Lebensmitteln und ermittelten direkt in den Läden vor Ort, was der Einkauf beim jeweils günstigsten und teuersten Händler kostete. Wurden alle Sonderangebote genutzt, konnten Singles wie Familien um die 20 Prozent sparen: Singles zahlten dann 21,75 statt 28,52 Euro – also 6,77 Euro weniger. Familien kamen auf 45,78 statt 55,59 Euro, sparten also 9,81 Euro. Gleichzeitig ermittelten wir die Preise mit den Apps. Deren Ersparnis fiel mit bestenfalls 12 Prozent deutlich geringer aus, weil keine App alle Sonderangebote fand.

App	Bietet digitale Angebotsprospekte	Ersparnis durch die App[1] für 30 %	einen Single in Euro	eine Familie in Euro	Zuverlässigkeit der Preisangabe in der App 25 %	Nutzungsfreundlichkeit 30 %	Basisschutz persönlicher Daten 15 %	Mängel in den AGB 0 %	test-QUALITÄTSURTEIL 100 %
Betriebssystem Android									
KaufDa	■	○	2,98	4,66	○	+	○	sehr gering	**BEFRIED. (2,9)**
Marktguru	■	○	3,65	5,89	○	+	○	keine	**BEFRIED. (2,9)**
YouPickIt	■	○	2,98	5,03	+	○	○	sehr gering	**BEFRIED. (3,0)**
Weekli	■	○	2,78	5,33	○	○	○	sehr gering	**BEFRIED. (3,2)**
Smhaggle	□	⊖	2,57	2,39	○	+	○	sehr gering	**BEFRIED. (3,3)**
Sparpionier	□	⊖[2]	1,66	3,66	+[2]	⊖	○	keine	**BEFRIED. (3,5)**
Prospektangebote.de	■	⊖	2,31	3,34	⊖	○	○	gering	**AUSREICH. (3,6)**
Marktjagd	■	–*)	1,02	1,93	+	⊖	+	keine	**AUSREICH. (3,7)**
Betriebssystem iOS									
KaufDa	■	○	2,98	4,66	○	+	○	sehr gering	**BEFRIED. (2,9)**
YouPickIt	■	○	2,98	5,03	+	○	○	sehr gering	**BEFRIED. (2,9)**
Marktguru	■	○	3,65	5,89	○	+	○	keine	**BEFRIED. (3,0)**
Weekli	■	○	2,78	5,33	○	○	○	sehr gering	**BEFRIED. (3,1)**
Smhaggle	□	⊖	2,57	2,39	○	+	○	sehr gering	**BEFRIED. (3,3)**
Sparpionier	□	⊖[2]	1,66	3,66	+[2]	⊖	○	keine	**BEFRIED. (3,5)**
Marktjagd	■	–*)	1,02	1,93	+	⊖	+	keine	**AUSREICH. (3,7)**
Prospektangebote.de	■	⊖	2,31	3,34	⊖	⊖	○	gering	**AUSREICH. (3,9)**

Bewertungsschlüssel der Prüfergebnisse: ++ = Sehr gut (0,5–1,5). + = Gut (1,6–2,5). ○ = Befriedigend (2,6–3,5). ⊖ = Ausreichend (3,6–4,5). — = Mangelhaft (4,6–5,5). **Bei gleichem Qualitätsurteil Reihenfolge nach Alphabet.**

***) Führt zur Abwertung.** ■ = Ja. □ = Nein.

Der Warenkorb für den Single-Haushalt umfasst 11 Produkte: Mischbrot, Bananen, Spiralnudeln, Kaffee, Salami, Bio-Joghurt, Olivenöl nativ extra, Butter, Schokolade, ein Sixpack Bier und Erdbeerkuchen. Der Warenkorb für den Familien-Haushalt umfasst zusätzlich Pizza, Zuchtlachsfilet, Bio-Vollmilch, Sekt und Kartoffelchips sowie statt des Sixpacks einen Kasten Bier, statt Konfitüre ein Glas Nuss-Nugat-Creme.

Mängel in den AGB (allgemeine Geschäftsbedingungen): keine, sehr gering, gering, deutlich, sehr deutlich.

1) Wir suchten immer in fünf Märkten, die Apps fanden im Mittel aber nur in drei davon die besten Angebote. Der Preis für den Warenkorb wurde über fünf Erhebungstage und je fünf besuchte Märkte in zwei Städten gemittelt. **2)** Wegen Problemen bei der Standorteingabe am ersten Erhebungstag ermittelten wir die Preise in der App an vier statt fünf Tagen.

Erhebungszeitraum: Januar bis März 2023.

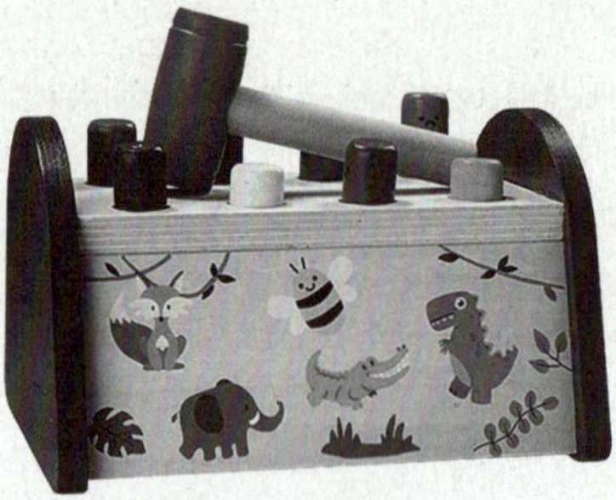

Unser Rat

Testsieger: Lidl überzeugte im Doppeltest mit seiner Unternehmensverantwortung und der sicheren Playtive-Klopfbank für 15 Euro. Auch das Ravensburger-Holzpuzzle (13 Euro) können Sie guten Gewissens kaufen.
Umwelttipp: Die in Deutschland produzierende Firma Haba mit dem sicheren Steckspiel (30 Euro) glänzte im Test Unternehmensverantwortung mit hohen Umweltstandards.

Sicher und fair produziert

12/2023 Wie öko ist Holzspielzeug? Wir haben es auf Schadstoffe und Produktionsbedingungen geprüft. Fünf überzeugen doppelt.

Bauklötze, Puzzles, Steckspiele: 15 Holzspielsachen für Kinder unter drei Jahren haben wir auf Schadstoffe und direkte Gefahren wie verschluckbare Kleinteile geprüft. Zehn der Spielsachen für 10 bis 47 Euro können wir als sicher empfehlen. Sie enthalten weder kritische Mengen an Schadstoffen noch gefährden sie Kinder in anderer Weise. Sie schneiden mit Gut oder Befriedigend ab (siehe Tabelle S. 244). Anders die übrigen fünf Spielzeuge: Zwar stellen auch sie keine direkte Gefahr dar, aber langfristig vermiesen sie den Spielspaß, da sie kritische Mengen gesundheitsgefährdender oder umweltschädlicher Substanzen enthalten. Die vier geprüften Spielzeuge von Plantoys, Hape, Smyths Toys und Nic Spiel+Art bewerteten wir deshalb mit Mangelhaft, das Goula-Angelspiel von Jumbo mit Ausreichend.

Neben dem Sicherheitstest haben wir untersucht, ob das Spielzeug fair hergestellt wird und das Holz aus sicheren Quellen stammt (Tabelle siehe S. 245).

Sicherheitstipps

Begutachten Sie das Spielzeug: Hat es scharfe Ecken und Kanten? Lösen sich Teile, Farben oder riecht es unangenehm? Lassen Sie es besser liegen. Kaufen Sie eher Spielzeug aus unlackiertem Vollholz. Die Schadstoffe befinden sich oft in Lacken oder in formaldehydhaltigen Bindemitteln der Holzwerkstoffe. Achten Sie auf Altersempfehlung und Warnhinweise.

DINP im Froschkönig, PAK in Pepe

Die Froschkönig-Schiebefigur von Nic enthält im schwarzen Kunststoffring ihrer Räder unter anderem den Weichmacher Diisononylphthalat (DINP) in einer Konzentration, die für dieses Spielzeug nach EU-Recht verboten ist. Es hätte nicht verkauft werden dürfen. In Lackproben des

Hape-Hunds Pepe fanden wir unter anderem mehr Naphthalin, als das freiwillige GS-Zeichen für geprüfte Sicherheit zulässt. Der polyzyklische Kohlenwasserstoff (PAK) steht unter Verdacht, Krebs zu erzeugen. Pepes rote Kordel kann zudem abfärben, wenn ein Kind an ihr lutscht oder sie mit schweißiger Hand hält. Das ist in diesem Fall nicht gefährlich, aber unschön.

Bauklötze mit riskanten Farbmitteln

In zwei Spielzeugen wiesen wir kritische Mengen gesundheitsgefährdender Stoffe nach, die sich aus bestimmten Azofarbstoffen abspalten können. Im blauen Textil des lilafarbenen Plantoys-Holzwürfels fanden wir krebserzeugendes Dimethoxybenzidin. Im roten Lack der Smyths-Toys-Bauklötze fanden wir krebsverdächtiges Anilin. Knabbert das Kind am Lack und verschluckt Teilchen davon, könnte der Farbbestandteil im Körper abgespaltet werden. Da es für Kleinkinderspielzeug keinen Anilingrenzwert für Lack gibt, haben wir den Grenzwert für Textilien herangezogen.

Das Goula-Angelspiel von Jumbo setzte hohe Mengen Formaldehyd frei – mehr als die Chemikalienverbotsverordnung für Holzwerkstoffe erlaubt. Das Gas kann die Atemwege reizen und – in höheren als den gemessenen Konzentrationen – Krebs erzeugen. Für Spielzeug aus Holzwerkstoff gilt der Grenzwert erst ab August 2026. Das Angelspiel ist daher noch ausreichend.

Unternehmen: Fair bis verschlossen

Um herauszufinden wie die Spielzeuge hergestellt werden, befragten wir die Anbieter zu ihrer sozialen und ökologischen Unternehmensverantwortung (englisch Corporate Social Responsibility, CSR) und verfolgten die Lieferketten der geprüften Spielsachen bis zur Holzherkunft. Wir baten um Belege zu den Aussagen, etwa Arbeitsverträge, Lohnabrechnungen und Umweltzertifikate. Wenn möglich, sprachen wir per Videoschalte auch mit Vertretern der Arbeiterschaft. Das Ergebnis ist gemischt. Sechs Anbieter zeigten kein sozial-ökologisches Engagement und kassieren ein Mangelhaft. Fünf davon gewährten gar keinen Einblick: Ikea, Nic, Schmidt Spiele, Simba Dickie, Smyths. Jumbo legte seine Lieferkette nicht offen. Sieben Firmen gaben sich transparent. Die besten Arbeitsbedingungen bietet Plantoys. Das thailändische Unternehmen zahlt seinen Beschäftigten etwa existenzsichernde Löhne. Haba und die zu Ravensburger gehörende Firma Brio machen ebenfalls umfassende Vorgaben, die sie in den Fabriken in Deutschland beziehungsweise Tschechien gut umsetzen – etwa zu Entlohnung, Arbeitsschutz, Pausen- und Arbeitszeiten.

Massenhafte Überstunden in China

Viele soziale und ökologische Maßnahmen zeigten auch Lidl, Hape, Ravensburger und Rossmann. Sie lassen in China produzieren. Das Grundgehalt der Beschäftigten liegt über dem örtlichen Mindestlohn. Die Lebenskosten sind damit jedoch schwer zu decken. Nötig wäre ein existenzsichernder Lohn, der Kosten für Gesundheit, Bildung, Kleidung und Rücklagen berücksichtigt. Um die Lohnlücke zu schließen, sind Überstunden an der Tagesordnung. In den überprüften Fabriken wird die gesetzliche maximale Arbeitszeit von elf Stunden täglich oft ausgeschöpft – und teilweise überschritten.

Holz aus sicheren Quellen

Die Spielwaren von Grimm's, Hape, Lidl, Ravensburger und Rossmann sind ganz oder teilweise aus FSC-zertifiziertem Holz gefertigt. Das unabhängige Siegel kennzeichnet Holzartikel, die sich zu nachhaltig bewirtschafteten Wäldern zurückverfolgen lassen. Auch das PEFC-Siegel, das Habas Steckspiel trägt, zeichnet nachhaltige Forstwirtschaft aus, gilt aber als weniger streng. Unser Doppel-Test zeigt: Sicheres und fair produziertes Spielzeug ist möglich. Vor mehreren Unternehmen liegt aber noch ein weiter Weg in Sachen Qualität und Transparenz. ■ →

Holzspielzeug 12/2023

Produkt	Mittlerer Preis ca. (Euro)	Sicherheit vor direkten Gefahren[1]	Schadstoffe	Sicherheit
Ikea Uppsta Motorikschleife bunt Art.-Nr. 105.624.91	13,00	++	+*)	**gut (1,6)**
Grimm's 30 bunte Geo-Klötze Art.-Nr. 10130	35,00	++	+*)	**gut (1,7)**
Lidl/Playtive Motorikspiele Klopfbank Art.-Nr. 100356977002 (Online), 390817 (Verpackung)	15,00	++	+*)	**gut (1,7)**
Schmidt Spiele/Selecta, Pedella Schiebespielzeug Ente Art.-Nr. 62032	35,00	++	+*)	**gut (1,8)**
Ravensburger/My first wooden puzzles Unterwegs im Zoo Art.-Nr. 03 687	13,00	++	+*)	**gut (2,0)**
Simba Dickie/Eichhorn, Rollbahn Haus Art.-Nr. 100002025	22,30[2]	++	+*)	**gut (2,1)**
Rossmann/Ideenwelt Holzzug-Set Krokodil[3] Art.-Nr. 118144 (Online)	13,00[2]	++	+*)	**gut (2,5)**
Haba Steckspiel Farbkringel Art.-Nr. 2202	30,00	++	○*)	**befriedigend (2,7)**
Ravensburger/Brio Mein erstes Brio Bahn Spiel Set Art.-Nr. 33727	47,00	++	○*)	**befriedigend (3,0)**
Gollnest & Kiesel/Goki Steckpuzzle Bauernhof I Art.-Nr. 57908	10,00	++	○*)	**befriedigend (3,2)**
Jumbo Spiele/Goula Magnetisches Angelspiel Art.-Nr. 53131	18,00	++	⊖*)	**ausreichend (3,6)**
Plantoys Activity Blocks Art.-Nr. 5531	32,00	++	–*)	**mangelhaft (4,7)**
Hape Nachziehhund Pepe[4] Art.-Nr. E0347	23,00	++	–*)	**mangelhaft (4,9)**
Smyths Toys/Squirrel Play Holzbausteine 50 Teile Art.-Nr. 166209	10,00[2]	++	–*)	**mangelhaft (5,2)**
Nic Spiel + Art/Walter Schiebefigur Froschkönig Art.-Nr. 62313	46,50	++	–*)	**mangelhaft (5,5)**

Bewertungsschlüssel der Prüfergebnisse: ++ = Sehr gut (0,5–1,5). + = Gut (1,6–2,5). ○ = Befriedigend (2,6–3,5). ⊖ = Ausreichend (3,6–4,5). — = Mangelhaft (4,6–5,5).

Bei gleichem Urteil Sicherheit Reihenfolge nach Alphabet.
***)Führt zur Abwertung.**

1) Sicherheit vor direkten Gefahren umfasst Risiken wie Erstickungsgefahr durch verschluckbare Kleinteile, Strangulationsgefahr, Entflammbarkeit und akustische Sicherheit.
2) Von uns bezahlter Einkaufspreis.
3) Laut Anbieter Produkt nicht mehr im Sortiment.
4) Laut Anbieter inzwischen die rote Textilkordel ausgetauscht.

Einkauf der Prüfmuster: Mai bis August 2023.

Unternehmensverantwortung 12/2023

Anbieter/ Überprüft am Produkt	Soziale und ökologische Unternehmensstrategie 20 %	Arbeitsbedingungen 40 %	Umweltschutz 30 %	Transparenz[1] 10 %	test-URTEIL CSR-ENGAGEMENT 100 %
Plantoys Activity Blocks Art.-Nr.: 5531	+	++	+	++	GUT
Haba Steckspiel Farbkringel Art.-Nr.: 2202	+	+	+	++	GUT
Ravensburger/Brio Mein erstes Brio Bahn Spiel Set Art.-Nr.: 33727	○	+	○	++	GUT
Lidl/Playtive Motorikspiele Klopfbank Art.-Nr 390817 (Verpackung)	+	○	○	++	GUT
Hape Nachziehhund Pepe Art.-Nr.: E0347	○	○	○	++	BEFRIEDIGEND
Ravensburger/My first wooden puzzles Unterwegs im Zoo Art.-Nr.: 03687	○	○	○	++	BEFRIEDIGEND
Rossmann/Ideenwelt Holzzug-Set Krokodil Art.-Nr.: 118144 (Online)	○	○	○	+	BEFRIEDIGEND
Gollnest & Kiesel/Goki Steckpuzzle Bauernhof I Art.-Nr.: 57908	⊖	⊖[4]	⊖[4]	○	AUSREICHEND
Grimm's 30 bunte Geo-Klötze Art.-Nr.: 10130	○	⊖[5]	⊖[5]	⊖	AUSREICHEND
Ikea Uppsta Motorikschleife bunt Art.-Nr.: 105.624.91	—[2]	—[2]	—[2]	—[2]	MANGELHAFT[2]
Jumbo Spiele/Goula Magnetisches Angelspiel Art.-Nr.: 53131	—[3]	—[3]	—[3]	—[3]	MANGELHAFT[3]
Nic Spiel + Art/Walter Schiebefigur Froschkönig Art.-Nr.: 62313	—[2]	—[2]	—[2]	—[2]	MANGELHAFT[2]
Schmidt Spiele/Selecta Pedella Schiebespielzeug Ente Art.-Nr.: 62032	—[2]	—[2]	—[2]	—[2]	MANGELHAFT[2]
Simba Dickie/Eichhorn Rollbahn Haus Art.-Nr.: 100002025	—[2]	—[2]	—[2]	—[2]	MANGELHAFT[2]
Smyths Toys/Squirrel Play Holzbausteine 50 Teile Art.-Nr. 166209	—[2]	—[2]	—[2]	—[2]	MANGELHAFT[2]

Bewertungsschlüssel: ++ = Sehr gut. **+** = Gut. ○ = Befriedigend. ⊖ = Ausreichend. — = Mangelhaft.
Bei gleichem CSR-Engagement Sortierung nach dem Urteil Arbeitsbedingungen, bei jeweils gleichem Urteil alphabetisch. CSR = Corporate Social Responsibility (Verantwortung des Unternehmens für Soziales und Umwelt).

1) Bewertet haben wir, wie kooperativ die Anbieter uns Einblicke in interne Unternehmensabläufe ermöglichten sowie ob und wie weit sie die Rückverfolgung der Lieferkette für das ausgewählte Produkt belegten.
2) Der Anbieter machte uns gegenüber keine Angaben in Bezug auf sein Engagement zur sozialen und ökologischen Unternehmensverantwortung.
3) Der Anbieter machte uns gegenüber kaum und nicht nachprüfbare Angaben in Bezug auf sein Engagement zur sozialen und ökologischen Unternehmensverantwortung.
4) Es wurden wenige Belege vorgelegt, ein videogestütztes Gespräch zur Prüfung der Angaben wurde nicht ermöglicht.
5) Die Rückverfolgung zur Fertigungsstätte anhand von Belegen wurde nicht offengelegt, vorhandene Angaben waren daher nicht überprüfbar.

Erhebungszeitraum: Mai bis September 2023.

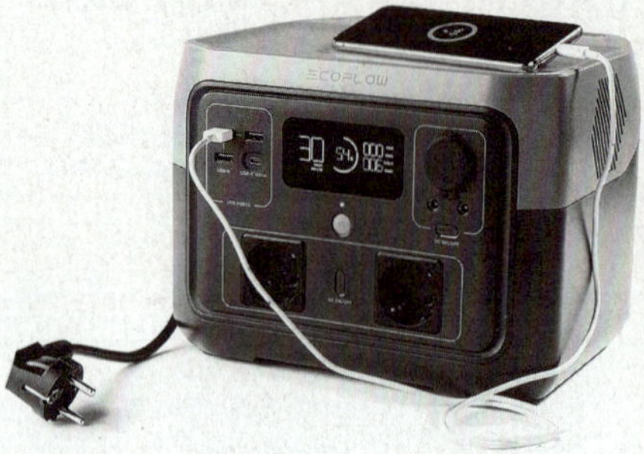

Unser Rat

Testsieger: Die Ecoflow River 2 Max schneidet am besten ab; in der Funktionalität ist sie als einzige sehr gut. Mit 520 Euro ist sie auch unser Preistipp. Ihr Manko: Sie ist am unhandlichsten.
Umwelttipp: Die geprüften Geräte lassen sich auch mit einem Solarmodul laden. Dessen Anschaffung ist aber ökologisch nur sinnvoll, wenn es oft und lange genutzt wird.

Strom für unterwegs

8/2023 Sie liefern Energie fürs Camping, die Gartenlaube oder bei Stromausfall. Fünf der elf Powerstations im Test sind gut.

Raus an den See, in den Schrebergarten oder zum Festival – meist dauert es nicht lange und irgendeinem Gerät geht der Strom aus. Hier kommen Powerstations ins Spiel: Mobile Akkus in Größe XXL.

Preise von 470 bis 825 Euro

Wir haben elf Powerstations für 470 bis 825 Euro getestet. Fünf sind gut. Alle haben neben USB-Anschlüssen auch mindestens eine haushaltsübliche Schuko-Steckdose und eine 12-Volt-Kfz-Buchse. Laut den Anbietern speichern sie zwischen 400 und 644 Wattstunden Energie. Nutzbar ist davon weniger, da die Geräte selbst Strom verbrauchen, etwa für die Elektronik. Wie lange eine Ladung reicht, hängt vom Stromhunger des angeschlossenen Geräts ab. Ein Laptop zum Beispiel wird mit 500 Wattstunden tagelang laufen, eine Stichsäge nur eine Stunde.

Große und kleine Alternativen

Für sehr leistungsstarke Geräte wie Wasserkocher oder Haartrockner sind die geprüften Modelle nicht ausgelegt. Dafür bietet der Handel Powerstations mit mehr Leistung. Um unterwegs nur ein Smartphone aufzuladen, reicht wiederum eine günstigere und kompaktere Powerbank – gute Modelle finden Sie in unserem Test unter test.de/powerbanks.

Die Teuerste ist am schwächsten

Neben der Energiemenge ist auch wichtig, wie viel Leistung eine Powerstation auf Dauer bringt. Davon hängt ab, welche Geräte mit ihr betrieben werden können. Ausgerechnet das teuerste Modell im Test ist am schwächsten: Die Goal Zero Yeti 500x bringt höchstens 300 Watt Dauerleistung über die Schuko-Steckdose. Für die meisten elektrischen Werkzeuge ist das zu wenig, für einen Fernseher oder um Geräte nur aufzuladen reicht es aber. Am meisten leis-

Powerstations 8/2023

Produkt	Mittlerer Onlinepreis ca. (Euro)	Nutzbare Energiemenge bei 230 V/bei 12 V ca. (Wh)1)	Maximale Dauerleistung über Schuko-/12-V-Kfz-Steckdose (W)2)	Funktion	Umwelteigenschaften	Handhabung	Sicherheit	test-QUALITÄTSURTEIL
				50 %	25 %	25 %	0 %	100 %
Ecoflow River 2 Max	520	420/430	500/126	++	○	+	Ergebnis der Sicherheitsprüfung unauffällig.	**GUT (2,1)**
Balderia Power Cube 500	525	270/300	500/120	+	+	+		**GUT (2,3)**
Anker 535 PowerHouse	550	400/420	500/120	+	+	+		**GUT (2,4)**
Bluetti EB55	570	440/460	700/120	+	○	+		**GUT (2,4)**
Jackery Explorer 500	575	480/500	500/120	○*)	+	+		**GUT (2,5)**
Agfaphoto PPS 600Pro	700	450/540	500/96	○*)	○	+		**BEFRIEDIGEND (2,8)**
Bresser Mobile Powerstation 500 Watt	510	380/440	500/120	○*)	+	+		**BEFRIEDIGEND (2,8)**
Goal Zero Yeti 500x3)	8254)	370/360	300/120	○*)	+	○		**BEFRIEDIGEND (2,8)**
Xtorm XP500U	730	460/500	500/120	+	○	○		**BEFRIEDIGEND (2,8)**
Nitecore NES500	770	440/470	500/120	○*)	○	+		**BEFRIEDIGEND (3,2)**
Pearl Revolt ZX-3012-919	4705)	340/350	6006)/140	⊖*)	+	○		**AUSREICHEND (3,6)**

Bewertungsschlüssel der Prüfergebnisse: ++ = Sehr gut (0,5–1,5). + = Gut (1,6–2,5). ○ = Befriedigend (2,6–3,5). ⊖ = Ausreichend (3,6–4,5). — = Mangelhaft (4,6–5,5). **Bei gleichem Qualitätsurteil Reihenfolge nach Alphabet.**

***) Führt zur Abwertung.**

1) Bei maximaler Dauerleistung.

2) Laut Anbieter.

3) Getestet mit separat erhältlichem Zubehör Goal Zero 12-V-Auto-Ladekabel (Yeti) für 70 Euro.

4) Preis inklusive Kfz-Ladekabel für 70 Euro.

5) Preis laut Anbieter-Website.

6) Konnte die vom Anbieter angegebene maximale Leistung im Test nicht dauerhaft bereitstellen.

Einkauf der Prüfmuster: Februar 2023.

tet die Bluetti EB55 mit 700 Watt. Mit ihr läuft etwa eine Stichsäge und auch so mancher Staubsauger und Stabmixer.

Sonnenenergie nutzen

Alle getesteten Powerstations lassen sich auch mit einem externen Camping-Solarmodul aufladen. Doch nicht alle können das Sonnenlicht gleich gut nutzen, einige haben etwa eine geringe Leistungsaufnahme. Ecoflow ist in diesem Punkt sehr gut, Nitecore und Pearl sind ausreichend.

Einige Modelle sind laut

Manche Powerstations sind unangenehm laut, wenn sie geladen werden oder Strom abgeben. Agfaphoto und Pearl brummen beim Entladen unter Volllast etwa in der Lautstärke eines Gesprächs. Sollen sie aber nur ein paar Handys laden, sind sie leiser. ■

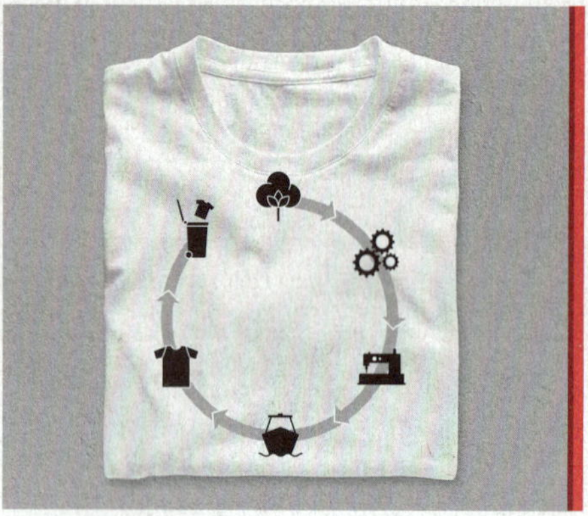

Unser Rat

Umwelttipp: Tragen Sie Kleidung möglichst lange und shoppen Sie nicht ständig Neues. Textilien aus Biobaumwolle belasten die Umwelt zudem weniger als jene aus herkömmlicher Baumwolle.
Preistipp: Kaufen Sie hochwertige und langlebige Mode secondhand ein, etwa in Vintage-Stores oder online. Das schont Ressourcen und spart Geld.

Lang lebe das T-Shirt!

3/2023 Unser Modekonsum belastet die Umwelt stark. Wir haben für ein T-Shirt ausgerechnet, wie sich die Bilanz verbessern lässt.

Um die 50 Kleidungsstücke pro Jahr kauft jeder Mensch allein in Deutschland – mehrere Milliarden insgesamt. Unsere Shoppinglust belastet die Umwelt im großen Stil. Laut einer Studie ist die Textilindustrie für 4 Prozent der globalen Treibhausgasemissionen verantwortlich – so viel, wie Deutschland, Frankreich und Großbritannien zusammen ausstoßen.

Umweltschadenspunkte

Sie geben an, wie stark die Rohstoffgewinnung und Herstellung, alle Transportwege sowie das Waschen und Entsorgen des T-Shirts die Umwelt belasten. Je mehr Schadenspunkte, desto schlechter ist die Ökobilanz. Punkte gibt es etwa für den Verbrauch von Wasser, Strom und Treibstoff, für die Landnutzung und den Einsatz von Düngemittel.

Shopping-Typen im Vergleich

Was macht Kleidung so problematisch? Unsere Analyse zeichnet den Weg eines T-Shirts nach – von der Baumwollplantage übers Tragen und Waschen bis zur Entsorgung. Die dabei entstehenden negativen Einflüsse fassen wir in Umweltschadenspunkten zusammen (siehe Kasten links). Wir vergleichen, welchen Einfluss Verbraucherinnen und Verbraucher haben, etwa indem sie viel oder wenig shoppen, nur Shirts aus Biobaumwolle oder nur konventionelle Ware kaufen. Fazit: Eine lange Tragedauer und nachhaltig gewonnene Baumwolle verbessern die Ökobilanz des T-Shirts deutlich.

Baumwollanbau größter Faktor

Die Produktion eines herkömmlichen T-Shirts belastet die Umwelt im Laufe des Lebenszyklus mit Abstand am meisten. Auf ihr Konto gehen mehr als 90 Prozent der gesamten Schadenspunkte. Fast die Hälfte davon fallen beim Baumwollanbau und der Saatgutgewinnung an. Auch die weiteren

Arbeitsschritte verbrauchen viele Ressourcen wie Wasser und Strom – etwa das Garn zu spinnen, es zu bleichen, zu Stoff zu verarbeiten und den Stoff zu veredeln.

Baumwollpflanzen sind anfällig für Krankheiten und Schädlinge. Bäuerinnen und Bauern versuchen, sie mit Unmengen an Pflanzenschutzmitteln gesund zu halten. Das belastet Böden, Grundwasser, Menschen und Tiere. Die Pflanze ist zudem sehr durstig. Für ein Kilogramm Baumwolle sind 10000 bis 17000 Liter Wasser nötig. Für die Bewässerung werden oft Flüsse gestaut und umgeleitet – das Wasser fehlt dann anderswo.

Bio ist besser

Bei der Herstellung eines T-Shirts aus Biobaumwolle reduzieren sich die Umweltschadenspunkte um rund 44 Prozent. Baumwolle aus ökologischer Landwirtschaft benötigt zwar ebenfalls viel Wasser, bei ihr kommen aber statt Chemiecocktail Kompost, Rinder-Dung und natürliche Schädlingsmittel zum Einsatz. So erhöht sich laut Umweltinstitut München der Humusanteil im Boden, und er kann mehr Wasser speichern.

Weniger Waschen spart doppelt

Auf die Nutzung, das Waschen und Trocknen entfallen beim normalen T-Shirt knapp 7 Prozent der Schadenspunkte. Diese ergeben sich vor allem aus dem benötigten Strom. Die Bilanz lässt sich verbessern, wenn man zumindest im Sommer auf der Leine trocknet. Das erhöht oft auch die Langlebigkeit der Kleidung. Studien zeigen, dass ein T-Shirt – wie unseres – etwa 50 Wäschen hält, bis es entsorgt wird. In Waschmaschine und Trockner können die Fasern leiden. Reinigt man das Shirt nur alle zwei Tage statt täglich, kann es 100 statt nur 50 Mal getragen werden, bis es verschlissen ist – und ein neues her muss. Das ist noch umweltfreundlicher als nur Bio zu shoppen. ■

Herstellung belastet Umwelt am meisten

(Umweltschadenspunkte für 100 Tage T-Shirt tragen)

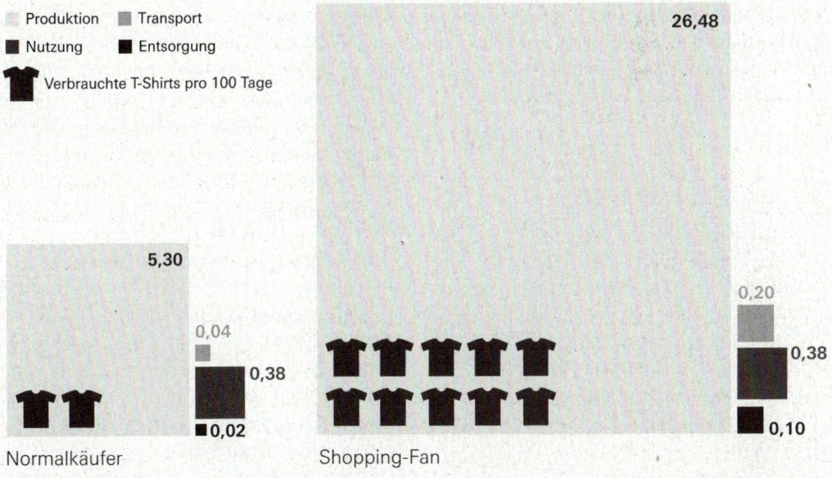

Quelle: Stiftung Warentest

INFOGRAFIK: STIFTUNG WARENTEST / ISABELLA GALANTY

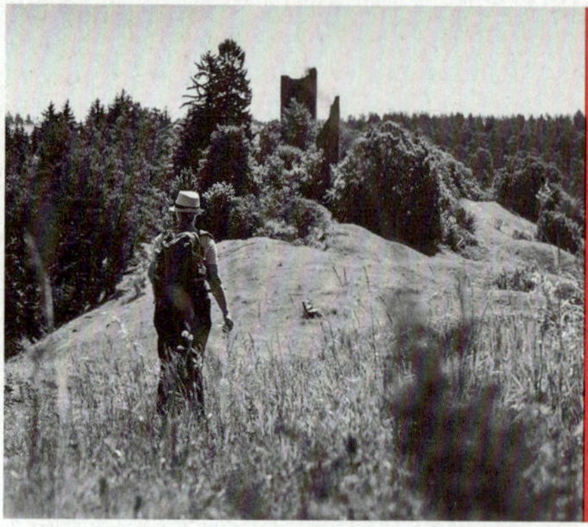

Unser Rat

Testsieger: Eurohike liegt knapp vorn. Die Unterkünfte waren wie versprochen, Infos zum Reiseverlauf aktuell und ausführlich. Wikinger Reisen und Abenteuerwege liegen sehr dicht dahinter und sind daher ebenfalls empfehlenswert.
Umwelttipp: ASI liefert für einige Reisen detaillierte Informationen zur CO_2-Kompensation – und auch über die Wertschöpfung vor Ort.

Wandern leicht gemacht

11/2023 Drei Anbieter ermöglichen gut organisiertes, sorgloses Wandern für Individualreisende. Die Unterkünfte überzeugten nicht immer.

Eine mehrtägige Wandertour will gut vorbereitet sein. Wer das nicht allein machen will, lässt sich helfen: Anbieter von Wanderreisen planen die Route, suchen und buchen Unterkünfte, organisieren den Gepäcktransport, stellen Infos zusammen und sind bei Problemen Tag und Nacht erreichbar. Soweit die Theorie. Wie gut das in der Praxis klappt, haben wir getestet.

Fähigkeiten einschätzen

Wie steht es mit der Fitness? Sind Sie schwindelfrei? Trittsicher? Nehmen Sie die Beschreibungen der Anbieter ernst, fragen Sie im Zweifel nach. Der Deutsche Wanderverband nennt als Faustregel für eine realistische Strecke: Wandernde schaffen pro Stunde etwa vier Kilometer in ebenem Gelände, 300 Höhenmeter bergauf oder 500 Meter bergab.

Reiseangebot auf dem Prüfstand

Dafür wählten wir fünf Anbieter individueller Wanderreisen. Bei diesen Reisen ist man im Gelände auf sich gestellt – anders als bei geführten Touren mit Guide. Der Anbieter kümmert sich aber ums Organisatorische und bietet Beratung. Wir verglichen die Webseiten, ließen uns beraten, buchten und verreisten. Unsere Testpersonen erwanderten – meist für fünf Tage – Altmühltal, Mosel-, Eifel- und Rheinsteig und protokollierten jedes Reisedetail. Insgesamt gut schnitten Abenteuerwege, Eurohike und Wikinger ab.

Unterkünfte enttäuschten teilweise

Fast alle Anbieter überzeugen mit modernen, gut zu nutzenden Webseiten. Die Eurohike-Seite etwa bewerteten unsere Wander-Experten als „zielgruppenorientiert und übersichtlich, mit intuitiver Such- und Filterfunktion". Filter können helfen, die zu den eigenen Bedürfnissen passende Reise zu finden. Außer bei Kleins lässt sich das Angebot bei allen Anbietern nach Schwie-

FOTO: LAIF / DIETMAR DENGER

Wanderreisen 11/2023

Anbieter/Webseite	Durchschnittlicher Reisepreis pro Nacht ca. (Euro)[1]	Zielgebiete für individuelle Wanderreisen[2]	Auch geführte Gruppen-Wanderreisen[2]	Speziell nachhaltige Wanderreisen buchbar[2]	Reisen	Beratung und Suche	Mängel in den AGB	test-QUALITÄTSURTEIL
					70 %	30 %	0 %	100 %
Eurohike Wanderreisen eurohike.at/de	165	Fokus auf Deutschland, Österreich, Norditalien, zudem in vielen weiteren europäischen Ländern.	❑[3]	❑	+	+	sehr gering	**GUT (2,1)**
Wikinger Reisen[4] wikinger-reisen.de	135	In vielen europäischen Ländern.	■	❑	+	+	sehr gering	**GUT (2,2)**
Abenteuerwege abenteuerwege.de	145	In vielen europäischen Ländern und Neuseeland.	❑	❑	+	+	sehr gering	**GUT (2,3)**
Kleins Wanderreisen kleins-wanderreisen.de	135	Fokus liegt auf Deutschland, zudem einzelne Gebiete in Europa.	■[5]	❑	+	○	keine	**BEFRIEDIGEND (2,7)**
ASI Reisen[6] asi-reisen.de	175	Weltweit in über 100 Ländern.	■	◪[7]	○	○	nicht geprüft[8]	**BEFRIEDIGEND (2,8)**

Bewertungsschlüssel der Prüfergebnisse: ++ = Sehr gut (0,5–1,5). + = Gut (1,6–2,5). ○ = Befriedigend (2,6–3,5). ⊖ = Ausreichend (3,6–4,5). — = Mangelhaft (4,6–5,5).
***) Führt zur Abwertung.** ■ = Ja. ❑ = Nein. ◪ = Eingeschränkt.
Mängel in den AGB (Allgemeine Geschäftsbedingungen): keine, sehr gering, gering, deutlich, sehr deutlich.
1) Dazu wurde je Anbieter für jede der drei Testreisen der Reisepreis für Alleinreisende durch die Anzahl der Übernachtungen geteilt und die drei Durchschnittspreise gemittelt. **2)** Alle Angaben laut Anbieter (Anbieterbefragung und eigene Recherchen, Stand September 2023). **3)** Kleingruppen können über Eurohike vorbereitete Touren mit Wanderführer buchen. **4)** Eine der auf der Wikinger-Webseite gebuchten Testreisen wurde von Eurohike durchgeführt. **5)** Geführte Wanderreisen in der Regel nur außerhalb Deutschlands. **6)** Alle auf der ASI-Webseite gebuchten Testreisen wurden von Eurohike durchgeführt. **7)** Bei ASI Original Reisen werden die konkrete CO_2-Kompensation und die lokale Wertschöpfung detailliert angegeben. **8)** Die allgemeinen Geschäftsbedingungen beziehen sich auf das Recht der Republik Österreich und können deshalb nicht nach deutschem Recht geprüft werden. **Erhebungszeitraum:** Mai bis Juli 2023.

rigkeitsgrad der Wandertour filtern. Vorbildlich: Wikinger Reisen bietet einen Reisetypentest an, der mit gezielten Fragen Fitnessgrad und Wanderwünsche auslotet.

Die Unterkünfte sind im besten Fall von Kopf bis Fuß auf Wandern eingestellt: Etwa mit Ablagen für durchweichte Wanderschuhe oder Trockenräumen für klamme Klamotten. „Insgesamt nicht so toll", urteilten die Experten über die Wandererfreundlichkeit der Hotels. Bei keinem Anbieter war die Rezeption stets für ankommende Gäste besetzt. Keine Möglichkeit also, sich über die Gegebenheiten vor Ort zu informieren. Am besten gefielen den Testpersonen die Unterkünfte bei Eurohike und Abenteuerwege. ■

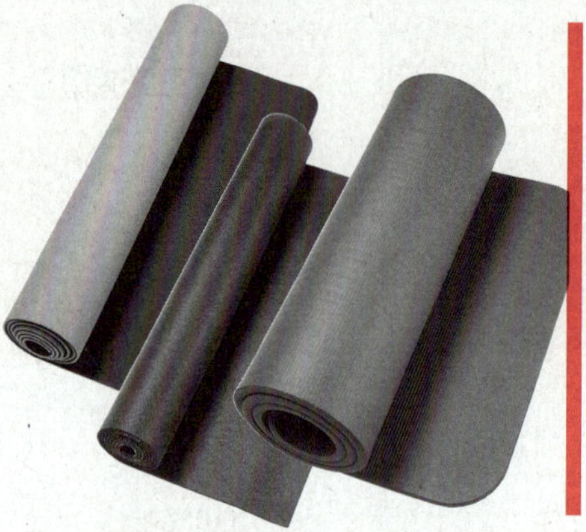

Unser Rat

Testsieger: Die beste Yogamatte kommt von JadeYoga. Sie kostet 90 Euro und ist besonders stabil und rutschfest. Beste Gymnastikmatte ist die Alex Air-Pro von Galeria (50 Euro) mit einer besonders gelenkschonenden Dämpfung. Knapp dahinter liegt die Airex für 70 Euro. **Preistipps:** Die Yogamatten von Amazon und Decathlon schneiden gut ab und kosten nur 30 Euro.

Auf die Matte, fertig, los!

2/2023 Die besten Sportmatten sind komfortabel und praktisch. Gute gibts schon für 30 Euro. Zwei enthalten zu viele Schadstoffe.

Yoga und Gymnastik wie etwa Aerobic, Pilates, Wirbelsäulen- oder Beckenbodentraining zählen zu den beliebtesten Sportarten in Deutschland. Wichtigstes Utensil: eine bequeme Unterlage. Wir haben acht Yoga- und acht Gymnastikmatten getestet. Neun von ihnen schneiden gut ab, mehrere andere enthalten gesundheitsgefährdende Schadstoffe.

Umstrittener Kautschuk

Bodhi, JadeYoga und Nike bestehen ganz oder teilweise aus Naturkautschuk. Ob das aus Bäumen gewonnene Material umweltfreundlicher ist als die erdölbasierten Kunststoffe der anderen Matten ist umstritten. Kautschukplantagen tragen zur Rodung von Tropenwäldern und zum Artenverlust bei. Andererseits nehmen Kautschukbäume viel CO_2 auf.

Viele empfehlenswerte Yogamatten

Wir testeten unter anderem, ob die Matten stabil sind und rutschfest, gut dämpfen und aufgenommenen Schweiß wieder abgeben. Zusätzlich beurteilten Sportlerinnen und Sportler den Komfort der Matten bei typischen Yoga- und Gymnastikübungen.

Fast alle Yogamatten sind insgesamt gut. Sie sind dünner als die Gymnastikmatten, um einen sicheren Stand zu ermöglichen. Testsieger JadeYoga erwies sich als besonders rutschfest und auch bei intensiver Nutzung formstabil. Allerdings ist die Matte aus Naturkautschuk nichts für empfindliche Nasen: Selbst am Ende der Testzeit roch sie noch intensiv nach Gummi.

Gymnastikmatten sind dicker als die für Yoga und stützen den Körper meist besser ab. Das ist wichtig, um die Gelenke zu schonen. Im Test überzeugen nur die Unterlagen von Galeria und von Airex. Die Galeria ist mit 1,7 Zentimeter die dickste der geprüften Matten und bietet eine besonders starke Dämpfung. Die Airex dämpft

Yogamatten 2/2023

Produkt	Mittlerer Preis ca. (Euro)	Komfort und Praxistauglichkeit 60 %	Handhabung 30 %	Deklaration 5 %	Schadstoffe 5 %	test-QUALITÄTSURTEIL 100 %
JadeYoga Jade Harmony	90,00	+	○	○	+	GUT (2,1)
Amazon Eono Multifunctional Yoga Mat	30,00[1]	+	+	+	++	GUT (2,2)
Decathlon Kimjaly Light Yoga Mat	30,00	+	+	+	++	GUT (2,2)
Yogistar Yogimat Pro	42,50	+	○	+	++	GUT (2,2)
Schildkröt Bicolor Yoga Mat	40,00	+	○	+	++	GUT (2,3)
Manduka Prolite	94,00[1]	+	○	○	++	GUT (2,4)
Nike Mastery Yoga Mat	110,00[2]	+	○	+	++	GUT (2,5)
Bodhi EcoPro Mat	50,00	+	○	–*)3)	⊖[4]	AUSREICHEND (4,0)

Bewertungsschlüssel der Prüfergebnisse: ++ = Sehr gut (0,5–1,5). + = Gut (1,6–2,5). ○ = Befriedigend (2,6–3,5). ⊖ = Ausreichend (3,6–4,5). — = Mangelhaft (4,6–5,5). **Bei gleichem Qualitätsurteil Reihenfolge nach Alphabet.**
***) Führt zur Abwertung.**
1) Preis laut Anbieter-Website. **2)** Von uns bezahlter Einkaufspreis. **3)** Wirbt damit, frei von Allergenen und Schadstoffen zu sein. Wir konnten aber Latexproteine nachweisen. **4)** Der Gehalt an Latexproteinen liegt oberhalb des Richtwerts des Bundesinstituts für Risikobewertung. **Einkauf der Prüfmuster:** Juli und August 2022

gut und eignet sich auch für Menschen, die viel schwitzen. Aufgenommene Feuchtigkeit gibt sie sehr gut wieder ab.

Schadstoff-K.O. für Adidas und Powrx

Fünf Gymnastikmatten verhageln Schadstoffe die Noten. Im Material der Adidas wiesen wir den Weichmacher DEHP in einer verboten hohen Konzentration nach. Der Stoff kann die Fortpflanzungsfähigkeit und bei Schwangeren das Kind im Mutterleib schädigen. Powrx enthält einen wahren Schadstoffcocktail: die polyzyklischen aromatischen Kohlenwasserstoffe (PAK) Benzo(ghi)perylen und Naphthalin sowie kurz- und mittelkettige Chlorparaffine. Naphthalin und kurzkettige Chlorparaffine stehen im Verdacht, Krebs zu erzeugen. Beide Matten sind mangelhaft.

Die Gymnastikmatten von Deuser und Schildkröt enthalten hohe Mengen an mittelkettigen Chlorparaffinen, die sich in der Umwelt anreichern. Intersport enthält zudem den Phthalat-Weichmacher DPHP. Der Gehalt liegt jedoch unter dem Grenzwert. Unser Schadstoffurteil lautet in allen drei Fällen noch ausreichend, das test-Qualitätsurteil Befriedigend.

Bodhi ist nichts für Allergiker

Die Yogamatte EcoPro von Bodhi wirbt damit, frei von Schadstoffen und Allergenen zu sein. Tatsächlich wiesen wir aber in dem Modell aus Naturkautschuk Latexproteine nach. Diese können allergische Reaktionen wie Hautausschlag auslösen. Der Gehalt übertraf den Richtwert für Bedarfsgegenstände, der bei 200 Milligramm pro Kilo- →

Gymnastikmatten 2/2023

Produkt	Mittlerer Preis ca. (Euro)	Komfort und Praxistauglichkeit 60 %	Handhabung 30 %	Deklaration 5 %	Schadstoffe 5 %	test - QUALITÄTSURTEIL 100 %
Galeria Alex Gymnastikmatte Air-Pro	50,00	+	○	○	++	GUT (2,2)
Airex Fitline 180	70,00	+	+	○	++	GUT (2,3)
Schildkröt Fitnessmatte	30,00	+	+	+	⊖*)1)	BEFRIEDIGEND (2,6)
Lidl Crivit Fitnessmatte	13,00	○	○	+	+	BEFRIEDIGEND (2,8)
Intersport Energetics Fitnessmatte	30,00	+	+	+	⊖*)2)	BEFRIEDIGEND (3,0)
Deuser Fitness Matte	33,00	○	○	○	⊖*)1)	BEFRIEDIGEND (3,2)
Adidas Training Mat ADMT - 12235	35,00	○	+	+	–*)3)	MANGELHAFT (4,6)
Powrx Gymnastikmatte Basic	22,50	+	+	+	–*)4)	MANGELHAFT (5,5)

Bewertungsschlüssel der Prüfergebnisse: ++ = Sehr gut (0,5–1,5). + = Gut (1,6–2,5). ○ = Befriedigend (2,6–3,5). ⊖ = Ausreichend (3,6–4,5). — = Mangelhaft (4,6–5,5).
***) Führt zur Abwertung.**
1) Enthält hohe Mengen an mittelkettigen Chlorparaffinen. **2)** Enthält hohe Mengen des Phthalat-Weichmachers DPHP und hohe Mengen an mittelkettigen Chlorparaffinen. **3)** Der Gehalt des als fortpflanzungsgefährdend eingestuften Phthalat-Weichmachers DEHP liegt über dem EU-Grenzwert. Enthält zudem hohe Mengen DPHP. **4)** Enthält den vermutlich Krebs erzeugenden Stoff Naphthalin oberhalb des Grenzwerts des GS-Zeichens sowie das kritische Benzo(ghi)perylen oberhalb des Grenzwerts des GS-Zeichens. Enthält mehr kurzkettige Chlorparaffine, als nach dem EU-Grenzwert erlaubt, und hohe Mengen an mittelkettigen Chlorparaffinen. **Einkauf der Prüfmuster:** Juli und August 2022.

→ gramm liegt. Anders als ein Grenzwert ist ein Richtwert nicht bindend. Die Schadstoffnote für die Bodhi-Matte lautet daher ausreichend. Für die irreführende Produktangabe kassiert Bodhi aber ein Mangelhaft im Prüfpunkt Deklaration. Damit ist sie Schlusslicht der Yogamatten.

Auch die Testsiegermatte von JadeYoga ist aus Naturkautschuk gefertigt, die Nike besteht teilweise daraus. Bei beiden waren Latexproteine kein Problem.

Rutschfestigkeit und passende Maße

JadeYoga und Bodhi, die Matten aus purem Naturkautschuk, erwiesen sich als besonders rutschfest – sowohl ihre Ober- als auch Unterseite. Das liegt offenbar am Material. Auch die anderen Yogamatten bieten einen recht sicheren Halt. Beim Praxistest mit feuchten Händen empfanden die Sportlerinnen und Sportler allerdings keine der Yogamatten als optimal. Die meisten Gymnastikmatten bewerteten sie ebenfalls als eher rutschig, vor allem die Unterseiten.

Tipp: Auch die Maße der Unterlagen spielen eine Rolle. Zu kurze oder schmale Matten sind für große Menschen ungeeignet. Wählen Sie ein Modell, das mindestens schulterbreit und körperlang ist – einige sind in verschiedenen Größen erhältlich. So können Sie Yoga, Pilates und andere Workouts entspannt durchführen. ■

Gesundheit

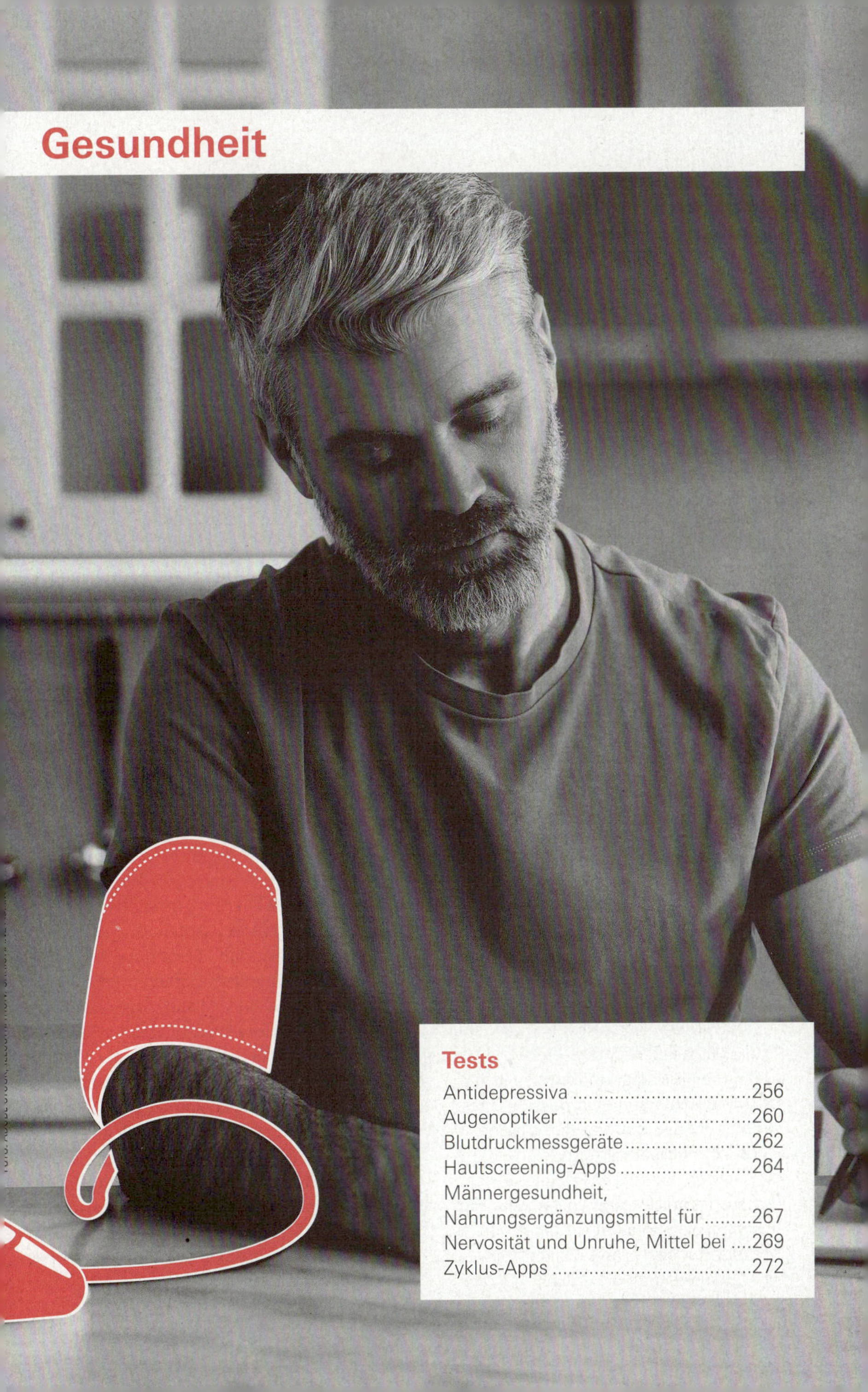

Tests

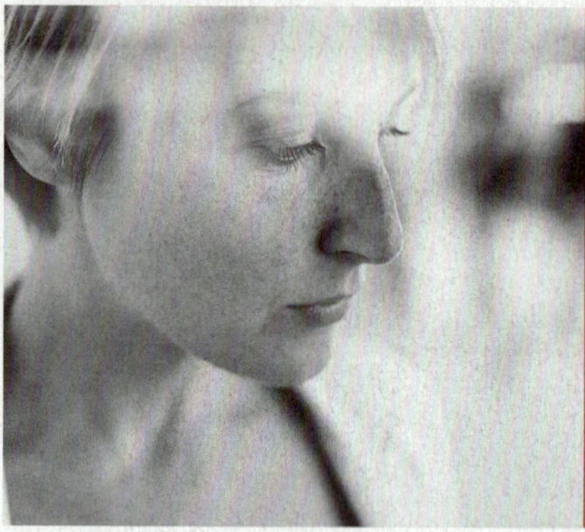

Unser Rat

Wir bewerten viele Antidepressiva als geeignet. Wichtig ist eine genaue Diagnose, auch zum Schweregrad, keine vorschnelle Verordnung. Alternativ oder zusätzlich ist oft eine Psychotherapie sinnvoll. Rezeptfreie Mittel mit Johanniskraut sind selbst zu zahlen. Laif 900 Balance und Neuroplant Aktiv sind umgerechnet auf die Tagesdosis am günstigsten (siehe Tabelle rechts).

Licht und Schatten

1/2023 Medikamente können hilfreich gegen Depressionen sein, bergen aber auch Risiken. Mittel mit 25 Wirkstoffen im Vergleich.

Etwa 15 Prozent der Menschen in Deutschland erhalten im Laufe ihres Lebens die Diagnose Depression. Viele bekommen Medikamente verordnet, aber die sind umstritten. Manche erhoffen sich davon schnelle Hilfe in großer Not. Andere halten sie für wirkungslos und riskant.

Was stimmt? Fachleute haben für uns Medikamente mit 25 verschiedenen Wirkstoffen bewertet. Sie prüften, inwieweit Studien die Wirksamkeit belegen und wie das Nutzen-Risiko-Verhältnis aussieht.

Viele Mittel sind geeignet

Fazit: Viele häufig verordnete Antidepressiva sind geeignet, darunter Serotonin- und Serotonin-Noradrenalin-Wiederaufnahmehemmer, trizyklische Antidepressiva und Mirtazapin. Einige Mittel sind mit Einschränkung geeignet. Grund ist oft, dass die Wirksamkeit besser belegt werden sollte.

Ob und welches Mittel Ärztinnen und Ärzte auswählen, hängt von Ausprägung und Schweregrad der Depression, Begleiterkrankungen und möglichen Nebenwirkungen ab (siehe Tabellen Rezeptpflichtige Medikamente). Alternativ oder zusätzlich ist oft eine Psychotherapie sinnvoll.

Wichtig: Werden Antidepressiva abrupt abgesetzt, drohen Entzugserscheinungen wie Kopfschmerz oder Albträume. Daher sind sie oft in kleinen Schritten und ärztlicher Rücksprache auszuschleichen. ■

→

Sonderfall Johanniskraut

Johanniskraut gilt als schonender, da pflanzlicher Stimmungsaufheller. Verschiedene Präparate sind bei leichter bis mittelschwerer Depression geeignet, auch rezeptfreie (siehe Tabelle I). Es gibt auch niedriger dosierte Mittel, darunter Tee, Säfte, Kapseln aus Drogerien. 2020 testeten wir solche Mittel – und fanden keine ausreichenden Nutzenbelege (siehe test 11/20).

Rezeptfreie Mittel bei Depressionen 1/2023

Die besten Wirkstoffe, die günstigsten Mittel	Inhalt, Dosis	Preis (Euro)	test -KOMMENTAR
Wirkstoff: Johanniskraut			
Hyperforat	Filmtabletten, 250 mg/Stück	31,90/ 100 Stück	**Geeignet** bei leichten, vorübergehenden depressiven Störungen, wenn eine Behandlung mit Medikamenten gewünscht ist. Dauern die Beschwerden trotz Einnahme länger als vier Wochen oder verstärken sich sogar, sollten Betroffene ärztlichen Rat suchen. Zudem sind teils ernste Wechselwirkungen zu bedenken, etwa mit manchen HIV- und Krebsmitteln.
Jarsin 300	Überzogene Tabletten, 300 mg/Stück	38,50/ 100 Stück	
Jarsin 450 mg	Filmtabletten, 450 mg/Stück	44,65/ 100 Stück	
Laif 900 Balance	Filmtabletten, 900 mg/Stück	68,15/ 100 Stück	
Neuroplant 300 mg Novo	Filmtabletten, 300 mg/Stück	37,50/ 100 Stück	
Neuroplant Aktiv	Filmtabletten, 600 mg/Stück	62,25/ 100 Stück	

Das sind unsere vier Bewertungsstufen: Geeignet, Auch geeignet, Mit Einschränkung geeignet, Wenig geeignet.
Preise laut Lauer-Taxe, dem unverbindlichen Preis-Verzeichnis der Apotheken. Stand: 15.11.2022.

Rezeptpflichtige Medikamente I 1/2023

Wirkstoff	Original und am meisten verordnete Nachahmer-Präparate (Generika)[1]	test -KOMMENTAR
Serotonin-Wiederaufnahmehemmer (SSRI – kurz für Selective Serotonin Reuptake Inhibitors)		
Citalopram	**Cipramil,** Citalopram Aristo, Citalopram-1A Pharma, Citalopram AL	**Geeignet** bei mittelschweren bis schweren Depressionen. Die Medikamente lindern auch Ängste und machen – anders als einige andere Antidepressiva – kaum müde, sondern aktivieren eher. Wichtig bei der ärztlichen Abwägung, ob die Mittel für einen Patienten oder eine Patientin infrage kommen, sind auch die möglichen Nebenwirkungen. Dazu zählen Unruhe, Schlafprobleme, Übelkeit oder sexuelle Funktionsstörungen wie Libidoverlust oder Impotenz.
Escitalopram	**Cipralex,** Escitalopram Micro Labs, Escitalopram Heumann, Escitalopram Glenmark	
Fluvoxamin	**Fevarin,** Fluvoxamin-Neuraxpharm	
Paroxetin	**Seroxat,** Paroxetin-Neuraxpharm, Paroxedura, Paroxetin-1A Pharma	
Sertralin	**Zoloft,** Sertralin Accord, Sertralin Basics, Sertralin Aurobindo	
Fluoxetin	**Fluctin**[2], Fluoxetin-1A Pharma, Fluoxetin Hexal, Fluoxetin-Neuraxpharm	**Mit Einschränkung geeignet** bei mittelschweren bis schweren Depressionen. Fluoxetin wirkt nach der Einnahme viele Tage lang. Kürzer wirkende Mittel sind vorzuziehen, da sich die Therapie so besser steuern lässt. Zudem sind ausgeprägte Wechselwirkungen möglich.

Das sind unsere vier Bewertungsstufen: Geeignet, Auch geeignet, Mit Einschränkung geeignet, Wenig geeignet.
Warum wir keine Preise angeben: Die Mittel werden in unterschiedlichen Dosierungen und Packungsgrößen verkauft, die wir hier nicht alle zeigen können.
1) Das Original-Medikament ist jeweils **fett** gedruckt, die laut dem Arzneiverordnungs-Report 2021 meistverordneten Nachahmer-Arzneien sind in Standardschrift dargestellt. **2)** Das Original-Präparat ist nicht mehr erhältlich.

→

Rezeptpflichtige Medikamente II 1/2023

Wirkstoff	Original und am meisten verordnete Nachahmer-Präparate (Generika)[1]	test-KOMMENTAR
Serotonin-Noradrenalin-Wiederaufnahmehemmer (SNRI – Serotonin Noradrenalin Reuptake Inhibitors)		
Duloxetin	**Cymbalta,** Duloxetin Beta, Duloxalta, Duloxetin Glenmark	**Geeignet** bei mittelschweren bis schweren Depressionen. Die Medikamente lindern auch Ängste und machen – anders als einige andere Antidepressiva – kaum müde, sondern aktivieren eher. Wichtig bei der ärztlichen Abwägung sind auch die möglichen Nebenwirkungen. Dazu zählen Unruhe, Schlafprobleme, Übelkeit und sexuelle Funktionsstörungen wie Libidoverlust oder Impotenz.
Venlafaxin	**Trevilor,** Venlafaxin Heumann, Venlafaxin AL, Venlafaxin AAA Pharma	
Milnacipran	**Milnaneurax**	**Mit Einschränkung geeignet** bei mittleren bis schweren Depressionen. Für eine Einordnung des Mittels im Vergleich mit besser bewerteten Antidepressiva sind weitere Studien erforderlich.
Trizyklische Antidepressiva (kurz TZA)		
Amitriptylin	**Saroten**[2], Amitriptylin-Neuraxpharm, Amineurin, Amitriptylin Micro Labs	**Geeignet** bei mittelschweren bis schweren Depressionen. Die Medikamente lindern auch Ängste. Einige – Amitriptylin, Amitriptylinoxid, Doxepin und Trimipramin – wirken stark dämpfend und machen müde. Das kann günstig sein, etwa wenn Depressive an großer Unruhe oder Schlafstörungen leiden. Wichtig bei der ärztlichen Abwägung, ob die Mittel für einen Patienten oder eine Patientin infrage kommen, sind auch die möglichen Nebenwirkungen wie Gewichtszunahme, Mundtrockenheit, Herzrhythmusstörungen, Schwindel, Benommenheit, Verwirrung. Gerade bei älteren Menschen ist Vorsicht geboten.
Amitriptylinoxid	**Equilibrin**[2], Amioxid-Neuraxpharm	
Clomipramin	**Anafranil**	
Doxepin	**Aponal,** Doxepin-Neuraxpharm, Doxepin-Ratiopharm, Doxepin-1A Pharma	
Imipramin	**Tofranil**[2], Imipramin-Neuraxpharm	
Trimipramin	**Stangyl,** Trimipramin-Neuraxpharm, Trimipramin-1A Pharma	
Tetrazyklische Antidepressiva		
Mirtazapin	**Remergil**, Mirta Lich, Mirtazapin AbZ, Mirtazapin Heumann	**Geeignet** bei mittleren bis schweren Depressionen. Mirtazapin hat zudem angstlindernde, beruhigende und stark dämpfende Wirkungen, macht also müde. Das kann günstig sein, wenn Depressive unter Unruhe oder Schlafstörungen leiden. Zu den möglichen Nachteilen zählt eine erhöhte Gewichtszunahme.
Maprotilin	**Ludiomil**[2], Maprotilin-Neuraxpharm	**Mit Einschränkung geeignet** bei mittelschweren bis schweren Depressionen. Maprotilin wirkt nach der Einnahme bis zu 60 Stunden. Kürzer wirkende Mittel sind vorzuziehen, da sich die Therapie dann besser steuern lässt.
Mianserin	**Tolvin**[2], Mianserin-Neuraxpharm	**Mit Einschränkung geeignet** bei mittleren bis schweren Depressionen. Das Mittel kann in seltenen Fällen schwerwiegende Blutbildungsstörungen verursachen.

Bewertungsstufen und Fußnoten siehe Tabelle rechts Seite 259.

Rezeptpflichtige Medikamente III 1/2023

Wirkstoff	Original und am meisten verordnete Nachahmer-Präparate (Generika)[1]	test -KOMMENTAR
Monoaminoxidase-Hemmer (kurz MAO-Hemmer)		
Moclo-bemid	**Aurorix**, Moclobemid-1A Pharma, Moclobemid-Ratiopharm	**Auch geeignet** bei mittelschweren bis schweren Depressionen – etwa bei speziellen Ausprägungen wie einer chronischen Depression mit starkem Schlafbedürfnis. Es sind einige Einschränkungen bei der Ernährung zu beachten.
Tranyl-cypromin	**Jatrosom**	**Mit Einschränkung geeignet** bei mittelschweren bis schweren Depressionen – etwa wenn besser bewertete Mittel nicht ausreichend helfen. Zahlreiche Lebensmittel sind strikt zu meiden, darunter viele Käsesorten, Alkoholika und Fertigprodukte. Sie enthalten Stoffe, die bei gleichzeitiger Einnahme des Medikaments nicht mehr abgebaut werden. Es drohen ernste Folgen wie lebensbedrohliche Bluthochdruckkrisen.
Weitere synthetische Antidepressiva		
Agomelatin	**Valdoxan**, Agomelatin Zentiva, Agomaval Tad, Agomelatin Beta	**Mit Einschränkung geeignet** bei mittelschweren bis schweren Depressionen. Die therapeutische Wirksamkeit sollte noch besser belegt werden. Infrage kommen die Mittel etwa, wenn besser bewertete Medikamente nicht ausreichend helfen oder vertragen werden. Speziell bei Tianeptin zu beachten: Es birgt möglicherweise ein erhöhtes Risiko für Missbrauch und Abhängigkeit.
Bupropion	**Elontril**, Bupropion Bluefish, Bupropion-Neuraxpharm, Bupropionhydrochlorid Hexal	
Tianeptin	**Tianeurax**	
Trazodon	Trazodon-Neuraxpharm, Trazodon Glenmark, Trazodon Hexal	
Pflanzliche Mittel		
Johannis-kraut-Trocken-extrakt	Jarsin RX, Laif 900, Neuroplant	**Geeignet** zur kurzzeitigen Behandlung einer mittelschweren depressiven Phase. **Mit Einschränkung geeignet** bei längerfristig behandlungsbedürftigen Depressionen. Der therapeutische Stellenwert einer Langzeittherapie lässt sich noch nicht endgültig beurteilen. Johanniskraut ist in der Regel gut verträglich. Nebenwirkungen wie Übelkeit, Kopfschmerz und verstärkte Lichtempfindlichkeit der Haut sind aber möglich. Zudem sind viele, teils schwere Wechselwirkungen zu bedenken, etwa mit verschiedenen anderen Antidepressiva, HIV- und Krebsmitteln oder Gerinnungshemmern.

Das sind unsere vier Bewertungsstufen: Geeignet, Auch geeignet, Mit Einschränkung geeignet, Wenig geeignet.
Warum wir keine Preise angeben: Die Mittel werden in unterschiedlichen Dosierungen und Packungsgrößen verkauft, die wir hier nicht alle zeigen können.
1) Das Original-Medikament ist jeweils **fett** gedruckt, die laut dem Arzneiverordnungs-Report 2021 meistverordneten Nachahmer-Arzneien sind in Standardschrift dargestellt. **2)** Das Original-Präparat ist nicht mehr erhältlich.

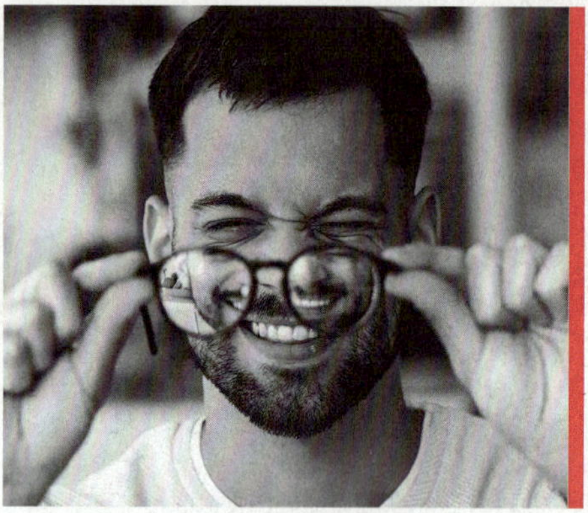

Unser Rat

Fielmann führt das Testfeld knapp an, Apollo, Brillen.de und Mister Spex folgen. Gut ist aber keiner der getesteten Augenoptiker. Sie patzten insbesondere beim Anpassen der Fassungen. Unsere Empfehlung: Achten Sie darauf, dass die Brille vor der Zentrierung angepasst wird. Auch beim Abholen der Brille sollte ein Optiker noch einmal prüfen, ob sie gut sitzt.

Augen auf beim Brillenkauf

9/2023 Von sechs Optiker-Ketten im Test schneidet keine gut ab. Vor allem beim Anpassen der Brille hapert es. Das geht besser.

Sechs umsatzstarke Optikerketten haben wir in den Blick genommen: Apollo, Brillen.de, Eyes + More, Fielmann, Mister Spex und Pro Optik. Im Testzeitraum boten sie bis auf Fielmann ihre Dienste sowohl im stationären Handel wie auch online an.

Wir schickten jeweils fünf Testpersonen mit unterschiedlicher Fehlsichtigkeit in die Anbieter-Filialen, um dort eine Brille in Auftrag zu geben. Teils orderten sie auch online. Die Qualität der fertigen Brillen begutachteten drei Fachleute für Augenoptik.

Ausgeruht zum Sehtest

Lassen Sie Ihre Sehstärke weder unausgeschlafen noch nach langer Arbeit am Monitor bestimmen: Das kann die Sehleistung beeinflussen, genauso wie Krankheit, Medikamente oder Schwangerschaft. Die Mitarbeitenden im Laden sollten danach fragen – auch, was die neue Brille leisten soll. Tun sie das nicht, schildern Sie Ihren Bedarf auch ungefragt.

Testfazit fällt ernüchternd aus

Kein Anbieter erreichte das test-Qualitätsurteil Gut. Knapp vorn liegt Fielmann als einer von vier Befriedigenden, zwei sind ausreichend. Im Punkt Fassungsanpassung erhielten alle nur ein Ausreichend – dabei ist der sichere Sitz der Brille entscheidend für optimales Sehen. Rutscht oder wackelt sie, blickt das Auge nicht richtig durch und die Gläser können womöglich nicht optimal wirken. Auch wichtig: korrekte Sehstärken und die Zentrierung, sprich die exakte Positionierung der Gläser in der Fassung.

Online-Bestellung fehleranfällig

Grundsätzlich ist es möglich, die Brillen-Bestellung komplett über das Internet abzuwickeln. Das ist zwar bequem, aber hochgradig fehleranfällig. Eine professionelle manuelle Anpassung der Fassung ist ent-

Augenoptiker 9/2023

Anbieter	Online-Bestellung von Korrektionsbrillen möglich	Spanne der von uns bezahlten Preise für Einstärkenbrillen (Euro, gerundet)	Von uns bezahlte Preise für eine Gleitsichtbrille/eine Arbeitsplatzbrille (Euro, gerundet)	Qualität der Brillen	Fachliche Beratung und Information	Kundenservice	Mängel in den AGB[1)]	Website	test-QUALITÄTSURTEIL
				60 %	20 %	20 %	0 %		100 %
Fielmann	■[2)]	260–320	435/250	○	○	+	keine	fielmann.de	**BEFRIED. (2,9)**
Apollo	■	235[3)]–395	540/340	○	+	+	sehr gering	apollo.de	**BEFRIED. (3,0)**
Brillen.de	■	200–250	250/120	○	○	○	gering[4)]	brillen.de	**BEFRIED. (3,2)**
Mister Spex	■	340–505[5)]	430/350	⊖*)[8)]	+	+	keine	misterspex.de	**BEFRIED. (3,3)**
Eyes + More	■	95–119[6)]	269[7)]/269[7)]	⊖*)	○	○	gering	eyesandmore.de	**AUSREICH. (3,8)**
Pro Optik	■	335–350	490/300	⊖*)	○	+[9)]	keine	prooptik.de	**AUSREICH. (3,8)**

Bewertungsschlüssel der Prüfergebnisse: ++ = Sehr gut (0,5–1,5). + = Gut (1,6–2,5). ○ = Befriedigend (2,6–3,5). ⊖ = Ausreichend (3,6–4,5). — = Mangelhaft (4,6–5,5). **Bei gleichem Qualitätsurteil Reihenfolge nach Alphabet.**
***) Führt zur Abwertung.** ■ = Ja.
Mängel in den AGB (allgemeine Geschäftsbedingungen): keine, sehr gering, gering, deutlich, sehr deutlich.
1) Bewertung bezieht sich auf die geltenden AGB bei Nutzung der Website, etwa bei Buchung eines Termins für einen Sehtest oder beim Online-Kauf einer Brille. Vor Ort wurden im Test keine AGB geltend gemacht. **2)** Während des Tests wurde der Kauf von Korrektionsbrillen online noch nicht angeboten. Inzwischen ist er für Einstärkenbrillen bis +6/-6 Dioptrien möglich. **3)** Bei der Brille für rund 235 Euro wurde ein Aktionsrabatt von 50 Prozent auf die Gläser gewährt. **4)** Während des Tests wurden über die Website zwei verschiedene AGB-Fassungen geltend gemacht. Hier wird das Ergebnis der schlechter bewerteten Fassung dargestellt. **5)** Der Preis der Brille für 505 Euro setzt sich zusammen aus den Kosten von rund 50 Euro für die Brillenfassung, erworben bei Mister Spex, und den Kosten für die Gläser und deren Einarbeitung von 455 Euro, beauftragt bei einem Partneroptiker. **6)** Im Erhebungszeitraum galt der Festpreis von 119 Euro für jede Einstärkenbrille. Einmal wurde ein Rabatt gewährt. **7)** Im Erhebungszeitraum galt der Festpreis von 269 Euro für jede Gleitsichtbrille (inklusive Arbeitsplatzbrille). **8)** 4 von 5 Brillen wurden bei Mister Spex beauftragt, eine bei einem Partneroptiker gekauft. Beim Sehtest im Mister-Spex-Store wurde einer Testperson mitgeteilt, Mister Spex könne die Brille aufgrund hoher Dioptrienwerte nicht herstellen. Ein Partneroptiker realisierte alle augenoptischen Leistungen, die Fassungsauswahl war online bei Mister Spex erfolgt. **9)** Bei der Bewertung ist berücksichtigt, dass für eine Brille die Fehlsichtigkeit nicht bestimmt wurde. **Erhebungszeitraum**: Februar bis April 2023.

scheidend. Ungünstig ist eine Online-Order auch dann, wenn der letzte Sehtest mehr als zwei Jahre zurückliegt. Nach dieser Zeit hat sich das Auge oft verändert, die Werte sollten also aktuell bestimmt werden. Darauf wiesen fast alle Anbieter im Test auf ihren Webseiten hin: Sobald die Sehstärken eingetippt werden sollten, gaben sie den Hinweis, nur aktuelle Werte zu nutzen, und boten kostenlose Sehtests in ihren Filialen an. Lediglich bei Pro Optik fehlte dieser wichtige Hinweis. ■

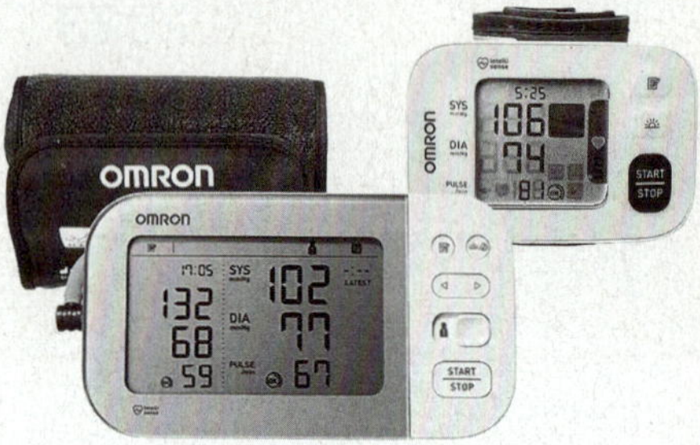

Die Abbildungen von Oberarm- und Handgelenkgeräten sind zueinander nicht maßstabsgerecht.

Unser Rat

Testsieger: Die besten Geräte sind das Omron X7 Smart für den Oberarm (85 Euro) sowie das Omron RS4 fürs Handgelenk (49 Euro). Aus dem Vortest unverändert erhältlich und ebenfalls gut im Prüfpunkt Blutdruckmessung ist das Medisana BU 535 für den Oberarm (42 Euro).
Preistipp: Das gute Visocor OM 60 für den Oberarm ist mit 28,70 Euro sehr günstig.

Drei zuverlässige Helfer

11/2023 Von zehn getesteten Geräten für zu Hause sind drei gut: zwei für den Oberarm, eines fürs Handgelenk.

Steht die Diagnose Bluthochdruck, muss der Blutdruck beobachtet werden – um zu prüfen, ob die Behandlung anschlägt. Statt den Blutdruck nur ab und zu beim Arzt messen zu lassen, sollten ihn Betroffene regelmäßig selbst kontrollieren.

Hierfür braucht es ein zuverlässiges Gerät. Wir haben zehn Blutdruckmessgeräte für die Selbstkontrolle getestet: sechs für das Messen am Oberarm, vier fürs Handgelenk. Drei der Oberarmgeräte haben eine App. Gesondert geprüft haben wir die Blutdruckmessfunktion der Smartwatch Samsung Galaxy Watch5 Pro (siehe Kasten).

Von den klassischen Blutdruckmessgeräten im Test schneiden nur drei insgesamt gut ab. Vorn gleichauf liegen zwei Modelle von Omron: Das RS4 fürs Handgelenk und das X7 Smart mit App für den Oberarm. Das Oberarmgerät von Visocor landet knapp hinter dem X7. Tabellenschlusslicht ist das Boso medicus exclusive – das einzige Gerät im Test mit der Gesamtnote Ausreichend.

Smartwatch im Schnellcheck

Die Smartwatch Samsung Galaxy Watch5 Pro verfügt über eine Blutdruckmessfunktion. Wir haben sie geprüft. In der Mess- und Wiederholgenauigkeit schneidet die Uhr gut ab. Sie braucht aber alle 28 Tage eine Kalibrierung – einen Abgleich ihrer Messergebnisse mit denen eines klassischen Blutdruckmessers. Die Uhr ist nur so gut wie das Kalibriergerät.

Auf die Messgenauigkeit kommt's an

Im Mittelpunkt unseres Tests stand die Blutdruckmessung. Nur die beiden Omron-Geräte schnitten hier gut ab.

Die Messgenauigkeit der Geräte ermittelten wir unter anderem mit Probanden und Probandinnen. Dafür bestimmten Fachleute den Blutdruck von je 16 Männern und Frauen. Zu Referenz maßen sie mit einem

Blutdruckmessgeräte 11/2023

Produkt	Mittlerer Online-preis ca. (Euro)	Name der App	Blut-druck-messung 60 %	Störan-fälligkeit 10 %	Hand-habung 30 %	Basisschutz persönli-cher Daten 0 %	test-QUALITÄTS-URTEIL 100 %
Messung am Oberarm							
Omron X7 Smart	85,00	Omron connect	+	+	+	○	**GUT (2,3)**
Visocor OM 60	28,70	Keine App	○	○	+	Entfällt	**GUT (2,5)**
Medisana BU 586 voice	63,00	Keine App	○	+	○	Entfällt	**BEFRIEDIGEND (2,6)**
Braun ExactFit 5 Connect	64,00	Braun Healthy Heart	○	○	+	○	**BEFRIEDIGEND (2,8)**
Beurer BM 81 easyLock	126,00	Beurer Health-Manager Pro	○	○	+	+	**BEFRIEDIGEND (3,0)**
Boso medicus exclusive	83,50	Keine App	⊖*)	○	+	Entfällt	**AUSREICHEND (3,9)**
Messung am Handgelenk							
Omron RS4	49,00	Alle Hand-gelenkgeräte ohne App	+	+	+	Entfällt	**GUT (2,3)**
Beurer BC 27	30,00		○	○	+	Entfällt	**BEFRIEDIGEND (2,6)**
Visocor HM 60	22,00		○	○	+	Entfällt	**BEFRIEDIGEND (2,9)**
Medisana BW 335	25,60		○	⊖	+	Entfällt	**BEFRIEDIGEND (3,1)**

Bewertungsschlüssel der Prüfergebnisse: ++ = Sehr gut (0,5–1,5). + = Gut (1,6–2,5). ○ = Befriedigend (2,6–3,5) ⊖ = Ausreichend (3,6–4,5). — = Mangelhaft (4,6–5,5).
***) Führt zur Abwertung.** **Einkauf der Prüfmuster:** Mai 2023.

besonders genauen Geräte mit Quecksilbersäule sowie einem Stethoskop.

Für das Ermitteln des Blutdrucks sind zwei Werte von Bedeutung: Der zuerst genannte systolische Wert gibt den Gefäßdruck an, wenn sich das Herz zusammenzieht. Der zweite, diastolische Wert benennt den Druck, wenn der Herzmuskel erschlafft. Als erhöht gilt der Blutdruck ab einem Wert von 140 zu 90 Millimeter Quecksilbersäule, kurz mmHg.

Messdaten-Auswertung per App

Die Oberarmgeräte von Beurer, Braun und Omron haben eine App. Alle drei bieten einen Export der gespeicherten Messungen sowie eine grafische Darstellung der Werte – Tendenzen lassen sich so leichter erkennen. Nutzende können ihre Daten über einen längeren Verlauf betrachten und diese stets dabeihaben, auch beim Arztbesuch. Die Apps bieten durchaus einen Mehrwert, ein Muss sind sie nicht. ■

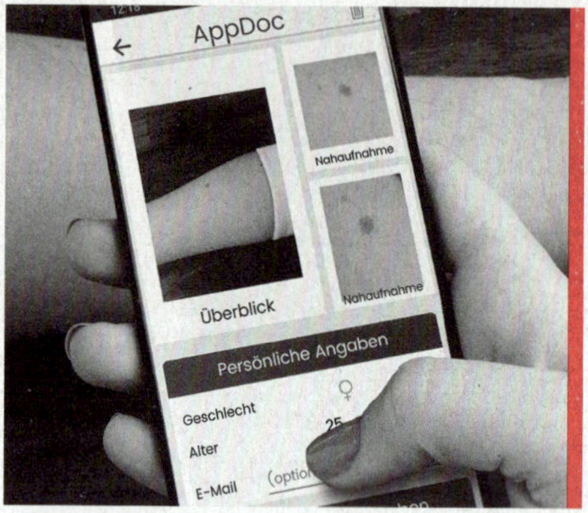

Unser Rat

Testsieger: Für eine schnelle Ersteinschätzung von Hautproblemen ist nur das gute Programm AppDoc in der Android- wie auch iOS-Variante zu empfehlen. Die Beurteilung einer Hautstelle kostet 25 Euro.
Lesen Sie Einschätzungen gründlich. Nehmen Sie Empfehlungen für ärztliche Untersuchungen ernst. Geht es Ihnen um Hautkrebsfrüherkennung, gehen Sie besser in die Arztpraxis.

Es bleiben Zweifel

1/2023 Hautkrankheiten erkennen – mehrere Apps schaffen das gut, aber keine fehlerfrei. Die Hautkrebsvorsorge können sie nicht ersetzen.

Hautscreening-Apps versprechen „Ruhe für Ihr Hautproblem", wollen „Online-Hautarzt in Ihrer Nähe" sein. Wie gut funktionieren sie? Wir haben acht Apps jeweils in der Android- und iOS-Variante getestet sowie eine, die nur für Apple-Geräte verfügbar ist. Nutzende können darin Fotos von Hautstellen hochladen und beurteilen lassen. Manche Apps analysieren die Fotos mit Algorithmen, bei den meisten sehen sich Dermatologinnen und Dermatologen die Fotos an. Wir prüften, wie gut die Einschätzung verschiedener Hautveränderungen klappt – vom harmlosen Altersfleck bis zum bösartigen Hautkrebs. Auch wollten wir wissen, ob die Apps sich einfach bedienen lassen, Tipps zur Fotoaufnahme geben und Gesundheitsdaten schützen.

100 Euro für vier Muttermale

Nur Model Dermatology ist gratis. Bei den anderen Apps kostet die Einschätzung einer Hautstelle bis zu 25 Euro – bei vier Muttermalen also bis zu 100 Euro. Einige Apps bieten Preispauschalen. Krankenversicherungen übernehmen die Kosten in der Regel nicht. Das Hautkrebs-Screening in der Praxis ist dagegen für gesetzlich Versicherte ab 35 alle zwei Jahre kostenlos.

Nicht hundertprozentig verlässlich

Das Ergebnis ist zwiespältig: Einerseits schätzten viele Apps die Hautveränderungen oft schnell richtig ein. Betroffene erhalten bestenfalls eine frühzeitigere Diagnose als in Praxen mit langen Wartezeiten. Bei besorgniserregenden Befunden können sie darauf verweisen, um früher einen Termin zu erhalten. In einfachen Fällen helfen oft schon rezeptfreie Medikamente.

Andererseits war keine App im Test fehlerfrei. Etwa jeder siebte Fall von Hautkrebs wurde nicht erkannt. Das kann fälschlicherweise beruhigen und zu einer →

Hautscreening-Apps I 1/2023

App	Betriebssystem	Einschätzung durch[1]	Preis für eine Einschätzung ca. (Euro)[2]	Einschätzung der Hautveränderung 50 %	Fotoaufnahme und -management 15 %	Handhabung 20 %	Basisschutz persönlicher Daten 15 %	Mängel in den AGB 0 %	test-QUALITÄTSURTEIL 100 %
Zur Erkennung von Hauterkrankungen allgemein (z. B. Akne, Gürtelrose, Hautkrebs, Schuppenflechte)									
AppDoc	Android	Hautarzt	25	+	O	O	O	sehr gering	**GUT (2,4)**
	iOS			+	O	O	O	sehr gering	**GUT (2,4)**
Dermanostic	Android	Hautarzt	25[3]	O*)	+	+	+	sehr gering	**BEFRIEDIGEND (2,8)**
	iOS			O*)	+	+	+	sehr gering	**BEFRIEDIGEND (2,8)**
First Derm[4]	Android	Hautarzt	20[4]	+	+	+	O	sehr deutlich*)[5]	**BEFRIEDIGEND (2,9)**
	iOS			+	+	+	O	sehr deutlich*)[5]	**BEFRIEDIGEND (2,9)**
iDoc24[4]	iOS	Hautarzt	20[4]	+	+	O	O	sehr deutlich*)[5]	**BEFRIEDIGEND (2,9)**
Skin Check	Android	Hautarzt	20	O*)	O	+	O	sehr gering	**BEFRIEDIGEND (3,1)**
	iOS			O*)	O	+	O	sehr gering	**BEFRIEDIGEND (3,1)**
Model Dermatology	Android	Algorithmus[6]	Kostenfrei	O*)	O	O	+	keine[7]	**BEFRIEDIGEND (3,4)**
	iOS			O*)	O	O	+	keine[7]	**BEFRIEDIGEND (3,4)**
Sqin[8]	Android	Hautarzt	20[9]	⊖	O	⊖	O	sehr deutlich*)[10]	**AUSREICHEND (4,3)**
	iOS			⊖	O	⊖	O	sehr deutlich*)[10]	**AUSREICHEND (4,3)**

Bewertungsschlüssel der Prüfergebnisse: ++ = Sehr gut (0,5–1,5). + = Gut (1,6–2,5). O = Befriedigend (2,6–3,5). ⊖ = Ausreichend (3,6–4,5). — = Mangelhaft (4,6–5,5).
Reihenfolge nach test-Qualitätsurteil der Android-App, bei gleichem Urteil nach Alphabet.
***) Führt zur Abwertung. Mängel in den AGB (allgemeine Geschäftsbedingungen)**: keine, sehr gering, gering, deutlich, sehr deutlich. **1)** Laut Anbieter. **2)** Für je eine Hautstelle. **3)** Kostenübernahme laut Anbieter durch die gesetzliche Krankenversicherung Viactiv BKK und alle privaten Krankenversicherungen. **4)** Wir wählten das Kostenmodell mit maximal 48 Stunden Wartezeit. Wählbar sind auch maximal 24/8 Stunden Wartezeit für ca. 35/55 Euro. **5)** Unter anderem wird die Haftung für Schäden ausgeschlossen, die infolge von Einschätzungen entstehen. **6)** Laut Anbieter für hellere Hauttypen entwickelt. **7)** Keine AGB und damit auch keine unzulässigen Klauseln vorhanden; es gilt insbesondere das Bürgerliche Gesetzbuch. **8)** Laut Anbieter Datenschutzerklärung und AGB geändert. **9)** Kostenübernahme laut Anbieter durch alle privaten Krankenversicherungen. Im Rahmen von „Sqin Select", das neben dem Hautcheck weitere Leistungen enthält, sind folgende Preispauschalen möglich: 1/3/12 Monat/e für ca. 13/30/80 Euro. **10)** Dokument ist englischsprachig.

Erhebungszeitraum: August bis Oktober 2022.

Hautscreening-Apps II 1/2023

App	Betriebssystem	Einschätzung durch[1]	Preis für eine Einschätzung ca. (Euro)[2]	Einschätzung der Hautveränderung 50 %	Fotoaufnahme und -management 15 %	Handhabung 20 %	Basisschutz persönlicher Daten 15 %	Mängel in den AGB 0 %	test-QUALITÄTSURTEIL 100 %
Ausschließlich zur Erkennung von Hautkrebs									
SkinVision	Android	Algorithmus[3]	7[4]	+	+	+	O	deutlich*)	**BEFRIEDIGEND (2,6)**
	iOS			+	+	+	O	deutlich*)	**BEFRIEDIGEND (2,6)**
SkinScreener	Android	Algorithmus[3]	5[5]	⊖*)	O	O	O	sehr gering	**AUSREICHEND (4,5)**
	iOS			⊖*)	O	O	O	sehr gering	**AUSREICHEND (4,2)**

Bewertungsschlüssel der Prüfergebnisse: ++ = Sehr gut (0,5–1,5). + = Gut (1,6–2,5). O = Befriedigend (2,6–3,5). ⊖ = Ausreichend (3,6–4,5). — = Mangelhaft (4,6–5,5).
***) Führt zur Abwertung.**
Mängel in den AGB (allgemeine Geschäftsbedingungen): keine, sehr gering, gering, deutlich, sehr deutlich.
1) Laut Anbieter. **2)** Für je eine Hautstelle. **3)** Laut Anbieter für Erwachsene mit Fitzpatrick-Hauttyp I bis IV (maximal hellbraune Haut) entwickelt. Laut Anbieter werden einige Einschätzungen durch Hautärzte kontrolliert. **4)** Kostenübernahme laut Anbieter durch die private Krankenversicherung Axa. Folgende Preispauschalen sind möglich: 90/365 Tage für ca. 25/50 Euro. **5)** Preispauschale für einen Monat und beliebig viele Einschätzungen, möglich sind auch 12 Monate für ca. 25 Euro. Alternativ kosten 10 Einschätzungen ca. 10 Euro (Android)/ca. 11 Euro (iOS). Grundsätzlich sind 2 Einschätzungen kostenfrei.

Erhebungszeitraum: August bis Oktober 2022.

→ verspäteten Behandlung führen. Insgesamt rieten die Apps oft zum Arztbesuch, auch wenn sie danebenlagen. Die meisten weisen auch darauf hin, dass ihre Einschätzungen noch keine Diagnosen sind. Das ist ernst zu nehmen: Fotos allein reichen oft nicht für eine eindeutige Diagnose.

Nur AppDoc ist insgesamt gut

Empfehlen können wir nur AppDoc. Das Ärzteteam schätzte die Testfälle am besten ein und lag fast immer richtig. Die Apps First Derm und iDoc24 schätzten die Hautveränderungen ebenfalls gut ein. Sehr deutliche Mängel in den allgemeinen Geschäftsbedingungen verhagelten ihnen aber das Gesamturteil Gut.

Testverlierer: SkinScreener und Sqin

Nicht überzeugt hat der auf Hautkrebs spezialisierte SkinScreener: Er machte die meisten Einschätzungsfehler, Gesamtnote Ausreichend. Auch Sqin ist nicht besser: Zwar beurteilte das Ärzteteam die Fälle oft richtig. Sqin ist aber wenig übersichtlich und funktionierte im Test unzuverlässig. Nach einem Zwangsupdate im Prüfzeitraum gab es viele Probleme. ■

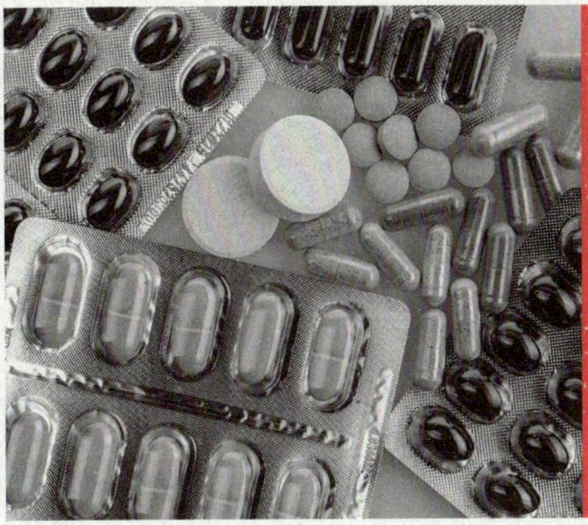

Unser Rat

Werbung ausblenden. Wir fanden keine ausreichenden Belege, dass die 17 Mittel im Test nützen, etwa für Leistungs- und Manneskraft. Die meisten können schaden, etwa da sie zu viele Vitamine enthalten.
Gesund leben. Wer sich normal ernährt, ist gut mit Nährstoffen versorgt. Die Ernährung deckt laut Studiendaten bei den allermeisten Männern hierzulande den Bedarf.

Natürlich isst Mann sicherer

2/2023 Viele Präparate versprechen, Männer mit Wertvollem zu versorgen. Unser Test aber zeigt: Sie sind bestenfalls überflüssig.

Manche Produkte tragen ihr Versprechen, dem starken Geschlecht gutzutun, schon im Namen – beispielsweise „Denk man active“, „Rote Kraft für aktive Männer“ oder „AdamProtect“. Diese und weitere Nahrungsergänzungsmittel sollen der Männergesundheit nützen, etwa für eine bessere Leistungsfähigkeit oder Spermienqualität. Lohnt sich der Kauf?

Wenn dann gezielt ergänzen

Sinnvoll sein kann eine gezielte Nahrungsergänzung – etwa von Vitamin B12 bei veganer Ernährung oder von Vitamin D für Männer, die kaum an die Sonne kommen. Zudem empfiehlt sich jodiertes und fluoridiertes Speisesalz. Im Einzelfall können weitere Stoffe nötig sein, etwa bei einem nachgewiesenen Mangel. Das sollten aber ein Arzt oder eine Ärztin abklären.

Wir haben 17 Mittel getestet, unter anderem aus Apotheken, Drogerien und Online-Shops. Alle enthalten Vitamine und Mineralstoffe, viele auch Aminosäuren oder pflanzliche Zusätze. Wir prüften Werbeaussagen, Gebrauchsinformationen – und ob Studien den Nutzen der Produkte in ihrer konkreten Zusammensetzung belegen.

Von entbehrlich bis riskant

Fazit: Ein Mittel, Doppelherz aktiv, ist „nur“ überflüssig, der Nutzen nicht belegt. Die anderen 16 bergen zudem Risiken, etwa durch überdosierte Vitamine oder fehlende Verbraucherhinweise. In sieben Fällen sind die Mängel gravierend (siehe Tabelle S. 268).

Die 13 Cent bis 2,67 Euro, die die Mittel pro Tag kosten, kann Mann sich also sparen. Zumal Studien zeigen, dass die allermeisten Männer hierzulande durch ihre normale Ernährung gut mit allen nötigen Nährstoffen versorgt sind. Wenn überhaupt, ist eine gezielte Ergänzung sinnvoll (siehe Kasten links) – keine per Gießkanne. ■ →

Nahrungsergänzungsmittel für Männer 2/2023

Produkt	Inhalt/ Preis ca. (Euro)	Preis pro empfohlener Tagesration[1] ca. (Euro)	test-FAZIT
Doppelherz aktiv Männer-Gesundheit	30 Kapseln/4,80	0,16	**Überflüssig.** Der Nutzen für die Zielgruppe ist aus ernährungswissenschaftlicher und ernährungsmedizinischer Sicht nicht belegt.
Aminoplus Mann	30 Portionsbeutel/ 60,00	2,00	**Überflüssig, überdosiert und teils unzureichend gekennzeichnet.** Der Nutzen der geprüften Mittel ist für die Zielgruppe aus ernährungswissenschaftlicher und ernährungsmedizinischer Sicht nicht belegt. Alle überschreiten bei einzelnen Vitaminen und Mineralstoffen die behördlich empfohlenen Höchstmengen. Oft fehlen zudem Verbraucherhinweise, dass beispielsweise keine weiteren zinkhaltigen Nahrungsergänzungsmittel eingenommen werden sollten.
dm Mivolis Männer Aktiv Komplex[2]	30 Kapseln/3,95	0,13	
GSE Männer Vital Complex[3]	60 Tabletten/29,90	0,50	
Hübner Mann aktiv	15 Portionssticks/ 22,00[4]	1,47	
Kneipp Männer Mineralstoffe	15 Brausetabletten/ 3,50	0,23	
Nicapur AdamProtect	30 Kapseln/30,00	1,00	
O'gaenics Mr. Do-It-All 18+ Multivitamin Komplex Men[3]	60 Kapseln/80,00	2,67	
Orthomol flavon m	90 Kapseln/51,00	1,70	
Ruhrpharm virivital	60 Kapseln/29,90	0,50	
Aslan Life compound M	60 Kapseln/26,00	0,87	**Überflüssig, mit gravierenden Mängeln.** Der Nutzen der geprüften Mittel ist für die Zielgruppe aus ernährungswissenschaftlicher und ernährungsmedizinischer Sicht nicht belegt. Fast alle überschreiten bei einzelnen Vitaminen und Mineralstoffen die behördlich empfohlenen Höchstmengen. Besonders relevant sind deutliche Überschreitungen bei Vitamin A, das im Übermaß etwa die Leber schädigen kann. Oft fehlen Verbraucherhinweise, dass etwa die Einnahme von Nahrungsergänzungsmitteln mit Biotin medizinische Laborwerte verfälschen kann. Ein Mittel verwendet nicht erlaubte Gesundheitsversprechen zu Arginin. Zwei Produkte enthalten Tribulus-Extrakt. Die Pflanze kann gesundheitsgefährdende Stoffe enthalten, von denen nicht bekannt ist, ob diese nicht auch in den Extrakt gelangen. Die Unbedenklichkeit für die Einnahme von Tribulus-Extrakt ist durch Studien nicht ausreichend belegt.
Centrum Für Ihn[5]	30 Tabletten/15,20	0,51	
Denk Nutrition man active	60 Kapseln/19,10	0,64	
Doppelherz system Für Ihn	30 Tabletten/8,90	0,30	
Eucell M Plus	60 Kapseln/41,00	1,37	
Nature love Rote Kraft für aktive Männer[3]	90 Kapseln/20,00	0,67	
Raab Vitalfood Tribulus Plus[3][6]	100 Kapseln/17,90	0,72	

Bewertung nach test-Fazit: Überflüssig. Überflüssig, überdosiert und teils unzureichend gekennzeichnet. Überflüssig, mit gravierenden Mängeln. **Bei gleichem test-Fazit Reihenfolge alphabetisch. 1)** Laut Deklaration. **2)** Laut Anbieter Deklaration und Hersteller verändert. **3)** Laut Anbieter vegan. **4)** Preis laut Anbieter-Website. **5)** Laut Anbieter jetzt ohne Titandioxid. **6)** Laut Anbieter Kennzeichnung geändert. **Einkauf der Prüfmuster:** August und September 2022.

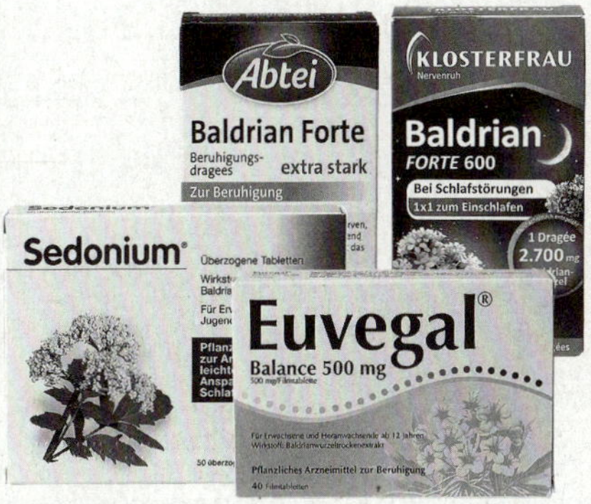

Unser Rat

Beugen Sie Nervosität vor, indem Sie auf stressige Phasen Entspannung folgen lassen. Bei Unruhe können Entspannungstechniken helfen, Medikamente dagegen nur eingeschränkt. Am ehesten zu empfehlen sind Mittel mit einem bestimmten Baldrianwurzel-Trockenextrakt. **Preistipp:** Am günstigsten unter den mit Einschränkung geeigneten ist Klosterfrau Nervenruh Baldrian.

Wieder zur Ruhe kommen

6/2023 Mittel gegen Nervosität und Unruhe verheißen Gelassenheit auf natürliche Art. Gelingt das mit ihnen tatsächlich? Belege sind rar.

Können pflanzliche Beruhigungsmittel nachweislich für Gelassenheit sorgen? Wir haben 25 rezeptfreie Mittel bewertet – Tabletten, Kapseln, Tinkturen, Tees. Die meisten sind auch außerhalb von Apotheken erhältlich, etwa in Drogerien. Wir sichteten Studien zu Wirksamkeit und Risiken. Fazit: Von den meisten ist keine sichere Wirksamkeit gegen Unruhe zu erwarten.

Wann ärztlicher Rat sinnvoll ist

Wenn die Unruhe die Lebensqualität massiv beeinträchtigt oder zu länger als vier Wochen anhaltenden Schlafstörungen führt, sollten Betroffene sich einem Arzt vorstellen. Denn die Nervosität kann körperliche Ursachen haben, etwa eine Schilddrüsenerkrankung oder beginnende Diabetes.
Sie kann auch bei Angsterkrankungen oder Depressionen auftreten.

Ob mit Hopfen, Melisse oder Lavendelöl – für 21 Mittel liegen keine ausreichenden Nachweise aus klinischen Studien vor. Wir bewerten sie als wenig geeignet. Darunter sind „Anti-Stress-Tee“ und viel verkaufte Präparate wie Lasea, Lioran und Pascoflair.

Wenn überhaupt, dann Baldrian pur

Noch am ehesten zu empfehlen bei Nervosität ist Baldrian – wobei es darauf ankommt, wie der Wirkstoff gewonnen wurde: Es gibt Pulver und Tinkturen, Trockenextrakte und Kombinationen mit anderen Pflanzen. Zu den meisten ist die Studienlage dürftig. Nur für einen bestimmten Trockenextrakt der Baldrianwurzel legen wissenschaftliche Studien nahe, dass er bei Unruhe wirkt. Weitere Studien sollten die Beleglage aber noch stärken. Wir halten daher Mittel mit dem Wirkstoff für eingeschränkt geeignet (siehe Tabelle S. 270). Sie verursachen kaum Nebenwirkungen und machen nicht abhängig. Bis ihre volle Wirkung einsetzt, kann es aber etwas dauern. ■

→

Rezeptfreie Präparate I 6/2023

Präparat	Inhalt	Preis (Euro)[1]	test-Bewertung	test-Kommentar
Präparate mit Baldrianwurzel-Trockenextrakt				
Abtei Baldrian Forte	30 überzogene Tabletten	6,09	Mit Einschränkung geeignet	Für diesen Extrakt der Baldrianwurzel finden sich Studien, die eine Wirksamkeit bei Nervosität und Unruhe nahelegen. Weitere Studien sollten die therapeutische Wirksamkeit aber noch besser belegen.
Euvegal Balance	40 Filmtabletten	15,60		
Klosterfrau Nervenruh Baldrian	30 überzogene Tabletten	5,49		
Sedonium	50 überzogene Tabletten	24,11		
Präparate mit anderen Baldrian-Zubereitungen				
Abtei Nachtruhe Baldrian Einschlaftropfen	50 ml Tinktur aus Baldrianwurzel	3,49	Wenig geeignet	Die therapeutische Wirksamkeit bei Nervosität und Unruhe ist nicht ausreichend nachgewiesen. Bestimmte Extraktformen von Baldrian wurden in klinischen Studien untersucht, nicht aber die hier vorliegenden Tinkturen und Pflanzenpulver.
Baldriantinktur Hetterich	50 ml Tinktur aus Baldrianwurzel	4,39		
Thüringer Baldriantinktur	50 ml Tinktur aus Baldrianwurzel	4,05[2]		
Kneipp Baldrian 500 mg	90 überzogene Tabletten mit Baldrianwurzel-Pulver	6,45		
Kombinationen aus Baldrian und anderen Pflanzen				
Zirkulin Einschlaf-Dragees	80 überzogene Tabletten mit Trockenextrakt aus Baldrianwurzel und Hopfenzapfen	6,99	Wenig geeignet	Die therapeutische Wirksamkeit der Zweierkombinationen bei Nervosität und Unruhe ist nicht ausreichend nachgewiesen.
Euvegal	25 Filmtabletten mit Trockenextrakt aus Baldrianwurzel, Melissenblättern	19,60		
Sedariston Tropfen für die Nacht	50 ml Tropfen mit Baldrian-Tinktur und Melissenblätter-Fluidextrakt	12,65		
Baldriparan Zur Beruhigung	30 überzogene Tabletten mit Trockenextrakt aus Baldrianwurzel, Hopfenzapfen und Melissenblättern	13,99	Wenig geeignet	Es ist nicht belegt, dass diese Dreierkombinationen sinnvoll zusammengesetzt sind. Auch die therapeutische Wirksamkeit der Dreierkombinationen bei Nervosität und Unruhe ist nicht ausreichend nachgewiesen.
Sedacur forte	60 überzogene Tabletten mit Trockenextrakt aus Baldrianwurzel, Hopfenzapfen und Melissenblättern	18,98		
Kytta-Sedativum	40 überzogene Tabletten mit Trockenextrakt aus Baldrianwurzel, Hopfenzapfen und Passionsblumen	17,98		
Vivinox Nervenruhe	40 überzogene Tabletten mit Trockenextrakt aus Baldrianwurzel, Melissenblättern, Passionsblumen	12,95		

Das sind unsere vier Bewertungsstufen: Geeignet, Auch geeignet, Mit Einschränkung geeignet, Wenig geeignet.
1) Preise laut Lauer-Taxe, dem unverbindlichen Preis-Verzeichnis der Apotheken. Stand: 15.4.2023. **2)** In der Lauer-Taxe ist nur ein Einkaufspreis angegeben. Wir errechneten den Verkaufspreis anhand der üblichen Zuschläge. **3)** Die Kapseln kommen allenfalls als Therapieversuch nach Rücksprache mit einem Arzt infrage. **Einkauf der Produkte:** März 2023.

Rezeptfreie Präparate II 6/2023

Präparat	Inhalt	Preis (Euro)[1]	test-Bewertung	test-Kommentar
Präparate mit Passionsblumenextrakt oder Lavendelöl				
Lioran Die Passionsblume	30 Hartkapseln mit Passionsblumen-Trockenextrakt	12,45	**Wenig geeignet**	Die therapeutische Wirksamkeit bei nervöser Unruhe ist nicht ausreichend nachgewiesen.
Pascoflair	30 überzogene Tabletten mit Passionsblumen-Trockenextrakt	14,53		
Lasea	14 Weichkapseln mit Lavendelöl	14,65	**Wenig geeignet**	Das Mittel wurde für Unruhezustände zugelassen, die bei einer ängstlichen Verstimmung auftreten. Doch die therapeutische Wirksamkeit ist nicht ausreichend nachgewiesen.[3]

Bewertungsstufen und Fußnoten siehe links Seite 270.

Rezeptfreie Beruhigungstees 6/2023

Präparat	Inhalt	Preis (Euro)[1]	test-Bewertung	test-Kommentar
Tees mit verschiedenen Pflanzen				
Bad Heilbrunner Schlaf- und Nerven Tee	8 Filterbeutel mit Baldrianwurzel, Melissenblättern und Passionsblumenkraut	2,92[2]	**Wenig geeignet**	Es ist nicht belegt, dass die Dreierkombination sinnvoll zusammengesetzt ist. Auch die therapeutische Wirksamkeit bei Nervosität und Unruhe ist nicht ausreichend nachgewiesen.
Bad Heilbrunner Anti-Stress Tee	8 Filterbeutel mit Hopfenzapfen, Lavendelblüten, Melissenblättern	2,92[2]	**Wenig geeignet**	Die therapeutische Wirksamkeit der Dreierkombination bei Nervosität und Unruhe ist nicht ausreichend nachgewiesen.
Tees mit Johanniskraut				
H&S Johanniskraut	20 Filterbeutel mit Johanniskraut	3,85	**Wenig geeignet**	Die therapeutische Wirksamkeit zur Unterstützung der Behandlung von Nervosität und Unruhe ist nicht ausreichend nachgewiesen. Im Vergleich zu Johanniskraut ist die beruhigende Wirkung von Baldrian besser belegt.
Bombastus Johanniskraut	125 g loser Tee aus Johanniskraut	7,18		
Sidroga Johanniskraut	20 Filterbeutel mit Johanniskraut	4,95		
Tees mit Melisse				
H&S Melissenblätter	20 Filterbeutel mit Melissenblättern	3,85	**Wenig geeignet**	Die therapeutische Wirksamkeit bei Nervosität und Unruhe ist nicht ausreichend nachgewiesen.
Sidroga Melissenblätter	20 Filterbeutel mit Melissenblättern	4,95		

Bewertungsstufen und Fußnoten siehe links Seite 270.

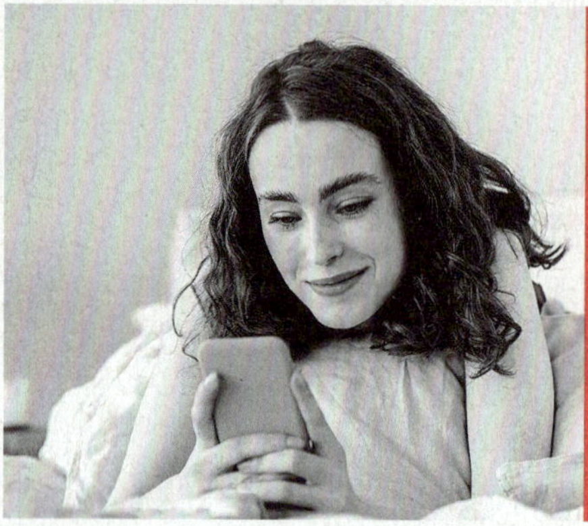

Unser Rat

Testsieger: Am besten sind Lady Cycle und MyNFP. Das Kleingedruckte gibts bei Lady Cycle nur auf Englisch. Achten Sie auf ein sicheres Passwort: mindestens acht Zeichen, darunter Großbuchstaben, Ziffern, Sonderzeichen.
Preistipp: Lady Cycle ist in der Basisversion, die zur Dateneingabe und -auswertung reicht, gratis – aber nur für Android verfügbar.

Nur selten verlässlich

10/2023 Die fruchtbaren Tage von einem Programm bestimmen zu lassen, kann riskant sein: Nur wenige Apps im Test sind zuverlässig.

Zyklus-Apps sind beliebt. Manche Frauen nutzen sie zur Verhütung, andere hingegen, um schwanger zu werden.

Wir haben 21 Zyklus-Apps getestet – 12 für Android und 9 für iOS (siehe Fußnote 1 in der Tabelle rechts). 11 Apps sind mangelhaft. Sie bestimmen künftige Perioden und fruchtbare Tage nach der Kalendermethode. Etwa so, als hätten sämtliche Frauen alle 28 Tage ihre Monatsblutung und genau dazwischen, an Tag 14, ihren Eisprung. Aber: Zykluslängen können stark schwanken. Daher ist die Kalendermethode unzuverlässig.

Symptothermale Methode

Frauen messen dabei morgens ihre Körpertemperatur. Zusätzlich beobachten sie ihren Zervixschleim, der im Gebärmutterhals entsteht. Beide Parameter verändern sich im Lauf des Zyklus, über sie können Frauen die fruchtbaren Tage zuverlässig bestimmen. Lernen lässt sich die Methode durch Fachbücher und Schulungen (zu finden etwa auf sensiplan.de).

Fünf Apps sind zu empfehlen

Die besser bewerteten Apps nutzen die symptothermale Methode (siehe Kasten). Sie erfordert Einsatz – ist aber korrekt angewandt so sicher wie die Pille.

Solide setzen Lady Cycle, MyNFP und Ovolution die Methode um, sind aber trotzdem nur befriedigend. Ovolution hat fachlich einige Schwächen. Bei Lady Cycle gibts die Allgemeinen Geschäftsbedingungen nur auf Englisch. MyNFP erlaubt einfache Passwörter und viele Anmeldeversuche. Das macht das Hacken relativ leicht.

Drip, Ovy und OvuView setzen die Methode nicht ganz korrekt um, zeigen unsere Tests mit echten Zyklusdaten. Hier deckten sich die wahren fruchtbaren Tage nicht immer mit der Anzeige der Apps. Wir können sie nicht empfehlen. ■

Zyklus-Apps für Android 10/2023

App	Preis für ein Jahr Nutzung ca. (Euro)	Bestimmung der fruchtbaren Tage 50 %	Nutzungsfreundlichkeit 25 %	Basisschutz persönlicher Daten 25 %	Mängel in den AGB 0 %	test-QUALITÄTSURTEIL 100 %
Lady Cycle[2]	Kostenfrei[3]	+	+	○	sehr deutlich*)[4]	**BEFRIEDIGEND (2,8)**
MyNFP[1]	40,00[5]	+	+	⊖*)	sehr gering	**BEFRIEDIGEND (2,8)**
Ovolution[1][6]	35,00[7]	○*)	+	○	keine	**BEFRIEDIGEND (3,0)**
Drip[1][8]	Kostenfrei	⊖*)	+	+	keine[9]	**AUSREICHEND (4,4)**
Ovy[1][10]	50,00[7][11]	⊖*)	+	⊖	sehr gering	**AUSREICHEND (4,4)**
OvuView[12]	Kostenfrei[13]	⊖*)	○	○	sehr deutlich[4]	**AUSREICHEND (4,5)**
Eisprung-kalender[1]	Kostenfrei	–*)	○	○	keine[9]	**MANGELHAFT (5,4)**
Femometer[1][14]	50,00[7]	–*)	+	–	sehr deutlich[15]	**MANGELHAFT (5,5)**
Flo[1]	33,00[7]	–*)	+	○	gering	**MANGELHAFT (5,5)**
Fruchtbarkeits-kalender	Kostenfrei	–*)	○	⊖	keine[9]	**MANGELHAFT (5,5)**
Menstruations-Kalender[1]	Kostenfrei[16]	–*)	⊖	–	keine[9]	**MANGELHAFT (5,5)**
Premom[1]	80,00[7]	–*)	○	–	sehr deutlich[4]	**MANGELHAFT (5,5)**

Bewertungsschlüssel der Prüfergebnisse: ++ = Sehr gut (0,5–1,5). + = Gut (1,6–2,5). ○ = Befriedigend (2,6–3,5). ⊖ = Ausreichend (3,6–4,5). — = Mangelhaft (4,6–5,5). **Bei gleichem Qualitätsurteil Reihenfolge nach Alphabet.**
***) Führt zur Abwertung.**
Mängel in den AGB (allgemeine Geschäftsbedingungen): keine, sehr gering, gering, deutlich, sehr deutlich.

1) Auch für iOS verfügbar. Die iOS-Variante hat dasselbe test-Qualitätsurteil bekommen. **2)** Laut Anbieter App-Funktionen im Bereich Datensicherheit geändert. **3)** Auswertungen als PDF-Datei und priorisierter Support für 39 Euro pro Jahr. **4)** Dokument ist englischsprachig. **5)** Zeitlich unbegrenzte Nutzung für 129 Euro. **6)** Laut Anbieter Hintergrundinformationen zur Methode sowie Hilfen geändert. **7)** Kostenfreie Nutzung mit Einschränkungen möglich. **8)** Laut Anbieter wird zur Zeit Android nur bis zur Version 10 unterstützt (Stand: August 2023). **9)** Keine AGB und damit auch keine unzulässigen Klauseln vorhanden; insbesondere gilt das Bürgerliche Gesetzbuch. **10)** Die App bietet zwei mögliche Ziele an. Am erfolgversprechendsten und von uns getestet: „Empfängnis regeln". **11)** Zeitlich unbegrenzte Nutzung für 99 Euro. **12)** Die App bietet mehr als 15 verschiedene Methoden der natürlichen Familienplanung an. Am erfolgversprechendsten und von uns getestet: „Regel R (Rötzer)". **13)** Werbung entfernbar für 1,49 Euro pro Monat. **14)** Laut Anbieter App-Funktionen unter anderem im Bereich Datenschutz und -sicherheit geändert. **15)** Unter anderem wird jegliche Haftung für Schäden ausgeschlossen. **16)** Werbung dauerhaft entfernbar für 3,59 Euro. **Erhebungszeitraum:** April bis Juli 2023.

Adressen

Verbraucherinstitutionen

Stiftung Warentest

10785 Berlin, Lützowplatz 11–13,
test.de

Im Netz
Facebook: @stiftungwarentest
Instagram: @stiftungwarentest
@finanztest
X/Twitter: @warentest
Youtube: youtube.com/stiftungwarentest

test-Leserservice:
test@stiftung-warentest.de

Finanztest-Leserservice:
finanztest@stiftung-warentest.de

DGH – Deutsche Gesellschaft für Hauswirtschaft

48432 Rheine, Hafenstr. 9,
Tel. 0 59 71/8 00 73 98,
dgh@dghev.de, dghev.de

Zentrum für Europäischen Verbraucherschutz

77694 Kehl, Bahnhofplatz 3,
Tel. 0 78 51/99 14 80,
info@cec-zev.eu, evz.de, cec-zev.eu

VerbraucherService im Katholischen Deutschen Frauenbund

Bundesgeschäftsstelle
50677 Köln, Kaesenstr. 18,
Tel. 02 21/86 09 20,
info@verbraucherservice-kdfb.de,
verbraucherservice-kdfb.de

VerbraucherService Bayern im Katholischen Deutschen Frauenbund

Landesgeschäftsstelle
80335 München, Dachauer Str. 5,
Tel. 0 89/51 51 87 45,
muenchen@verbraucherservice-bayern.de,
verbraucherservice-bayern.de

Beratungsstellen:

91522 Ansbach, Kannenstr. 16 (Klimaladen Ansbach), Tel. 09 81/97 78 97 93

63739 Aschaffenburg, Dalbergstr. 15 (Rathaus, Sitzungsgebäude), Tel. 0 60 21/3 30 12 18

86152 Augsburg, Prinzregentenstr. 9, Tel. 08 21/15 70 31

96047 Bamberg, Grüner Markt 14, Tel. 09 51/20 25 06, Finanz-/Versicherungsberatung, Tel. 09 51/2 08 31 48

93413 Cham, Obere Regenstr. 15, Tel. 0 99 71/67 53

86609 Donauwörth, Münsterplatz 4, Tel. 09 06/82 14

91301 Forchheim, Nürnberger Str. 15, Tel. 0 91 91/6 46 89

85049 Ingolstadt, Kupferstr. 24, Tel. 08 41/95 15 99 90

80335 München, Dachauer Str. 5, Tel. 0 89/59 62 78

85375 Neufahrn, Bahnhofstr. 32 (Rathaus), Tel. 0 81 65/9 75 11 90

94032 Passau, Ludwigsplatz 4/I, Tel. 08 51/3 62 48, Umweltberatung, Tel. 08 51/3 34 92

93047 Regensburg, Frauenbergl 4, Tel. 09 41/5 16 04, Umwelt- und Ernährungsberatung, Tel. 09 41/56 34 58

92421 Schwandorf, Spitalgarten 1 (neues Rathaus), Tel. 0 94 31/4 52 90

83278 Traunstein, Bahnhofstr. 1, Tel. 08 61/6 09 08

97070 Würzburg, Theaterstr. 23, Tel. 09 31/30 50 80

Verbraucherzentrale Bundesverband (vzbv)

10969 Berlin, Rudi-Dutschke-Str. 17,
Tel. 0 30/25 80 00,
info@vzbv.de, vzbv.de
Verbraucherzentralen

Baden-Württemberg

70178 Stuttgart, Paulinenstr. 47,
Tel. 07 11/66 91 10, info@vz-bw.de,
verbraucherzentrale-bawue.de

Telefonische Fach- und Rechtsberatung

Telekommunikation, Internet, Verbraucherrecht:
Mo–Fr 9–12 Uhr, Mi 15–18 Uhr,
Tel. 0 900 1/77 44 41

Ernährung, Kosmetik, Hygiene:
Mo–Fr 9–12 Uhr, Mi 15–18 Uhr,
Tel. 0 900 1/77 44 42

Versicherungen:
Mo–Fr 9–12 Uhr, Mi 15–18 Uhr,
Tel. 0 900 1/77 44 43

Altersvorsorge, Banken, Kredite:
Mo–Fr 9–12 Uhr, Mi 15–18 Uhr,
Tel. 0 900 1/7 74 44 4

Bauen und Wohnen:
Mo–Fr 9–12 Uhr, Mi 15–18 Uhr,
Tel. 0 900 1/77 44 45

Energie:
Mo–Fr 9–12 Uhr, Mi 15–18 Uhr,
Tel. 0 900 1/77 44 46

Gesundheitsdienstleistungen:
Mi 15–18 Uhr, Do 9–12 Uhr,
Tel. 0 900 1/77 44 47

Beratungsstellen:

Info- und Termintelefon:
Vereinbarung eines individuellen Termins in einer der Beratungsstellen:
Mo–Do 10–18 Uhr, Fr 10–14 Uhr,
Tel. 07 11/66 91 10

79098 Freiburg, Kaiser-Joseph-Str. 271, Di 10–13 Uhr, Do 15–18 Uhr

88045 Friedrichshafen, Riedleparkstr. 1, Mo 14–17 Uhr, Mi 10–13 Uhr

69115 Heidelberg, Poststr. 4, Di 10–12 Uhr, Mi–Do 16–18 Uhr

89522 Heidenheim, Hintere Gasse 60, Bürgerhaus (Altes Eichamt), Mi 9–12 Uhr, Do 14–17 Uhr

76133 Karlsruhe, Kaiserstr. 167, Mo 14–18 Uhr, Mi 10–14 Uhr

68161 Mannheim, N 4, 13–14, Di 14–16 Uhr, Mi 13–17 Uhr

74172 Neckarsulm, Schindlerstr. 9, Di 10–14 Uhr, Mi 13–17 Uhr

72764 Reutlingen, Kanzleistr. 20, Di und Do 10–15 Uhr, Mi 14–18 Uhr

74523 Schwäbisch Hall, Steinerner Steg 5, Di 10–13 Uhr, Do 14–17 Uhr

70178 Stuttgart, Paulinenstr. 47, Mo und Fr 10–14 Uhr, Di und Do 10–17 Uhr, Mi 10–19 Uhr

78532 Tuttlingen, Rathausstr. 1

89073 Ulm, Frauengraben 2, Di und Do 13–17 Uhr

79761 Waldshut-Tiengen, Poststr. 2 (Parkhaus Kornhaus), Di 15–17 Uhr, Do 10–12 Uhr

Terminvereinbarung Energie-Beratung:

Mo–Do 8–18 Uhr, Fr 8–16 Uhr,
Tel. 0 800/8 09 80 24 00,
Mo–Do 10–18 Uhr, Fr 10–14 Uhr,
Tel. 07 11/66 91 10

Beratungsstellen Energie-Beratung:

79098 Freiburg, Kaiser-Joseph-Str. 271

88045 Friedrichshafen, Riedleparkstr. 1

69115 Heidelberg, Poststr. 4

89522 Heidenheim, Hintere Gasse 60 (Bürgerhaus, Altes Eichamt)

76144 Karlsruhe, Kaiserstr. 167

*Tarife für Anrufe aus dem deutschen Festnetz: **0 800** Kostenfrei.*

68161 Mannheim, N4, 13–14

74172 Neckarsulm, Schindlerstr. 9

74523 Schwäbisch Hall, Steinerner Steg 5

70178 Stuttgart, Paulinenstr. 47

89073 Ulm, Frauengraben 2

79761 Waldshut-Tiengen, Poststr. 2

Energie-Beratungsstützpunkte:

69412 Eberbach, Güterbahnhofstr. 4

79822 Titisee-Neustadt, Pfauenstr. 4

Stadtkreis Baden-Baden:

76530 Baden-Baden, Briegelacker Str. 8

Landkreis Biberach:

88427 Bad Schussenried, Wilhelm-Schussen-Str. 36

88400 Biberach an der Riß, Prinz-Eugen-Weg 17

88457 Kirchdorf an der Iller, Rathausstr. 11

88471 Laupheim, Marktplatz 1

88416 Ochsenhausen, Marktplatz 1

88499 Riedlingen, Marktplatz 1

Landkreis Bodensee:

88046 Friedrichshafen, Lindauer Str. 11

88085 Langenargen, Obere Seestr. 1

88677 Markdorf, Rathausplatz 1

88074 Meckenbeuren, Theodor-Heuss-Platz 1

88069 Tettnang, Montfortplatz 7

88662 Überlingen, Münsterstr. 15–17

Landkreis Böblingen:

71034 Böblingen, Parkstr. 16

Landkreis Breisgau-Hochschwarzwald:

79268 Bötzingen, Hauptstr. 11

79199 Kirchzarten, Talvogteistr. 12

79822 Titisee-Neustadt, Pfauenstr. 4

Landkreis Esslingen:

73728 Esslingen a. Neckar, Kandlerstr. 8

70794 Filderstadt, Brühlstr. 41

73230 Kirchheim unter Teck, Alleenstr. 3

73252 Lenningen, Amtgasse 5

72622 Nürtingen, Marktstr. 1

73240 Wendlingen am Neckar, Am Marktplatz 2

72649 Wolfschlugen, Kirchstr. 19

Landkreis Freudenstadt:

72280 Dornstetten, Marktplatz 1+2

72186 Empfingen, Mühlheimer Str. 2

72184 Eutingen im Gäu, Marktstr. 17

72250 Freudenstadt, Marktplatz 64

72293 Glatten, Lombacherstr. 27

72160 Horb am Neckar, Stuttgarter Str. 8

72285 Pfalzgrafenweiler, Hauptstr. 1

Landkreis Göppingen:

73312 Geislingen a. d. Steige, Hauptstr. 1

73033 Göppingen, Bahnhofstr. 7

Stadtkreis Heidelberg:

69123 Heidelberg, Wieblinger Weg 21

Landkreis Hohenlohekreis:

74653 Künselsau, Stuttgarter Str. 7

Stadtkreis Karlsruhe:

76133 Karlsruhe, Hebelstr. 15

Landkreis Konstanz:

78267 Aach, Hauptstr. 16

78476 Allensbach, Rathausplatz 1

78351 Bodman-Ludwigshafen, Hafenstr. 5

78253 Eigeltingen, Krummestr. 1

78234 Engen, Marktplatz 4

78343 Gaienhofen/Bodensee, Auf der Breite 1

78262 Gailingen am Hochrhein, Hauptstr. 7

78244 Gottmadingen, Johann-Georg-Fahr-Str. 10

78247 Hilzingen, Hauptstr. 36

78355 Hohenfels/Bodens., Hauptstr. 30

78462 Konstanz, Untere Laube 24

78345 Moos, Bohlingerstr. 18

78259 Mühlhausen-Ehingen, Schloßstr. 46

78337 Öhningen, Klosterplatz 1

78359 Orsingen-Nenzingen, Stockacher Str. 2

78315 Radolfzell am Bodensee, Marktplatz 3

78479 Reichenau, Münsterplatz 2

78239 Rielasingen-Worblingen, Lessingstr. 2

78224 Singen, Hohgarten 2

78256 Steißlingen, Schulstr. 19

78333 Stockach, Adenauerstr. 4

78250 Tengen, Marktstr. 1

Landkreis Lörrach:

79591 Eimeldingen, Hauptstr. 25

79400 Kandern, N.N. (Terminvereinbarung über Tel. 0711/66 91 10)

79539 Lörrach, Marktplatz 7

79618 Rheinfelden (Baden), Kirchplatz 6

79595 Rümmingen, Lörracher Str. 9

79677 Schönau i. Schwarzwald, N.N. (Terminvereinb. über Tel. 0711/66 91 10)

79650 Schopfheim, N.N. (Terminvereinbarung über Tel. 0711/66 91 10)

79585 Steinen, Eisenbahnstr. 31

79674 Todtnau, N.N. (Terminvereinbarung über Tel. 0711/66 91 10)

Landkreis Ludwigsburg:

71679 Asperg, Marktplatz 1

74321 Bietigheim-Bissingen, Marktplatz 8

74357 Bönnigheim, Schulstr. 8–10

71254 Ditzingen, Am Laien 1

71735 Eberdingen, Stuttgarter Str. 34

71729 Erdmannhausen, Pflasterstr. 15

74294 Erligheim, Rathausstr. 7

71691 Freiberg am Neckar, Marktplatz 2

74392 Freudenthal, Marktplatz 1

71723 Gemmrigheim, Ottmarsheimer Str. 1

70839 Gerlingen, Rathausplatz 1

71723 Großbottwar, Marktplatz 1

71282 Hemmingen, Münchinger Str. 5

74394 Hessigheim, Besigheimer Str. 17

74360 Ilsfeld, Rathausstr. 8

74379 Ingersheim, Hindenburgplatz 8

74366 Kirchheim am Neckar, Hauptstr. 78

70825 Korntal-Münchingen, Saalplatz 4

70806 Kornwestheim, Jakob-Sigle-Pl. 1

74369 Löchgau, Hauptstr. 49

71638 Ludwigsburg, Hoferstr. 9a

71672 Marbach am Neckar, Marktstr. 23

71696 Möglingen, Rathausplatz 3

74395 Mundelsheim, Hindenburgstr. 1

71711 Murr, Hindenburgstr. 60

71739 Oberriexingen, Hauptstr. 14

74385 Pleidelsheim, Marbacher Str. 5

71686 Remseck a. Neckar, Marktplatz 1

74343 Sachsenheim, Lichtensternstr. 133

71701 Schwieberdingen, Schloßhof 1

71711 Steinheim a.d. Murr, Marktstr. 29
71732 Tamm, Hauptstr. 100

71665 Vaihingen an der Enz, Marktplatz 1

Landkreis Main-Tauber-Kreis:

97980 Bad Mergentheim, Bahnhofsplatz 1

97922 Lauda-Königshofen, Josef-Schmitt-Str. 26 a

97941 Tauberbischofsheim, Gartenstr. 1

97877 Wertheim, Mühlenstr. 26

Stadtkreis Mannheim:

68159 Mannheim, D2, 5–8

Landkreis Necker-Odenwald-Kreis:

74722 Buchen (Odenwald), Sansenhecken 1

Landkreis Ortenaukreis:

77855 Achern, Karl-Hergt-Str. 11

77955 Ettenheim, Rohanstr. 16

77723 Gengenbach, Victor-Kretz-Str. 2

77694 Kehl, Herderstr. 3

77933 Lahr/Schwarzwald, Rathausplatz 7

77704 Oberkirch, Eisenbahnstr. 1

77652 Offenburg, Freiburger Str. 41

77866 Rheinau, Rheinstr. 46

77746 Schutterwald, Kirchstr. 2

Landkreis Ostalbkreis:

73430 Aalen, Marktplatz 30

73453 Abtsgmünd, Rathausplatz 1

73560 Böbingen/Rems, Dr.-Schneider-Str. 56

73441 Bopfingen, Marktplatz 1

73479 Ellwangen/Jagst, Berliner Str. 19

73460 Hüttlingen, Schulstr. 10

73547 Lorch, Hauptstr. 19

73450 Neresheim, Hauptstr. 21

73450 Oberkochen, Heidenheimer Str. 35

73525 Schwäbisch Gmünd, Bürgerstr. 5

73463 Westhausen, Jahnstr. 2

Stadtkreis Pforzheim:

75172 Pforzheim, Zerrennerstr. 28

Landkreis Rastatt:

77815 Bühl, Friedrichstr. 2

76571 Gaggenau, Hauptstr. 71

76437 Rastatt, Am Schlossplatz 5

Landkreis Ravensburg:

88339 Bad Waldsee, Ravensburger Str. 2

88316 Isny, Wassertorstr. 1–3

88299 Leutkirch im Allgäu, Bahnhof 1

88212 Ravensburg, Salamanderweg 22

88239 Wangen im Allgäu, Pfarrberg 2

Rems-Murr-Kreis:

71573 Allmersbach im Tal, Backnanger Str. 35

71546 Aspach, Backnanger Str. 9

71549 Auenwald, Lippoldsweiler Str. 15

71522 Backnang, Stiftshof 16

73663 Berglen, Beethovenstr. 14–20

71577 Großerlach, Brunnengasse 2

713894 Kernen im Remstal, Stettener Str. 12

71404 Korb, Kirchstr. 1

71540 Murrhardt, Marktplatz 10

71570 Oppenweiler, Schlossstr. 12

73630 Remshalden, Schillerstr. 30

73635 Rudersberg, Backnanger Str. 26

73614 Schorndorf, Marktplatz 1

71409 Schwaikheim, Marktplatz 2–4

71579 Spiegelberg, Sulzbacher Str. 7

73660 Urbach, Konrad-Hornschuh-Str. 12

71332 Waiblingen, Gewerbestr. 11

71384 Weinstadt, Poststr. 15/1

71554 Weissach im Tal, Kirchberg 2+4

73650 Winterbach, Marktplatz 2

Landkreis Reutlingen:

72574 Bad Urach, Marktplatz 1

72829 Engstingen-Hohenstein, Graf-von-Moltke-Platz 1

72800 Eningen u. A., Rathausplatz 1

72805 Lichtenstein, Rathausplatz 13

72555 Metzingen, Stuttgarter Str. 2–4

72525 Münsingen, Bachwiesenstr. 7

72793 Pfullingen, Marktplatz 4

72124 Pliezhausen, Marktplatz 1

72764 Reutlingen, Lindachstr. 37

72764 Reutlingen, Marktplatz 22

72141 Walddorfhäslach, Dorfstr. 30

72827 Wannweil, Hauptstr. 11

Landkreis Rhein-Neckar-Kreis:

69412 Eberbach, Leopoldstr. 1

69469 Weinheim, Obertorstr. 9

Landkreis Rottweil:

78727 Oberndorf am Neckar, Lindenstr. 13

78628 Rottweil, Steinhauserstr. 18

78713 Schramberg, Hauptstr. 25

Landkreis Schwäbisch Hall:

74572 Blaufelden, Hindenburgplatz 4

74564 Crailsheim, Spitalstr. 2 a

74405 Gaildorf, Schloß-Str. 20

74545 Michelfeld, N.N. (Terminvereinbarung über Tel. 0711/6691 10)

74549 Wolpertshausen, Kuno-Haberkern-Str. 7/1

Schwarzwald-Baar-Kreis:

78166 Donaueschingen, Humboldtstr. 11

78048 Villingen-Schwenningen, Am Hoptbühl 2

Landkreis Sigmaringen:

88512 Mengen, Mittlere Str. 40

72488 Sigmaringen, Hintere Landesbahn Str. 7

Landkreis Tübingen:

72116 Mössingen, Freiherr-Vom-Stein-Str. 20

72108 Rottenburg am Neckar, Marktplatz 24

72070 Tübingen, Doblerstr. 13

Landkreis Tuttlingen:

78532 Tuttlingen, Moltkestr. 7

Stadtkreis Ulm:

89073 Ulm, Hafenbad 25

Landkreis Waldshut:

79713 Bad Säckingen, Rathausplatz 1

79872 Bernau i. Schw., Rathausstr. 18

79848 Bonndorf i. Schw., Martinstr. 8

79802 Dettighofen, Wittmerstr. 8

79865 Grafenhausen, Rathausplatz 1

79777 Ühlingen-Birkendorf, Kirchplatz 1

79761 Waldshut-Tiengen, Georg-Wittig-Str. 2

79664 Wehr, Hauptstr. 16

Zollernalbkreis:

72458 Albstadt, Bleuelwiesen 12/1

72336 Balingen, Bahnhofstr. 22

72406 Bisingen, Heidelbergstr. 9

72475 Bitz, Hindenburgplatz 7

72359 Dotternhausen, Hauptstr. 21

72351 Geislingen, Vorstadtstr. 9

72379 Hechingen, Marktplatz 1

72417 Jungingen, Lehrstr. 3

72469 Meßstetten, Hauptstr. 9

72365 Ratshausen, Schloßhof 4

72479 Straßberg, Lindenstr. 4

Bayern

80336 München, Mozartstr. 9,
Tel. 089/5527940, info@vzbayern.de,
verbraucherzentrale-bayern.de

Landesweites Servicetelefon:
Tel. 089/5527940

Rechts- und Versicherungsberatung sowie Mietrechtserstberatung

Zentrale Rufnummer zur Terminvereinbarung
Tel. 089/5527940,
Mo–Do 9.30–12.15 und 13.30–16.15 Uhr, Fr. 9.30–12.15 und 13–15 Uhr

Lebensmittel und Ernährung
Tel. 089/55279433,
Mo, Mi und Do 9–11 und 15–17 Uhr

Beratung zu Verbraucherrecht, Versicherungen, Altersvorsorge, Geldanlage/Kredit und Energie in allen Beratungsstellen. Energieberatungsstützpunkte in zahlreichen weiteren Städten und Gemeinden.

Beratungsstellen:

Alle Beratungsstellen sind per E-Mail zu erreichen: stadt@vzbayern.de (z. B. augsburg@vzbayern.de)

86150 Augsburg, Bahnhofstr. 26,
Tel. 0821/3786696050 Bamberg,
Kunigundendamm 1a,
Tel. 0951/28200

94469 Deggendorf, Rosengasse 10,
Tel. 089/5527940

82110 Germering, Planegger Str. 9,
Tel. 089/5527940

82194 Gräbenzell, Planegger Str. 9
Tel. 089/5527940

95028 Hof, Hans-Böckler-Str. 1a,
Tel. 09281/84680

87435 Kempten, Vogtstr. 17,
Tel. 0831/21071

84028 Landshut, Neustadt 516,
Tel. 0871/21338

87700 Memmingen, Lindauer Str. 7,
Tel. 08331/89944

80336 München, Mozartstr. 9,
Tel. 089/5527940

90403 Nürnberg, Albrecht-Dürer-Platz 6,
Tel. 089/5527940

83022 Rosenheim, Münchener Str. 36,
Tel. 08031/37700

97421 Schweinfurt, Judengasse 10,
Tel. 09721/21717

92637 Weiden, Frauenrichter Str. 55,
Tel. 0961/36100

97070 Würzburg, Domstr. 10,
Tel. 0931/59186

Energieberatung:

Kostenlose Energieberatung mit Termin per Telefon, Video oder persönlich in einer Beratungsstelle

Energie-Checks vor Ort:

Rund um Fragen zur Gebäudehülle, zum Heizungstausch und zu erneuerbaren Energien (Eigenanteil 30 Euro) Terminvereinbarung unter
Tel. 0800/809802400
(Mo–Do 8–18 Uhr und Fr 8–16 Uhr),
ausführliche Informationen:
verbraucherzentrale-energieberatung.de

Berlin

12099 Berlin, Ordensmeisterstr. 15–16,
Tel. 030/214850,
mail@verbraucherzentrale-berlin.de
verbraucherzentrale-berlin.de

Online-Terminbuchung:
verbraucherzentrale-berlin.de/beratung-be/terminbuchung

Beratungstelefone:

Beratung zu Rundfunkbeiträgen:
Di 8.30 –10 Uhr, Do 14–16 Uhr,
Tel. 030/21485160

Bundesweite Auskunft zur Energieeinsparung und Vermittlung von Terminen zur Energieberatung:
Mo–Do 8–18 Uhr, Fr 8–16 Uhr,
Tel. 0800/809802400

Verbraucherrechtliche Servicehotline:
Kurzberatung zum Allgemeinen Verbraucherrecht
Tel. 030/21485200
Mo und Fr 10–13 Uhr, Mi 15–18 Uhr
verbraucherzentrale-berlin.de/beratung-be/telefonisch

Brandenburg

14473 Potsdam, Babelsberger Str. 12,
Landesgeschäftsstelle
(Hier keine Beratung), info@vzb.de,
verbraucherzentrale-brandenburg.de

Beratungstelefone:

Beratung zu Rundfunkbeiträgen:
Mi und Fr 10–12 Uhr,
Tel. 0331/98229299

Beratung zum Energiesparen:
Terminvereinbarung für telefonische Rückrufberatung:
Mo–Fr 9–18 Uhr,
Tel. 0331/98229995

Beratungsstellen und Beratungsstützpunkte:

Landesweites Servicetelefon,
Mo–Fr 9–18 Uhr, Tel. 0331/98229995

Online-Terminbuchung:
verbraucherzentrale-brandenburg.de/terminbuchung

Beratungsstellen:

03046 Cottbus, Rosenstr. 1 (Zugang über Parkplatz Franz-Mehring-Str.)

16225 Eberswalde, Puschkinstr. 13
(Bürgerbildungszentrum „Amadeu Antonio")

15230 Frankfurt/Oder,
Karl-Marx-Str. 179–180

16515 Oranienburg, Albert-Buchmann-Str. 17 (Bürgerzentrum Mittelstadt)

14473 Potsdam, Babelsberger Str. 18
(Hauptbahnhof Ausgang Nord, Parterre)

14712 Rathenow, Berliner Str. 15
(Räume E 23 und E 24 der Stadtverwaltung)

Digimobil (viele Standorte landesweit):

Nähere Informationen zur Vor-Ort-Beratung per Video-Chat unter www.vzb.de/digimobil

Deutsch-Polnisches Verbraucherinformationszentrum (VIZ)
15230 Frankfurt/Oder,
Karl-Marx-Str. 179 –180

Bremen

28195 Bremen, Altenweg 4,
Tel. 0421/160777,
info@verbraucherzentrale-bremen.de,
verbraucherzentrale-bremen.de

27568 Bremerhaven, Barkhausenstr. 16,
Tel. 0421/160777, infobhv@vz-hb.de
verbrauchenzentrale-bremen.de

Hamburg

20099 Hamburg, Kirchenallee 22,
Tel. 040/248320,
info@vzhh.de, vzhh.de

Hessen

60313 Frankfurt/M.,
Große Friedberger Str. 13–17,
Mo–Do 10–18 Uhr, Fr 10–14 Uhr,
Tel. 069/972010900,
vzh@verbraucherzentrale-hessen.de,
verbraucherzentrale-hessen.de

Telefonische Beratung (kostenfrei):

Energieberatung: Mo–Do 8–18 Uhr,
Fr 8–16 Uhr, Tel. 0800/809802400

Energieschulden und Energiesperren:
Mo, Di, Do, Fr 9–13 Uhr, Mi 9–17 Uhr
Tel. 06142/9419010

Schulden, Insolvenz: Mi 10 –14 Uhr,
Tel. 069/9720 1087

Erstberatung Verbraucherrecht:
Mo 11–17 Uhr, Di 10–14 Uhr, Mi+Do 14–17 Uhr, Tel. 069/971940240

Beratungsstellen:

64283 Darmstadt, Luisenplatz 6 (Carreegalerie), Tel. 06151/27 99 90, darmstadt@verbraucherzentrale-hessen.de

60313 Frankfurt/M., Große Friedberger Str. 13–17, Tel. 069/97 20 10 900, frankfurt@verbraucherzentrale-hessen.de

36037 Fulda, Karlstr. 2, Tel. 0661/7 74 53, fulda@verbraucherzentrale-hessen.de

35390 Gießen, Südanlage 4, Tel. 0641/7 62 34, giessen@verbraucherzentrale-hessen.de

34117 Kassel, Rainer-Dierichs-Platz 1, Tel. 0561/77 29 34, kassel@verbraucherzentrale-hessen.de

65428 Rüsselsheim, Marktstr. 29, Tel. 06142/6 32 68, ruesselsheim@verbraucherzentrale-hessen.de

65185 Wiesbaden, Bahnhofstr. 36, Tel. 0611/37 80 81, wiesbaden@verbraucherzentrale-hessen.de

Mecklenburg-Vorpommern

18055 Rostock, Strandstr. 98, Tel. 0381/2 08 70 50, info@verbraucherzentrale-mv.eu, verbraucherzentrale-mv.eu

Beratungsstellen:

18273 Güstrow, Mühlenstr. 17 (Eingang Baustr.), Tel. 03843/46 53 97

17034 Neubrandenburg, Kranichstr. 4a, Tel. 0395/5 68 34 10

18055 Rostock, August-Bebel-Str. 89, Tel. 0381/2 08 70 50

19053 Schwerin, Dr.-Külz-Str. 18, Tel. 0385/5 91 81 10

18439 Stralsund, Frankenstr. 1–2, Tel. 03831/2 89 26 10

Niedersachsen

30159 Hannover, Herrenstr. 14, Tel. 0511/91 19 60, info@vzniedersachsen.de, verbraucherzentrale-niedersachsen.de, www.facebook.com/vzniedersachsen, www.youtube.com/user/VZ30159 www.instagram.com/verbraucherzentrale_ni Servicetelefon: Tel. 0511/91 19 60

Kostenlose Telefonberatung:

Kauf- und Dienstleistungsverträge: Tel. 0511/9 11 96 96

Energielieferverträge: Tel. 0511/9 11 96 99

Weitere Beratungsangebote:

verbraucherzentrale-niedersachsen.de/beratung

Büchershop:

verbraucherzentrale-niedersachsen.de/ratgeber

Beratungsstellen:

26603 Aurich, Esenser Str. 28

38100 Braunschweig, Langer Hof 6

29221 Celle, Bahnhofstr. 30 a

37073 Göttingen, Jüdenstr. 3

30159 Hannover, Herrenstr. 14

21335 Lüneburg, Schröderstr. 16

26122 Oldenburg, Julius-Mosen-Platz 5

49074 Osnabrück, Große Str. 84/85

21682 Stade, Pferdemarkt 3

26382 Wilhelmshaven, Bismarckstr. 148a

38440 Wolfsburg, Lessingstr. 72

Energieberatung:

verbraucherzentrale-energieberatung.de

Stützpunkte Energieberatung:

Nur nach vorheriger Anmeldung unter: Tel. 0800/80 98 24 00 oder 0511/91 19 60

28832 Achim, Obernstr. 38

31191 Algermissen, Jahnstr. 8

19273 Amt Neuhaus, Sumter 1

26603 Aurich, Wallstr. 26

49214 Bad Rothenfelde, Frankfurter Str. 48

26160 Bad Zwischenahn, Auf dem hohen Ufer 20

29646 Bispingen, Töpingerstr. 2

21354 Bleckede, Lauenburgerstr. 15 (Elbtalhaus)

31167 Bockenem, Buchholzmarkt 1 (Rathaus)

26919 Brake, Poggenburgerstr. 15

38100 Braunschweig, Langer Hof 6

27432 Bremervörde, Rathausmarkt 1 (Stadtbücherei)

21244 Buchholz in der Nordheide, Rathausplatz 1

21614 Buxtehude, Bertha-von-Suttner-Allee 9 (VHS Buxtehude)

29221 Celle, Schuhstr. 40

49661 Cloppenburg, Pingel-Anton 10 (Haus des Handwerks)

27472 Cuxhaven, Kapitän-Alexander-Str. 1 (Stadtbibliothek)

49401 Damme, Mühlenstr. 18 (Rathaus)

27749 Delmenhorst, Lange Str. 1 a (Multifunktionsbüro der Stadt)

49356 Diepholz, Niedersachsenstr. 2

26723 Emden, Torumer Str. 4

27777 Ganderkesee, Mühlenstr. 2 (Rathaus)

49124 Georgsmarienhütte, Oeseder Str. 85 (Rathaus)

37073 Göttingen, Jüdenstr. 3

26197 Großenkneten, Markt 1

31785 Hameln, Osterstr. 46 (FIZ, Eugen-Reintjes-Haus)

29386 Hankensbüttel, Goethestr. 2 (Rathaus)

30159 Hannover, Herrenstr. 14

49205 Hasbergen, Martin-Luther-Str. 12

30966 Hemmingen, Rathausplatz 1

31134 Hildesheim, Markt 2

27798 Hude, Parkstr. 53 (Rathaus)

31195 Lamspringe, Hauptstr. 73

26789 Leer, Wilhelminengang 2 (Stadtbibliothek)

27809 Lemwerder, Stedinger Str. 51

28865 Lilienthal, Klosterstr. 16

49808 Lingen, Elisabethstr. 12–14

49393 Lohne (Oldenburg), Vogtstr. 26 (Rathaus Zimmer E 20)

29439 Lüchow (Wendland), Salzwedeler Str. 13

21335 Lüneburg, Schröderstr. 16

49324 Melle, Weststr. 2

49716 Meppen, Ordeniederung 2 (Landkreis Emsland, Kreishaus II)

26506 Norden, Am Markt 14

48529 Nordhorn, Büchereiplatz (Stadthaus II)

26122 Oldenburg, Julius-Mosen-Platz 5

49084 Osnabrück-Schinckel, An der Tannenburgstr. 61 (Stadtteilbüro)

49074 Osnabrück, Große Str. 84/85

37520 Osterode am Harz, Neustädter Tor 1–3

28870 Ottersberg, Grüne Str. 24 (Rathaus)

28876 Oyten, Hauptstr. 55 (Rathaus)

26871 Papenburg, Hauptkanal rechts 68/69 (Raum bitte an der Information erfragen)

49610 Quakenbrück, Friedrichstr. 37 a (Mehrgenerationenhaus)

27356 Rotenburg (Wümme), Am Kirchhof 10

31157 Sarstedt, Steinstr. 13 (Begegnungsstätte)

29690 Schwarmstedt, Unter den Eichen 2 (Uhle-Hof; Ortsratszimmer, 1. OG, Zugang nicht behindertengerecht)

31319 Sehnde, Nordstr. 21 (Rathaus, EG Zimmer 007)

21682 Stade, Pferdemarkt 3

31655 Stadthagen, Am Krankenhaus 1a

28857 Syke, Nieburger Str. 5 (Rathaus Nebengebäude)

29525 Uelzen, Albrecht-Thear-Str. 101

49377 Vechta, Ravensbergerstr. 20

27283 Verden (Aller), Holzmarkt 7

49134 Wallenhorst, Rathausallee 1 (Rathaus)

29664 Walsrode, Lange Str. 22 (Rathaus, E.30)

26655 Westerstede, Gaststr. 4 (Apothekervilla)

26810 Westoverledingen, Bahnhofsstr. 18

27793 Wildeshausen, Am Markt 1 (Rathaus)

26382 Wilhelmshaven, Bismarckstr. 148a

21423 Winsen (Luhe), Schloßplatz 6 (Landkreis Harburg; Gebäude B, R. 024)

26409 Wittmund, Schloßstr. 9

38440 Wolfsburg, Lessingstr. 72

26340 Zetel, Markthamm 4 (in der alten Feuerwehr)

Nordrhein-Westfalen

40215 Düsseldorf, Mintropstr. 27, Tel. 0211/38090, kontakt@verbraucherzentrale.nrw, verbraucherzentrale.nrw

Beratungsstellen:

52064 Aachen, Aachenmünchener-Platz 6, Tel. 0241/46302601

59227 Ahlen, Westenmauer 10 (Rathaus 1. OG), Tel. 02382/9613101

52477 Alsdorf, Luisenstr. 35 (LuisenPassage), Tel. 02404/9032775

59755 Arnsberg, Burgstr. 5, Tel. 02932/5109701

50126 Bergheim, Hauptstr. 108, Tel. 02271/4502501

51465 Bergisch Gladbach, Am Alten Pastorat 32, Tel. 02202/9263101

33602 Bielefeld, August-Bebel-Str. 88, Tel. 0521/9878760 1

44787 Bochum, Große Beckstr. 15, Tel. 0234/97473701

53111 Bonn, Thomas-Mann-Str. 2–4 (Stadthauspassage), Tel. 0228/88683801

46236 Bottrop, Horster Str. 6, Tel. 02041/5671601

50321 Brühl, Carl-Schurz-Str. 1, Tel. 02232/2068701

44575 Castrop-Rauxel, Mühlengasse 4, Tel. 02305/6987901

32756 Detmold, Lemgoer Str. 5, Tel. 05231/7015901

46535 Dinslaken, Duisburger Str. 21, Tel. 02064/4564701

41539 Dormagen, Kölner Str. 126–128, Tel. 02133/2855301

46282 Dorsten, Julius-Ambrunn-Str. 10, Tel. 02362/7875201

44135 Dortmund, Reinoldistr. 7–9, Tel. 0231/72091701

47051 Duisburg, Friedrich-Wilhelm-Str. 30, Tel. 0203/48801101

48249 Dülmen, Overbergplatz 3, Tel. 02594/8406801

52349 Düren, Wilhelmstr. 19, Tel. 02421/2570401

40210 Düsseldorf, Immermannstr. 51, Tel. 0211/7106490

45127 Essen, Hollestr. 1, Tel. 0201/64957401

53879 Euskirchen, Wilhelmstr. 37, Tel. 02251/5064501

45879 Gelsenkirchen, Robert-Koch-Str. 4, Tel. 0209/15760301

48599 Gronau, Konrad-Adenauer-Str. 47–49, Tel. 02562/60869601

33330 Gütersloh, Blessenstätte 1 (Stadtbibliothek), Tel. 05241/7426601

58095 Hagen, Hohenzollernstr. 8, Tel. 02331/6973301

59065 Hamm, Nassauer Str. 33, Tel. 02381/9291901

32052 Herford, Berliner Str. 1, Tel. 0211/54222211

44623 Herne, Freiligrathstr. 12, Tel. 02323/9604250

37671 Höxter, mobil und digital Tel. 0211/54222211

58636 Iserlohn, Theodor-Heuss-Ring 5, Tel. 02371/2194101

59174 Kamen, Kirchstr. 7, Tel. 02307/4380101

47533 Kleve, Mobil & Digital, Tel. 0221/54222211

50667 Köln, Frankenwerft 35, Tel. 0221/84618801

47798 Krefeld, Petersstr. 55–57, Tel. 02151/4121101

40764 Langenfeld, Konrad-Adenauer-Platz 1, Tel. 02173/8492501

57368 Lennestadt, Hundemstr. 29, Tel. 02723/719570

51373 Leverkusen, Dönhoffstr. 27, Tel. 0214/31491201

59555 Lippstadt, Woldemei 36/38, Tel. 02941/948820

58507 Lüdenscheid, Altenaer Str. 5, Tel. 02351/3795001

44532 Lünen, Kirchstr. 12, Tel. 02306/3013801

45768 Marl, Bergstr. 228–230, Tel. 02365/8562501

32423 Minden, Portastr. 9 (im Schinkelbau), Tel. 0571/38637901

47441 Moers, Kirchstr. 42, Tel. 02841/6077601

41236 Mönchengladbach, Bahnhofstr. 21, Tel. 02166/3984101

45468 Mülheim, Leineweberstr. 54, Tel. 0208/69605301

48143 Münster, Aegidiistr. 46, Tel. 0251/20865301

41460 Neuss, Meererhof 1a, Tel. 02131/2025601

46045 Oberhausen, Paul-Reusch-Str. 34 (Bert-Brecht-Haus), Tel. 0208/91108601

33102 Paderborn, Grunigerstr. 2, Tel. 05251/6834901

45657 Recklinghausen, Breite Str. 11–11a, Tel. 02361/4055901

42853 Remscheid, Alleestr. 32, Tel. 02191/8424791

48431 Rheine, Auf dem Thie 34, Tel. 05971/8697001

58239 Schwerte, Westwall 4, Tel. 02304/942260

53721 Siegburg, Ringstr. 6, Tel. 02241/1496801

57072 Siegen, Friedrichstr. 1, Tel. 0271/80939301

59494 Soest, Nottebohmweg 2–8, Tel. 02921/910870

42651 Solingen, Werwolf 2, Tel. 0212/22657601

53840 Troisdorf, Kölner Platz 2, Tel. 02241/1495301

42551 Velbert, Friedrichstr. 107, Tel. 02051/8090181

46483 Wesel, Wilhelmstr. 5–7, Tel. 0281/47368401

58452 Witten,
Bergerstr. 35 (im Bahnhof Witten),
Tel. 02302/2828101

42103 Wuppertal, Schloßbleiche 20,
Tel. 0202/69375801

Abfall- und Umweltberatungsstelle:

59423 Unna, Rathausplatz 21,
Tel. 02303/592505

Energieberatung:

33397 Rietberg, Bahnhofstr. 14,
Tel. 05244/905919

33415 Verl, Paderborner Str. 2
(Standesamt), Tel. 05246/961279

Rheinland-Pfalz

55116 Mainz,
Seppel-Glückert-Passage 10,
Tel. 06131/28480, info@vz-rlp.de,
verbraucherzentrale-rlp.de

Telefonische Erstberatung (kostenlos):

Rechtliche Erstberatung:
Mo, Mi, Do 10–16 Uhr,
Tel. 06131/2848120

Bauen + Wohnen + Energiesparen:
Mo 9–13 Uhr und 14–18 Uhr,
Di + Do 10–13 Uhr und 14–17 Uhr,
Tel. 0800/6075600

Beratung zu barrierefreiem Bauen und Wohnen: Mo, Mi, Do 10–13 Uhr,
Tel. 06131/284871

Beratung zu Elementarschäden und Naturgewalten:
Mo 10–13 Uhr, Mi 14–17 Uhr,
Tel. 06131/2848126

Beratung zu Energiekosten:
Mo–Do 10–16 Uhr
Tel. 0800/6075700

Beratung zu technischen Fragen zu Telekommunikation und Medien:
Mo 10–16 Uhr, Tel. 06131/2848222

Beratung zum Verbraucherinsolvenzverfahren:
Jeden 2. und 4. Di im Monat 9–13 Uhr,
Tel. 06131/2848125

Geld und Finanzen:
Mo 10–13 Uhr, Mi 14–17 Uhr,
Tel. 06131/2848121

Energieversorgung und Energierecht:
Mo, Di, Do 10–13 Uhr,
Tel. 0800/6075500

Gesundheit (Patienten und Versicherte):
Di 10–13 Uhr, Tel. 06131/2848123

Lebensmittel und Ernährung:
Mo 10–13 Uhr, Do 14–17 Uhr,
Tel. 06131/2848124

Telefonische Ernährungsberatung für pflegende Angehörige:
Jeden 1. Do im Monat 10–12 Uhr,
Tel. 06131/3609152

Rechtsberatung Pflege und Wohnen im Alter (telefonische Beratung):
Mo–Fr 10–13 Uhr, Do 14–17 Uhr,
Tel. 06131/2848810

Versicherungen:
Mo 10–13 Uhr, Mi 14–17 Uhr,
Tel. 06131/2848122

Beratungsstellen:

Die angegebenen Telefonnummern sind für Terminvereinbarungen und zur direkten Kontaktaufnahme:

67655 Kaiserslautern, Fackelstr. 22,
Tel. 0631/92881,
kaiserslautern@vz-rlp.de

56068 Koblenz, Entenpfuhl 37,
Tel. 0261/12727, koblenz@vz-rlp.de

67059 Ludwigshafen, Wredestr. 33,
Tel. 0621/512145,
ludwigshafen@vz-rlp.de

55116 Mainz,
Seppel-Glückert-Passage 10,
Tel. 06131/284820,
mainz@vz-rlp.de

66953 Pirmasens, Exerzierplatzstr. 1,
Tel. 06331/12160,
pirmasens@vz-rlp.de

54290 Trier, Fleischstr. 77,
Tel. 0651/48802, trier@vz-rlp.de

Beratungsstützpunkte:

55543 Bad Kreuznach,
Salinenstr. 47 (Kreisverwaltung)

57581 Betzdorf,
Hellerstr. 2 (Rathaus)

56812 Cochem,
Brückenstr. 2 (Kreisverwaltung)

76726 Germersheim,
Luitpoldplatz 1 (Kreisverwaltung)

57627 Hachenburg,
Gartenstr. 11 (Rathaus)

76829 Landau,
An der Kreuzmühle 2 (Kreisverwaltung)

54595 Prüm, Kalvarienbergstr. 1
(Konvikt – Haus der Kultur)

55469 Simmern, Ludwigstr. 3–5
(Kreisverwaltung Rhein Hunsrück)

Saarland

Landesgeschäfts- und Beratungsstelle:
66111 Saarbrücken, Trierer Str. 40,
vz-saar@vz-saar.de,
verbraucherzentrale-saarland.de

Termintelefon:

Mo und Mi 9–11.30 Uhr,
Di und Do 13–15 Uhr
Tel. 0681/5008955

Verbraucherrechtstelefon:

Di und Do 10–12 Uhr,
Tel. 0681/5008950

Beratungsstelle:

66763 Dillingen, Merziger Str. 46

Sachsen

04109 Leipzig, Katharinenstr. 17,
vzs@vzs.de,
verbraucherzentrale-sachsen.de

Sachsenweites Zentrales Termintelefon:
Tel. 0341/6962929, Mo–Fr 9–16 Uhr

Beratungsstellen:

08280 Aue, Bockauer Talstr. 4,
Tel. 03771/251000

08209 Auerbach, Plauensche Str. 7,
Tel. 03744/219641

02625 Bautzen, Wendische Str. 1,
Tel. 03591/491036

02826 Görlitz, Demianiplatz 8,
Tel. 03581/402262

02977 Hoyerswerda,
Albert-Einstein-Str. 47, Haus D,
Tel. 03571/406492

08523 Plauen, Rädelstr. 2,
Tel. 03741/224743

01662 Meissen, Gerbergasse 5,
Tel. 03521/4766770

04860 Torgau, Bäckerstr. 10,
Tel. 03421/710238

02943 Weißwasser,
Str. der Kraftwerker 11,
Tel. 03576/242100

08056 Zwickau, Hauptstr. 23,
Tel. 0375/294279

Im Vogtland, Erzgebirge, Ost- und Mittelsachsen ist zudem ein Beratungsbus unterwegs. Alle Infos und Standorte unter: verbraucherzentrale-sachsen.de

Sachsen-Anhalt

06108 Halle/Saale, Steinbockgasse 1,
Tel. 0345/2980329,
vzsa@vzsa.de,
verbraucherzentrale-sachsen-anhalt.de

Bestellservice:

Bestellungen von Ratgebern, Broschüren, Büchern:
Tel. 0211/3809555,
Mo–Fr 9–16 Uhr

Servicetelefon:

Auskünfte, Verweise, Terminvereinbarungen Tel. 0345/2927800

Beratungsstellen:

06449 Aschersleben, Herrenbreite 9

06749 Bitterfeld-Wolfen, Markt 7 (Rathaus)

06844 Dessau-Roßlau, Johannisstr. 17

38820 Halberstadt, Holzmarkt 7
06108 Halle (Saale), Oleariusstr. 6 b

39104 Magdeburg, Breiter Weg 32

06217 Merseburg, Markt 1

06618 Naumburg, Neustr. 47 (Familienbildungsstätte)

29410 Salzwedel, An der Mönchskirche 7

06526 Sangerhausen, Kylische Str. 54

39576 Stendal, Jacobikirchhof 2

06886 Lutherstadt Wittenberg, Lutherstr. 56

06712 Zeitz, Altmark 9

Schuldner- und Insolvenzberatung:

06108 Halle (Saale), Steinbockgasse 1, Tel. 0345/2980373

Schleswig-Holstein

24103 Kiel, Hopfenstr. 29, Tel. 0431/590990, info@vzsh.de, verbraucherzentrale.sh

Beratungsstellen:

24939 Flensburg, Schiffbrücke 65, Tel. 0461/28604

25746 Heide, Postelweg 4, Tel. 0481/61774

24103 Kiel, Walkerdamm 17, Tel. 0431/5909940

23552 Lübeck, Dr.-Julius-Leber-Str. 9–11, Tel. 0451/72248

22846 Norderstedt, Rathausallee 38, Tel. 040/5238455

Schuldnerberatung:

24576 Bad Bramstedt, Altonaer Str. 2, Tel. 04192/722740

24619 Bornhöved, Lindenstr. 5, Tel. 04323/9837350

24558 Henstedt-Ulzburg, Rathausplatz 3, Tel. 04191/722740

Schuldner- und Insolvenzberatung:

23795 Bad Segeberg, Kirchstr. 9a, Tel. 04551/908440

24568 Kaltenkirchen, Flottkamp 13 b, Tel. 04191/722740

Telefonische Beratung Energie:

Bundesweite Hotline: Mo–Do 8–18 Uhr, Fr 8–16 Uhr, Tel. 0800/809802400, verbraucherzentrale-energieberatung.de

Für Schleswig-Holstein: Mo, Do 10–18 Uhr, Di, Fr 10–13 Uhr, Tel. 0431/5909940 verbraucherzentrale.sh/energieberatung

Thüringen

99085 Erfurt, Eugen-Richter-Str. 45, Tel. 0361/555140, info@vzth.de, vzth.de

Info- und Termintelefon:

Vereinbarung eines individuellen Termins in einer der Beratungsstellen (außer Erfurt): Tel. 0361/555140

Beratungsstellen:

04600 Altenburg, Dostojewskistr. 6

36433 Bad Salzungen, Bahnhofstr. 6

99817 Eisenach, Marienstr. 57 (Bürgerbüro)

99084 Erfurt, Willy-Brandt-Platz 1, Tel. 0361/3461111

07545 Gera, Humboldtstr. 14

07743 Jena, Unterlauengasse 5

37327 Leinefelde-Worbis, Jahnstr. 12

99974 Mühlhausen, Brückenstr. 23

99734 Nordhausen, August-Bebel-Pl. 6

07407 Rudolstadt, Stiftsgasse 21

98574 Schmalkalden, Altmarkt 6

98529 Suhl, Würzburger Str. 3

Alkohol und andere Suchtgefahren

Anonyme Alkoholiker Interessengemeinschaft

84177 Gottfrieding-Unterweilnbach, Waldweg 6, Tel. 08731/325730, anonyme-alkoholiker.de

Blaues Kreuz in Deutschland Bundeszentrale

42289 Wuppertal, Schubertstr. 41, Tel. 0202/620030, blaues-kreuz.de

Caritas Suchthilfe – Bundesverband der Suchthilfeeinrichtungen im Deutschen Caritasverband

79104 Freiburg, Karlstr. 40, Tel. 0761/200363, caritas-suchthilfe.de

Deutsche Hauptstelle für Suchtfragen

59065 Hamm, Westenwall 4, Tel. 02381/90150, dhs.de

Freundeskreise für Suchtkrankenhilfe – Bundesverband Selbsthilfeorganisation

34119 Kassel, Luisenplatz 3, Tel. 0561/780413, freundeskreise-sucht.de

Guttempler

20097 Hamburg, Adenauerallee 45, Tel. 040/2840769 90, guttempler.de

Kreuzbund

Bundesgeschäftsstelle, 59065 Hamm, Münsterstr. 25, Tel. 02381/672720, kreuzbund.de

Datenschutz, Informationsfreiheit

Bundesweit

Der Bundesbeauftragte für den Datenschutz und die Informationsfreiheit: Prof. Ulrich Kelber, 53117 Bonn, Graurheindorfer Str. 153, Tel. 0228/9977990, bfdi.bund.de

Baden-Württemberg

Der Landesbeauftragte für den Datenschutz Baden-Württemberg: Prof. Dr. Tobias Keber, 70173 Stuttgart, Lautenschlagerstr. 20, Tel. 0711/6155410, baden-wuerttemberg.datenschutz.de/

Bayern

Der Bayerische Landesbeauftragte für den Datenschutz: Prof. Dr. Thomas Petri, 80538 München, Wagmüllerstr. 18, Tel. 089/2126720, datenschutz-bayern.de

Berlin

Berliner Beauftragte für Datenschutz und Informationsfreiheit: Meike Kamp, 10555 Berlin, Alt-Moabit 59–61, Tel. 030/138890, datenschutz-berlin.de

Brandenburg

Die Landesbeauftragte für den Datenschutz und für das Recht auf Akteneinsicht Brandenburg: Dagmar Hartge, 14532 Kleinmachnow, Stahnsdorfer Damm 77, Tel. 033203/3560, lda.brandenburg.de

Bremen

Die Landesbeauftragte für Datenschutz und Informationsfreiheit:
Dr. Imke Sommer,
27570 Bremerhaven, Arndtstr. 1,
Tel. 04 21/3 61 20 10,
datenschutz.bremen.de

Hamburg

Der Hamburgische Beauftragte für Datenschutz und Informationsfreiheit:
Thomas Fuchs
20459 Hamburg,
Ludwig-Erhard-Str. 22,
Tel. 0 40/4 28 54 40 40,
datenschutz-hamburg.de

Hessen

Der Hessische Beauftragte für Datenschutz und Informationsfreiheit:
Prof. Dr. Alexander Roßnagel,
65189 Wiesbaden,
Gustav-Stresemann-Ring 1,
Tel. 06 11/1 40 80,
datenschutz.hessen.de

Mecklenburg-Vorpommern

Der Landesbeauftragte für Datenschutz und Informationsfreiheit Mecklenburg-Vorpommern:
Sebastian Schmidt,
19055 Schwerin, Werderstr. 74 a,
Tel. 03 85/59 49 40,
datenschutz-mv.de

Niedersachsen

Der Landesbeauftragte für den Datenschutz Niedersachsen:
Denis Lehmkemper,
30159 Hannover, Prinzenstr. 5,
Tel. 05 11/1 20 45 00,
lfd.niedersachsen.de

Nordrhein-Westfalen

Die Landesbeauftragte für Datenschutz und Informationsfreiheit Nordrhein-Westfalen:
Bettina Gayk,
40213 Düsseldorf, Kavalleriestr. 2–4,
Tel. 02 11/38 42 40,
ldi.nrw.de

Rheinland-Pfalz

Der Landesbeauftragte für den Datenschutz und die Informationsfreiheit Rheinland-Pfalz:
Prof. Dr. Dieter Kugelmann,
55116 Mainz, Hintere Bleiche 34,
Tel. 0 61 31/8 92 00,
datenschutz.rlp.de

Saarland

Die Landesbeauftragte für Datenschutz und Informationsfreiheit:
Monika Grethel,
66111 Saarbrücken, Fritz-Dobisch-Str. 12,
Tel. 06 81/94 78 10,
datenschutz.saarland.de

Sachsen

Sächsische Datenschutz- und Transparenzbeauftragte:
Dr. Juliane Hundert,
01067 Dresden, Devrientstr. 5,
Tel. 03 51/85 47 11 01, saechsdsb.de

Sachsen-Anhalt

Landesbeauftragter für den Datenschutz Sachsen-Anhalt:
Albert Cohaus als Vertreter im Amt,
39104 Magdeburg,
Otto-von-Guericke-Str. 34 a,
Tel. 03 91/81 80 30,
datenschutz.sachsen-anhalt.de

Schleswig-Holstein

Unabhängiges Landeszentrum für Datenschutz Schleswig-Holstein:
Marit Hansen,
24103 Kiel, Holstenstr. 98,
Tel. 04 31/9 88 12 00,
datenschutzzentrum.de

Thüringen

Thüringer Landesbeauftragter für den Datenschutz und die Informationsfreiheit:
Dr. Lutz Hasse,
99096 Erfurt, Häßlerstr. 8,
Tel. 03 61/5 73 11 29 00,
tlfdi.de

Ernährungs- und Lebensmittelberatung

Bundesinstitut für Risikobewertung

10589 Berlin, Max-Dohrn-Str. 8–10,
Tel. 0 30/18 41 20
bfr.bund.de

Bundeszentrum für Ernährung

Bundesanstalt für Landwirtschaft und Ernährung,
53179 Bonn, Deichmanns Aue 29,
Tel. 02 28/6 84 50,
bzfe.de, ble.de
ble-medienservice.de

Deutsche Gesellschaft für Ernährung (DGE)

53175 Bonn, Godesberger Allee 136,
Tel. 02 28/3 77 66 00,
dge.de

Foodwatch Deutschland

10119 Berlin, Brunnenstr. 181,
Tel. 0 30/2 40 47 60
Mitgliederhotline
Mi von 9.30–12.30 Uhr und
Do von 14–17 Uhr,
Tel. 0 30/28 09 39 95,
foodwatch.de

Lebensmittelklarheit.de

Bundesverband der Verbraucherzentralen und Verbraucherverbände – Verbraucherzentrale Bundesverband (vzbv),
10969 Berlin, Rudi-Dutschke-Str. 17,
Tel. 0 30/25 80 00,
lebensmittelklarheit.de

Lebensmittelwarnung.de

Bundesamt für Verbraucherschutz und Lebensmittelsicherheit (BVL),
38116 Braunschweig, Bundesallee 51,
Tel. 0 30/18 44 49 99 99,
lebensmittelwarnung.de

Familienberatung

Deutscher Caritasverband

79104 Freiburg, Karlstr. 40,
Tel. 07 61/2 00, caritas.de

pro familia – Deutsche Gesellschaft für Familienplanung, Sexualpädagogik und Sexualberatung, Bundesverband

60326 Frankfurt/M.,
Mainzer Landstr. 250–254,
Tel. 0 69/26 95 77 90,
profamilia.de

Verband alleinerziehender Mütter und Väter (VAMV), Bundesverband

Bundesvorstand,
10967 Berlin, Hasenheide 70,
Tel. 0 30/6 95 97 86, vamv.de

Finanzen

Bundesanstalt für Finanzdienstleistungsaufsicht (BaFin)

Dienstsitz Bonn:
53117 Bonn, Graurheindorfer Str. 108,
Tel. 02 28/4 10 80, bafin.de
Dienstsitz Frankfurt am Main:
60439 Frankfurt/M.,
Marie-Curie-Str. 24–28,
Tel. 02 28/4 10 80, bafin.de

Bundesarbeitsgemeinschaft Schuldnerberatung

10245 Berlin, Markgrafendamm 24,
Tel. 0 30/3 46 55 66 60, bag-sb.de

Bürgerbewegung Finanzwende

10777 Berlin, Motzstr. 32,
Tel. 030/20 83 70 80, finanzwende.de

Deutscher Schutzverband gegen Wirtschaftskriminalität

61348 Bad Homburg,
Tannenwaldallee 6,
Tel. 06172/12150,
dsw-schutzverband.de

Schufa

65201 Wiesbaden, Kormoranweg 5,
Tel. 0611/92780,
schufa.de

Zentrale zur Bekämpfung unlauteren Wettbewerbs Frankfurt am Main

61348 Bad Homburg vor der Höhe,
Tannenwaldallee 6,
Tel. 06172/12150,
wettbewerbszentrale.de

Hilfe bei Spenden

Deutsches Zentralinstitut für soziale Fragen (DZI)

14195 Berlin, Bernadottestr. 94,
Tel. 030/8390010, dzi.de

Gesundheit

Aktionsbündnis Patientensicherheit

10179 Berlin, Alte Jakobstr. 81,
Tel. 030/36428160,
aps-ev.de

Arbeitsgemeinschaft Rechtsanwälte im Medizinrecht

71065 Sindelfingen, Posener Str. 1,
Tel. 07031/950550,
medrecht.de

Arbeitskreis Frauengesundheit in Medizin, Psychotherapie und Gesellschaft (AKF)

10713 Berlin, Bundesallee 42,
Telefonzeiten: Mo–Fr 10–12 Uhr,
Tel. 030/86393316,
arbeitskreis-frauengesundheit.de

Bundesärztekammer

10623 Berlin, Herbert-Lewin-Platz 1
(Wegelystr.),
Tel. 030/4004560,
bundesaerztekammer.de

Bundesinstitut für Arzneimittel und Medizinprodukte (BfArM)

53175 Bonn,
Kurt-Georg-Kiesinger-Allee 3,
Tel. 0228/993070,
bfarm.de

Bundesinteressengemeinschaft Geburtshilfegeschädigter (BIG)

31655 Stadthagen, Enzer Str. 50,
Tel. 05721/8902536 91,
geburtshilfe-und-medizinschaden.de

Bundesvereinigung Deutscher Apothekerverbände (ABDA)

10557 Berlin, Heidestr. 7,
Tel. 030/400040,
abda.de

Bundeszentrale Bundeszahnärztekammer (BZÄK)

10115 Berlin, Chausseestr. 13,
Tel. 030/400050,
bzaek.defür gesundheitliche Aufklärung (BZgA)

50825 Köln, Maarweg 149–161,
Tel. 0221/89920,
bzga.de

Deutscher Allergie- und Asthmabund (DAAB)

41238 Mönchengladbach,
An der Eickesmühle 15–19,
Tel. 02166/6478820,
daab.de

Robert Koch-Institut

13353 Berlin, Nordufer 20,
Tel. 030/187540, rki.de

Stiftung für Qualität und Wirtschaftlichkeit im Gesundheitswesen (IQWiG)

50670 Köln, Im Mediapark 8,
Tel. 0221/356850, iqwig.de

Nationale Kontakt- und Informationsstelle zur Anregung und Unterstützung von Selbsthilfegruppen (NAKOS)

10585 Berlin, Otto-Suhr-Allee 115,
Tel. 030/31018960,
nakos.de

Nationale Agentur für digitale Medizin

gematik
10117 Berlin, Friedrichstr. 136,
Tel. 030/400410,
gematik.de

Unabhängige Patientenberatung (UPD)

12347 Berlin, Tempelhofer Weg 62,
Tel. 030/868721155,
patientenberatung.de

Ärztliche Schlichtungsstellen/ Gutachterkommissionen

Baden-Württemberg

Gutachterkommission
für Fragen ärztlicher Haftpflicht
bei der Landesärztekammer
Baden-Württemberg,
70597 Stuttgart, Jahnstr. 40,
Tel. 0711/769890,
aerztekammer-bw.de/behandlungsfehler

Bayern

Gutachterstelle für
Arzthaftungsfragen bei der
Bayerischen Landesärztekammer,
81677 München, Mühlbaurstr. 16,
Tel. 089/30904830,
gutachterstelle-bayern.de

Berlin

Ärztekammer Berlin,
10969 Berlin, Friedrichstr. 16,
Tel. 030/408060,
aekb.de/recht/schlichtungsverfahren

Brandenburg

Gutachterstelle für Arzthaftungsfragen
bei der Landesärztekammer Brandenburg,
03044 Cottbus, Dreifertstr. 12,
Tel. 0355/78010373,
laekb.de/patientin-und-patient/stan
dard-titel/

Bremen

Schlichtungsstelle der
Ärztekammer Bremen,
28209 Bremen,
Schwachhauser Heerstr. 30,
Tel. 0421/3404230,
aekhb.de/patienten/ihr_gutes_recht/
schlichtungsstelle_fuer_arzthaftpflicht-
fragen/3/88/index.html

Hamburg

Ärztekammer Hamburg,
22038 Hamburg, Weidestr. 122 b,
Tel. 040/2022990,
aerztekammer-hamburg.org/begutach
tungskommission.html

Hessen

Gutachter- und Schlichtungsstelle
für ärztliche Behandlungen
bei der Landesärztekammer Hessen,
60314 Frankfurt/M.,
Hanauer Landstr. 152,
Tel. 069/976672-316, -161, -162,
gutachterstelle@laekh.de
https://www.laekh.de/fuer-buerger-in
nen/behandlungsfehler-gutachter-und-
schlichtungsstelle

Mecklenburg-Vorpommern

Schlichtungsstelle der Ärztekammer
Mecklenburg-Vorpommern,
18055 Rostock,
August-Bebel-Str. 9 A,
Tel. 0381/4928059 01,
aek-mv.de/default.
aspx?pid=20210608094350360

Niedersachsen

Schlichtungsstelle der
Ärztekammer Niedersachsen,
30625 Hannover, Nobelring 4,
Tel. 0511/3802346,
schlichtungsstelle@aekn.de
www.aekn.de/patienten/schlichtungsstelle

Nordrhein

Gutachterkommission für ärztliche Behandlungsfehler bei der Ärztekammer Nordrhein, 40474 Düsseldorf, Tersteegenstr. 9, Tel. 0211/43022171, gak@aekno.de aekno.de/patienten/behandlungsfehler

Rheinland-Pfalz

Landesärztekammer Rheinland-Pfalz, Schlichtungsausschuss 55118 Mainz, 117er Ehrenhof 3, Tel. 06131/28822-72, -73, -75 laek-rlp.de/ausschuesse-kommissionen/schlichtungsausschuss/

Saarland

Schlichtungsstelle der Ärztekammer Saarland, 66111 Saarbrücken, Faktoreistr. 4, Tel. 0681/4003277, aerztekammer-saarland.de/patienten/imlnm4b6/ifhvhocr/

Sachsen

Sächsische Landesärztekammer, Gutachterstelle für Arzthaftungsfragen, 01099 Dresden, Schützenhöhe 16, Tel. 0351/8267133, gutachterstelle@slaek.de https://www.slaek.de/de/patient/behandlungsfehler.php

Sachsen-Anhalt

Schlichtungsstelle der Ärztekammer Sachsen-Anhalt, 39120 Magdeburg, Doctor-Eisenbart-Ring 2, Tel. 0391/60547250, aeksa.de/www/website/PublicNavigation/patient/patientenrechte/arzthaftung_schlichtungsstelle/

Schleswig-Holstein

Schlichtungsstelle der Ärztekammer Schleswig-Holstein, 23795 Bad Segeberg, Bismarckallee 8–12, Info-Telefon Mo und Do 9–12 Uhr, Di und Mi 13–15 Uhr, Tel. 04551/803444, schlichtungsstelle@aeksh.de, aeksh.de/buergerinnen-und-buerger/konflikte/schlichtungsstelle-patient

Thüringen

Schlichtungsstelle der Landesärztekammer Thüringen, 07751 Jena, Im Semmicht 33, Tel. 03641/614169, laek-thueringen.de/patienten/schlichtungsstelle/

Westfalen-Lippe

Gutachterkommission für Arzthaftpflichtfragen bei der Ärztekammer Westfalen-Lippe, 48147 Münster, Gartenstr. 210–214, Tel. 0251/9299100, gutachterkommission@aekwl.de, aekwl.de/fuer-aerzte/arzt-und-recht/gutachterkommission/

Giftnotrufe

Giftnotruf-Zentralen

Achtung bundesweit: Es gibt zur Vereinfachung eine 24-Stunden-Notfall-Zentralnummer, allerdings mit der Vorwahl der nächstgelegenen Großstadt mit einem Giftinformationszentrum (s. u.); zum Beispiel Berlin: Tel. 030/19240

Giftnotruf der Charité – Universitätsmedizin Berlin

Campus Benjamin Franklin, 12203 Berlin, Hindenburgdamm 30, Tel. 030/19240 oder giftnotruf.charite.de

Informationszentrale gegen Vergiftungen, Zentrum für Kinderheilkunde, Universitätsklinikum Bonn

53127 Bonn, Venusberg-Campus 1, Gebäude 30 „ELKI", Tel. 0228/19240, gizbn@ukbonn.de, gizbonn.de

Giftnotruf Erfurt, Gemeinsames Giftinformationszentrum der Länder Mecklenburg-Vorpommern, Sachsen, Sachsen-Anhalt und Thüringen

c/o Helios Klinikum Erfurt, 99089 Erfurt, Nordhäuser Str. 74, Tel. 0361/730730, ggiz-erfurt.de

Universitätsklinikum Freiburg Vergiftungs-Informations-Zentrale

79106 Freiburg, Breisacher Str. 86 b, Tel. 0761/19240, giftinfo@uniklinik-freiburg.de uniklinik-freiburg.de/giftberatung.html

Giftinformationszentrum-Nord der Länder Bremen, Hamburg, Niedersachsen und Schleswig-Holstein (GIZ-Nord)

Zentrum Pharmakologie und Toxikologie der Universitätsmedizin Göttingen – Georg-August-Universität, 37075 Göttingen, Robert-Koch-Str. 40, Tel. 0551/19240, giz-nord.de/cms/

Giftinformationszentrum der Länder Rheinland-Pfalz, Hessen und das Saarland Universitätsmedizin Mainz

55131 Mainz, Langenbeckstr. 1, Gebäude 601, Tel. 06131/19240, www.giftinfo.uni-mainz.de

Abteilung für Klinische Toxikologie und Giftnotruf München – Klinikum rechts der Isar der TU München

81675 München, Ismaninger Str. 22, Tel. 089/19240, mri.tum.de/toxikologie-und-giftnotruf

Handwerkskammern

52062 Aachen, Sandkaulbach 17–21, Tel. 0241/4710, hwk-aachen.de

59821 Arnsberg, Brückenplatz 1, Tel. 02931/8770, hwk-swf.de

86161 Augsburg, Siebentischstr. 52–58, Tel. 0821/32590, www.hwk-schwaben.de

26603 Aurich, Straße des Handwerks 2, Tel. 04941/17970, hwk-aurich.de

95448 Bayreuth, Kerschensteinerstr. 7, Tel. 0921/9100, hwk-oberfranken.de

10961 Berlin, Blücherstr. 68, Tel. 030/2590301, hwk-berlin.de

33613 Bielefeld, Campus Handwerk 1, Tel. 0521/56080, handwerk-owl.de

38100 Braunschweig, Burgplatz 2+2 a, Tel. 0531/12010, hwk-bls.de

28195 Bremen, Ansgaritorstr. 24, Tel. 0421/305000, hwk-bremen.de

03046 Cottbus, Altmarkt 17, Tel. 0355/7835444, hwk-cottbus.de

44139 Dortmund, Ardeystr. 93, Tel. 0231/54930, hwk-do.de

01099 Dresden, Am Lagerplatz 8, Tel. 0351/464030, hwk-dresden.de

40221 Düsseldorf, Georg-Schulhoff-Platz 1, Tel. 0211/87950, hwk-duesseldorf.de

24937 Flensburg, Johanniskirchhof 1–7, Tel. 04 61/86 60, hwk-flensburg.de

60325 Frankfurt/M., Bockenheimer Landstr. 21, Tel. 0 69/97 17 20 18, hwk-rhein-main.de

79098 Freiburg, Bismarckallee 6, Tel. 07 61/21 80 00, hwk-freiburg.de

07545 Gera, Handwerkstr. 5, Tel. 03 65/8 22 50, hwk-gera.de

06110 Halle (Saale), Gräfestr. 24, Tel. 03 45/2 99 90, hwkhalle.de

20355 Hamburg, Holstenwall 12, Tel. 0 40/35 90 50, hwk-hamburg.de

30175 Hannover, Berliner Allee 17, Tel. 05 11/34 85 90, hwk-hannover.de

74072 Heilbronn, Allee 76, Tel. 0 71 31/79 10, hwk-heilbronn.de

31134 Hildesheim, Braunschweiger Str. 53, Tel. 0 51 21/16 20, hwk-hildesheim.de

67655 Kaiserslautern, Am Altenhof 15, Tel. 06 31/3 67 70, hwk-pfalz.de

76133 Karlsruhe, Friedrichsplatz 4–5, Tel. 07 21/1 60 00, hwk-karlsruhe.de

34117 Kassel, Scheidemannplatz 2, Tel. 05 61/7 88 80, hwk-kassel.de

56068 Koblenz, Friedrich-Ebert-Ring 33, Tel. 02 61/39 80, hwk-koblenz.de

50667 Köln, Heumarkt 12, Tel. 02 21/2 02 20, hwk-koeln.de

78462 Konstanz, Webersteig 3, Tel. 0 75 31/20 50, hwk-konstanz.de

04103 Leipzig, Dresdner Str. 11/13, Tel. 03 41/2 18 80, hwk-leipzig.de

23552 Lübeck, Breite Str. 10/12, Tel. 04 51/1 50 60, hwk-luebeck.de

21335 Lüneburg, Friedenstr. 6, Tel. 0 41 31/71 20, hwk-bls.de

39106 Magdeburg, Gareisstr. 10, Tel. 03 91/6 26 80, hwk-magdeburg.de

68159 Mannheim, B1, 1–2, Tel. 06 21/18 00 20, hwk-mannheim.de

80333 München, Max-Joseph-Str. 4, Tel. 0 89/5 11 90, hwk-muenchen.de

48151 Münster, Bismarckallee 1, Tel. 02 51/5 20 30, www.hwk-muenster.de

17033 Neubrandenburg, Friedrich-Engels-Ring 11, Tel. 03 95/5 59 30, hwk-omv.de

90489 Nürnberg, Sulzbacher Str. 11–15, Tel. 09 11/5 30 90, hwk-mittelfranken.de

49088 Osnabrück, Bramscher Str. 134–136, Tel. 05 41/6 92 90, hwk-osnabrueck.de

94032 Passau, Nikolastr. 10, Tel. 08 51/5 30 10, hwkno.de

14467 Potsdam, Charlottenstr. 34–36, Tel. 03 31/3 70 30, hwk-potsdam.de

93055 Regensburg, Ditthornstr. 10, Tel. 09 41/7 96 50, hwkno.de

18055 Rostock, Schwaaner Landstr. 8, Tel. 03 81/4 54 90, hwk-omv.de

66117 Saarbrücken, Hohenzollernstr. 47–49, Tel. 06 81/5 80 90, hwk-saarland.de

19053 Schwerin, Friedensstr. 4 a, Tel. 03 85/7 41 70, hwk-schwerin.de

70191 Stuttgart, Heilbronner Str. 43, Tel. 07 11/1 65 70, hwk-stuttgart.de

98527 Suhl, Rosa-Luxemburg-Str. 7–9, Tel. 0 36 81/37 00, hwk-suedthueringen.de

89073 Ulm, Olgastr. 72, Tel. 07 31/1 42 50, hwk-ulm.de

65189 Wiesbaden, Bierstadter Str. 45, Tel. 06 11/13 60, hwk-wiesbaden.de

97070 Würzburg, Rennweger Ring 3, Tel. 09 31/30 90 80, hwk-ufr.de

Hilfsdienste

Arbeiter-Samariter-Bund Deutschland

Bundesgeschäftsstelle, 50937 Köln, Sülzburgstr. 140, Tel. 02 21/47 60 50, asb.de

Deutsches Rotes Kreuz

DRK-Generalsekretariat, 12205 Berlin, Carstennstr. 58, Tel. 0 30/85 40 40, drk.de

Johanniter-Unfall-Hilfe

Bundesgeschäftsstelle, 10785 Berlin, Lützowstr. 94, Tel. 0 30/26 99 70, johanniter.de

Malteser Hilfsdienst

51103 Köln, Erna-Scheffler-Str. 2, Tel. 02 21/9 82 20, malteser.de

Mietfragen

Deutscher Mieterbund (DMB)

10179 Berlin, Littenstr. 10, Tel. 0 30/22 32 30, mieterbund.de

Haus & Grund Deutschland, Zentralverband der Deutschen Haus-, Wohnungs- und Grundeigentümer

10117 Berlin, Mohrenstr. 33, Tel. 0 30/20 21 60, hausundgrund.de

Schieds- und Schlichtungsstellen

Schiedsstellen

Schiedsstellen des Kfz-Handwerks

landesweit zu finden unter kfz-schiedsstellen.de

Schiedsstelle für Bergungs- und Abschleppdienste

Verband der Bergungs- und Abschleppunternehmen (VBA)
42279 Wuppertal, Linderhauser Str. 141, Tel. 02 02/26 65 60, info@vba-service.de, vba-service.de

Schiedsstellen für Textil- und Reinigungsreklamationen

Baden-Württemberg

Schiedsstelle für Textilpflege Baden-Württemberg, 79098 Freiburg, Bismarckallee 6, Tel. 07 61/21 70 50 70, info@sv-schiedsstelle.de, sv-schiedsstelle.de

Bayern

Bayerischer Textilreiniger Verband Franken, Oberbayern und Schwaben, 81377 München, Oberauer Str. 6, Tel. 089/56 33 27, baytex.de

Brandenburg, Mecklenburg-Vorpommern, Sachsen, Sachsen-Anhalt, Thüringen

Institut für Textil- und Bekleidungstechnik der TU Dresden, 01069 Dresden, Hohe Str. 6, Tel. 03 51/46 33 93 20, reinigen-lassen.com/schiedsstellen.html

Hessen, Rheinland-Pfalz und Saarland

Deutscher Textilreinigungs-Verband, 53113 Bonn, Adenauerallee 48, Tel. 02 28/71 00 22 71, reinigen-lassen.com/schiedsstellen.html

Nordrhein-Westfalen

Schlichtungsstelle der Innung des Maßschneider-Handwerks Köln-Aachen/ Textilreiniger Köln-Bonn, 50667 Köln, Frankenwerft 35, Tel. 02 21/2 07 04 37, reinigen-lassen.com/schiedsstellen.html

Berlin, Hamburg, Schleswig-Holstein

Die Schiedsstelle Textil Norddeutschland befindet sich aktuell in einer organisatorischen Umstrukturierung. Bitte wenden Sie sich in der Zwischenzeit an eine der anderen oben aufgeführten Schiedsstellen.

Schlichtungsstellen

Bundesnetzagentur

für Elektrizität, Gas, Telekommunikation, Post und Eisenbahnen, 53113 Bonn, Tulpenfeld 4, Tel. 02 28/1 40, bundesnetzagentur.de

Schlichtungsstelle Energie

10117 Berlin, Friedrichstr. 133, Tel. 030/27 57 24 00, schlichtungsstelle-energie.de

söp – Schlichtungsstelle für den öffentlichen Personenverkehr

10623 Berlin, Fasanenstr. 81, Tel. 030/64 49 93 30, soep-online.de

Universalschlichtungsstelle des Bundes Zentrum für Schlichtung

77694 Kehl am Rhein, Straßburger Str. 8, Tel. 078 51/7 95 79 40, verbraucher-schlichter.de

Ombudsmann-Verfahren

Banken

Deutsche Bundesbank, 60431 Frankfurt/M., Wilhelm-Epstein-Str. 14, Tel. 069/9 56 63 35 12, bundesbank.de/de/service/schlichtungsstelle

Bundesverband deutscher Banken, 10178 Berlin, Burgstr. 28, Tel. 030/1 66 30, bankenverband.de

Bundesverband öffentlicher Banken Deutschlands, 10785 Berlin, Lennéstr. 11, Tel. 030/8 19 20, voeb.de/was-wir-tun/ombudsmann/

Genossenschaftliche Bankengruppe

Bundesverband der Deutschen Volksbanken und Raiffeisenbanken, 10785 Berlin, Schellingstr. 4, Tel. 030/2 02 10, finanzgruppe.de

Kapitalanlagen

Bundesverband Investment und Asset Management, 60322 Frankfurt/M., Bockenheimer Str. 15, Tel. 069/1 54 09 00, ombudsstelle-investmentfonds.de/start

Ombudsstelle für Sachwerte und Investmentvermögen, 10117 Berlin, Leipziger Platz 9, Tel. 030/25 76 16 90, ombudsstelle.com

Bundesanstalt für Finanzdienstleistungsaufsicht (BaFin), 53117 Bonn, Graurheindorfer Str. 108, Tel. 02 28/4 10 80, bafin.de/DE/Verbraucher/BeschwerdenStreitschlichtung/beschwerdenstreitschlichtung_node.html

Sparkassen

Deutscher Sparkassen- und Giroverband, 10117 Berlin, Charlottenstr. 47, Tel. 030/20 22 50, dsgv.de

Sparkassenverband Baden-Württemberg, 70173 Stuttgart, Am Hauptbahnhof 2, Tel. 07 11/12 77 78 43, sv-bw.de/verband/schlichtung

Versicherung

Versicherungsombudsmann, 10117 Berlin, Leipziger Str. 121, Tel. 0800/3 69 60 00, versicherungsombudsmann.de

Sozialversicherung

Bundesamt für Soziale Sicherung

53113 Bonn, Friedrich-Ebert-Allee 38, Tel. 02 28/61 90, bundesamtsozialesicherung.de

Deutsche Rentenversicherung Knappschaft-Bahn-See

44789 Bochum, Pieperstr. 14–28, Tel. 02 34/30 40, kbs.de

Deutsche Rentenversicherung

Bund

Kostenl. Servicetel. 0800/10 00 48 00, 10709 Berlin, Ruhrstr. 2, deutsche-rentenversicherung.de

Baden-Württemberg

Kostenl. Servicetel. 0800/1 00 04 80 24, 76135 Karlsruhe, Gartenstr. 105, Tel. 07 21/82 50, deutsche-rentenversicherung.de/BadenWuerttemberg/DE/

Bayern Süd

Kostenl. Servicetel. 0800/1 00 04 80 15, 84028 Landshut, Am Alten Viehmarkt 2, Tel. 08 71/8 10, deutsche-rentenversicherung.de/BayernSued/DE/

Berlin-Brandenburg

Kostenl. Servicetel. 0800/1 00 04 80 25, 14059 Berlin, Knobelsdorffstr. 92, Tel. 030/3 00 20, 15236 Frankfurt/O., Bertha-von-Suttner-Str. 1, Tel. 03 35/55 10, deutsche-rentenversicherung.de/BerlinBrandenburg/DE/

Braunschweig-Hannover

Kostenl. Servicetel. 0800/1 00 04 80 10, 30880 Laatzen, Lange Weihe 6, Tel. 05 11/82 90, deutsche-rentenversicherung.de/BraunschweigHannover/DE/

Hessen

Kostenl. Servicetel. 0800/10 00 48 00, 60596 Frankfurt/M., Städelstr. 28, Tel. 069/6 05 20, deutsche-rentenversicherung.de/Hessen/DE/

Mitteldeutschland

Kostenl. Servicetel. 0800/1 00 04 80 90, 04159 Leipzig, Georg-Schumann-Str. 146, Tel. 03 41/5 50 55, deutsche-rentenversicherung.de/Mitteldeutschland/DE/

Nord

Kostenl. Servicetel. 0800/10004802 2,
23556 Lübeck, Ziegelstr. 150,
Tel. 0451/4850,
deutsche-rentenversicherung.de/Nord/DE/

Nordbayern

Kostenl. Servicetel. 0800/10004801 8,
95444 Bayreuth, Wittelsbacherring 11,
Tel. 0921/6070,
97072 Würzburg, Friedenstr. 12/14,
Tel. 0931/8023030,
deutsche-rentenversicherung.de/Nordbayern/de/

Oldenburg-Bremen

Kostenl. Servicetel. 0800/10004802 8,
26135 Oldenburg, Huntestr. 11,
Tel. 0441/9270,
deutsche-rentenversicherung.de/OldenburgBremen/de/Navigation/0_Home/home_node.html

Rheinland

Kostenl. Servicetel. 0800/10004801 3,
40215 Düsseldorf, Königsallee 71,
Tel. 0211/9370,
deutsche-rentenversicherung.de/Rheinland/de/

Rheinland-Pfalz

Kostenl. Servicetel. 0800/10004801 6,
67346 Speyer, Eichendorffstr. 4–6,
Tel. 06232/170,
https://www.deutsche-rentenversicherung.de/RheinlandPfalz/DE/

Saarland

Kostenl. Servicetel. 0800/10004801 7,
66123 Saarbrücken,
Neugrabenweg 2–4,
Tel. 0681/30930,
https://www.deutsche-rentenversicherung.de/Saarland/de/

Schwaben

Kostenl. Servicetel. 0800/10004802 1,
86154 Augsburg, Dieselstr. 9,
Tel. 0821/5000,
deutsche-rentenversicherung.de/Schwaben/DE/

Westfalen

Kostenl. Servicetel. 0800/10004801 1,
48147 Münster, Gartenstr. 194,
Tel. 0251/2380,
deutsche-rentenversicherung.de/Westfalen/de/

Umwelt und Energie

Allgemeiner Deutscher Fahrrad-Club (ADFC)

10117 Berlin, Mohrenstr. 69,
Tel. 030/2091498 0, adfc.de

Bund der Energieverbraucher

53572 Unkel, Frankfurter Str. 1,
Tel. 02224/123123 0,
energieverbraucher.de

Bund für Umwelt und Naturschutz Deutschland (BUND)

Friends of the Earth Germany,
10553 Berlin, Kaiserin-Augusta-Allee 5,
Tel. 030/2758640,
bund.net

Bundesverband Bürgerinitiativen Umweltschutz (BBU)

53113 Bonn, Prinz-Albert-Str. 55,
Tel. 0228/214032,
bbu-online.de

Bundesverband der Energie- und Wasserwirtschaft (BDEW)

10117 Berlin, Reinhardtstr. 32,
Tel. 030/3001990,
bdew.de

Bundesverband Erneuerbare Energie

10829 Berlin, EUREF-Campus 16,
Tel. 030/2758170 0,
bee-ev.de

Deutsche Gesellschaft für Sonnenenergie

10829 Berlin, EUREF-Campus 16,
Tel. 030/2938126 0,
dgs.de

Deutsche Umwelthilfe

78315 Radolfzell,
Fritz-Reichle-Ring 4,
Tel. 07732/99950,
duh.de

Die Verbraucher Initiative

Bundesgeschäftsstelle
13187 Berlin, Wollankstr. 134,
Tel. 030/5360733,
verbraucher.org

Greenpeace

20457 Hamburg, Hongkongstr. 10,
Tel. 040/306180,
greenpeace.de

Institut für Energie- und Umweltforschung Heidelberg (IFEU)

69120 Heidelberg, Wilckensstr. 3,
Tel. 06221/47670,

10117 Berlin, Reinhardtstr. 50,
Tel. 030/28445781 6,
ifeu.de

Naturschutzbund Deutschland (NABU)

10117 Berlin, Charitéstr. 3,
Tel. 030/2849840, nabu.de

Öko-Institut

79100 Freiburg, Merzhauser Str. 173,
Tel. 0761/452950,
oeko.de

Pestizid Aktions-Netzwerk (PAN Germany)

22765 Hamburg, Nernstweg 32,
Tel. 040/3991910 0,
pan-germany.org

Robin Wood

Bundesgeschäftsstelle,
21073 Hamburg, Bremer Str. 3,
Tel. 040/3808920,
robinwood.de

Umweltbundesamt

06844 Dessau-Roßlau,
Wörlitzer Platz 1,
Tel. 0340/2103241 6,
umweltbundesamt.de

Verkehrsclub Deutschland (VCD)

Bundesgeschäftsstelle,
10179 Berlin, Wallstr. 58,
Tel. 030/2803510,
vcd.org

WWF Deutschland

10117 Berlin, Reinhardtstr. 18,
Tel. 030/311777 0, wwf.de

Darüber hinaus geben die meisten Verbraucherzentralen (siehe ab S. 274) Auskunft über Energieeinsparungsmöglichkeiten und zu umweltgerechten Produkten. Über Energiesparmaßnahmen informieren z. B. auch viele Stadtwerke.

Herausgeber und Verlag
Stiftung Warentest, Lützowplatz 11–13,
10785 Berlin, Postfach 30 41 41, 10724 Berlin.
Telefon: 030/26 31 0, Telefax: 030/26 31 27 27,
Internet: www.test.de, USt-IdNr.: DE 1367 25570

Vorstand: Hubertus Primus

Weitere Mitglieder der Geschäftsleitung:
Dr. Holger Brackemann, Julia Bönisch, Daniel Gläser

Untersuchungen: Dr. Holger Brackemann (Bereichsleiter)

Verifikation: Dr. Claudia Behrens (Leiterin), Claudia Gaca, Dr. Andrea Goldenbaum, Dr. Julia Krapf, Susanne Neunzerling, Sibylle Schalock, Hartmut Schäfer

Digitale Transformation und Publikationen: Julia Bönisch (Bereichsleiterin)

Multimedia: Dr. Markus Bieletzky (Wissenschaftlicher Leiter); Projektleitung: Benjamin Barkmeyer, Dr. Markus Bautsch, Robert Brandt, Jenny Braune, Dr. Florian Ostermann, Simone Vintz, Dr. Kirstin Wethekam; Marktanalyse und Projektassistenz: Heike Clemens, Philipp Dammschneider, Thomas Grund, Lutz Konzag, Danielle Leven; Teamassistenz: Daniela Helmerich, Daria Sprick, Kerstin Triem

Georg Dahm (Journalistischer Leiter); Redaktion: Ronald Dammschneider, Martin Gobbin, Jonas Schönfelder, Sandra Schwarz, Henning Withöft, Michael Wolf

Haus, Energie, Freizeit und Verkehr: Dr. Axel Joachim Neisser (Wissenschaftlicher Leiter), Dr. Dirk Lorenz (Stellv.); Projektleitung: Christiane Böttcher-Tiedemann, Renate Ehrnsperger, Ralf Gaida, Marius Gemmel, Nico Langenbeck, Simone Lindemann, Michael Morys, Anke Scheiber, Dr. Peter Schick, Jörg Siebolds, Sarah Vasconi, Dr. Sara Wagner-Leifhelm; Marktanalyse und Projektassistenz: Jonathan Graßmel, Toralf Hainsch, Petra Kabelitz, Achim Ruß, Yvonne Sanguinette, Eva-Maria Schnaus, Diana Senger, Michael Vogt; Teamassistenz: Marlies Brandtner, Monique Schneider, Grit Schulze, Manja Woschick

Christian van de Sand (Journalistischer Leiter); Redaktion: Daniel Kastner, Anne Mandt, Reiner Metzger, Cecilia Meusel, Meike Rix, Stephan Scherfenberg, Roman Schukies, Kerstin Singer, Dennis Stieler, Claudia Till

Ernährung, Kosmetik, Gesundheit: Dr. Ursula Loggen (Wissenschaftliche Leiterin); Projektleitung: Katrin Andruschow, Dr. Heike Dieckmann, Charlotte Granobs, Dr. Thomas Koppmann, Dr. Claudia Michael, Yvonne Neidhardt, Annika Scheerer, Janine Schlenker, Dr. Gunnar Schwan, Julia Schwietering, Dr. Jochen Wettach; Marktanalyse und Projektassistenz: Michaela Backhus, Sylvia Keske-Fouda, Julia Leise, Nada Quenzel; Teamassistenz: Maria Anna Bernhart, Beate Engler, Karin Falkenthal

Nicole Merbach (Journalistische Leiterin); Redaktion: Ina Bockholt-Lippe, Christiane Hefendehl, Anke Kapels, Lea Sophie Lukas, Felicia Steiner, Dr. Bettina Sauer, Sara Waldau, Swantje Waterstraat; Teamassistenz: Ulrike Guth

Vertrieb: Dorothea Kern (Leiterin);
Direktverkauf: DPV Deutscher Pressevertrieb GmbH (dpv.de)

Kundenservice: Stiftung Warentest, 20080 Hamburg, Tel. 030/3 46 46 50 80,
Mail: stiftung-warentest@dpv.de

Einzelhandel: DMV Der Medienvertrieb GmbH & Co. KG, dermedienvertrieb.de

Kommunikation: Regine Kreitz (Leiterin)

test Jahrbuch für 2024

Chefredakteurin: Isabella Eigner (verantwortlich)

Stellvertretender Chefredakteur, stellvertretende Chefredakteurin:
Werner Hinzpeter, Julia Witt

Textchefs: Sebastian Bröder, Axel Henrici, Thomas Müller

Redaktionsassistenz: Christine Jannack, Britta Ossig-Moll

Grafik: Nina Mascher (Art Direction), Christiane Adam

Produktion: Gabriele Meja, Yuen Men Nguyen, Martin Schmidt

Bildredaktion: Hendrik Rauch

Produktfotos: Ralph Kaiser, Thomas Vossbeck

Verlagsherstellung: Rita Brosius (Leiterin), Romy Alig, Susanne Beeh

Weitere Mitarbeit: Christoph Dierking, Peter Knaak, Jonas Krumbein, Dr. Raphael Peifer

Litho: tiff.any, Berlin

Druck und Verarbeitung: CPI books GmbH, 25917 Leck

Umschlag und Inhalt gedruckt auf Recycling-Papier mit mineralölfreien Druckfarben.

Bildrechte

Titel: Getty Images, Adobe Stock, Illustration: Christiane Adam (M)

Rücktitel: Jule Frommelt; Andreas Labes; Bernd Roselieb; Stiftung Warentest/Ralph Kaiser; Getty Images

ISBN: 978-3-7471-0687-7 (HC) 16,90 Euro

ISBN: 978-3-7471-0688-4 (SC) 14,90 Euro, 16,80 CHF

Erschienen im Dezember 2023